脑科理论实证录

脑会诸体　气化神机　奇恒治法　医案实证

中西结合　方药相宜　临床心得　专科经验

周德生 ◎ 著

湖南科学技术出版社

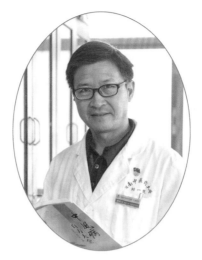

作者简介

周德生　主任医师，教授，中医学博士，博士研究生导师。湖南中医药大学中西医结合学院中西医结合学科教授，湖南中医药大学第一附属医院脑病科主任，湖南省中医脑病临床研究中心负责人，湖南省中医药管理局重点专科脑病康复科学术带头人，湖南省区域中医脑病诊疗中心负责人，湖南中医药大学第一附属医院卒中中心负责人，湖南省中医医院脑病科质量控制中心负责人。中华中医药学会脑病分会常务委员，中国中医药研究促进会脑病学分会副会长，中国中西医结合学会眩晕病专业委员会常务委员，中国中药协会药物临床评价专业委员会脑病药物研究专业委员会委员，中国中医药信息学会科普分会常务理事。湖南省医学会神经内科专业委员会委员，湖南省中医药和中西医结合学会中医内科专业委员会常务委员，湖南省医学会睡眠医学专业委员会副主任委员。国家自然科学基金评审专家，教育部博士点科研基金评审专家，湖南省自然科学基金评审专家，湖南省科学技术奖评审专家。《湖南中医药大学学报》常务编委，《中国当代医药》编委，《临床医学研究与实践》编委。周德生教授传承了丁光迪教授、朱增柏教授、郭振球教授、陈大舜教授、曾勇教授、王行宽教授、周衡教授、黄保民教授的学术思想和临床经验，以神机气化论为主线，基于中西医结合神经内科临床实践经验，从脑功能结构考察脑内景与脑藏象理论，构建了中医脑科理论框架，夯实了整体气化理论，拓展了神经系统疾病及精神心理疾病的辨证论治范畴，为现代中医脑病的临床分类、中西医结合、病机阐释、辨证论治、选方用药、机制研究等提供了中医思维特有的临床对策。主编《传统中医药临床精华读本丛书（38种）》《湖南药物志（第5卷）》《实用中草药彩色图鉴大全集（4册）》《黄帝内经临证精华》《中国历代医论选讲》《最好的中医名著公开课——名师解读历代名医临床必读医论》《中医内科查房手册》《新编中医手册》《中医入门捷径》《内科释疑》《中西医结合冠心病学》《神经科中西医诊疗套餐》《马王堆医方释义》《五十二病方释义》《简明中药手册》《袖珍中药配伍与常用药对速查手册》《中西药合用解读》《常用中药不良反应与防范》《百病药食忌口》《王行宽杂病治肝经验集》《整合论治——陈大舜临床经验传承集》《脑科揆度奇恒录》等学术专著。主持国家自然科学基金面上项目1项，国家"十一五"科技支撑计划课题（副组长）、湖南省自然科学基金、湖南省科学技术厅重点项目、湖南省教育厅重点项目等科研课题9项，在核心期刊发表学术论文200余篇，获湖南省科学技术进步奖、湖南省中医药科技奖、教育部科技成果奖多项。专业特长：中西医结合防治神经系统疾病及马王堆医学应用研究。对重点中医脑病优势病种如脑梗死、脑出血、后循环缺血、失眠障碍、焦虑障碍、帕金森病、运动神经元病、痴呆等发病机制及证治规律进行了深入研究，对内科疑难杂症有独到经验。

腦病常規治法腦髓海宜填腦堂陰宜
補腦神酌宜安腦竅宜開諸陽宜降
腦氣血宜譜形神同治通譜奇經雜合
吣治腦病非常治法至竹權衡餉濿昇降
開合動靜敏数之奇恆選擇入腦藥
物等坣治療目的

周德生腦秘理論實證錄之
腦病奇恆治法后尖竹長沙

内 容 提 要

本书为中医脑病专家周德生教授临床经验集，内容分为上、中、下三篇。上篇为构建脑科理论体系的学术研究；中篇为基于脑科基础理论临床应用的实践经验，病种包括神经系统心身疾病、失眠障碍、神经性出汗异常、自主神经疾病、癫痫、慢性脑缺血、脑梗死、脑出血、溶栓及介入取栓术后并发症、脑小血管病、脑脊液循环障碍、脑水肿及脑积水、免疫性神经病、神经痛、感染性及代谢性神经病、运动障碍疾病、痿病、脊髓疾病、周围神经疾病、遗传性神经肌肉病、神经重症、神经系统并发症、颅内肿瘤、神经系统综合征、精神障碍；下篇为脑科方药理论临床应用的实践经验，分别介绍脑科处方公式应用、用药相得、复方简药、脑科经验方、经验药组、经验用药及入脑药物选择。全书共收载实证医案152例，涵盖了中医脑病的主要病种，医案均来源于作者近年来诊治患者的住院病历或门诊病历记录，强调在规范的西医诊断、治疗上联合中医干预措施。本书所有内容均来源于周德生教授自案、自录、自选、自按，升华心得体会，完善规律总结，彰显个性特色，反映了作者独到的临床体会和学术思想。本书可复制、可推广的脑科理论与临床应用经验，对中医脑病专科有较大的参考价值。

序

　　传统的中医理论发展路径大致是这样的，在中国文化的大框架中，应用中医概念语言，以经典理论为核心，开枝散叶辐射扩展；对中医概念本体的认知，由判断到推理的过程构成了语言化重组，形成了自逻辑的理论体系。因此，中医理论有自身的发展规律，中医方法论是发展的、变化的、开放的、包容的。我国《中医药法》明确指出："发展中医药事业应当遵循中医药发展规律，坚持继承和创新相结合，保持和发挥中医药特色和优势，运用现代科学技术，促进中医药理论和实践的发展。"

　　中医理论的实用性，决定了实证医案的特殊作用。喻嘉言《寓意草》曰："一病当前，先以意为运量，后乃经之以法，纬之以方。《内经》所谓微妙在意者是也。"比较而言，现代医学应用循证医学的最佳证据，建立个体化干预的临床决策过程，是一种循证实践的复杂系统论思维；中医学这种解决临床问题需要的实证医案，是以个体化干预为导向的，将复杂的临床问题简单化，将抽象的中医概念实体化，这种实践案例的意析意治过程，是一种技进于道的实践本体论思维。

　　中西医结合起源于临床，在临床应用中发展。目前，中西医结合临床在诊治常见病、多发病、难治病等方面取得了长足的进步，中西医结合研究成就有目共睹。但是，中西医结合理论的构建，一直是中西医结合学科发展的瓶颈所在。如何将中西医结合临床经验，上升为某一个方面的理论？或者，完整构建中西医结合理论体系？这是所有中西医结合工作者的重要课题。

　　湖南科学技术出版社及时推出了《脑科理论实证录》一书，是中西医结合脑科临床应用研究的新成果。本书的学术成就在于，基于中医理论系统探讨了脑结构、脑功能、脑生理、脑病临床应用经验。正如周德生教授所言，相对于中医脑科临床与脑病康复的迅猛发展，中医脑科基础理论研究显得十分薄弱。因此，脑科理论特别是脑藏象理论的临床应用研究，有较大的理论价值和临床意义，故乐为之序。

中国科学院院士
国医大师　陈可冀

前　言

　　　　　　事莫明于有效，论莫定于有证。

　　　　　　　　　　　　　　　　　　——王　充

　　从知识结构的角度来看，擅长具象表达是中医药话语体系的基本特征之一。藏居于内，象见于外。藏象理论是中医的基石，然而，脑藏象理论零散无绪。脑为奇恒之府，内聚脑髓，脑髓为藏。脑病专科已经成为中医内科临床主干之一。相对于中医脑科临床与脑病康复的迅猛发展，中医脑科基础理论研究显得十分薄弱。《灵枢·病传》记载岐伯的感慨："道，昭乎其如日醒，窘乎其如夜瞑。"大道至简，三复斯言。于是我主动投身研究型医院的时代使命，在临床中研究，在研究中创新，顿觉脑科理论系统化，临床思维清晰化，在临床实践中收获心得体会。

　　脑藏象理论是中医脑科理论体系的核心，是藏象理论的重要组成部分。有谓脑居百体之首，为一身之主。又说五脏各有所属，神明之心为脏腑之主。虽然传统的五脏中心论关于脑与心的说法混扰，但是奇恒之府脑有区别于五脏的心，古今学者们已经厘清了脑与心的异同与关系。同时，中医关于脑结构与脑功能的认识，与现代的功能神经学及神经生理学大相径庭，中医脑科理论不能被西医的神经科体系所替代。只有树立这些正确的思想观念，才能解除理解中医脑科理论的羁绊。

　　中医药学与中国传统文化水乳交融，是将人文科学、中国哲学、自然科学结合最紧密的学科，学习中医、研究中医、发展中医必须立足于中医思维方法。基于中医基础理论的逻辑框架，利用分形理论，从脑功能结构方面考察脑的内景，将脑的内景分为脑奇恒府内景、脑髓海内景、脑九宫内景、脑窍内景、脑气筋及筋络内景；将脑藏象理论体系分为脑髓脑室-脑脏腑系统、脑脉脑络-脑经脉系统、官窍神窍-脑窍系统、泥丸九宫-脑神机系统、脑气脑血脑脊液-脑精气系统等方面，不仅脑的局部功能相互区别又相互关联，脑的局部功能与脑的整体功能也是相互区别又相互关联的。脑奇恒府整体功能结构高度完备，不仅调控全身功能、精神心理、认知能力等，并且对全身脏腑功能也有调控作用，全身脏腑对脑有反馈调节作用。大化流行，生机无限。法四时五行生生不息，气化贯穿于生命的始终，体现于脑与脏腑、形体、经络、玄府、气血津液等全身结构及功能的相关生理病理变化之中，内外致病因素的病机变化或各种疾病的标本病传可以影响及脑，从而构建了脑科理论框架，夯实了整体气化理论，为现代中医脑病的临床分类、中西医结合、病机阐释、辨证论治、选方用药、机制研究等提供了中医思维特有的对策。

　　在脑藏象理论指导下，结合现代中医脑病实践的客观性，中医脑病包括神经系统疾病、精神疾病、心理疾病等范畴。考察中医脑病的临床特征，离不开症状、病机、辨证、治法。脑病的症状广泛，其症状特征有神变如觉醒、睡梦、感知、认知、情感、意志行为等神志改变，能失如运动、感觉、记忆、语言、调控、二便等功能障碍，形损即形体、脏器、气血、津液等形质耗伤。神机障碍转变规律即构成脑病病机特点：易虚易实，易闭易脱，易共病易同病，易伤易残。脑的结构特点、生理特点、病机特点决定了脑病辨证规律，为临床治疗提供思路。在本书及相关论文中，笔者归纳出脑病常规治法：脑髓海宜填，脑至阴宜补，脑神明宜安，脑窍宜开，诸阳宜降，脑气血宜调，形神同治，通调奇经，杂合以治。脑病非常治法：在于权衡补泻、升降、开合、动静、敛散之奇恒，选择入脑的药物，达到治疗目的。但是，脑病奇恒治法仍然有不能涵盖中医脑病的诸多方面，临床应用时必须具体问题具体分析，因应病机变化综合各种治法。因此，本书引入脑藏象理论的具体内容如魂魄理论、脑窍理论、脑室腑理论、真头痛理论，或者中医基础理论的其他相关内容如脑心与胆相通理论、五体理论、经筋理论、督脉理论、络脉理论、玄府气化理论、开阖枢理论、气机升降理论、脑气血循行理论、毒损脑络理论、冲气理论、荣气理论、卫气理论、营卫失和理论、津液气化理论、精气胎传理论、脑心同治理论、伏痰理论、风邪理论、毒邪理论、癥积理论、标本病传理论、互藏理论、中药麻醉止痛理论等，以指导中医脑病的辨证论治及康复养生。

　　中国传统哲学作为方法论支撑着脑科理论的整体框架。如何在传统中医药学的浩瀚典籍中提炼标识性概念，正确阐释脑功能的复杂性和实用性，在中医药一体化语言系统平台上，构建主流科学时代的中医脑科话语体系，是当今中医脑科理论研究与临床应用研究的重大课题。在实践中自觉遵守辩证思维的基本方法，把握具象思维的特殊规律，才能找到解决问题的正确途径。思维方式指导临床实践，临床实践体现思维观念。探讨脑藏象理论与功能神经学及神经生理学的某种一致性和可通约性，中西思维交融互动，临床辨治不拘一格。基于中医经典理论及中医各家学术思想，融合神经科学及精神心理科学疾病的现代医学研究进展，抛开中西医学对发病机制理解及治疗方法的差异性，坚持临床实证的共同性，疗效才是硬道理。本书中叙述医案事实，升华经验，总结规律，融会贯通，突破常法，追求创新。脑科理论资料相对零散，主要分布在历代医学著作、医案以及道家、儒家等哲学著作之中，需要我们广泛占有片段的、零碎的、不成系统的资料，串联糅合，连缀思考，洗练净化，汲取其精华，祛除其糟粕，逻辑分析其思维根源、体系核心和应用价值，才能重新建构脑藏象理论的本体真相和逻辑真相。当然，由于脑科基础理论较多的概念术语取材存在内涵差异，并且有的还与其他学科术语重叠，本书所做的梳理界定也仅仅是一家之言，不一定妙达宏旨，粗浅探索敬请方家雅正。

　　本书内容分为上、中、下三篇。上篇为构建脑科理论体系的学术研究，重点阐述脑的内景、藏象分形、脑会诸体、脑主神机、志心神机轴、君火相火、经隧与神机及气化圜道、神经与神机体用关系、神经再生，及中医脑病的临床特征；中篇为基于脑科基础理论临床应用的实践经验，病种包括神经系统心身疾病、失眠障碍、神经性出汗异常、自主神经疾病、癫痫、慢性脑缺血、脑梗死、脑出血、溶栓及介入取栓术后并发症、脑小血管病、脑脊液循环障碍、脑水肿及脑积水、免疫性神经病、神经痛、感染性及代谢性神经病、运动障碍疾病、痿病、脊髓疾病、周围神经疾病、遗传性神经肌肉病、神经重症、神经系统并发症、颅内肿瘤、神经系统综合征、精神障碍；下篇为脑科方药理论临床应用的实践经验，分别介绍脑科处方公式应用、用药相得、复方简药、经验方、经验药组、经验用药及入脑药物选择。全书共收载实证医案 152 例，病种广泛，涵盖了中医脑病的主要病种。本书所述医案均来源于近年的住院病历或者门诊病历原始记录，精挑细选，沙里淘金，系统全面，减少重复；选择诊断明确、治疗规范、中医诊疗特色鲜明的案例；自案、自录、自选、自按，升华心得体会，完善规律总结，彰显个性特色，探索可复制、可推广的脑科理论与临床应用经验。先做医案介绍，之后按语阐释。医案介绍做到客观、准确、规范、完整；诊次较多的案例，为节约篇幅只记录其病情转变时关键诊次的相关内容；不受病程长短时间限制；力求完善的理化检查，强调规范的中西用药；建立在规范的西医诊断治疗之上联合中医干预措施，西医诊疗紧扣指南共识，中医诊疗遵循理法方药。按语阐释以中西医结合辨病论治、辨证论治、方药应用特点为主，涉及较多的个人处方用药经验，特别注重具体病种的病机发挥和诊疗特色探讨。

　　笔者长期在脑病专科工作，临证实践脚踏实地，教学科研勤勉敬业，创新临床思维方法，以提高临床疗效为目的，获取中西医结合医学领域新的理论认识，一点一滴地积累中西医结合神经内科疾病的实践经验。因临床教学科研需要，2002年开始陆续有脑藏象理论及临床应用研究相关课件讲座或学术论文发表，光阴荏苒，积累夥矣。2016年，拙著《脑科揆度奇恒录》由天津科学技术出版社出版。2017年，湖南省科技厅科技创新平台与人才计划资助项目-中医脑病临床研究中心（2017SK4005）挂牌，脑藏象理论及临床应用的研究得以系统深入。于是，应《湖南中医药大学学报》约稿，2019年至2020年连载"中医脑病理论与临床实证研究"系列文章。以这些应用研究文章为基础，纳入平常授课的几个相关课件，及时结集成《脑科理论实证录》，并由湖南省科技厅科技创新平台与人才资助项目资助出版。医学深邃，务求实际；诊余逞笔，用力惟勤；刍荛之见，冀有裨益。正如《管子·小匡》所云："旦夕从事于此，以教其子弟。"教学相长，日新日进。《脑科理论实证录》在写作过程中，同事钟捷、胡华、刘利娟、陈瑶、宋洋、黄雷等，研究生颜思阳、李娟、蒋成婷、童东昌、谭惠中、蔡昱哲、张梦雪、谢清、刘雨濛、刘峻呈、唐一华、康蕾、陈思肴、彭岚玉、全咏华、尹倩、杨仁义、苏晓舟、马强、康健颖等提供了力所能及的帮助；本书医案有赖于研究生、实习生、规培生、进修生、科室同事等最初的原始病历记录；湖南中医药大学学报编辑部贺慧娥编辑为系列文章的加工发表付出了辛勤劳动；湖南中医药大学中西医结合学科带头人葛金文教授为中医脑病临床中心的工作开展献计献策；兰亭序奖获得者长沙晚报社刘立稳编辑承乡谊题签书名；湖南省书法教研会谭石光理事长创作帛篆书脑病奇恒治法。特别感谢我国著名中西医结合临床专家陈可冀院士教师情审阅书稿并俯允赐序。凡此种种，都给予我许多慰勉，为拙著增色添彩，特此鸣谢！

　　《脑科理论实证录》是比较纯粹的中医著作，在传统脑藏象理论指导下，应用中医本体论固有思维，基于整体气化观辨证论治，解决脑科临床医案实际问题。初步构建的脑藏象理论体系以神机气化论为主线，希望能够为中医脑科临床应用提供中医特有的思维策略，开拓新的个体化诊疗思路，对中医事业的发展贡献绵薄之力。本书特别适合中医脑科或中医脑病专科以及中西医结合神经内科临床工作者及研究者阅读，并适合中医临床工作者、中西医结合临床工作者及研究者、中医药院校师生参考，也可供中医药爱好者涉猎。

湖南中医药大学中西医结合学院中西医结合学科
湖南中医药大学第一附属医院神经内科
湖南省中医脑病临床研究中心

目　录

上篇　脑科理论

中篇　临床实证

下篇　方药心得

上篇 脑科理论

第一章　脑的内景与神经功能解剖的相关性

埃及解剖学创始人希洛菲利（Herophilus，公元前335年—公元前260年左右）是第一位系统研究脑和脊髓解剖的医学家，"神经"就是通过他采用的希腊文"νευρον"一词而确定下来的。据范行准[1]《明季西洋传入之医学·前期传入之解剖生理学》考证："按神经一名词，日本杉田玄白译《解体新书》时所造。"1774年，荷兰医学书《解体新书》由杉田玄白、前野良沢、中川淳庵一起翻译为日文。其实，早在春秋末期《子华子·大道》篇即创造性地使用了"神经"这一名词，指神机在形体中的传达路径。"神经"术语或有所本也。

中国古代关于脑的内景的研究，脑的内景形象描绘了脑的内部组成、形态、性状、大小、位置、功能等，是古代条件下所获得的神经功能解剖知识，并且参合了大量的具象思维形象阐释。脑的内景形象有深层的理论思维、鲜明的文化特征，经得起临床应用的反复验证。本章试探讨脑的内景与神经功能解剖的相关性问题，以期中西医结合神经病学研究者和临床者正确认识神经系统疾病的病变部位，更好地实施辨证论治。

一、脑奇恒府内景

《素问·五藏别论》曰："余闻方士，或以脑髓为藏，或以肠胃为藏，或以为府，敢问更相反，皆自谓是。"正由于这种学术争鸣，《内经》不以脑为脏，才确定了脑为奇恒之府。

（一）颅腔为奇恒之府

颅腔中空，具有腑的特点，而其内藏脑髓，脑髓为真气之所聚，故藏而不泻，有脏的特点。说明颅腔既不同于腑，又有别于脏，似脏非脏，似腑非腑，正与奇恒之府的形态和其生理功能特点相同，故归属于"奇恒之府"。可见，《内经》将脑归属于"奇恒之府"者，乃指颅腔而非脑髓[2]。颅腔中有脑膜、脑髓、脑窍、脑室、脑脉、脑络、脑汁、脑津液、脑之气血等；颅腔外有脑骨、筋肉、皮毛等。

（二）奇恒之中复有奇恒

《素问·五藏别论》曰："脑、髓、骨、脉、胆、女子胞，此六者，地气之所生也，皆藏于阴而象于地，故藏而不泻，名曰奇恒之府。"脑组成之脑骨、脑髓、脑脉络，复兼奇恒之府。朱沛文《华洋藏象约纂·脑论》曰："性命之枢机，脑髓是也。"脑髓是脑的主要成分，功能强大，故有脑髓为藏说[3]。肾主骨，主骨髓，骨髓又属于髓海，为肾精所生养藏秘，所以脑骨属肾。《素问·脉要精微论》曰："夫脉者血之府也。"《灵枢·邪气藏府病形》曰："十二经脉，三百六十五络，其血气皆上行于面而走空窍。"心在体合脉，为五脏六腑之大主，故称"心藏神"。后世以脑为元神，心为识神[4]。脑又纵联督任二脉，通上贯下联内系外，使脑和周围组织发生密切联系。脑脉络运行气血，灌注脑髓，以供其阴阳气化和新陈代谢，其功能受脏腑阴阳气血调节，脑府局部体现在阴阳二气消长动态平衡。

奇恒之中复有奇恒，脑奇恒府实乃奇器也。《云笈七签·挺堙图》引《阴符经》曰："爰有奇器，是生万象，八卦甲子，神机鬼藏，此之谓也。"脑为元气、元精、元神所聚，神机于此以化生，神明由之以变化，奇器乃神器，由此可以理解脑为"奇恒之府"的经典论断。

二、脑髓海内景

关于脑的内景，晋·葛洪的记载最为形象。《抱朴子内篇·地真》曰："一在北极大渊之中，前有明堂，后有绛宫，巍巍华盖，金楼穹隆，左罡右魁，激波扬空；玄芝被崖，朱草蒙茏；白玉嵯峨，日月垂光；历火过水，经玄涉黄；城阙交错，帷帐琳琅；龙虎列位，神人在傍；不施不与，一安其所；不迟不疾，一安其室；能暇能豫，一乃不去；守一存真，乃能通神。……此真一之大略也。"这种脑的内景形象，可以看成一种特殊的心象，是运用"反观内照"方法所阐释的具象化结构[5]。

（一）脑分左右，贯通脊髓

宋·杨介《存真环中图》中的人体解剖图谱已有颅骨、脊柱椎体、椎板及椎管等，颅腔中有脑（髓海），椎管中有脊髓（髓），而且显示心、肺、肾与"脊膂细络相连贯通脊髓"[6]。传统观念认为，脑为太极之象[7]，脑分左右大脑，阴阳二仪之理。唐·梁丘子注《黄庭经·至道章》"脑神精根字泥丸"曰：泥丸脑之象为"阴阳之根"。

（二）脑膜赤文，白玉嵯峨

《抱朴子内篇·地真》曰："巍巍华盖，金楼穹隆……玄芝被崖……白玉嵯峨。"内视大脑球形，表面沟回结构、皮质有动脉血管，以及脑白质的形象。葛洪将脑组织称为白玉，《牡丹亭·仆贞》俗称"脑浆"。《灵宝无量度人上品妙经·阴阳化生品》反观："脑膜赤文，混黄元真。无无曰玄，赤文命神。"描写大脑、小脑、脑干乃至脊髓表面的灰质皮层、蛛网膜及细小动脉，及其为神明"枢机"的关键功能。

《医学原始·动觉至细之力德论》曰："脑之髓，包以二层之皮。"传教士汤若望《主制群征·以人身向征》曰："脑之皮分内外层，内柔而外坚，既以保全本气，又以肇始诸筋。"对硬脑膜、软脑膜有所认识。

（三）脑室精水，经玄涉黄

脑脊液又称为脑汁、精汁、玉精。《抱朴子内篇·地真》曰："历火过水，经玄涉黄；城阙交错，帷帐琳琅……不施不与，一安其所；不迟不疾，一安其室；能暇能豫，一乃不去；守一存真，乃能通神。"《灵宝无量度人上品妙经·玉明运度品》曰："八冥之内，细微之中，玉精流液，下镇人身。泥丸绛宫，中理五气，混合百神，十转回灵。"后世如《奇方类编》曰："脑崩流汁。"《医林改错·脑髓说》曰："精汁之清者，化而为髓，由脊骨上行入脑，名曰脑髓。"已经涉及脑室系统中的脑脊液生成、形态、循环、作用、功能等等[8]。

（四）脑窍玄府，化生神机

脑窍即神窍、关窍、玄府、鬼神门、幽冥之门、脑户。《素问·刺禁论》曰："刺头，中脑户，入脑而死。"金末元初《秘传大丹直指·修真图》曰："泥丸为上丹田，方圆一寸二分，虚开一窍，乃藏神之所。"春秋时期卫国人王禅《道钟警明·修真至宝》曰："一个关是一个窍，每一个关旁边又有两个窍，所以一关有三窍。"思虑之识神变成元神，元神变成思虑之识神，"必由中窍而运行"。

《素问玄机原病式·火类》曰："玄府者，谓玄微府也，然玄府者，无物不有……乃气出入升降之道路门户也……人之眼、耳、鼻、舌、身、意、神、识，能为之用者，皆升降出入之通利也，有所闭塞者，不能为用也。"《云笈七签·太上老君内观经》称为"精开窍通"，脑部内在的腠理玄府气液宣通化生神机，故称为神窍[9]。《素问玄机原病式·火类》曰："所谓聋者，由水衰火实，热郁于上，而使听户玄府壅塞，神气不得通泄也。"因此可以推论，玄府是神机出入之门户，除外"听户玄府"以及其他关窍玄府，应当还有脑髓、脑膜、脑脉、脑络的腠理玄府，才能发挥脑为元神之府的生理作用[10]。所以，《素问玄机原病式·火类》又称玄府为"鬼神门"、"幽冥之门"。

三、脑九宫内景

（一）脑部九宫，泥丸居中

脑有九宫者，古人将脑矢状面划分为九部，每部皆有神居之，故曰"九宫"。《紫清指玄集·谷神不死论》曰："头有九宫，上应九天，中间一宫，谓之泥丸……乃元神所住之宫。"泥丸是形容具有圆形或半圆形的柔软物体，指出了脑组织柔弱、软弱的特点。唐·梁丘子注《黄庭经·至道章》"泥丸九真皆有房，方圆一寸处此中"曰："脑有九瓣。"《医易一理·脑脏论》："中系六瓣，中二瓣名曰大脑；前有前脑，后有后脑。"九瓣即九宫，可能对脑叶表观的沟回结构有一定的认识。特别是，陈撄宁《黄庭经讲义》曰"当中方圆一寸处，乃百神总会"，可能认识到丘脑或者延髓结构的重要性，也可能错误地认为胼胝体是大脑最重要的功能结构。

根据《云笈七签·上清黄庭内景经》梁丘子注灵台章引《大洞经》曰：眉间却入一寸为明堂宫，却入二寸为洞房宫，却入三寸为丹田宫，亦曰泥丸宫，却入四寸为流珠宫，却入五寸为玉帝宫，明堂宫上一寸为天庭宫，洞房上一寸为极真宫，丹田宫亦曰泥丸宫上一寸为玄丹宫，流珠宫上一寸为太皇宫，是为脑部九宫。而此脑部九宫中，尤以丹田宫又称泥丸宫最为重要，最尊贵，以其居中独尊而总领诸神。《云笈七签·太上老君内观经》曰："太一帝君在头，曰泥丸君，总众神也。"《云笈七签·秘要诀法》曰："泥丸者，形躯之上神所居也。"

（二）三一九宫，知觉定位

清·戴震《原善·绪言下》曰："知觉者，其精气之秀也。"清·刘智《天方性理·大成全品图说》将人的知觉分为两类，计10种，从定性方面解决"分于智而寓之于脑"的5种内照知觉（总觉、想、虑、断、记）在大脑的功能定位问题（表1-1）。在西方一个世纪之后才有人达到这种认识，但是，错误地将"分于心而发之于表"的5种外照知觉（视觉、听觉、味觉、嗅觉、触觉）功能定位在心。

表 1-1　　　　　总觉、想、虑、断、记 5 种知觉在大脑的功能定位

内部知觉	大脑部位	功能定性
总觉	脑前部	总统内外一切知觉而百体皆资之以觉者
想（回忆）	脑前中部	想者，于其已得之故而追想之以应总觉之用也
虑（思虑）	脑中部	虑者，即其所想而审度其是非可否也
断（判断）	脑前后部	断者，灵明果决而断虑之宜然者也
记（识记）	脑后部	记者，于凡内外一切所见所闻知所觉者而含藏不失也

清·刘智关于知觉在大脑的功能定位方法，可能是基于三一九宫法。《天方性理·总述大小两世界分合之妙义与天人浑化之极致》曰："三一非三，一而三义。真一起化，数一成化，体一化化。"结合《云笈七签·秘要诀法》记载："夫三一者，乃一身之灵宗，百神之命根，津液之山源，魂精之玉室。"刘氏将总觉、想、虑、断、记，定位于脑前部、脑前中部、脑中部、脑前后部、脑后部，与脑部九宫的明堂宫、洞房宫、丹田宫（泥丸宫）、流珠宫、玉帝宫是基本对应的。此五宫之神的位阶低于真一，"各安其所"。

（三）神随宫分，九宫分雌雄

《云笈七签·神回元经》曰："脑神名觉元。"变化分形，产生各种知觉。九宫为太一出入游行之所，阳出阴入，五行参变，犹如循环，名非有定，神随宫分，产生各部之神用名称。《云笈七签·太上老君内观经》曰："神明依泊从所名也。"由此可以推论，脑九宫内景形象借用一些有道家色彩的特殊名称，并不是客观实际的脑髓区域划分，而是为了阐明脑不同部位的功能差异是气机运动的结果。

易家以九宫八卦分阴阳，道家以九宫神明分雌雄。明堂宫、洞房宫、丹田宫（泥丸宫）、流珠宫、玉帝宫等为雄，天庭宫、极真宫、玄丹宫、太皇宫等为雌，并且"道高于雄"。《云笈七签·四宫雌一内神宝名玉诀》曰："此四宫雌真一之神，是天元始生之。"天元者，元气、元精、元神涵三为一，故称为天一、太一、真一。

（四）大脑小脑，动觉之德

大脑小脑，二仪四象。《云笈七签·三界宝录》曰："人各为一天，璇玑玉衡……亦象人脑，四象合成。"《人身说概·四体觉司》曰："从大小二脑生来四大枝，亦谓之脑髓，与别髓异，此细筋敷散于四肢百体之皮……其能知觉悉由于此。"《医学原始·动觉至细之力德论》曰："脑中亦有二小胞，以生动觉至细之德。"动觉之德包括运动之德和知觉之德。所以，范行准《明季西洋传入之医学·前期传入之

解剖生理学》曰："脑中二小胞,盖指大小二脑。"但是,中医对小脑的认识并不多。

四、脑气筋及筋络内景

成书于明代 1576 年间的《经络全书·足阳明之筋》中,在论及太阳经与阳明经与"目"的联系时曰:"太阳细筋,散于目上,故为目上网也;阳明细筋,散于目下,故为目下网也。""细筋"二字也见于其他中医古籍之中,基本明确是指神经。所以,明时意大利耶稣会传教士艾儒略《性学粗述·细筋部》直接翻译神经为细筋。

（一）脑髓-脊髓-脑气筋-筋络系统

《灵枢·大惑论》记载了"目系",应当包括视神经;《医学原始·元神元质说》:"耳、目、口、鼻之所导入,最近于脑,必以脑先受其象而觉之,而寄之,而存之也。"窍道与脑髓的联系通路可能包括脑神经在内,窍道通路不可与经脉等同。但是,《云笈七签·太清中黄真经》曰"百窍通于百穴,百穴通于百脉",眼窍"通于肝,肝脉通于心",鼻窍由"鼻脉复通于脑脉"等等,窍道通路又与经脉混同了。

对于脑神经和脊神经的认识,清·邵同珍《医易一理·脑脏论》曰:"背行较多,分九对脑气筋,入五宫脏腑……脊髓者,由脑直下,为脑之余,承脑驱使,分派众脑气筋之本也。"《主制群征·以人身向征》称脑神经和脊神经为脑气筋:"脑散动觉之气,厥用在筋,第脑距身远,不及引筋以达四肢,复得颈节脊髓,连脑为一,因遍及焉。……筋自脑出者六偶,独一偶逾颈至胸,下垂胃口之前,余悉存顶内,导气于五官,或令之动,或令之觉。又从脊髓出筋三十偶,各有细脉旁分,无肤不及。其与肤接处,稍变似肤,以肤为始,缘以引气入肤,充满周身,无弗达矣。筋之体,瓤其里,皮其表,类于脑,以为脑与周身之要约。"《性学粗述·细筋部》记述更详:"脊骨两边每节各发一双细筋,悉由上而下,各有所本行动。"《医学原始·动觉至细之力德论》曰:"一使周身有运动之德,一使周身有知觉之德,皆由筋络以通百体。"这里的"脑筋"相当于脑神经,"髓筋"相当于脊神经,"细脉"或"筋络"相当于周围末梢神经。

（二）筋络传入传出,维筋相交

《灵枢·经筋》篇曰:"左络于右,故伤左角,右足不用,命曰维筋相交。"已经认识到左右大脑的神经功能交叉定位现象。清·刘智《天方性理·内外体窍图说》关于脑脊髓内传导通路的认识:"凡目之所曾视,耳之所曾听,心之所曾知,脑皆收纳之而含藏于其内,是所谓能纳也。""纳有形于无形",相当于上行传导系统,包括特异性传入通路和非特异性传入通路。"盖脑之中寓万有总觉之德也,其筋络自脑而通至于目,则目得其总觉之力而能视;其筋络通至于耳,则耳得其总觉之力而能听;其筋络通至于口鼻,则口鼻得其总觉之力而口知味,鼻知臭。""通无形于有形",相当于下行传导系统,包括锥体系统和锥体外系统[11]。刘智以为"脑之力"经过筋络而"通至于周身",而"通身行其总觉之力"而使"手能持,足能行,百体皆知痛痒"。

五、结语

中医认识脑的内景形象,是古人在粗浅解剖构造认识的基础上,通过心想、冥想、意念、玄览、玄鉴、反观、内照等,所阐释脑的具象化结构,脑的内景形象一直没有偏离其固有的发展逻辑,是取象比类方法的具体应用。因此,切不可以抛弃"体察"和"内省"（包括反观内照）的中国传统格物致知方法论原则[12]。医家和道家关于脑的内景形象不同于佛家通过表观解剖、写生、禅定、开天眼、心识、心悟、圆觉等,追求的真容、造象、脉轮、脑舍利等象征相;更不同于西学东渐以后,引入神经功能解剖的规范图式。尽管在今天看来脑的内景形象是简略、粗糙、臆想的,甚至有错误的地方,与神经功能解剖有不可通约性,客观上神经功能解剖为中西医结合神经病学的基础理论之一,它表明"西为中用"是中医学发展的必由途径。但是,如果用神经功能解剖颠覆脑的内景形象,就不能正确理解中医关于神经系统疾病的病位认识,也远离了脑病辨证论治的精神实质。中医关于神经系统疾病的临床优势和缺陷，全部体现在脑的内景思维方式上。

参考文献

[1] 范行准. 明季西洋传入之医学 [M]. 上海：上海人民出版社，2012：40.

[2] 周德生. "脑为奇恒之府"理论的临床应用 [J]. 中国中医药现代远程教育，2011，9 (15)：8 - 9.

[3] 谢志胜，周德生，胡华，等. 脑髓为藏之理论探讨 [J]. 光明中医，2015，29 (11)：3308 - 3311.

[4] 高洁. 浅谈脑为元神及心为识神 [J]. 实用中医药杂志，2011，27 (6)：414.

[5] 魏玉龙. 具象思维的形成、发展和研究 [J]. 中医学报，2009，25 (6)：18 - 20.

[6] 杨介. 存真环中图 [M]. 北京：中医古籍出版社，2014：55.

[7] 宋梅磊. 大脑太极图——左右脑特征空间结构 [J]. 自然杂志，1990，13 (10)：661 - 665，703.

[8] 周德生. 辨证治疗脑脊液循环障碍 [J]. 实用中医内科杂志，2013，27 (10)：42 - 45.

[9] 周德生. 脑主神机论 [J]. 中国中医药现代远程教育，2011，9 (11)：2 - 4.

[10] 周德生，吴兵兵，胡华，等. 脑窍理论及其临床应用 [J]. 中国中医药信息杂志，2015，22 (12)：96 - 97.

[11] 燕良轼. 中国古代的主脑说与主心说 [J]. 湖南师范大学社会科学学报，1997，28 (5)：30 - 36.

[12] 周德生. 试论历代名医创立新说的思维规律 [J]. 湖南中医学院学报，1996，18 (2)：5 - 8.

第二章　脑藏象理论解析及分形构建探讨

藏象理论具有中国古代思维方式的特定文化模式的特征，是应用天人合一、体用合一、取象类比、体悟内省的思维方法的产物。中医认识的脑结构称为脑的内景，脑的内景与神经功能解剖有一定的相关性[1]；中医认识的脑功能及其相互关系是脑藏象理论的主要组成部分。从本体论理解中医学，基于中医基础理论的逻辑框架，认为脑奇恒府整体功能结构高度完备，结构与功能相统一，大约包括脑髓脑室-脑脏腑系统、脑脉脑络-脑经脉系统、官窍神窍-脑窍系统、泥丸九宫-脑神机系统、脑气脑血脑脊液-脑精气系统等5个方面。本章对脑藏象理论解析及分形构建探讨如下。

一、脑藏象整体观

奇恒府，非脏非腑，似脏似腑，不同于一般脏腑的精气聚集之处。《黄帝阴符经·强兵战胜演术章》曰："爰有奇器，是生万象，八卦甲子，神机鬼藏，阴阳相生之术，昭昭乎尽乎象矣。"脑藏于内，象见于外。脑为元气、元精、元神所聚，神机于此以化生，神明由之以变化，奇器乃神器，故为六奇恒府之首。

（一）奇恒指动态平衡状态

奇恒，如果仅仅理解为不同于平常，中医思维缺乏深度和广度。我们认为：奇，变动，奇变枢机；恒，永恒，恒常其式。奇恒指有规律的圆缺往复而寓永恒的动态平衡过程。《内经博议·奇恒病论》曰："夫恒之为道，谓胃气五脏，各得其所，上顺天时，内调营卫，故神转不回。"胃气即神气，神机循恒道流动有常，奇正变化不可穷尽。人身三奇，精、气、神也。变而用之，奇恒天度，气数有常，以维持人体正常的气化活动。中医以气化结构认识人体，因此，奇恒概括了气化作用的过程流与气化功能的内稳态。

（二）脑奇恒府指颅脑

脑作为奇恒之府，一般指颅脑，有时指脑髓。《灵枢·海论》曰："脑为髓之海，其输上在于其盖，下在风府。"因此，脑指枕骨大孔平面以上的所有器官，也称颅脑、头颅、脑袋、颅腔，由颅和面部组成，包括头皮、颅骨、脑髓、脑脉、脑膜、脑脊液、脑窍等，主要指颅腔中的脑髓。《素问·脉要精微论》曰："头者精明之府。"《金匮玉函经·证治总则》曰："头者，身之元首，人神所注。"

有时还包括中医称为督脉、经脉、脑气筋的脊髓、脑神经及周围神经系统等。《难经·二十八难》曰："督脉者……并于脊里，上至风府，入属于脑。"督脉与脊髓相互依承，大部分功能互用，但不能将两者混为一谈。《医易一理·脑脏论》称脊髓、脑气筋"为脑之余，承脑驱使"，故属于脑。

（三）奇恒之中复有奇恒

互藏是指事物间的物象相同部分[2]。阴阳互藏，即阴阳之中再分阴阳，阴中有阳，阳中有阴，对立统一；五行互藏，即五行之中再分五行，每一行中又寓五行生化之机，恒动制化。由此推演出脏腑互藏理论，五藏系统中的任何一藏的功能均渗透于其他四藏之中，通过气血、津液、神机的变化，影响、调节、控制着其他四藏与本藏相关的功能。神分属五脏而总统于脑髓，可以看成脑藏五脏。

奇恒之中复有奇恒，即奇恒互藏。总而言之，脑为奇恒府，是一个统一的整体；分而言之，脑髓、脑脉、颅骨也是奇恒府，其局部功能结构之间的相互关系是"同类相从"、"同类相应"、"同气相求"、"同气相动"的。如脉奇恒府为血府，贯通全身周流五脏；脑脉脑络通利血气，深入脑髓，为脑髓输送精微物质；脑髓脊髓缘督脉贯通，旁络全体；颅骨中另有骨髓充养，颅骨构成颅腔包藏脑髓。脑奇恒府内部，通过互藏之道，不同的功能结构系统高度协调，精化气，气化神，产生功能强大的全息神机。

脑为元神之府，产生的神机循行全身，包括各个脏腑及胆、胞宫、精室等奇恒府。神机依泊从部位外显，如通过少阳相火生发之气，脑神分属于胆则决断中正，故"凡十一脏取决于胆"；通过督脉、冲脉、任脉等联系，脑神分属于胞宫、精室则生殖繁衍，故"命门者精神之所舍"。脑神分属五脏成为神、魄、魂、意、志。因此，脑与脏腑相关，不仅指作为生命主宰的脑奇恒府与五脏神的互藏关系；也指特殊部位的脑髓结构产生高级智能，如有学者提出"海马五藏"说法[3]，强调海马区的功能与五脏神的互藏关系。

二、脑藏象分形观

整体和部分既相互区别又相互联系，整体具有部分没有的功能。构成系统的各个要素缺一不可，系统内部的各个要素都具有独特的、其他要素不可替代的功能。中医认识的脑奇恒府是一个系统概念，脑藏象分形系统揭示复杂现象的局部与整体间内在本质联系及隐藏在这些复杂现象背后的规律。脑奇恒府的结构与功能高度统一，剖析脑藏象的分形结构或形态联系，可以揭示脑主神机功能的运转机制。

（一）脑髓脑室-脑脏腑系统

人身之太极，阴生五藏，阳生六府。从藏泻分脏腑，神为其主。研究表明，大脑高度协调有序，在深层次的自组织活动是相干全息的，运动方式是脑涨落太极模型[4]。《说文解字注·匕部》曰："脑，头髓也。"脑为髓之海。那么，脑髓之太极内景如何分别？

1. 脏腑乃气化形器　《素问·六微旨大论》曰："器者，生化之宇，器散则分之，生化息矣。"在具有一定结构和秩序的脏腑形器内，气化演变连续地有序地进行。形、气、神一体互化，由形脏实象向神脏具象化转变，揭示生长化收藏的生命过程。"化有大小"，大到全体三焦，如气出于脑，上控志心，经络循环正常，气和则神安；小到具体器官的某部分，如脑室气化有度，津液循环正常，有补益脑髓的作用。这种整体气化理论，是中医学独特的认知方法。

2. 脑髓脏与脑室腑耦合　《素问·五藏别论》载"或以脑髓为脏"，程杏轩《医述》引《医参》称"脑为神脏"，主神志智能。《华洋藏象约纂·脑论》曰："性命之枢机，脑髓是也。"从脑内景而言，脑髓脏包括脑髓、脊髓、脑气筋，以脑髓为主体。脑髓为脏者，以其能藏阴也，称为至阴之脏。《医述·杂症汇参》曰："脑髓纯者灵，杂者钝。"正常人智能高低不同，聪明智慧由脑髓决定。脑髓满实，精明强记，轻劲多力，感觉灵敏。

脑室即脑内部的腔隙，为管腔中空的器官，由脑膜以及分布其上的脑脉、玄府神窍构成，贯通上、中、下三焦，包罗脑髓、脊髓、脑脊液等。从脑内景而言，脑室称琼室、神室，可归属中医学腑的范畴，脑室腑以玄府神窍为主体，玄府开合气化是产生脑神的内在机制。《道藏辑要·天仙金丹心法》曰："神藏神室，所处在上。"脑宫神室，也有"脑为神腑"之说[5]。脑室腑中空似腑、畅通上下；内藏清净之液，实而不能满；循环流通为用，敷布气化为神。

有学者强调因形而求其象，分为脑髓大体形态之大太极、脑髓内多精质体之中太极、脑髓神机出入细络之小太极、每个脑细胞之微太极，构成脑髓的核心功能[6]。我们认为，脑髓为脏[7]，脑室为腑[8]。所以，脑髓脑室脏腑耦合，阴阳表里虚实，有之以为体，无之以为用，共同形成脑窍结构，此无形之太极，为阴阳摩荡之场所，神机化生出入之门户。

3. 隶属于心主三焦系统　关于心主、三焦的实质问题，在《内经》中，心主指膻中或者心包络，是神明之心的替身，即脑脏。三焦分而多器、多能，总领气化。故有学者以脑脏与三焦相表里[9]。这种学说得到进一步发挥，有认为心主不是心包络，而是脑脊神经系统。这一系统包括脑、脊索、脑神经与脊神经，相当于当今解剖学的中枢和外周神经系统[10]。也有认为心主即大主，心主的实体就是中枢神经[11]。而三焦的实质，就是五谷精微运化、代谢的整个通道。具体的通道在体内是无处不有的，即三焦的实质，等同于整个有机的人体。因此，心主与三焦的表里关系，就是中枢神经通过周围神经、神经纤维网支配整个人体的关系。局部三焦，即实体的三处管道，在《内经》"器"的概念中得到应用[12]；

整体三焦，即整个有机的人体，在心主与三焦的表里关系中得到应用[13]。

可见，心主、脑脏、脑髓脏、神明之心等神脏，与脑脊神经系统的功能类似。三焦是体内水、火、气、血、津液运行的通道[14]，也是导上宣下的神机通路；与神经管腔等大小不等的通道，大至脑室小至周围神经再生导管，其功能类似。《难经·第二十五难》曰："心主与三焦为表里。"因此，脑髓脑室-脑脏腑系统隶属于心主三焦系统。从气化医学角度解读，脑髓脏化生、收藏、布散神机，神无体，满而不能泻；脑室腑化生、储蓄、互换、运行、循环津液，津有质，泻而不能满。

（二）脑脉脑络-脑经脉系统

经脉是气血运行的通道，能约束和促进血液沿着一定的轨道和方向循行，所谓脉奇恒府为血之府，主要指脉管即血脉。《灵枢·本脏》曰经脉通利，"行血气而营阴阳"，荣气循行全身。故经脉又指气脉，为信息-能量-物质混合流统一体的路径脉络，亦即神机通路。

1.脑外经脉　手足三阳、足厥阴、督脉会于百会穴入脑；手足三阴通过经别和相表里的阳经相合，间接入脑。足太阳、阳维、冲脉、督脉会于风府穴入脑。阴阳跷脉、手足太阳、足阳明、足少阴、足厥阴、任脉、督脉从目系入脑，阴维、带脉经督脉间接入脑。所有经脉都与脑有联系，全身经脉之气交汇于脑。因此，脑为经脉循行的核心，成为经脉系统的调控中枢[15]。

2.脑内经脉　传统记载只有膀胱经、胃经、肝经、督脉、阴跷脉、阳跷脉入络脑，脑内维筋相交的有足少阳经筋、手阳明经筋，跷脉与维筋在脑内伴行，但所有经脉的脑内循行分布路线不清晰。基于脑髓脊髓脑气筋内景[1]，脑髓神窍化生神机，通过维筋相交而达督脉，然后通过督脉统督全身经脉的作用以通达十二经脉气血而发挥"神主导气"的作用[16]。故《灵枢·卫气》曰："气在头者，止之于脑。"头有气街，十二经脉气到头部都联系脑髓。有学者发现，针刺十二经腧穴都存在有脑内激活的特异性区域，推测十二经脉皆入脑，并且存在脑内经脉联通入脑部位与特异性脑区；但是，仍然不能确定脑内经脉直接联系的循行分布路线[17]。

3.脑脏腑经脉　有学者提出奇经与奇恒府统一[18]。脑髓脏化生神机，督脉络脑贯脊，乃精气升降之通路，传导神机之桥梁，可以视为脑髓脏专有经脉。脑髓依赖气血津液精微物质的充养，脑室腑内藏津液精微，津血互生，冲为血海，又为十二经脉之海，一支入承泣穴，一支行于脊内，与气血、津液、精微相关，也可以视为脑室腑专有经脉。脑脏腑经脉与维脉、跷脉、任脉等奇经，以及肾经、膀胱经、肝经、胆经、心经、心包经、胃经、三焦经等经脉关联最密切。

（三）官窍神窍-脑窍系统

窍乃贯通之所，脑窍为神机出入之隙。广义脑窍包括神窍和官窍，狭义脑窍一般指神窍。中医所谓的神窍是一个实象和虚象结合的具象概念，神窍与脑窍内在结构有关联，主要通过精神神志表现，也通过脑窍之外显器官表现。一般认为，内藏之神即元神、魄神、先天之神，如意识状态乃与生俱来；外显之神即识神、魂神、后天之神，如认知功能是学习培育的[19]。

1.五官之窍外显神明　官窍有形，包括眼、耳、鼻、口、舌、咽、喉等脑窍之外显器官。脏腑官窍沟通内外各司其能，脑通过七窍的感受来认识事物、分析事物，即神明的具体表现。五官七窍与经脉联系，内应脏腑，皆通脑气。窍道通路不同于经脉循行通路。因此，《黄庭经·至道章》曰："一面之神宗泥丸。"《寓意草·辨袁仲卿小男死证再生奇验并详诲门人》曰："头为一身之元首……其所主之脏，则以头之外壳包藏脑髓。""从头之躯壳分表里"，官窍为里之表，脑髓神脏为里。

官窍脏腑表里相关，经络气血联通，机能协调，相互为用，此五脏神的外在表现之一。因此，官窍是神气的门户。《灵枢·脉度》曰："五脏常内阅于上七窍也。故肺气通于鼻，肺和则鼻能知臭香矣；心气通于舌，心和则舌能知五味矣；肝气通于目，肝和则目能辨五色矣；脾气通于口，脾和则口能知五谷矣；肾气通于耳，肾和则耳能闻五音矣。"

2.玄府神窍化生神机　脑部内在的腠理玄府气液宣通，化生神机，故称为神窍。《素问玄机原病式·火类》曰："玄府者，谓玄微府也，然玄府者，无物不有……乃气出入升降之道路门户也，人之眼、耳、鼻、舌、身、意、神、识能为之用者，皆升降出入之通利也。"玄府开合有度，气液宣通，气机变化，升降出入正常则神机气立。玄府神窍化生之神机，出入通利，与形质相合，神有所用，成为神识、精神、情志和脏腑组织的各种功能。

（四）泥丸九宫-脑神机系统

根于中者命曰神机，征于外者名曰神明。因此，元神之功能称为神机。脑主神机，一者，神机调控脏腑内在的自主活动，进而调控人体生长壮老已的生命过程；二者，神机调控脏腑外显的神志活动，进而调控人体的随意运动。

1. 脑九宫九神系统　通过内观返视方法，脑分为九个区域即九宫，各自有主管之神。九宫的特征、地位、形态、功能是不一样的。脑九宫分阴阳贵贱，相互联系。《养生导引秘籍·上丹田》曰："上丹田有九处宫阙，悉相通贯。"脑九宫九神系统依部位命名为天庭、极真、丹玄、太皇、明堂、洞房、泥丸、流珠、五帝，说明不同部位的脑结构存在功能的差异。因此，神机也有特异性、多样性、可变性。受易学寰道观渗透，九宫有完整的循环次序，并与奇经及十二经循环相关连。维持脑九宫的内在秩序，气化升降运动变化正常，神机分为精神魂魄四维；之后交混和合，泊于九宫成为九神；九神相互配合进而表现为脏腑诸神及身形诸神，主宰五脏六腑四肢百骸功能。

2. 脑心乃上丹田命门　神的特性就是主宰、调节、控制。脑中泥丸宫居脑正中心位置，又称为脑心、命室、丹田。《类经附翼·求正录》阐释《内经》"命门者目也"，指出："睛明所夹之处是为脑心，乃至命之处，故曰命门。"《杂病心法要诀·神之名义》释义："动植之物，一有其形，则形之至精、至粹之处，即名曰心。"因此，脑心即上丹田命门，乃阴阳之根、致命之处。关于上丹田的功能，《黄庭经》梁丘子注曰"脑神丹田，百神之主"，是诸神汇集之所，即元神之府。元神守位，司脏腑神及身形诸神，是全身最核心的生命中枢。泥丸百节皆有神，精足气充则神旺。脑心调控大脑的整体活动水平，进而调控全身的整体活动水平。

3. 志心神机轴联通全身　志心脑神，化生神机，舍于五脏为五脏神，表露彰显合为神明分为五志；脏腑神以心为中心，心包络称为心主代心行令；上中下三丹田均为命门，上为志心，中为心包络，下为小心。志心（脑）、大心（五脏）、心主（心包络）、小心（命门），形成志心神机轴[20]。《素问·刺法论》所谓"气出于脑"，通过升降聚散、气化转换、阴阳交互、生克制化作用，主控全身功能活动。反之，《素问·阴阳别论》称为"上控志心"，脏腑形体功能活动对脑髓神机中枢有反馈调节作用。志心神机轴联通全身上下内外，神机所行之通路，《本草抄·桂枝》称为"神经"，也有人称其细小者为"神络"[21]。因此，营卫精气乃传达神机之使者，可以称为神使。脑与全身功能活动之间具有双向调控作用，神机功能正常称为"神可使"[22]；无论是神机生化不足、神机通路痹阻、神机调控失衡、神机衰亡，均导致神机障碍，《素问·汤液醪醴论》则称为"神不使"。

（五）脑气脑血脑脊液-脑精气系统

精气是构成人体的各种基本物质，也是人体生长发育及各种功能活动的载体。《庄子·秋水》曰："夫精，小之微也。"《灵枢·决气》以精、气、津、液、血、脉统称为气。

1. 精气为物　精气包括精阳之气、精阴之气。水谷精气化生营卫，循环有度。《素问·脉要精微论》曰："诸阳之神气皆上会于头，诸髓之精气皆上聚于脑。"《灵枢·五癃津液别》曰："五谷之津液和合而为膏者，内渗于骨空，补益脑髓。"脑依赖五脏精华之灌注，六腑清阳之气以濡养。脏腑精气上输于脑，成为脑的气血津液。因此，营卫精气是脑与脏腑联系的中介，是脑结构与脑功能整体关联性的物质基础。

2. 精气化神　脑髓中有毛脉、细络、缠络、孙络、血道、气液道等，将气血、津液输送至脑髓的每个部位，以营养脑髓。神窍玄府通利，开合有度，精气流行正常，阴阳摩荡变化莫测产生神机。《四圣心源·精神化生》曰："盖阳气方升，未能化神，先化其魂，阳气全升，则魂变而为神。魂者，神之初气，故随神而往来。阴气方降，未能生精，先生其魄，阴气全降，则魄变而为精。魄者，精之始基，故并精而出入也。"精阴与精阳的和合权重、升降程度、出入状态差异，神机分为精（精阴之气养气保神）、魄（附形之灵为魄）、魂（附气之神为魂）、神（精阳之气变化为神）四维。脑为元神，五脏识神因泊从所名。脑中气、血、津、液、精等物质充足，循行正常[23]；脑阴、脑阳、脑气、脑血等平衡有度[24]；元精化生元气，元气化生元神，互相依存互相转化，生化和合符合本质的固有规律，方能髓海充盈，神机敏锐，协调五脏六腑及统辖四肢百骸的功能健旺。

3. 脑脊液循环　脑脊液，中医称为脑汁、津液。脑脊液的产生是由于经脉中的血、津、液、精等水属阴类物质经过玄府气化作用产生，藏于颅腔之间以灌注、充实、滋养脑髓，因气而运行、流通、渗灌和转运。体阴用阳、水火互济、气液宣通。其中有质，轻清稀薄，盈满润泽，不浊不杂；其中有精，营养脑髓，自稳颅压，新陈代谢；其中有信，精气化神，内属五脏，外显神明。精气生神，精气养神。形神一体，循环生化。可以说脑脊液是流动着的精气神复合统一体[25]，也可以看成是物质-能量-信息复合统一体。脑脊液循环以脑室腑的气化功能为基础，是脑髓脏化生神机的重要功能依托。《云笈七签》记载《黄庭经·务成子注叙》云，"神室明正"，"津液常满"，"血髓充溢"，"灵液流通"，才能"神明灵也"。

三、结语

由于存在脑功能制约的结构复杂性和脑结构制约的功能复杂性，因此，要真正理解脑复杂性必须有多层次的辩证观[26]。本文基于中医学独特的认知方法，利用分形理论[27]，将脑的整体功能结构分解为脑脏腑、脑经脉、脑窍、脑神机、脑精气等5分集的分形系统。不仅脑的局部功能相互区别又相互关联，脑的局部功能与脑的整体功能也是相互区别又相互关联的；并且，脑对全身脏腑有调控作用，全身脏腑对脑有反馈调节作用。这种区别于功能神经学及神经生理学的脑藏象理论，形成一个中医药一体化语言系统平台，是构建中医脑科理论框架和中医脑病学本体的基础[28]。中西医思维模式有高度互补的地方，脑藏象理论在五个维度的核心环节均具有明显区别于功能神经学及神经生理学的特殊性，尤其在中医脑科临床特殊性更多。通过对脑结构与脑功能的复杂性和实用性的理论研究，从整体观和分形观角度阐释脑结构相关的功能复杂性，如脑调控全身机能、精神心理、认知能力等，阐释了脑功能结构复杂性后面的统一原则，夯实了中医脑科学整体气化理论，厘清了中西医脑科理论异同，完善了中医脏腑理论体系，为现代中医脑病的临床分类、中西医结合、病机阐释、辨证论治、选方用药、机制研究等脑科临床应用，提供中医特有的思维策略，开拓新的治疗思路。

参考文献

[1] 周德生. 脑的内景与神经功能解剖的相关性 [J]. 湖南中医药大学学报，2016，36（10）：1-4.
[2] 黄显辉. 互藏论 [J]. 山东医科大学学报（社会科学版），1992，6（02）：29-32.
[3] 冯珂. 健脾益智法对缺血性脑卒中神经再生的影响及机理研究 [D]. 福建中医药大学，2010.
[4] 夏双全，宋新红. ET与人体大脑脑涨落太极图的相干全息 [J]. 武汉体育学院学报，1990，24（03）：45-47.
[5] 傅延龄. 古代中国对脑与精神关系的认识 [J]. 中医药学报，1987，15（05）：1-2.
[6] 任继学. 脑髓述要 [J]. 中国中医基础医学杂志，2003，9（03）：1-4.
[7] 谢志胜，周德生，胡华，等. 脑髓为脏之理论探讨 [J]. 光明中医，2015，30（11）：2308-2311.
[8] 郭雅玲，周德生. 论脑室为腑 [J]. 环球中医药，2018，11（08）：1-3.
[9] 李颖. 试论"脑为元神之脏"的理论基础及实践意义 [D]. 中国中医研究院基础理论研究所，2004.
[10] 高也陶. 《黄帝内经》的心主是脑脊神经系统 [J]. 医学与哲学（人文社会医学版），2010，31（11）：78-79.
[11] 周波. 心主是中枢神经的佐证——兼探讨心包络的实体 [J]. 医学与哲学，2010，31（11）：80-81.
[12] 周波. 《内经》形脏神脏"器"的概念相互关系及解剖结构 [J]. 辽宁中医药大学学报，2010，12（12）：83-86.
[13] 周波. 三焦的实体、命名及与心主的表里关系 [J]. 辽宁中医药大学学报，2011，13（04）：118-120.
[14] 周仙仕，姚红，唐光华，等. 三焦功用再思考及与生物管道理论的联系 [J]. 环球中医药，2015，8（10）：1200-1204.
[15] 卢长龙. 浅析脑为经脉循行的核心 [J]. 江苏中医药，2014，46（06）：10-11.

［16］程永.脑的经脉联系与中风病痉挛性运动障碍针灸治疗思路探讨［J］.中国中医急症，2012，21（04）：592-594.

［17］谢洪武，陈日新，徐放明，等.基于经络循行的假设——脑内经脉［J］.时珍国医国药，2012，23（08）：1988-1990.

［18］张晓钢，郭霞珍.人身太极中奇恒之府与奇经八脉的统一［J］.中医药学报，2011，39（03）：9-11.

［19］周德生，吴兵兵，胡华，等.脑窍理论及其临床应用［J］.中国中医药信息杂志，2015，22（12）：96-98.

［20］周德生，刘利娟.论志心神机轴的双向调控作用［J］.湖南中医药大学学报，2018，38（5）：520-523.

［21］曾芳，余曙光.通调督脉治疗老年痴呆的理论探讨［J］.四川中医，2004，23（09）：19-21.

［22］鲁景奎.从"神不使"到"神可使"［J］.吉林中医药，1990，12（06）：48.

［23］张凤祥.脑气血循行理论探析［J］.中华中医药学刊，2008，27（05）：1058-1059.

［24］申锦林，于为民.脑脏气血津液阴阳之我见［J］.长春中医学院学报，1995，11（01）：19-21.

［25］周德生.辨证治疗脑脊液循环障碍［J］.实用中医内科杂志，2013，27（10）：42-45.

［26］沈政.与认知、思维相关的脑功能复杂性［J］.系统辩证学学报，2004，17（01）：19-23.

［27］杜立英，吕爱平.利用分形理论探讨中国传统象思维对中医思维的影响［J］.辽宁中医杂志，2012，39（02）：254-256.

［28］许吉，邓宏勇，施毅.UMLS与TCMLS语义类型的对比分析［J］.中华医学图书情报杂志，2010，19（04）：11-13.

第三章　论"脑会诸体"

在阴阳五行思想为指导下，基于整体的、变化的、联系的理念考察，中医身体观称人体结构为"内景"，《黄庭内景经》梁丘子注曰"即血肉、筋骨、脏腑之象"，是对生命体的藏象气化结构的认识。《素问·阴阳应象大论》曰"论理人形，列别脏腑，端络经脉，会通六合"。故《此事难知·经脉终始》曰："脑为诸体之会，即海也。"《外经微言·五脏互根篇》也曰："脑……会诸体；……脑有五脏之阴也。"诸体包括头部、躯体、四肢，以及筋、脉、肉、皮、骨等五体。脑会诸体强调脑以气血津液、神机、经络为联系中介，使脑成为一身之主的调控中枢。"神经"一词出自春秋末期晋国程本撰《子华子·大道》，即指神机在形体中传达的路径通道。本章试探讨脑会诸体的理论内涵与临床应用，认为脑会诸体是脑主神明的生理基础。

一、脑、五脏与五体相关，脑为一身之主

脑指枕骨大孔平面以上的所有器官，也称颅脑、头颅、脑袋、颅腔，由颅和面部组成，包括头皮、颅骨、脑髓、脑脉、脑膜、脑脊液、脑窍等，主要指颅腔中的脑髓。有时还包括中医称为督脉、经脉、脑气筋的脊髓、脑神经及周围神经系统等。

传统医学认为"脑为元神之府"，是生命的枢机，主宰着人体的生命活动。脑主管人的精神活动包括认知活动、情感活动与意志活动。主管人的视、听、言、动等[1]。1851年《全体新论》第一次将解剖生理学介绍到中国。明确指出：脑为全身的主宰，神经遍布全身。为了与传统观念接续，创立"脑气筋"名称代指神经。"脑气筋宜贯人之耳目、手足、五脏、六腑。""脑为一身之主。"1904年10月30日《新闻报》刊载的黄楚九《艾罗补脑汁功用录》引用后，成为医学名言，广为传播家喻户晓，使当时人们普遍接受了脑与智力相关，摒弃了心主神明观念[2]。

《太平经》尊天神为自然之主，"神者，上与天同形合理，故天称神能使神也"；认为诸神乃精气化生，乃"阴阳中和之使"，"当与天地四时五行气相应和"，因此，黄庭脑神为身中诸神之主，并提出九宫神、五脏神、百体神诸说。脑神主宰五脏神，骨、关节及其周围软组织肌肉、肌腱、韧带、筋膜、腱鞘、滑囊、关节囊、神经和血管等五体相关，完成脑主司的随意运动。《灵枢·五色》曰："肝合筋，心合脉，肺合皮，脾合肉，肾合骨也。"五脏合体，通过诸体变化因应，五志外观于五体，均为脏腑功能活动的外在体现。

二、脑会诸体是脑主神明的生理基础

(一) 形统于首，乾天之象

《吕氏春秋·圜道》曰："何以说天道之圜也？精气一上一下，圜周复杂，无所稽留，故曰天道圜。何以说地道之方也？万物殊类形，皆有分职，不能相为，故曰地道方。"天人相应，天圆地方观念强调的精气升降循环及物类体用差别，深刻地渗入了中医身体观的认识。

《金匮玉函经·证治总则》曰："头者，身之元首，人神所注。"俞琰《易外别传·后天卦离南坎北图》引邵雍《皇极经世》曰："形统于首。"并以天人相与释义："首居上而圆，诸阳之所会，乾天之象也，故易以乾为首。""夫神……守于首则动而运行，乾之道也。"神犹君也，元神枢机，和气周流不息；形统于神，全其形则生，所以，神为生命的主宰，脑神是全身四肢百骸脏腑的统领。

奇恒府，非脏非腑，似脏似腑，不同于一般脏腑的精气聚集之处。《黄帝阴符经·强兵战胜演术章》

曰："爰有奇器，是生万象，八卦甲子，神机鬼藏，阴阳相生之术，昭昭乎尽乎象矣。"脑藏于内，象见于外。脑为元气、元精、元神所聚，神机于此以化生，神明由之以变化，奇器乃神器，器者生化之宇，故为形器之首。

（二）脑为髓海，脑奇恒互藏

颅脑由皮、肉、筋、脉、骨、髓，以及精血津液等有形物质之体组成。脑奇恒府，脉、骨、髓也是奇恒府，故脑奇恒之中复有奇恒，奇恒府之间存在结构共性及其相互间的府气联系，此为奇恒互藏[3]。精气分阴阳，五行各具一太极，阴阳互藏与五行互藏，是脑奇恒互藏理论的思想基础。总而言之，脑为奇恒府，是一个统一的整体；分而言之，脑髓、脑脉、颅骨也是奇恒府，其局部功能结构之间的相互关系是"同类相从"、"同类相应"、"同气相求"、"同气相动"的。如脉奇恒府为血府，贯通全身周流五脏；脑脉脑络通利血气，深入脑髓，为脑髓输送精微物质；脑髓脊髓缘督脉贯通，旁络全体；颅骨中另有骨髓充养，颅骨构成颅腔包藏脑髓，脑为髓海，诸髓皆属于脑。

脑奇恒府内部，通过互藏之道，不同的功能结构系统高度协调，精化气，气化神，产生功能强大的全息神机，对官窍神、五脏神、五体神等脑—脏—体神机轴起双向调控作用；由下而上控制觉醒、意识、注意、睡眠、智能、情感等，由上而下支配运动、视觉、触觉、协调、姿势、平衡等[4]。神机与形体结合具有"力"的矢量性质，有人将这个矢量称为生命矢量[5]。脑奇恒互藏理论可以更好的阐释脑为一身之主的深刻涵义。

奇恒互藏中还有胆、女子胞（血室）或男子胞（精室），亦由肉、筋、脉有机组成；胆与血室或精室都是水火之府。从神机流转而言，胆和命门强化了"脑为一身之主"的生理功能。神机依泊从部位外显，如通过少阳相火生发之气，脑神分属于胆则决断中正，故"凡十一脏取决于胆"；"少阳主骨"，胆主决断，与脑主司的随意运动相关。"胆足少阳之脉……，是主骨所生病者。"通过督脉、冲脉、任脉等联系，脑神分属于血室、精室则生殖繁衍，故"命门者精神之所舍"。肾主激发、激发、主导、推动、温煦、滋润、控制、维系先天后天、生长发育、生殖繁衍、阴阳水火、脏腑经络、精神情志、气血津液、骨节九窍的生理运化，以及正气生成、正气抗邪、疾病向愈的病理转化，完成生、长、壮、老、已的生命归化[6]；女子胞周期性排血、排卵、孕娩胎儿，男子胞分泌精子、藏泻精液，属于特殊的运动功能体现。故《类经附翼》认为胞即命门，与脑神关系密切。

（三）脑窍关联脏腑组织，气化宣通

人体外在的耳、目、口、鼻、咽喉、前阴、后阴等官窍与内在脏腑密切联系，官窍亦由皮、肉、筋、脉、骨、髓组成，故曰官窍会诸体。脑窍包括头面官窍和玄府神窍[7]。窍在外通于表，在内通于脑，集中体现了脑会诸体观念。《文子·九守》曰："夫孔窍者，精神之户牖；血气者，五脏之使候。"如窍脏相关，五脏六腑之精气，皆通过目系上注于目而为之精，精之窠为眼，骨之精为瞳子，筋之精为黑眼，血之精为络，其窠气之精为白眼，肌肉之精为约束，裹撷筋骨血气之精，而与脉并为系，目系上属于脑，后出于项中。又如，魄门亦为五脏使。在脑神的主宰下，五脏气机升降通畅，魄门后窍启闭有序，大便自控，排泄有时，使之胃、小肠、大肠、三焦腑保持满而不能实的状态。同样，脏腑气机也因魄门启闭有序而调节，通下窍以启上窍，一窍通而百窍通。

诸体的细微孔窍玄府，乃气机升降出入之道路门户。体表者汗孔玄府，为经筋皮部的外界出入门户；体内者腠理玄府，为脏腑组织的内部隧道纹理。诸体玄府遍布，膜络相合，气血津液为中介，气化宣通为用。人之脏腑、皮毛、肌肉、筋膜、爪牙各处都有膜络玄府，膜者属皮属筋，络者属脉属筋，关联肉、骨、髓，故曰玄府会诸体。《素问玄机原病式·火类》曰："人之眼、耳、鼻、舌、身、意、神、识能为之用者，皆升降出入之通利也。"

（四）脑为经脉循行的核心，经脉之气交汇于脑

《灵枢·海论》曰："夫十二经脉者，内属于脏腑，外络于肢节。"经脉是脑会诸体的重要通路。手足三阳、足厥阴、督脉会于百会穴入脑；手足三阴通过经别和相表里的阳经相合，间接入脑。足太阳、阳维、冲脉、督脉会于风府穴入脑。阴阳跷脉、手足太阳、足阳明、足少阴、足厥阴、任脉、督脉从目

系入脑，阴维、带脉经督脉间接入脑。所有经脉都与脑有联系，全身经脉之气交汇于脑。因此，脑为经脉循行的核心，成为经脉系统的调控中枢[8]。

传统记载只有膀胱经、胃经、肝经、督脉、阴跷脉、阳跷脉入络脑，脑内维筋相交的有足少阳经筋、手阳明经筋，跷脉与维筋在脑内伴行，但所有经脉的脑内循行分布路线不清晰。基于脑髓脊髓脑气筋内景，脑髓神窍化生神机，通过维筋相交而达督脉，然后通过督脉统督全身经脉的作用以通达十二经脉气血而发挥"神主导气"的作用。故《灵枢·卫气》曰："气在头者，止之于脑。"头有气街，十二经脉气到头部都联系脑髓。有学者发现，针刺十二经腧穴都存在有脑内激活的特异性区域，推测十二经脉皆入脑，并且存在脑内经脉联通入脑部位与特异性脑区；但是，仍然不能确定脑内经脉直接联系的循行分布路线。

有学者提出奇经与奇恒府统一[9]。脑髓脏化生神机，督脉络脑贯脊，乃精气升降之通路，传导神机之桥梁，可以视为脑髓脏专有经脉。脑髓依赖气血津液精微物质的充养，脑室腑内藏津液精微，津血互生，冲为血海，又为十二经脉之海，一支入承泣穴，一支行于脊内，与气血、津液、精微相关，也可以视为脑室腑专有经脉。脑脏腑经脉与维脉、跷脉、任脉等奇经，以及肾经、膀胱经、肝经、胆经、心经、心包经、胃经、三焦经等经脉关联最密切。

三、临床应用

脑会诸体是脑主神明的生理基础，脑结构与脑功能相关。形体以神明为主导，形体为神明之宗本，脑神为众神的主宰[10]。因此，脑主神明说才能从理论走向实践。其临床意义在于：①髓海形体开合、升降、离及、聚散障碍，经隧环运为各种邪气化生、蕴集、胶结、留阻则形神同病，有脑府、脏腑、经脉、官窍、五体等虚实偏重。《子华子·大道》曰："寒湿温燥晦明之变则大矣，形怛乎化则涸，而其形无尽；喜怒哀乐思惧之化则备矣，神经乎变则涸，而其形有余。"故脑病治窍，脑病治脏，脑病治体；窍病治脑，脏病治脑，体病治脑；脑体调控障碍，治在扶正祛邪调平气机，恢复脑-脏-体双向调控的神经通路。②脑体以气血津液阴阳、筋骨肌肉神机形用、经脉孙络节会为纽带，形气神志合一。周学海《形色外诊简摩·面部脏腑肢节分位图说》曰："病在筋者，视筋络之部；病在脉者，视脉络之部；病在气化者，视气化之部；病在神明者，视神明之部，知此则分部之法虽各不同，而皆各适其用矣。"用以阐释针灸、理疗、外治的治疗效应机制，在于通过调气治神以治疗头脑及形体疾病。《素问·玉机真脏论》曰："凡治病，察其形气色泽，脉之盛衰，病之新故，乃治之，无后其时。"《素问·五常政大论》曰："上取下取，内取外取，以求其过。"③脑会诸体包括形体解剖（形骸）、形体气化（形气）、形体神机（形神）三个方面，形体、气机、神机三者相互依存[11]，故守神、守气、守形可以阐释生活起居、形动神静、体医融合、防治一体的养生保健机制，在于通过御神全形以守持神经正气。《子华子·大道》还曰："是以古之知道者，筑垒以防邪，疏源以毓真，深居静处，不为物撄，动息出入而与神气俱；魂魄守戒，谨窒其兑（孔窍），专一不分，真气乃存。"

四、结语

综上所述，脑结构与脑功能高度统一[12]，脑奇恒府及诸体的内涵，都是形骸、形气、形神等方面整合的复杂功能结构。形统于首、脑奇恒互藏、脑窍关联脏腑组织、脑为经脉循行的核心，脑会诸体是脑主神明的生理基础，最终使脑主神明说替代了心主神明说，在容纳神经生理科学认识的同时，又继承了心主神明说合理的理论内涵[13]。脑主神明说[14]拓展了中医脑科理论在神经病学、精神病学、心理学、心身医学、康复医学、运动医学、养生学等等专科范畴的临床应用，有重要的区别于神经功能解剖的临床价值。在西学东渐的思想洪流中，中医先行者尝试着中西医学的融合汇通；脑主神明说的崛起普及，为中医脑科理论的重大变革[15]，或许可以摆脱中医身体观的现实困惑[16]，为中西医结合研究提供启示。

参考文献

[1] 周德生，刘利娟. 脑藏象理论解析及分形构建探讨 [J]. 湖南中医药大学学报，2018，38（10）：1099－1103.

[2] 张宁. 脑为一身之主：从艾罗补脑汁看近代中国身体观的变化 [J].（台湾）中央研究院近代史研究所集刊. 2011，54（74）：1－40.

[3] 黄显辉. 互藏论 [J]. 山东医科大学学报（社会科学版），1992，6（02）：29－32.

[4] 周德生，刘利娟. 论志心神机轴的双向调控作用 [J]. 湖南中医药大学学报，2018，38（05）：520－523.

[5] 周波，陈瑞祥，张学著，等. "形与神俱"现代科学研究——脏器基本结构、生命矢量、药性矢量与电磁波身体干涉耦合及生命谐和度矢量测量 [J]. 辽宁中医药大学学报，2017，19（03）：78－87.

[6] 王冠峰，何苗，何复东，等. "肾主激发"理论体系概说 [J]. 中医学报，2015，30（11）：1613－1615.

[7] 周德生，吴兵兵，胡华，等. 脑窍理论及其临床应用 [J]. 中国中医药信息杂志，2015，22（12）：96－98.

[8] 卢长龙. 浅析脑为经脉循行的核心 [J]. 江苏中医药，2014，46（06）：10－11.

[9] 张晓钢，郭霞珍. 人身太极中奇恒之府与奇经八脉的统一 [J]. 中医药学报，2011，39（03）：9－11.

[10] 王明皓.《黄庭经》"众神"思想研究 [D]. 北京中医药大学，2005.

[11] 卢红蓉，于智敏，李海玉. 病则形气神三者俱伤论 [J]. 辽宁中医杂志，2010，37（02）：248－249.

[12] 周德生. 脑的内景与神经功能解剖的相关性 [J]. 湖南中医药大学学报，2016，36（10）：1－4.

[13] 杨涛，赵明镜，王蕾，等. "心主神明"的内涵及现代科学依据 [J]. 北京中医药大学学报，2016，39（10）：811－814.

[14] 陈星. 脑主神明及其现代诠释 [J]. 陕西中医药大学学报，2016，39（06）：17－19.

[15] 陈士奎. 变革"心主神明"为"脑主神明"——中医脑科学理性发展的前提条件 [J]. 中国中医基础医学杂志，2002（07）：14－15＋62.

[16] 李磊，苏颖. 论《黄帝内经》身体观的现实困境 [J]. 中国中医基础医学杂志，2011，17（11）：1198－1199.

第四章 脑主神机论

人类揭示脑的奥秘是一个漫长的历史过程，现代医学于 19 世纪由维也纳医生 FJ.Gall 首先明确指出脑是思维器官。传统医学对神经系统解剖生理的认识如何？内经时代认识到的脑为髓之海，或者明李时珍所谓的脑为元神之府，均不足清晰表述神经系统的主要功能。笔者在长期的中医基础理论研究和中西医结合神经内科临床研究的基础上，认为"神机"概念能比较好地阐明脑的功能特征，本章对神机的化生、调控、运转等试做探讨。

一、神机根于中而神明征于外

何谓神机？神，视而不见，听而不闻，它是在潜移默化中发挥作用，并有彰彰之明著可察。神机为生命体的固有功能，神明为生命体的外在表现，统称为神。因此，神又称为神机、神明、神志、神灵、神气、魂神等等。

（一）根于中者，命曰神机

《易·系辞》曰："神无方而易无体"、"阴阳不测之谓神"。《汉书·艺文志》谓"太极含三为一"，一个太极起码具备三个要素，即阴、阳和其中穿针引线者，这就是气或者力，亦即变幻之风，也是自然之道，所谓神机者。气、力、风、道、神机在其中是起决定作用的。

人们习惯用太极、阴阳、气、道、机或神等概念来阐释万物的固有功能和变化的原动力，《内经》将自身固有主宰之神的含义，移植到医学中来，创造性地提出"神机"这个概念。如《素问·五常政大论》曰："根于中者，命曰神机，神去则机息。"机，《庄子·至乐》曰："万物皆出于机，皆入于机。"成玄英疏："机者，发动，所谓造化也。"神、机相连，即造化之机，原动之始，发生之萌，乃万物生命过程的内部主宰，故《素问·玉机真脏论》曰："天下至数，道在于一，神转不回，回则不转，乃失其机。"认定万物造化之理在于和谐有序，否则神去机息，轻者病重至死，从而成功地确立了医学中生物体内部运动主宰之神的内涵。以此为据，《内经》又常将"机"字省去，单以"神"代表人体内生命造化之机，如《灵枢·天年》曰："以母为基，以父为楯，失神者死，得神者生也。"以父母的精血为基础，以胚胎的生命能力为神机，决定胎儿生死及其发育；《素问·汤液醪醴论》："形弊血尽而功不立者何？……神不使也。"临床上以脏腑气血正气为神，正气衰败则治疗失据而无能为力，均不离"神机"本义。

（二）征于外者，命曰神明

《说文解字·释心》曰："人心，土脏，在身之中。"占义五行说以心属土为君，土为万物之母，心为五脏之主。《荀子·天论》曰："心居中虚，以治五脏，夫是之谓天君。"许翰注《太玄经·玄数》时更附会曰："肺极上以覆，肾极下以潜，心居中央以象君德，而左脾右肝承之。"张介宾《类经·藏象类一》曰："心为一身之君主，禀虚灵而含造化，具一理以应万几，藏府百骸，惟所是命，聪明智能，莫不由之，故曰神明出焉。"神、明相连，《内经》已无神灵之义，而是指彰显于外的表征。此即心主神明论的观点。由于中医基础理论的起源上，心主神明论和脑主神明论并行不悖，如《灵枢·海论》以"脑为髓之海"，《素问·脉要精微论》曰"头者精明之府"，明李时珍直称"脑为元神之府"，元神统帅五脏神，都已认识到脑为神明之用的生理功能，故后世改心主神明论为脑主神明论。

（三）神由气化而主气

《素问入式运气论奥·论六病》："内有五脏六腑为生气之源，外有百骸四肢为神机之用。""神"是人体生命活动的体现，是脏腑功能活动的外在表现，也就是人的精神和形体的功能状态。神机就是精化气基础上产生的更高层次的生命活动，因此精质是神机之根柢，气化是神机之发端。从生理调控而言，则神主气、气化精。《类经图翼·大宝论》称"神由气化"。因神由阳气所主，阳气不达、神失所养，所以患者会出现懒（神疲乏力）、呆（反应迟钝）、变（性格改变）、忧（悲戚忧愁）、虑（多思多虑）等一系列神郁的症状；神以阳气、营卫等为功能活动的基础，而营卫循行、阳气消长与天阳盛衰变化密切相关，这恰是生命活动有周期性变化的基本机制[1]。若营卫循行失度，则阳气消长也会发生变化。神由阳气所主，阳气的变化会导致人体神机的失常。汪绮石《理虚元鉴·心肾论》曰："以先天生成之体质论，则精生气，气生神；以后天运用之主宰论，则神役气，气役精。精、气、神，养生家谓之三宝，治之原不相离。"从病理变化趋向而言，则病变从神之气之精，循次由浅及深，由轻加重，重至伤五脏精的层次，是伤及根本，难以救药。故《内经》论情志为病，以扰神为先，如《灵枢·本神》："喜乐者神惮散而不藏，愁忧者气闭塞而不行，盛怒者迷惑而不治，恐惧者神荡惮而不收。"其轻者自复，重者即病，故《素问·经脉别论》"勇者气行则已，怯者则著而为病也"，重者即《素问·举痛论》"怒则气上，喜则气缓，悲则气消，恐则气下，惊则气乱，思则气结"，遂出现各种气机逆乱病证；久则伤脏，标志着病变由气的层次进入精的层次，如《灵枢·本神》"心怵惕思虑则伤神，神伤则恐惧自失，破䐃脱肉，毛悴色夭，死于冬。""肝，悲哀动中则伤魂，魂伤则狂忘不精，不精则不正，当人阴缩而挛筋，两胁骨不举，毛悴色夭，死于秋。""破䐃脱肉，毛悴色夭"即《素问·玉机真脏论》"大骨枯槁，大肉陷下"，伤阴精之深也，无可救药，故《灵枢·本神》曰："是故五脏主藏精者也，不可伤，伤则失守而阴虚，阴虚则无气，无气则死矣。"这里的"阴虚"是属阴的五脏之精气神的过度亏损而不复，以至精亡气散神索。

二、脑髓为神机生发之所，通过"脑髓-脊髓-细络"系统发挥调控作用

脑为精髓汇聚之处，故称髓海。《素问·五脏生成篇》曰"诸髓皆属于脑"，已隐含了脊髓的生理功能受脑髓的节制和统御。传统医学对脑神经和脊神经的认识，除视神经（《灵枢·大惑论》称为眼系或目系）外其余尚不够深刻。

（一）神机统于脑而分属五脏

神机不单纯为生命体的固有功能，更包括脑的高级功能。古人以五脏藏五神，即神、魂、魄、意、志，广泛概括了除情志以外的精神活动的基本内容。精神活动乃大概念之神机，《内经》分而为五，五神之中的神属小概念，专指心藏之神[2]。《灵枢·本神》曰"随神往来者谓之魂，并精而出入者谓之魄"，则魂是潜于神之中的，魄是隐于精之中的。潜于神之中则受神的控制，随神生灭往来，是一种潜意识；精凝而为形，隐于精之中则为形体官窍之用。张介宾注之曰："魂之为言，如梦寐恍惚，变幻游行之境皆是也"，"魄之为用，能动能作，痛痒由之而觉也。"并在注《灵枢·天年》时引唐孔颖达语："人之生也，始变化为形，形之灵为魄；魄内自有阳气，气之神曰魂。魂魄，神灵之名。初生时耳目心识手足运动，此魄之灵也；又其精神性识渐有知觉，此则气之神也。"说明魂是比神更基础的自主自为的本体意识，魄则是与生俱来的、形体本能的感知、运动能力。《内经》之所以从思维过程中独取意与志为代表，是因为它们在精神活动中发挥着重要作用，正如《灵枢·本脏》曰："志意者，所以御精神，收魂魄，适寒温，和喜怒者也。"又曰："志意和则精神专直，魂魄不散，悔怒不起，五藏不受邪矣。"说明意志在精神活动中可以发挥能动作用，反影响于神志，并在一定程度上调控脏腑活动。人之将寐，神先收敛，魂便随之入内，魄无魂之激发，亦处于抑制状态，这便是睡眠状态。昏迷是"自觉意识-神"的抑制或丧失，其中深度昏迷还丧失了魂对魄的激发作用，但"本体意识-魂"仍未败亡；精神错乱则是神失去了"任物"作用，丧失了对魂的控制，魂魄便失和、相离而游荡[3]。

（二）脑神的高级整合作用

外界各种信息被五官七窍所接受感知，首先要传至五脏，并在"脑神"的协助下通过五脏生理气化作用产生原始态情感（所谓五脏之志），五志再传于脑髓，经过"脑奇恒府"独有的高级整合作用，在脑髓形成最终的七情反应。五脏气血是脑髓的化源,脑髓为"神机"、"神明"之处所,是人体生命活动的主宰。脑髓神机的生发和运转与脑髓玄府神窍气血津液精髓的升降出入密切相关,神必须依赖后天水谷精气的充养,方能发挥其对生命活动的调控;另一方面,神借气血津液精髓以行,借气血津液精髓以养,神机的运转亦依赖气血津液精髓的升降出入运动。正如《素问·六微旨大论》曰:"出入废则神机化灭,升降息则气立孤危。"说明气血津液精髓也参与脑髓神机对生命活动的调控。脑为元神之府,统一身之灵,作为机体的最高主宰,具有协调、控制诸脏器,保持机体高度统一有序的作用。钱乙引《颅囟经》记载"太乙经曰:在头曰泥丸,总众神也。"五脏六腑的气化功能活动是在脑的协调指挥下进行的,脑神健则能统领五脏、六腑、经络、肌腠、筋、骨、皮、毛、五官、肢体等活动正常。

(三)脑髓神机通过"脑髓-脊髓-细络"系统发挥调控作用

脑髓是神机生发之本源,神机是调控生命活动的功能表现;脑髓依赖气血津液精髓充养,气血津液精髓是神机运转的物质基础,并参与脑髓神机对生命活动的调控。那么,脑神如何与五脏六腑乃至四肢百骸联系?宋·邵雍在《观物外篇》中对《素问·五脏生成篇》所载"诸髓者,皆属于脑"所作解释:"今视藏象,其脊骨中髓,上至于脑,下至于尾骶,其两旁附肋骨,每节两向,皆有细络,一道内连腹中,与心肺缘及五脏相通。"督脉起于胞中,贯脊与足少阴经相会,并脊里上行入脑中,在头部与手足三阳经、足厥阴经、阳维脉、任脉、冲脉会合,督脉在形态结构上与脊髓并行于脊柱骨内,上属于脑,并通过经络系统与脏腑组织器官构成了密切联系。在功能方面,督脉总督诸阳,运行气血津液精髓,是脑髓神机发挥调控作用的经络学基础。比照神经的内涵,后世有脑气筋的概念。因此,脑髓神机倚仗气血津液精髓的升降出入运动,通过督脉或脊髓调控脏腑经脉气血功能及机体阳气的运行敷布,以实现对生命活动的调控,从而使脑与脏腑经脉相连通,全身神机一体化,故脑主神机又有督主神机或冲主神机或任主神机之说[4]。由于脑为奇恒之府,与同属奇恒之府的髓、脉、女子胞、奇经等等有莫大关系。传统医学根据阴阳之气各有多少,神机将人体生命活动的全部物质与功能结构概括地分为太阳、阳明、少阳、太阴、少阴、厥阴六个部分,并且"神由气化",相火为归位中节之气化,故又有脉主神机或相火主神机之说[5]。

三、玄府为神机运转之所,脑之玄府神机运转为全身神机之总司

刘元素在《素问玄机原病式·火类》曰:"玄府者,谓玄微府也。然玄府者,无物不有,人之脏腑、皮毛、肌肉、筋膜、骨髓、爪牙,至于世之万物,尽皆有之,乃气出入升降之道路门户也。"气为神之母,脑髓化生神机亦赖脑之玄府气机运动,故曰:"升降出入,无器不有。人之眼、耳、鼻、舌、身、意、神识,能为用者,皆由升降出入之通利也,有所闭塞者,不能为用也。"可见脑之玄府神机包括了精神、意识、思维、认知等高级功能和头面、五官、躯体、内脏等生理功能。脑之玄府开阖不利或者郁结或者闭塞,气液、荣卫、精血、阴阳等升降出入障碍,部分躯体之神机或者全身神机"各随郁结微甚而有病之轻重也",故脑之玄府神机运转为全身神机之总司。王永炎院士将玄府理论用于阐释病机和指导治法,如脑出血[6]、血管性痴呆[7]等神经科疾病,证明了脑主神机论的临床价值。

(一)玄府作为神机运转的道路门户,气液流通和血气渗灌是神机运转的表现形式

玄府作为气液流通的基本道路,伴随着气机的运动、津液的流通和血气的渗灌,生命之神机也就活灵活现,或表现为局部的新陈代谢,或表现为一般功能如肢体活动,或表现为意识思维如六欲七情等。无论是广义的神,抑或狭义的神,升降出入是神机运转赖以实现的基本保证。正是玄府内气液的升降出入和血气的不断渗灌,才使神机息息运转,维持、协调和控制着机体的生命活动。

若玄府开阖通利正常,则神机运转有度,精神和平,动作协调,表情自然等。若开阖通利太过,气液流通超常,则神机运转超度,表现为亢奋有余的一派征象,如狂证、惊厥、谵语或感觉超常等;若开阖通利不足,气液流通不及,则神机运转低下,表现为功能减弱、兴奋不足的一派征象,如动作不能、感觉丧失或减弱、意识模糊或丧失、神志异常等[8]。除火热之邪外,大凡风邪的窜扰、寒邪的凝滞、湿邪的黏滞、燥邪的干涩留滞、毒邪的肆虐损正伤质、水邪的淤滞、瘀血的阻遏等,均可以危害玄府,惹

致玄府郁闭，功能减弱或丧失。机体的病变，无论是发生于大层次的脏腑、五体，还是小层次的组织器官，都是气、血、津、液、精、神失常的结果。而气、血、津、液、精、神在人体的运行虽然各有其道，但在玄府这个最小层次上却是殊途同归的，通则俱通，闭则俱闭。也就是说，从微观层次上来说，气、血、津、液、精、神的功能病变，都可以归结为玄府这个最小层次的结构病变。而玄府的主要生理功能是流通气液，"气液昧之"是疾病发生的基本病机。"气液昧之"，即气液不通，气滞则津液不行，津停必化为水，因而水淤玄府，造成玄府开阖通利不能，必然引起神机运转失常，导致种种病证的发生。大凡虚气流滞、血少行迟、津亏道涩、液乏脉滞等，都可导致玄府门户开阖无力、玄道无以通利、经隧无以滑利等，而引起玄府病变，出现气化异常，或神志异常，内生邪气化生其他病证。

（二）脑内玄府甚为丰富，脑之神机运转总司统领全身神机

在玄府运转神机过程中，应当强调脑之玄府的作用。因"脑为元神之府"（《本草纲目》），化生神机之所，"人身之大主"（《医易一理》），诸阳之会，凡十二经脉三百六十五络之气血精华皆汇集于头。脑有九宫，九宫皆有神机，泥丸宫之神是高级中枢，九宫之神各有所司，统御五神，神受此气，则百脉有主，动而有序。如记忆、认知、思维、肢体功能活动的协调等，在脑之元神的统御下，脏腑组织发挥各自功能。传统医学以脑为奇恒之府，或以脑髓为藏，脑髓为诸髓之海，脑髓血脉复杂，包膜反复折叠，膜络一体，腠理丰富，故脑内玄府甚丰，气液流通最旺，血气渗灌最多，构成脑内玄府神机运转的基础——精血同源，神气相生。脑髓在不息的气液流通、血气渗灌过程中，脑之神机籍此不断地升降出入，上下纵横，多维传递，激发意识、感情、认知、思维，传达感觉动作指令，构成了丰富多彩的"神机化"，以为神明之用。

四、结语

由此可见，传统医学对神经系统解剖生理的认识主要体现在脑主神机论中，并且由于历史条件的限制其记载是零散的，大多重思辨而轻解剖，内容重功能而轻形质，混淆中枢神经系统和周围神经系统生理功能，混淆大脑的低级功能和高级功能，甚至错误地将脑髓和脊髓的功能等同于骨髓的功能，脊神经和脑神经的功能等同于血管的功能。以往争论的脑主神明论或者心主神明论的观点[9]，都不足以表述传统医学对神经系统解剖生理的认识成就，故笔者提出脑主神机论以就正于同道。

参考文献

[1] 张华. 宣阳开郁法治疗抑郁症的理论探讨与临床观察 [J]. 山东中医药大学学报，2006，30（02）：140-143.

[2][3] 烟建华.《内经》神概念研究 [J]. 河南中医，2006，26（1）：4-7.

[4] 何兴伟. 脑髓神机对生命活动的调控途径探讨 [J]. 中国中医基础理论杂志，2008，14（3）：170-171.

[5] 费国斌.《太素》不提"相火"而提神明 [J]. 中医药临床杂志，2004，16（6）：596-597.

[6] 常富业，王永炎，高颖，等. 开通玄府对大鼠实验性脑出血脑水肿的效应研究 [J]. 中医药学刊，2005，23（10）：1784-1787.

[7] 杨辰华，王永炎，王新志. 血管性痴呆的证候要素与玄府病机 [J]. 北京中医药大学学报，2006，29（10）：665-667.

[8] 常富业，王永炎，高颖，等. 玄府概念诠释 [J]. 北京中医药大学学报，2005，28（5）：12-13.

[9] 杨惠奇，越立诚，邓少娟."心主神明"和"脑主神明"之争 [J]. 广州中医药大学学报，2000，17（2）：123-125.

第五章　志心神机轴的双向调控作用

《素问·灵兰秘典论》曰："心者，君主之官也。"《素问·阴阳类论》曰："三阴者，六经之所主也，交于太阴，伏鼓不浮，上空志心。"《素问·刺禁论》曰："七节之旁，中有小心。"《灵枢·邪客》曰："包络者，心主之脉也。"历代关于大心（心）的认识一致，但关于志心、小心、心主的争议没有统一。笔者基于脑主神机观点[1]，认为由志心（脑）、大心（心）及心主（心包络）、小心（命门）组成"志心神机轴"，对躯体、脏腑、经络等神机起双向调控作用。本章试从临床角度进行探讨。

一、志心与大心、小心、心主的争议

《易·系辞上》曰："阴阳不测之谓神。"神由精气所化生，变化多端，难以预测。《灵枢·卫气》曰："神生于五脏，舍于五脏，主导于心。"《类经·藏象类》释义："凡情志之属，惟心所统，是为吾身之全神也。"同时，五脏均有神，心为火藏神，肝为木藏魂，肺为金藏魄，脾为土藏意，肾为水藏志。从而引发志心与大心、小心、心主的争议。

（一）大心

《素问·阴阳离合论》曰："圣人南面而立，前曰广明，后曰太冲。"心在五行属火，方位属南，为阳，人君之位。《易》以离为火，居太阳之位，人君之象。盖心为君主，为大心。《灵枢·邪客》曰："心者，五脏六腑之大主，精神之所舍也。"《医学入门·脏腑条分》认为大心是区别于"血肉之心"的"神明之心"。

（二）小心

根据《素问·灵兰秘典论》十二藏"相使贵贱"，大心至高无上，小心低阶承使。

（1）小心为命门：《素问·刺禁论》曰："七节之旁，中有小心。"《素问玄机原病式·火候》曰："命门者，小心也。"吴鹤皋亦注小心为命门。心者性之郛，肾者命之根。两肾中间，一点真阳，乃生身之根蒂，义取命门，盖以此也。中有相火，能代心君行事，故曰小心。小心（命门）即大心（心）的功能替代者。正由于肾与命门的关联，森立之《素问考注》又指认肾为"大肾"，命门为"小肾"。也正是命门即大心（心）、大肾（肾）的功能替代者，《太素·经脉根结》曰："命门为大故也。"

（2）小心为心包络：但是，马莳注："盖心……为大心，而包络……为小心也。"包络为臣，为小心。小心（心包络）即大心（心）之小部分，张志聪谓心气之出于"膈俞之间"，"极微极细"者。

（三）心主

另外，又称心为心主。《灵枢·胀论》曰："膻中者，心主之宫城也。"或者称心包络为心主。《灵枢·经脉》曰："肺手太阴之脉……行少阴、心主之前。"《灵枢·邪客》曰："包络者，心主之脉也。"因此，心主为心或者心包络，与大心、小心概念产生交集。

（四）志心

心藏神，肾藏志。王冰注"七节之旁，中有小心"曰："志心，谓小心也。""小心谓真心神灵之宫室。"志心即大心（心）或者小心（心包络）。杨上善认为志心即肾之神，"肺气下入肾志，上入心神"。志心与命门也有关联。

按照文字的本义：志，或作识，记也；志，心所之也，气之帅也。段玉裁《说文解字注》职字条："职，记微也……记，犹识也。籤微必识是曰职。由此可见，志心，就是大心（心）以及小心（心包络、命门）的神志功能体现。《文子·九守》曰："形神气志，各居其宜。""夫精神志气者，静而日充以壮。"

可见，气、形、神，一位三体；形者生之舍，气者生之元，神者生之制。志心的神志功能体现，即外显的五脏气化功能，也可以称为气志或者志气，一般称为情志。

二、志心在脑，神机生化

丹波元珍《素问识》勘正：志心"既非心包，又非肾，必有别所指也。"

（一）脑髓中心，脑宫志心

笔者认为：志，五志，五脏之志；心，中心，轴心。志心，志心即五志中心，当指脑髓中心而言。《类经附翼·求正录》阐释《内经》"命门者目也"，曰："睛明所夹之处是为脑心，乃至命之处，故曰命门。"《云笈七签·太清中黄真经玄微章》"一者上虫居脑宫"句，黄真人注引《洞神玄诀》曰："上虫居上丹田脑心也。"因此，脑为泥丸，志心又称为泥丸、脑宫、上丹田、脑心，脑心是脑髓的中心。脑心类似于间脑，主导着五脏六腑的产生，调控着内脏的生理活动，体现着元神主宰的作用[2]。

（二）五志中心，神机生化

《素问·五常政大论》曰："根于中者，命曰神机，神去则机息。"神机是生命活动的主导，即阴阳升降盈虚消长之理。在人体，神机控制与调节气息出入、阴阳升降及体内的生化作用[3]。正因为志心是神志功能的体现，深入考察神机化生调控机制，故曰志心在脑，神机生化。

（三）志心在脑，脑主神机

《黄庭经·至道章》曰："一面之神宗泥丸"。泥丸即脑宫、脑心、志心。《云笈七签·太上老君内观经》曰："太一帝君在头，曰泥丸君，总众神也。照生识神，人之魂也……照诸百节，生百神也，所以周身，神不空也。"五官之神分属五脏之志，脑神为百神之主，泥丸宫乃元神所居之宫，故五志中心在脑。张仲景《金匮玉函经·证治准则》曰："头身者，身之元首，人神所注。"张景岳注"根于中者，命曰神机"，曰："物之根于中者，以神为之主，而其知觉运动，则神机之所也。"通过气化、阴阳交互、生剋制化等作用机制，神机由玄府神窍化生，内生之神即元神、魄神、先天之神，如意识状态等；元神统御五脏神，分别泊于五脏，外显为神识、精神、情志和脏腑组织的各种功能[4]。因此，志心在脑，脑主神机，为元神气化之所，神机化生之处。

三、志心神机轴，双向调控

有学者曰：《黄帝内经》的心主是脑脊神经系统[5]。其实，心主即轴心、主轴，包括志心、大心、小心的综合功能。笔者命名为"志心神机轴"。这样，中医理论逻辑顺畅，就能够避免一些学术争议，如小心位于七椎之旁抑或十四椎旁，志心在心包络或者在肾，心主神明还是脑主神明，命门相火与包络相火等等，争议迎刃而解。

（一）气出于脑，上空志心

《难经·三十四难》曰："脏者，人之神气所舍藏也。"由下而上，小心（命门）→大心（心）及心主（心包络）→志心（脑）轴，故《素问·阴阳类论》曰"上空志心"，马莳注改称为"志上控心"，控制觉醒、意识、注意、睡眠、智能、情感等，类似于上行网状激活系统及上行网状抑制系统、脑边缘系统；脑是五脏神在心神的统帅下工作的最高司令部，是五脏神协调工作产生的整合机能[6]。或者，由上而下，志心（脑）→大心（心）及心主（心包络）→小心（命门）轴，故《素问·刺法论》曰"气出于脑"，《黄庭经·至道章》所谓"脑神精根字泥丸"，《黄庭经·上清章》曰"散化五形变万神"，《难经·三十六难》曰"命门者，诸精神之所舍"，《难经·八难》曰命门"为五脏六腑之主"，主明则下安，支配运动、视觉、触觉、协调、姿势、平衡等，类似于锥体系统及锥体外系统、大脑皮质中枢系统。志心神机轴具有双向调控作用，不应局限于神志，也包括生理功能，统御全身各脏腑组织，使之维持平衡、协调、数度，维持正常的生命活动。故《石室秘录·论命门》曰："心得命门而神明有主。"《医学衷中参西录·人身神明诠》曰："脑中为元神，心中为识神。"

（二）环转因化，双向调控

志心神机轴的双向调控作用，与《素问·阴阳应象大论》所谓"阴阳上下之环转也"的认识一致。《鬼谷子·内揵》曰："环转因化，莫之所为，退为大仪。"大仪即混沌之气，环转运动即围绕某中心做环绕回转运动，通过气机升降出入循环实现，即气化的依次连续运动，使相互关联的各部分成为一个有机的整体。因此，气机循环是双向调控的基础。志心神机轴的双向调控机制，以志心（脑）、大心（心）及心主（心包络）、小心（命门）为中心，其中，大心（心）及心主（心包络）又为五脏的中心。五脏之间既分工又合作，形是神的载体，神是形的生命体现。《素问·上古天真论》曰"形与神俱"。《景岳全书·内经脉义》真藏脉曰："凡五脏之气，必互相灌濡，故五脏之中，必各兼五气。"因此，五脏一体，形神一体。

四、志心神机轴双向调控作用的临床意义

脏气有强弱之分，禀性有勇怯之异。怡神养生，移情易性，旨在强化志心神机轴由下而上的调控作用；防病治病，形体康复，旨在强化志心神机轴由上而下的调控作用。当然，志心神机轴双向调控作用是耦合共存通平有度的。

（一）怡神养生

道家基于三丹田说，强调内视存神术，以精气神为宝，以清心寡欲为修道之本。存神之用，在于还精化神，如《黄庭经·五行章》曰"五行相推反归一"。医家基于形与神俱，适时调神，神气清净，以喜怒哀乐之发皆中节谓之和。怡神之法，驾驭七情，"志上控心"，则神机舍藏得位。《素问·上古天真论》曰："恬惔虚无，真气从之，精神内守，病安从来？"

（二）神志病变诊疗

由于神无方无体，通过志心神机轴泊聚舍藏脏腑形体时变化为具体功能，故神志病变的病情具有形神同病、多重神志病变、主次动态变化的特点。临床上，无论是外感病神志失常，内伤病神志失常；或者神志病变，躯体神志病变；还是躯体疾病神志症状，神志病变躯体症状；凡是与神志失常相关者，均可以从志心神机轴阐释病机、指导诊疗。

（1）神机生化不足，神不守舍：先天精气亏损、衰老或者后天化源乏绝，精气营血亏损，五脏之神弱，志心空虚，神机生化不足，以至于神机调控不力，神机不安其位。自外入内外感劳伤，或者曲运神机内耗劳伤，精气内夺，藏真损伤，神不安位。例如智力低下、痴呆、痿病、失眠、百合病、脏躁、郁病等。

（2）神机调控紊乱，志心失灵：情志过极，化为五志伏逆之火，或者脏腑亏虚，内生龙雷虚妄之火，导致神机调控失衡、紊乱，下行调控障碍者，例如癫、痫、狂等等。上行调控障碍者，例如卑慄、失志神痴、邪祟等等。

（3）神机通路受阻，神无所归：兼邪居间，内邪化生，正气留而不行，神机通路滞塞，神气出入受阻，局部神机障碍，神废失用。例如中风偏瘫。神窍闭阻不利，是神机通路受阻的严重情况，上行调控及下行调控均产生障碍，导致系统神机故障，晕厥神呆，例如昏迷。

（4）神机失职反转，神魂无根：久病、重病、精气极度衰弱的垂危患者，精气衰夺，失神之极，神气外越浮脱，去身而散，出现假神，其病危矣。

如此病机种种，决定了神志病变的临床治疗特点：其一，身心并治，形神同调。综合应用形体锻炼、精神调摄、药食互补等等。《灵枢·九针十二原》曰"粗守形，上守神"；"粗守关，上守机"。其二，畅达神机，恢复气化。或神呆开窍，或神塞祛邪，或神弱补益，或神脱敛固等等。《素问·至真要大论》曰："谨守病机……必先五胜，疏其血气，令其调达，而致和平，此之谓也。"

五、结语

脑的内景与神经功能解剖有一定的相关性[7]。志心神机轴双向调控作用，也是运用"反观内照"方法所阐释的具象化结构，不能与神经传导通路等同。从中医认识层面理解，气在生命过程中起关键作用，象乃气之流动，人体构造和生命机理的"象"，是整体动态机能反应[8]。志心神机轴是机体调节生命活动的结构基础，其双向调控作用是人脑高级功能活动的基本过程。志心神机轴主张以整体功能和相互作用关系系统摄形体器质，神机通路是中医认识微观世界的具象思维产物，既是气化的场所，也是气化的通路。用以阐释神机的调控机制，指导神志病变的中医临床诊疗。

参考文献

[1] 周德生. 脑主神机论 [J]. 中国中医药现代远程教育，2011，9（11）：2-4.

[2] 贾耿. 从人体发生学审视脑和命门先生为主的实质 [J]. 中医药学刊，2003，5（07）：1139-1140.

[3] 宋知行. 试述胆的调节作用 [J]. 陕西中医，1983，4（01）：3-4.

[4] 周德生，吴兵兵，胡华，等. 脑窍理论及其临床应用 [J]. 中国中医药信息杂志，2015，22（12）：96-98.

[5] 高也陶.《黄帝内经》的心主是脑脊神经系统 [J]. 医学与哲学（人文社会医学版），2010，31（11）：78-79.

[6] 王巍. 脑神与心神、五脏神关系及整合机能探析 [J]. 中国中医基础医学杂志，2008，14（07）：481-482.

[7] 周德生. 脑的内景与神经功能解剖的相关性 [J]. 湖南中医药大学学报，2016，36（10）：1-4.

[8] 刘长林. 试谈"气"与"象"范畴的深刻内涵与中医学发展的广阔前景 [J]. 太原师范学院学报（社会科学版），2003，6（02）：4-6.

第六章　从神志机制阐释"君火以明，相火以位"

《素问·天元纪大论》曰："君火以明，相火以位。"历代医家关于君火、相火的认识极不一致，笔者曾经做过详细研究，认识到"君火、相火"与五运六气、社会结构、人体生理病理结合，与某些具体疾病的临床辨证治疗用药规律结合，认识到某些具体神志病与"君火、相火"的关系[1]。但是，没有将神志的产生、分布、调控机制与"君火、相火"联系起来，没有探讨神志病与"君火、相火"的关联规律。有学者从训诂角度提出"明"通"孟"，为起始之意；"位"通"立"，为终止之意。"君火以明，相火以位"，乃是论述从君火开始而至相火终止的一个循环过程[2]。这种观点，较好地启示我们从神志机制方面重新认识"君火、相火"的本质问题。

一、君火相火，无藏不有

火由气化产生，气与火互生互化，体内广泛分布。君火、相火均属于阳和之少火，即体内升降出入弥散流动的精气。凡动皆属火。《类经·阴阳类》曰："阳和之火则生物。"《医理真传·外科工专金创诸症》曰："人身立命就是这一个火字，火即气。"气以度行，少火是维持生命之火，是人体各种功能活动的原动力和生命的征象，是脏腑机能的集中表现，故又称命门火。因此，少火、命门火一般指正常气化产生的生理之火[3]。

但是，基于《二程遗书·识仁篇》"万物而为一"的思想，王阳明认为"万物为一体"（《传习录·中》），圣凡平等，"见性者无异同之可言"（《传习录·下》）。流风及于医学，明清以后医家认为君火相火一体。火分君相，隐显有异。张景岳《传忠录·君火相火论》曰："君相之义，无藏不有。""脏腑各有君相，谓志意所出，无不从乎形质也。"少火各当其位，各安其宅，升降出入，中气斡旋，则气立如故，神机不息。《医碥·水火说》："君火、相火，皆吾身阳和之正气，而不可无者。""火者，人身温和之气也。五脏六腑，皆有此温和之气，各归其部，则各有其位，各效其能，则各有其明。"因此，可以解读《黄庭经》认为人体的脏腑官窍都有神明居住。

二、君火以明，相火以位

《四圣心源·神惊》篇曰："相火即君火之佐，相火下秘，则君火根深而不飞动"，"升则为君而降则为相，虽异体而殊名，实一本而同原也。""君火以明，相火以位"，此互辞也。从神志的产生、分布、调控机制角度考察，有两种涵义：其一，从生命个体而言，君火主宰调控，保证脏腑生理活动有序且有度；相火禀命而行，周流于五脏六腑之间而不息。其二，从具体脏腑而言，脏腑各有君相，君火宣行火令，表征脏腑性能；相火守位禀命，温养脏腑形质。

（一）君火以明，体现志心双向调控的主导作用

轻清而光焰于上者，火之明也。《传忠录·君火相火论》曰："明即位之神。"

1. 志心为君，调控枢纽　莫枚士《研经言·君火相火辨》曰："五脏既皆有火，除心为君外，于分皆为相。"这种以心为君火，其余四脏为相火的说法，逻辑上是行不通的。因为"无一脏无水，即无一脏无火"，"安得以心为火中之火而君之"？

《杂病心法要诀·神之名义》释义："动植之物，一有其形，则形之至精、至粹之处，即名曰心。"心者，以精为体，生生不已；以神为用，虚灵不昧，故为形之"主宰"。笔者认为，志心为君，志心即五志中心，即脑髓。道书《云笈七签·内观经》曰："五脏藏五神，魂在肝，魄在肺，精在肾，志在脾，

神在心，所以字殊，随处名也。""太一帝君，在头曰泥丸，总众神也。"一乃本然天真之一，万化分其天真之一。五脏之志统于泥丸。《太素·厥头痛》曰："头者，心神所居。"有称为"脑心"者。《类经附翼·求正录》阐释《内经》"命门者目也"，曰："睛明所夹之处是为脑心，乃至命之处，故曰命门。"有学者认为神的实质应是脑髓，脑髓在人体生命活动中具有调控特性[4]。《素问·五常政大论》曰："根于中者，命曰神机。"由此，志心对生命体内气化活动的调控与主宰功能，即为神机，君火实质指志心神机调控作用。

2. 气出于脑，上控志心　　基于志心神机调控路径考察，从上而下，《素问·刺法论》曰"气出于脑"；从下而上，《素问·阴阳类论》曰"上空志心"。君火相火间的循环过程，曰君火以明，体现志心双向调控的主导作用。《医经精义·全体总论》曰："脏腑经脉，皆交于脑，源流出入，岂无其路耶。""非髓能使各脏，实各脏能使髓也。"

"气出于脑"，气指物质-能量-信息的统一体，脑指神气升降出入的玄府神窍。"气出于脑，即不邪干"，重视神志对正气调节的主导作用。意指脑髓神机中枢通过脑神-五脏神-形体神的途径实现对脏腑形体功能活动的主控作用，神气相依相使，从而维持人体健康状态。《素问·刺法论》曰："精神内守，病安从来"。反之，"神移失守"，"或有邪干"。

"上空志心"，《太素·脉论》以志心为"神之空也"，即神志所居之所；《素问识·刺禁论》曰：志心"既非心包，又非肾，必有别所指也。"笔者认为志心即脑髓，上控志心指脏腑形体功能活动对脑髓神机中枢的反馈调节作用。

（二）相火以位，体现志心作用部位的特异性功能

重实而温蓄于下者，火之位也。《传忠录·君火相火论》曰："位即神由以着之本。"

1. 泊于五脏，发为五志　　君火相火的循环必须依托脏腑，生化、滋养、温润、收藏、推动脏腑的功能，曰君临相安，或相火以位，体现志心作用部位的特异性功能。《素问·上古天真论》曰："形与神俱。"神、魂、魄、意、志五神，为"五脏所藏"（《素问·宣明五气篇》）；怒、喜、思、忧、悲五志，为"五脏化五气以生"（《素问·天元纪大论》），五神协同合作产生五志。五神五志皆本于五形，为脑髓志心化生之神机，此神机在脑髓曰元神，在五脏则"随处"而名五脏神。不但心为"神之处也"（《素问·六节藏象论》），五脏皆为神之处。相火以位就是相火应该占据其本来的位置[5]。《文子·九守》曰："形神气志，各居其宜。"

2. 相安守位，神机气立　　君火主发神机，以明著为要；相火禀命行令，脏腑各司其职，以守位为要。气火互化，精神互用，君相安位，神机气立。《灵枢·小针解》曰："神者，正气也。"因此，"守神"即"守气"、"守机"。《杂病心法要诀·神之名义》曰：魂、魄、意、志、虑、智指神而言，"此皆识神变化之用也"。脑主脏腑之神，通过五脏的生理功能而表现出来[6]。

《传忠录·君火相火论》曰："五脏各有位，则五脏亦各有相。""君相相成"，耦合互用。《外经微言·五脏互根篇》曰："脑有五脏之阴也。"脑髓以及五脏的生理功能而没有外化表现的部分，即成为相火"以静为主"的守位特征。志心作用部位的特异性功能外化表现的部分，成就了相火"静中有动，动而中节"的守位特征。因此，相火实质指神机，《素问·刺法论》有"神游失守位"之说，《太素》不提相火而提神明[7]。形神相守，主明下安，君火照达，相火安位，需要五脏功能协调：一则心君之镇摄，二则坎水之藏纳，三则中土敛藏，四则肝气之条达，五则肺金肃降[8]。因此，《医学源流论·君火相火论》认为"三焦火之道路"也。

三、君相互感，神机周流

有学者从相火藏于肾→升于肝→三焦主之→降于胆→归于右肾的周流路线阐释[9]。这是因为君火相火间的循环途径位点不一，把循环就位的具体部位的相火当成相火的本质。脑髓志心为君，君火寓神机活动原动力；脏腑形体为相，相火蕴脏腑功能活动原动力。这种从生命的高层次上揭示了人体脑心和身形的整体调控模式，称为"君相互感"[10]。一般认为，心为君火，肝、肾、胆、三焦、膀胱、心包络、

命门均内寄相火；其实，脑有君火也有相火，心有君火也有相火，全身处处都存在君火、相火，火乃玄府气化神机产生的生命征象，皆统于脑髓志心。君火以明，相火以位，高度概括了脑髓神机中枢与全身各脏腑组织的功能关系。从神志机制方面重新认识"君火、相火"本质，从而可以化解历代医家关于君火、相火的学术争鸣。

四、临床应用

《素问·六微旨大论》曰："君位臣则顺，臣位君则逆，逆则其病近，其害速；顺则其病远，其害微，所谓二火也。"临床上，一般君火相火同病，无论君火相火发病先后，神机变化错综复杂，君火相火之虚实、失位、紊乱、壅郁、兼邪等等，偏于君火病变者多变动于无形，偏于相火病变者多依附于有形，都有神志病变表现。如得神、失神、假神、神气不足、神志异常等，通过机体表现于外的躯体症状结合患者的心理紊乱状态，认识形与神在疾病的发生过程中互为因果的关系，有学者总结为五神辨证体系[11]。我们从神志调控途径的病变、神志相关形质的病变认识君火相火病变，并认为神志养生即养无形之火的方法。

（一）神志调控途径的病变

神志调控途径的病变包括：①神志的气化生成障碍。君相火弱，神气虚衰。如线粒体病。②神志的主控通路障碍。五志化火，君火燔灼，相火妄动，神失守位，神气乃浮。途径位点分布失常，或者作用部位的特异性功能异常，如功能性疾病。③神志的双向调控障碍。君相无序，火热壅郁，上冲下迫，神扰紊乱。如精神心理性疾病。治在"因其所因，以调之、安之、从之、抚之"（《冯氏锦囊秘录·尊生救本篇》），恢复气化，疏通经隧，调平君火，敛降相火，神志才能有常度。根据火症病位分治，虚实异治，形神同治。不可囿于"君火正治，相火反治"（《证治汇补·火症》）。如肾气丸、逍遥散、通窍活血汤、大补阴丸、平补镇心丹、龙胆泻肝丸等等。

（二）神志相关形质的病变

神志相关形质的病变包括以下几点：①外邪侵扰。责之于外伤、六淫、瘟疫等，兼并同化，皆从火化。玄府郁滞，神机失用。如黄连解毒汤、大承气汤、安宫牛黄丸等，此不赘述。②先天精气亏损。先天不足、禀赋薄弱者，少火衰乏，神弱颓微，畸缺不正，责之于肾。如遗传性疾病。③后天精气虚滞。年老体衰、饮食不节、形质损伤者，如《灵枢·官能》曰："阴阳皆虚，火自当之。"多兼夹内生邪气如痰、浊、瘀、毒、风等，蒙蔽志心脑窍，或者壅阻君火相火间的循环路径，气火衰耗，神气虚衰，日久难复，责之于肺、脾。如通气障碍性疾病、营养性疾病、代谢性疾病、肿瘤。④亡脱。神随气血津液精等有形物质散失脱离，脑髓志心败绝，神去机息，失神者亡，如危重急症、多器官衰竭昏迷。治在补益虚损，固护精气，温养阳气，水火互济，祛除兼邪，神志才能有常度。如右归丸、左归丸、生脉散、酸枣仁汤、补中升阳汤、定痫丸、癫狂梦醒汤等等。

（三）神志养生方法

君火相火各归其部位，各效其神明。《景岳全书·论君火相火之病》曰："至若无形之火，则生生息息，窈窈冥冥，为先天之化，为后天之神，为死生之母，为玄牝之门。"形气神不可分离，故守神抱一，守气生化，守形长生。对一般人而言，火宜静养，神静则心火自降，火不妄动。但是，唯养生家能够驾驭少火。如道书《伍柳仙宗·金仙证论》认为，神即火，炁即药，以火炼药而成丹。又如密宗拙火定[12]以观想为主，唤醒灵蛇拙火，逐轮上升，使上下一气，籍此产生特异功能。若七情过度，气火生化障碍，则形神同病。五志相胜，且治且养，调控心理情绪，使机体恢复平衡。

五、结语

先秦时期火在生活生产中都扮演着重要角色，是人类支配的第一种自然力，火崇拜观念盛行，在民神杂糅的思想意识中，火政管控火源、敬天授时，定期发布行火、禁火、改火命令，遵礼法等级用火照明[13]。这种思想渗透到医学中。《冯氏锦囊秘录·先后天阴阳论》曰："火者，神也。"此火即少火，分为君火相火。根于中者曰神机，征于外者曰神明[14]。君火实质指志心神机调控枢纽，相火实质体现志心作用部位的特异性功能。这种从神志的产生、分布、调控机制角度认识"君火以明，相火以位"的理论，在临床医学和养生学有重要的应用价值。

参考文献

[1] 周德生. 相火学说研究 [D]. 湖南中医学院，1992.

[2] 李伟，姚海强，王琦. "君火以明，相火以位"本义考释 [J]. 中医杂志，2017，58 (14)：1250 - 1252.

[3] 周德生. 命门相火辨 [J]. 浙江中医学院学报，1992，16 (02)：43 - 44.

[4] 贾耿. 论神的性质与实质 [J]. 中医药学刊，2005，24 (04)：609 - 610.

[5] 金杰，黎鹤蕾，陈海燕. "君火以明，相火以位"之我见 [J]. 中医学报，2016，31 (06)：812 - 814.

[6] 金香兰. 论脑主脏腑之神 [J]. 天津中医药，1997，21 (06)：36 - 37.

[7] 费国斌. 《太素》不提"相火"而提神明 [J]. 中医药临床杂志，2004，17 (06)：596 - 597.

[8] 刘启华，潘宇政. "相火以位"与五脏相关 [J]. 中华中医药杂志，2017，32 (01)：73 - 76.

[9] 王灿. 相火始终 [J]. 中华中医药杂志，2018，33 (01)：257 - 259.

[10] 郭蓉娟，王永炎，张允岭. 中医"君相互感"心身调节模式诠释 [J]. 北京中医药大学学报，2010，33 (12)：801 - 803.

[11] 王明珠，滕晶. 中医"五神"辨证体系四诊要点浅析 [J]. 湖北中医药大学学报，2016，18 (4)：52 - 54.

[12] 周德生. 密宗拙火定之探讨. 见：脑科揆度奇恒录 [M]. 第1版：天津. 天津科学技术出版社，2016：329 - 331.

[13] 骈慧娟. 先秦火政考 [D]. 上海师范大学，2003.

[14] 周德生. 脑主神机论 [J]. 中国中医药现代远程教育，2011，9 (11)：2 - 4.

第七章　经隧、神机与气化圜道

　　经隧乃人体通道系统之一，可以称为经隧系统。历代以来均从血脉、经脉、经络释义经隧，经隧理论的临床价值非常局限，怎么能够悟解《素问·调经论》"守经隧"的深刻意义。笔者从神机的主干路径立论，能够较大限度的拓展了经隧理论临床应用范畴。本章能否得经隧的本来面目，抛砖引玉以就正于高明。

一、关于经隧的争议

　　隧即中空的通道，经释义为经脉或路径，以致历代医家关于经隧的认识不一。①经隧为经脉，或者非经脉，均与血脉、经络等脉道相关[1]。经隧为脉道者，认为经隧即经脉，又有二说。一说以循行于深层的、主司五脏精气流注输布的经脉为经隧。如《素问·调经论》所谓五脏之道，《灵枢·脉度》称为"大经隧"、"五脏六腑之大络"，即所谓胃所出气血之道。张景岳释义："经脉伏行深而不见，故曰经隧。"《素问识·调经论篇》曰："阙地通道曰隧"，"隧，田间之水道也；谓之经隧者，经脉流行之道也。"一说以全身经脉为经隧。《黄帝内经太素·脉度》有"人之血脉，上下纵者为经……皆是血所注，称为隧也"。《儒门事亲·凡在下者皆可下式》有"《内经》一书，惟以血气流通为贵"之说，《子午流注针经·平人气象论经隧周环图》有经隧周环图。《素问注证发微·调经论》认为"十二经中皆有经隧"。可见，经隧不是经脉在体腔内的循行部分。另外，认为经隧非脉道者，即以经隧为结构基础，脉为功能结构复合体，如《医碥·四诊切脉》认为血气经隧合而成脉。一说以脏腑别通之脉为经隧，但并不是经脉别行深入体腔的支脉，从而说明经隧与经别不重合的事实。《金匮玉函经二注·水气病脉证》曰："经隧者，脏腑相通之别脉也。"②经隧为伏冲、窍隧，是表里交通之脉道。《研经言·伏冲解》以伏冲解经隧，《金匮冀·中风》以窍隧为经隧。取经隧四达、表里交通之义。《素问灵枢类纂约注·藏象》曰"孔，经隧也"。《针灸逢源·素问经文》以为五脏在内经隧在外，脉道沟通五脏和经隧。③经隧为水道，与膜原三焦相关。《本草求真·泻剂》认为"水在人脏腑，本自有分"，以里外水道为经隧。泻水即泻经隧之水湿、水气、水积、水毒之实邪，则水始平。《素问·疟论》曰："由邪气内薄于五脏，横连募原也。"《侣山堂类辨·三焦》曰"三焦有形无形皆对"，无形者元气流注通道，有形者三焦纵横膜原，《读医随笔·伏邪皆在膜原》认为"脏腑之系"、"皮肉夹缝"均属于膜原。由于三焦通调全身水道，故《血证论·脏腑病机论》以为"人身上下内外相联之油膜"，所以，经隧有可能是广义的募原三焦。三焦既是人体气血水生理功能的通路，又是排除废物和邪气的通路。④以上三义都是以血行路径为思维中心[2]，或已涉及气行、水行路径，都没有考量神机调控的本质问题。笔者认为，经隧为气化之道（气道），必然是神机之道（神经）。

二、经隧为神机运转之道

　　神机运转之道即神经，乃气机升降出入之经隧。《黄帝内经太素·人合》曰"有气上行经隧"，《轩岐救正论·四诊正法》曰"五脏元真变化于经隧之间"。经隧的本义指位于身体深部的隧道。①隧，潜道也，伏行深而不见。经隧指称神机运转之道时，具有里面的、深伏的、双向的意蕴。②经，干道也，径路无所不通。经隧指称神机运转之道时，具有大体的、主要的、通畅的的意蕴。《内经博议·人道部》曰："为隧道以出阴入阳，出阳入阴，总为通衢，而每经隧道，又各交属互络，通乎上下。"《内经博议·脉法部》曰："人之所以举一身者以气耳，气之所至为运……以统摄之而不乱，然后能为神明之共给指使而不倾，此气之所以必归于权衡也。"气机升降出入，"节宣百节经隧"，和气权衡循环，"以供给脏腑经络之用。"《本草乘雅半偈·桂》曰："牝（桂）则宣扬宣摄藏阴神藏之五，牡（桂）则宣扬宣摄中气关节窍脉形藏之四。"经隧精气神机双向流注，以五神脏为中心，内至脏腑外达肢节。《黄帝内经太素·经脉正别》有"五脏六腑经隧"，《临证指南医案·痹》有"四肢经隧"，《程杏轩医案·方咏葭兄伤寒转疟并论胎疟病因》有"经隧路径"，《脉理求真·脉法心要》有"形体经隧"，《黄帝内经灵枢集注·通天》有"从里之经隧而出于络脉皮肤"，《内经药瀹·水谷》有"从脏腑之经隧布于四末"，《内经博议·脉法部》有"百节经隧"，《中医治法与方剂·病机概述》有"五脏经隧的弛张"，《女科指掌·胎前门》有"胚胎经隧"，还有"脑络经隧"[3]等等说法，均指神机之道而言。

经隧即神机运转之路径，多数情形属于象思维下的虚指意象，内涵远远大于现代医学实指形质的神经概念。考"神经"一词出自春秋末期晋国道家典籍程本撰《子华子·大道》，谓"神经……上下灌注，气乃流通"，神经即指神机在形体中传达的路径通道。杉田玄白翻译《解体新书》在解释为何译作"神经"时曰："所谓神、若灵、若精、若元气等，皆谓此物之用也"；"身体所以知觉活动……皆此经之官能之由焉"[4]。《素问识·疟论篇》曰：营气之所舍也，"舍即经隧所历之界分，每有界分，必有其舍，如行人之有传舍也"。神机运转之轴心，主要由志心（脑）、大心（心）及心主（心包络）、小心（命门）构成神机轴，对躯体、脏腑、经络等神机起双向调控作用[5]，神机轴属于大经隧的一部分。由心联系其他脏腑的"使道"（《素问·灵兰秘典论》），运转神机对脏腑正常协调有重要作用，"道即经隧之谓"（《难经正义·二十三难》），使道也属于经隧的范畴。

经隧气化神机是气血津液输布循环、五脏转变为五神脏、五脏转变为五脏系统、脏腑气化与经络气化相承的思维基础，从而实现脑神与脏腑神、躯体四肢及官窍功能的调控联系。《素问·调经论》指出，经隧以通为用，经隧病变则"百病乃变化而生"，表现为神、志、形、气、血五个方面的有余不足，一般形神同病、精神气血津液同病、多脏同病、脏腑经脉体节部窍同病、虚实同病。多属于危重症或者慢性复杂性疾病，有些为疑难病。"气有余则泻其经隧，无伤其经，无出其血，无泄其气；不足则补其经隧，无出其气。"随变调气，顺气调神。虚实补泻，以形调神。经隧内通乃能流注，元真通畅神机化生，无论补经隧、理经隧、泻经隧，均以疏利经隧畅通气机为治疗原则。广义通法，包括以补达通、燮理交通、升降开通、补泻以通、祛邪疏通等等。

三、人体气化圜道属于经隧范畴

《吕氏春秋·圜道》以圜道阐释天人循环之道。《论衡·说日》以圜道阐释水文循环系统。《黄帝内经》采用圜道描述五运六气运动的轨迹之象[6]。基于圜道观，天人相应本于气化，生老病死皆由气化，经隧是维持人体气化圜道的主干路径。《荀子·天论》曰："阴阳大化"，"不见其事而见其功，夫是之谓神。"经隧不见其形质，惟见其功用。此经隧即气机也，神机也。用于人体气化理论方面，脏腑气化功能[7]、经络气血循环流注[8]、营卫之气的循环路径[9]均具有整体圜道循环的特点。

《素问·平人气象论》用"脏真"指脏腑之气，真气周流，气机通畅。《素问·玉机真藏论》曰："五脏相通，移皆有次。"《素问·经脉别论》阐释了水谷精微的代谢过程，《灵枢·邪客》曰"五谷入于胃也，其糟粕、津液、宗气分为三隧"。气血津液升降出入相通，相互协调，相互制约，五脏承制平衡。《金匮要略·脏腑经络先后病脉证》曰："五脏元真通畅，人即安和。"五脏元真亦指脏腑之气，阖辟往来，健顺流行，人体气机与天地气机相通因应。五脏通路，脏腑、四肢、九窍、血脉、皮肤等通路，既是真气流注的路径，也是邪气相传的路径，必然是祛邪外出的路径。脏腑组织间的路径即经隧，亦气化之圜道也，应当指气机通道与神机通道而言。《金匮要略·水气病脉证治》论断"阴阳相得，其气乃行，大气一转，其气乃散"，虽然为水气病气分立论，但大气失运则百病丛生，疏利气机，调理阴阳，恢复元真通畅是所有疾病治疗的总原则。《医门法律·大气论》曰：大气"充周无间，环流不息"，使人"通体皆灵"。大气一转，气化神机；大气一衰，气立孤危。经隧圜道乃生命之根本，运转大气为养生治病之纲领。陆渊雷《金匮要略今释》引述工藤平助《勿误药室方函口诀》曰："大气一转，为治万病之秘诀。"

本章试引黄元御一气周流说[10]，以证神机气化。气机循环往复运动的主要形式是气的升、降、出、入，以中气阴阳升降为枢轴，左升右降，气血流注，生成脏腑五气，权衡制化，阴阳调和，化生五神。三焦宣肃，脾升胃降，肝升肺降，心肾相交，水火既济。中气不降，二火上亢，治以地魄汤（组成：甘草、半夏、麦冬、芍药、玄参、牡蛎、五味子）。中气不升，木火不生，治以天魂汤（组成：甘草、附子、桂枝、茯苓、人参、干姜）。神志不宁，和中安神，治以金鼎汤（甘草、茯苓、半夏、桂枝、芍药、龙骨、牡蛎）。中土回环，升降气机，以半夏、茯苓、甘草为三驾马车，治疗神机障碍诸病。脏腑间的气化通道，即中轴轮转圜道，可见，中轴轮转圜道就是神机运转之道，在人体气化模型上属于脏腑经隧范畴。《灵素节注类编·营卫经络总论》经解指出，五脏经隧病变，三阴三阳"开阖枢折"，气机升降旋转"参差失度"，则神机紊乱、神机失用。《园运动的古中医学·理中丸证治本位的意义》总结气化圜道的临床应用："人身之气，乃升降运动息息皆圆之体。""人身中气如轴，四维如轮，轴运轮行，轮运轴灵。中医之法，运轴以行轮之法，运轮以复轴之法，轴轮并运之法而已。"

四、五脏经隧由三焦膜腠连为一体

人体局部而言，各层次各组织气化神机外显神明[11]。《医学真传·脏腑经络》曰："夫五脏有形，形中有气，其气通于六腑，而行于经隧；行于经隧，则皮、肌、脉、筋、骨，为五脏之外合，如肺合皮，脾合肌，心合脉，肝合筋，肾合骨者是也。"体脏合一，五体相关，亦需神机的调控，由脑髓神机至脏腑神机，再由脏腑神机至五体神机，气机升降出入的神经路径[12]也属于五脏经隧范畴。《冉雪峰医著全集·冉氏中风方论》曰："治疗脑病不惟求气求血，还当求之神。"神经机能闭阻停顿，《太平圣惠方》蟾酥丸（组成：蟾酥、猪胆、青黛、龙脑、朱砂、麝香、蝉壳）、局方伏虎丹（生地黄、蔓荆子、炒白僵蚕、五灵脂、炒蹄躅花、天南星、白胶香、炮草乌、半夏）兴奋神经。神经机能亢奋逆乱，珍珠母丸（组成：珍珠母、酸枣仁、柏子仁、龙齿、当归、熟地黄、人参、茯神、沉香、犀角、朱砂、金银花、薄荷）、《外台秘要》铁精散（组成：生铁落、川芎、防风、蛇床子）镇静神经。由此，我们可以领会兴奋或镇静神经治法。

有学者认为五脏经隧由肝系筋膜构成；脑外筋膜为中枢，亦肝系筋膜构成筋膜，将五脏六腑、五体、五官构成心系、肝系、脾系、肺系、肾系等五系；并且，五大网络系统由肝系三焦膜腠连为一体。心包即脑膜，属于肝系三焦膜腠，通行卫气、水津，心系血管血络循行营血；肝系三焦膜腠和心系血络遍布全身[13]。五脏经隧病变，一系或五系气化失常，往往涉及整体，其病重。治以五通汤（组成：人参、泽泻、半夏、陈皮、枳实、柴胡、当归、川芎、厚朴、白术、茯苓、麻黄、桂枝、干姜、白芍、甘草、细辛），疏散表卫，通利三焦，以行气调津为主，佐以活血，五脏经隧气血津液齐通。《儒门事亲·七方十剂墨绳订》曰："凡痹麻蔚滞，经隧不湍，非通剂莫能愈也。"《疡科纲要·治疡药剂》曰："凡通达经隧，宣络脉之法，因无一不在行气二字之中者矣。"临床上，不要局限于攻下、利水，要广泛重用化瘀、涤痰、理气、解毒、开闭、滑窍等等通法以通调脑气[14]，峻利经隧，斡旋气化，运转神机，归根复命。对于神经系统疾病伴随的全身系统并发症、自主神经疾病、免疫性神经疾病、代谢性和中毒性神经系统疾病、感染性神经疾病、神经症躯体化障碍、功能性疾病等，复合多法通调经隧不失为一种可供尝试的临床思维方法。

五、结语

经隧气化神机整合了精气、阴阳、五行、气血、津液、脏腑、三焦、经脉等学术内涵。脏腑通过经隧气化神机体现整体观、形神观、动态观、平衡观。经隧为气化神机干线，经隧系统是气机和神机通道系统的主干部分，五脏之系、神机轴和使道属于五脏经隧。经隧病变以局部或系统乃至整体形器的气化失常为病机特征，以形神同病为临床特征。治神守气，乃养生治病之首务；宣扬宣摄，为通达经隧之常法。经隧理论对于阐释神经系统疾病、功能性疾病及精神心理疾病的生理机制、病机变化、辨证论治、方药应用等，有重要的临床价值。《灵枢·官能》要求医者"审于调气，明于经隧"，只有建立生命气化论[15]临床思维方式，达到《素问·调经论》"守经隧"的境界，才能守住气化医学[16]的本体精神。这即是笔者主张神机气化论的思想渊源。

参考文献

[1] 严东明.《黄帝内经》经隧考 [C]. 中华中医药学会第十二届全国内经学术研讨会学术论文集. 中华中医药学会，2012：334-337.

[2] 何林熹，魏琴，杨翠花，等. 解读《内经》之"经隧"[J]. 国医论坛，2016，31（05）：56-57.

[3] 况时祥. 运用马钱子治疗神经系统疾病探讨 [J]. 河南中医，2004，29（01）：72-73.

[4] 朱兵. 经络的内涵与神经的联系 [J]. 中华医史杂志，2004，34（03）：26-30.

[5] 周德生，刘利娟. 论志心神机轴的双向调控作用 [J]. 湖南中医药大学学报，2018，38（05）：520-523.

[6] 李鸿泓，张其成.《黄帝内经》"圜道时中"思想渊源探讨 [J]. 环球中医药，2015，8（05）：554-557.

[7] 罗桂青，李磊. 脏腑理论与"圜道观"[J]. 河南中医，2013，33（11）：1836-1837.

[8] 罗桂青，李磊. 试论《周易》圜道观对经络气血运行理论的影响 [J]. 中医文献杂志，2013，31（03）：27-28.

[9] 邢玉瑞. 经验与理念的张力——营卫循行不同路径的发生学研究 [J]. 中医杂志，2018，59（21）：1805-1807＋1818.

[10] 安建静，孙岚云. 诹述黄元御一气周流理论 [J]. 国医论坛，2017，32（03）：25-27.

[11] 周德生. 脑主神机论 [J]. 中国中医药现代远程教育，2011，9（11）：2-4.

[12] 周德生，谭惠中. 基于五体理论辨治痿病——中医脑病理论与临床实证研究（一）[J]. 湖南中医药大学学报，2019，39（01）：6-10.

[13] 陈建杉，江泳. 陈潮祖教授五通汤释义 [J]. 四川中医，2007，26（11）：4-5.

[14] 周文献. 通法在脑病中的应用浅析 [J]. 中国医药学报，2003，18（11）：697.

[15] 李霞. 道家生命气化论的历史发展 [J]. 黄山学院学报，2007，9（01）：1-6.

[16] 陈曦.《黄帝内经》气化理论研究 [D]. 中国中医科学院，2009.

第八章　神经与神机的体用关系

　　中医之神经与西医之神经，有何不同？要厘定这个问题，必须明确理解中医学关于神经形用的认识。考"神经"一词出自春秋末期晋国道家典籍程本撰《子华子·大道》，谓"神经……上下灌注，气乃流通"，神经即指神机在形体中传达的路径通道。中医学关于神经的内涵本貌及形用的认识流变，大致上是从思辨向实体转变。中医学关于神经概念的差异性，有不同的临床意义。

一、神经与神机的内涵本貌

　　神者，阴阳之变化也。机者，藏用之肇始也。神经的本义，人体内神气经过的路径，即神机的通道。大的称为"大经"（《素问·调经论》）、"经隧"（《灵枢·玉版篇》），小的称为"小络"（《素问·调经论》）、"气络"（《类经·人有阴阳治分五态》）。基于传统哲学体用观[1]分析，神经包括解剖形用、气化形用、合和形用、神机形用的不同维度和不同层次的内涵，偏于形质者多称为经脉、经络、经筋、气筋、气络等，偏于功用者称为元神、神机、神明、少火、元阳等，合和体用者称为神气、胃气、生气、真气、经气、神、脉等。

（一）偏于形质者

　　《道枢·观天篇》曰："天谷泥丸之宫，万神之所聚焉，三万六千神之所经由焉，盖运用升降，般神入脑之路欤！"神经作为形质，神机为其形用。近现代中西医汇通兴起，学者以有形之脑及脑气筋命名神经，无形之脑及脑气筋命名电气以比拟神机。如《仁学·以太说》记载："脑其一端，电之有形质者也。脑为有形质之电，是电必为无形质之脑。人知脑气筋通五官百骸为一身，即当知电气通天地万物人我为一身也。"这种语境下神经的内涵，与神经功能解剖的概念内容有较多的交叉重叠。

（二）偏于功用者

　　神机在其独特的路径通道即神经中，快速运转如电，上下灌注不停，隐伏变化循环无穷，发挥各种各样的功能。神经与神机是体用合一的。如《晋孙子荆集·白起赞》曰："神机电断。"《养生导引秘籍·神与气合》曰："将神合气，化入无形。……神与气舍，方有滋应，用随其所归。"《类经·岁有胎孕不育根有神机气立》曰："物之根于中者，以神为之主，而其知觉运动，即神机之所发也，故神去则机亦随而息矣。"《类经·揆度奇恒脉色主治》曰："神机之用，循环无穷。"这些关于神经内涵本貌的论述，以生理结构属性为体，以功能感应变化为用，与神经功能解剖似乎有异曲同工之妙，不能简单地归属于经络学说[2]。

（三）合和体用者

　　但是，无形之气之间，无形之气与其化生的有形之物之间，以及有形之物之间，都存在感应现象。精气化生万物，精气为魂，在同气相求或异气相交的感应时只需要精气为中介[3]。此时，精气与神机是体用合一的。精魂似乎不需要特定的神经通道，但其神机以神气的合和形式发挥作用，神机因应协调以实现生命体内外的多维动态关联。《正蒙·乾称》曰："以万物本一，故一能合异，以其能合异，故谓之感。……二端故有感，本一故能合。天地生万物，所受虽不同，皆无须臾之不感。"

二、神经与神机的形用特点

　　《梁书·范缜传》所谓"形者神之质，神者形之用，是则形称其质，神言其用，形之与神，不得相异也，名殊而体一也"。从神机的化生、属性、分布、运转、功能等角度，可以更加深入地认识神经的形用特点。

（一）神机在泥丸脑府中化生，元神具有全息性质

器者生化之宇，奇恒之府乃奇器，精气神为人身三奇。《黄帝阴符经·强兵战胜演术章》曰："爰有奇器，是生万象，八卦甲子，神机鬼藏。阴阳相胜之术，昭昭乎尽乎象矣。"头会诸阳，性动类天，因数而显；脑髓至阴，性静类地，因位禀性。阴阳之变，动静之机。九宫有道理、数理、物理、生理之玄妙。古人通过内视法将脑内部结构分为九宫，泥丸脑府九宫产生不同的神机，与全身百节相互联系[4]。一般认为，奇门九宫等术数原理具有全息论思想[5]，脑藏象理论也是象数思维的产物[6]。九宫乃后天神机之载体，精气旋转变化于其中。大脑符合太极八卦模式[7]，一宫发动则九宫俱动；其中玄关一窍，灵动于中为神机，内动外随（外衍），外动内随（内衍），中宫定之。九宫全体为用，平衡守中道，枢机由此而出。神机变化无常，随九宫而显现，九宫产生的原始神机即元神，同样具有全息性质。

（二）神机由精气化生，元神魂魄互藏

《医宗金鉴·神之名义》曰："盖神机不离乎精气，亦不杂乎精气，故曰：妙合而有也。"元神分阴阳魂魄，并精出入者魄神，随神往来者魂神。魂魄一体，阴阳互藏，相生相随。九宫数以三居左七居右，故道家有三魂七魄之说[8]。《上清黄庭养神经·登真隐诀》曰："泥丸玄华，保精长存。……六合精炼，百神受恩。""百谷入胃，与神合气，填补血液。"泥丸元神吸纳水谷精气充养，并与脏腑组织结合，产生百神。用魂魄概念来表述形体生命活动和精神活动的各级功能，有生理层面及心理层面的双重内涵。魂魄是神的基础，魄又是魂的基础，神、魂、魄与形体机能强弱密切相关，形神一体[9]。

（三）神机的性质属于少火，君相配合而生神明

一者，神机中循环运转的一部分，为君火。《传忠录·阴阳》曰："元阳者，即无形之火，以生以化，神机是也。"《伤寒医诀串解·少阴篇》曰："君火之神机不能游行以出入"，"君火之神机不能自下而上"，"君火之神机不能周遍于一身"，少阴病四肢逆冷、吐利、骨节疼痛等。由于古人以心君火主神明，故《傅青主男科·厥证门》称"心为天真，神机开发之本"，神明之心实质上应当指脑心或者心气（而不是血肉之心或者心形）而言。二者，神机中守位禀命的一部分，为相火。《本草求真·补火》引述："此火下通二肾，上通心肺，贯脑，为生命之源，相火之主，精气之府。""人无此火，则神机灭息，生气消亡。"因此，命门相火为少火，全身脏腑组织各部位的神机之源。相火实际是神机，君相配合便产生神明[10]。《养生导引秘籍·绝利一源》释义："若神气乱行，妄生动作，则暴乱生乎是非，致错误之由也"；"调和全自理神机。调和，调源也，全在神机运合者也。"通过神经，脑髓神机即元神传达到全身各处，成为各部内在的神机并表征为神明[11]。《本草抄·桂枝》曰："用经之权，神经之妙用也。"该"神经"内通清窍、经络、脏腑、血道、气道，外联皮毛、肌腠、筋、骨，故脑髓通过元神、神机、神经，行使统御生命的"神明之主"功能[12]。

（四）神机在神经中传达，经由庞大的神机通道系统

神机的传达与其通道、分布、功能等有密切相关。《类经·揆度奇恒脉色主治》曰："神机之道，纤毫无间，至精至微，无往不切，故曰迫近以微。"

1. 神经包括经隧和气络　神经即指神机在形体中传达的路径通道，包括经隧和气络。大经隧包括神机轴、经隧、经脉、三焦，气络包括大络、小络、孙络、缠络。其内由脏腑向腔域融合，其外由经脉向络脉分级，一起构成遍布全身的神机通道系统。抛开学术争议，从经络气循环系统[13]来认识，神机通道系统可能包括经络系统，以及脑髓、脏腑、筋肉、血脉、气血等某些内涵。

2. 大经隧是神经的主干道　由志心（脑）、大心（心）及心主（心包络）、小心（命门）组成神机轴[14]，属于大经隧之一，是神机运转的主干道。经隧即行于深层的、主司五脏精气流注输布的通道，不同于经脉。《灵枢·玉版》篇曰："经隧者，五藏六腑之大络也。"《脉诀汇辨·四言脉诀》辨正："脉为经隧乎？而经隧实繁，则知非经隧矣。"《金匮翼·中风统论》曰："盖惟香药，为能达经隧、通神明也。"经脉上走孔窍，与脑关联；并通过心系、目系与各经脉联系；五脏舍神，府精神明。心主与三焦相表里，心主是神明之心即脑脏的代称；三焦气化，则神机气立，生化无休。

3. 气络传达神机遍及全身　《主制群征·以人身向征》称神经为脑气筋："脑散动觉之气，厥用在筋，第脑距身远，不及引筋以达四肢，复得颈节脊髓，连脑为一，因遍及焉。"脑气筋末端属于络脉，血络循行络血，气络循行络气，络脉乃气机升降出入之道。《经络汇编·原始》将络脉缠伴称为系络、缠络。脑络与脑窍玄府结合，化生神机。全身神经路径及络脉玄府通利，神机运达全身各处。《云笈七籤·魂神部》曰：各种神气"本一气化散"，"二景缠络"，"交接降约"不愆，则"魂精魄灵"，"百神随从"，"上下相应，通流经络，传溉五脏，滋泽荣卫，即人轻健、精明、强记、无病"。《素问玄机原病式·六气为病》热类曰："气血宣行，则其中神自清利，而应机能为用矣。"

（五）神机的功能强大，神机是生命之本

神机的功能依附神经关联对象、状态、属性等表征出来，包括生命的发生、人体的构成与代谢、组织器官的生理功能、精神心理变化等等。

1. 生命在于运动，神机乃运动之枢机　《类经·岁有胎孕不育根有神机气立》曰："知觉运动，即神机之所发也。"《古今医统大全·虚损门》曰："气乃脏腑之大经，为动静之主，故曰神机。"《医学入门·脏腑条分》曰："人身运动，皆筋力所为，肝养筋，故曰罢极之本。"《易筋经贯气诀·十二节屈伸往来落气内外上下前后论》已经认识到周身筋骨关节转动之通灵敏捷者，"为神明所流注"。因此，随意运动体现经筋的整体功能，与神机主导及气机升降出入密切相关[15]。

2. 神机是神志内在机制　脑主神机，阴魄阳魂互藏，魂主宰魄和人格构成，魄即生命本身的各种能力，阴神、阳神统为元神；元神归属五脏，为五脏所藏，与五脏之气结合成为五神（神、魄、魂、意、志）或五脏神，五脏神统为识神。神分为意、志、思、虑和智五个阶段，神气游行全身内外，乃神机变化的结果。藏府、形体、官窍和调则外显神明称为五志（怒、喜、思、悲、恐），五志概括感知觉和意识思维内容，情志即七情（喜、怒、忧、思、悲、恐、惊）代表情绪情感的主要活动，二者合称神志[16]。

3. 神机的产生、运行、补养、功能均与脏腑组织、经络、阴阳水火、气血津液等功能有关[17]《道德经·第二十九章》称人为"神器"，即生命由"神"和"器"二者构成。形神相偕，形神体用，形神存亡，从而构成形神一体观[18]。《轩岐救正论·广嗣方论》称神机为"一元之神机"，可以化阴也可以阳。《杂病广要·诸气病》曰："人禀天地阴阳之气以生，借血肉以成其形，一气周流其中以成其神，形神俱备，乃谓全体。"

4. 神机是神的运动调节形式，通过气立的方式与外界进行交换[19]　正因为神机是一种具有矢量性质的力量或能量，由无数的生命分矢量经叠加、综合而成生命矢量，调神就是调整生命矢量，从而保持生命的内稳态及周期运动[20]。《素问·五常政大论》曰："根于中者，命曰神机，神去则机息；根于外者，命曰气立，气止则化绝。"

三、基于神经与神机体用关系的临床应用问题

如果混扰中西医学所谓的神经概念，乃至混扰中医学的神经、神机、神气、神明、神志、情志等概念，以致于不能厘清神经与神机的体用关系，就不能正确指导病机阐释及确立疾病防治原则。

1. 神经不利与神机障碍同病　百病之始，皆本于神。神伤不仅可发生神志之疾，更能使脏腑气血、四肢百骸功能失常而变生诸病[21]。神经不利者，经隧病变表现为停滞、缓慢、迅速、逆向几种状态；气络病变表现为痹阻、郁滞、绌急、失荣几种状态。神机障碍者，表现为神机生化不足、神机调控紊乱、神机通路受阻、神机失职反转几种状态。如《三因极一病证方论·三因论》曰："七情人之常性，动之则先自脏腑郁发，外形于肢体。"《三因极一病证方论·五劳证治》曰："五劳者，皆用意施为，过伤五脏，使五神（神、魂、魄、意、志）不宁而为病。"临床上，以形神同病为基本病机，表现为神经不利与神机障碍同病，并形成恶性循环，容易发展为慢性病、危重病、疑难病。

2. 脏窍体经脉同病　神经不利并神机障碍，神机通道系统病变脏腑、窍道、形体、经脉等。如《丁甘仁医案·神志案》倪左类似癫狂的病机，乃内邪与神气交汇，痹阻神经之路，枢机不利，神机不

转。"心（神）病则一身皆病"，"此乃少阴水亏，水不涵木，厥阳独亢，引动中焦素蕴之痰浊，上蒙清窍，堵塞神明出入之路，上焦清旷之所，遂成云雾之乡，是以神机不灵，或不语而类癫，或多言而类狂，经所谓重阴则癫，重阳则狂是也。"

3. 形神并调，首重调神　《素问·宝命全形论》公布治病养生之法："一曰治神，二曰知养身，三曰知毒药为真，四曰制砭石大小，五曰知腑脏血气之诊，五法俱立，各有所先"，同时强调"必先治神"。守神以全形，形和神自复。形神并调，首重调神。治病者，通过通过药物、针灸、按摩、理疗、养生等等调神助气、调气治形、调气以系形神，调动人体正气，帮助恢复稳态和自我调节功能，达到神、气、形三者的协调统一[22]。治未病者，调神即在于精神内守，使神内藏[23]。无论已病未病，首重调神。《黄帝内经》调神包括据四气调神、顺一日四时调神、随月相调神、节制法以养神、守神法以养神、移情法以养神、以情胜情法以养神和顺志法以养神等方法[24]。从不同角度不同层次实现了差异化调神方法的全覆盖，又因人制宜，有务实的选择性和操作性。

如《黄帝内经》调神方剂 6 首，在于疏通神机通道系统病变关节点。生铁落饮"下气疾"治疗怒狂；左角发酒祛除"手足少阴、太阴、足阳明之络"邪气治疗尸厥；半夏秫米汤"通其道而去邪"治疗失眠；泽泻饮祛除湿热治疗酒风体堕；马膏膏法缓解经筋挛急治疗口僻；寒痹熨法温通经脉治疗寒痹不仁。《神农本草经》记载调神药物 121 味，分别具有安定神志、益智强志、愉悦情志、安和五脏、疗惊痫癫狂、祛邪除烦等作用，且多具形神兼调、兼治的特点[25]。菖蒲、人参、木香、灵芝、肉桂、柏子仁、茯苓、女贞子、大枣、荷梗、朱砂、桔梗、厚朴、龙眼、乌梅、羚羊角、麝香、旋覆花、犀角等等安定神志。菖蒲、人参、木香、远志、龙胆、巴戟天、灵芝、杜仲、薤白、赤石脂、石蜜、通草、淫羊藿、黄连、莨菪子、桑根白皮、鹿茸、泽兰等等益智强志。灵芝、茯苓、牡蛎、藁本、连翘根、萱草、合欢花、松子仁、徐长卿、泽兰愉悦情志。龙胆、巴戟天、松脂、柏子仁、酸枣仁、女贞子、薤白、石钟乳、石蜜、紫菀、牡丹皮、萱草、合欢花、干漆、大黄等等安和五脏。独活、龙胆、蛇床子、龙骨、龙齿、鸡子黄、石蜜、防己、牡丹皮、款冬花、沙参、石膏、鹿茸、牛黄、麝香、海螵蛸、白僵蚕、蛇含石、白蔹、白头翁、重楼、白薇、川楝子、蝉蜕、露蜂房、蛇蜕等等疗惊痫癫狂。丹参、防风、红景天、茯苓、瓜蒌根、贝母、乌梅、磁石、海蛤壳等等祛邪除烦。药物调神，在于调治五脏神或疏利经隧、恢复神机气化圜道以达到直接或间接的调节神志作用；与现代重视疏通经脉、祛邪通络、搜剔络脉、破血消癥等等，调治经络以达到疏利神机路径者大异其趣。

四、结语

中医的神有神经、神机、神气、神明、神志、情志等涵义，中医的形具有形质、形色、形态、形势、形志、形异等涵义[26]，体现了中医认识生命、认识疾病、认识养生的特有视角。明清至民国西医东渐以后，神经之形用从思辨向实体转变。日本学者杉田玄白翻译荷兰文《解体新论》译文采用"神经"专有名词，表述神经功能解剖方面的内涵。中文移植使用神经的概念也渐渐变成狭义了，这是当今学者研究或应用传统文献涉及到"神"的概念[27,28]时，必须保持警醒觉悟和鉴识智慧。

参考文献

[1] 龚开喻."一体"与"主从"：王阳明对体用关系的理解与运用 [J]. 赣南师范大学学报，2019，40（04）：108 - 113.
[2] 王萍. 经络与神经 [J]. 时珍国医国药，2010，21（6）：1569.
[3] 刘耘华.《易传》的"天人感应"论及逻辑依据 [J]. 浙江学刊，2016，54（03）：88 - 93.
[4] 靳冰. 中医文献中的脑——论脑之内部结构 [J]. 中医文献杂志，2005，23（04）：28 - 29.
[5] 郭清. 从奇门遁甲看中国古代术数学的全息论思想 [J]. 世界宗教研究，1999，21（02）：107 - 113.
[6] 程雅群. 道教符号学与中医象数观——以道教"符箓"、"奇门遁甲"，中医"藏象"、"五行"为例 [J]. 西南民族大学学报（人文社科版），2010，31（09）：96 - 99.
[7] 申斌. 地球·人脑·太极 [J]. 安阳大学学报，2002，8（01）：2 - 4.

［8］杨敏春，黄建波，张光霁. 论"肝藏魂"而"肺藏魄"［J］. 中华中医药杂志，2016，31（10）：3908 - 3910.

［9］周德生，谭惠中. 基于魂魄理论辨治神经系统心身疾病——中医脑病理论与临床实证研究（三）［J］. 湖南中医药大学学报，2019，39（03）：289 - 294.

［10］费国斌.《太素》不提"相火"而提神明［J］. 中医药临床杂志，2004，9（06）：596 - 597.

［11］周德生. 脑主神机论［J］. 中国中医药现代远程教育，2011，9（11）：2 - 4.

［12］李国菁，王行宽. 浅述中医对脑的认识［J］. 中华现代中医学杂志，2009，5（02）：68 - 72.

［13］李唐. 解开经络之谜——论人体气循环系统［J］. 前沿科学，2017，11（01）：49 - 66.

［14］周德生，刘利娟. 论志心神机轴的双向调控作用［J］. 湖南中医药大学学报，2018，38（05）：520 - 523.

［15］周德生，蔡昱哲. 基于经筋理论辨治运动障碍疾病——中医脑病理论与临床实证研究（五）［J］. 湖南中医药大学学报，2019，39（05）：561 - 567.

［16］杨凤珍，烟建华.《黄帝内经》神志理论论要［J］. 中华中医药杂志，2017，32（06）：2408 - 2411.

［17］赵永厚，赵玉萍，柴剑波，等. 神志活动与精、髓、气血津液的关系阐析［J］. 辽宁中医杂志，2014，41（11）：2273 - 2275.

［18］王琦. 形神一体的形神观［J］. 中华中医药杂志，2012，27（03）：652 - 654.

［19］莫慧，王挺，何苗，等. "神"及神相关系统的涵义概述［J］. 陕西中医，2020，41（01）：82 - 85.

［20］周波，兰吉瑞，陈瑞祥，等. 阴阳五行、神机气立的理论基础来自于立竿测影——兼探讨形神之神（生命矢量）与中医学体系的物理学特征［J］. 辽宁中医药大学学报，2015，17（08）：67 - 73.

［21］王自兴. 石学敏治神学术思想探析［J］. 光明中医，2016，31（05）：634 - 636.

［22］蒋璐，杜武勋，王智先，等. 基于中医形、气、神理论探讨中医药愈病机理［J］. 中医杂志，2015，56（06）：451 - 454.

［23］邱鸿钟. 论调神与治未病的关系［J］. 新中医，2010，42（08）：6 - 7.

［24］张贵平.《黄帝内经》"治未病"重"调神"思想的研究［D］. 河南中医药大学，2016.

［25］周鹏，谢伟. "形神一体"观下的《神农本草经》调神药物分析［J］. 环球中医药，2019，12（06）：950 - 952.

［26］李佳佳，陈仁波，盖国忠. 中医"形"义解析［J］. 中国中医基础医学杂志，2019，25（10）：1333 - 1334＋1345.

［27］张庆荣. 神的概念及英语翻译［J］. 中医杂志，2013，54（10）：831 - 834.

［28］周鸿飞. 中医学"神"的涵义研究［D］. 中国中医科学院，2006.

第九章　关于神经再生的中医认识

　　神经再生又称神经重塑，是神经损伤功能重建和功能康复的基础。成年脑内神经再生包括神经干细胞增殖、分化、迁移、突触形成和整合到原来的神经回路及新生神经元存活。尽管内源性神经干细胞可被多种机制激活，但由于神经干细胞数量上的不足，且增殖的神经干细胞只有0.2%分化为神经元，所以，各种损伤造成的神经功能缺损不能完全被神经再生修复[1]。由于脑为奇恒之府，其元神是识神、魂、魄、意、志的总和[2]。《人物志·九征》曰："凡有血气者，莫不含元一以为质，禀阴阳以立性，体五行而着形。苟有形质，犹可即而求之。"凡形质所在，无非血气之用。本章参之古籍，融会中西，基于天人相应、阴平阳秘、气血正平等中医基础理论，认为脑的内稳态是一个动态过程。脑损伤后的康复，通过气化作用神经再生，完成神经结构和功能的重塑。

一、脑府奇恒元神生化相律有度

　　脑居颅内，上及天灵盖，下至天柱骨。脑髓充盈其中，为人体生命中枢。脑汇集脑髓似脏，传递神机似腑，故曰奇恒之府。《性源广嗣·胎孕化形生禀元质次序论》曰："脑颅及头角有骨、筋、髓、细皮等类为其全体，既非再为二者之血所结，必须用精质之纯体以结成矣。如血络、脉络、筋络，与凡体节之血络及细皮等类之质体"以构成。古人通过内景反观，法象天地，将脑分为九瓣，即九宫，以应四方、四隅及中央共九个区域。各瓣以细皮包裹，并相黏合。其间以筋络联系信息，以脉络和血络贯通气血，以脑气筋贯穿全身。《徐批叶天士晚年方案真本·桂苓甘术汤》曰："气机从天度升降，是乾坤翕辟大道。"脑通过枢转"神机"，使气机出入正常，升降自如，开阖有节有度。脑循"天度"自律，则血气周流，十二脏之相使，各守所司，神气冲和，主明下安，身体太平。

　　（一）脑髓海—脊髓—脑气筋—维筋气络（筋络）系统

　　杨介《存真环中图》中人体解剖图谱，已有颅骨、脊柱椎体、椎板及椎管等，其《右侧向图》示颅腔中有脑（髓海），椎管中有脊髓（髓），且显示心、肺、肾与"脊脊细络相连贯通脊髓"[3]。脑分左右大脑，阴阳二仪之理。《紫清指玄集·谷神不死论》曰："头有九宫，上应九天，中间一宫，谓之泥丸……乃元神所住之宫。"泥丸是形容具有圆形或半圆形的柔弱物体，指出了脑组织柔弱、软弱的特点。"脑有九瓣"（梁丘子注《黄庭经》"泥丸九真皆有房，方圆一寸处此中"）即九宫，可能对脑叶表观的沟回结构有一定的认识。特别是，认为"当中方圆一寸处，乃百神总会"（陈撄宁《黄庭经》讲义），可能认识到脑干结构的重要性。《灵宝无量度人上品妙经·阴阳化生品》反观内视："脑膜赤文，混黄元真。无无曰玄，赤文命神。"描写大脑、小脑、脑干乃至脊髓表面的灰质皮层、蛛网膜及细小动脉，及其主神明"枢机"的关键功能。对于脑神经，《灵枢·大惑论》记载了"目系"，应当包括视神经；《医学原始·元神元质说》："耳、目、口、鼻之所导入，最近于脑，必以脑先受其象而觉之，而寄之，而存之也。"窍道与脑髓的联系通路可能包括脑神经在内，不可与经脉等同。对于脊神经，《主制群征·以人身向征》称之为脑气筋："脑散动觉之气，厥用在筋，第脑距身远，不及引筋以达四肢，复得颈节脊髓，连脑为一，因遍及焉……筋自脑出者六偶，独一偶逾颈至胸，下垂胃口之前，余悉存顶内，导气于五官，或令之动，或令之觉。又从脊髓出筋三十偶，各有细脉旁分，无肤不及。其与肤接处，稍变似肤，以肤为始，缘以引气入肤，充满周身，无弗达矣。筋之体，瓤其里，皮其表，类于脑，以为脑与周身之要约。"《灵枢·经筋》曰："左络于右，故伤左角，右足不用，命曰维筋相交。"或已认识到左右大脑锥体束的神经功能交叉定位现象。

（二）脑髓纯粹寂静神经再生相对困难

虽然，"万物皆化"（《庄子·至乐》），"物固自生"（《庄子·在宥》），自生自化，生生不息。但是，脑为髓海，神明之府。马王堆出土帛书《经法·名理》曰："处于度之内者，不言而信……静而不可移也……静而不移，动而不化，故曰神。"《文子·守虚》曰："有生不生，有化不化，不生者生生，不化者化化，生者不能不生，化者不能不化，故常生常化。"脑的本身亦气化不止，"常生常化"，新陈代谢[4]。从发生学而言，古代解剖学奠定了脑奇恒之府理论的始基[5]，神经再生是恢复脑原本状态的解剖结构及神经环路。脑自身不被化生，相对纯粹寂静，发育成熟后这种特定的组织就不再发育，其固定的形态结构处于内稳态，主司复杂精密的感觉、运动、意识、思维等等功能。所以，脑损伤后的神经再生是困难的，必须循序渐进。

二、神经再生是"阳化气，阴成形"的过程

"阳化气，阴成形"（《素问·阴阳应象大论》），从无形物质转化为有形物质，是"阴"作用的结果；从有形物质转化为无形物质，是"化气"的过程，是"阳"作用的结果。简言之，神经再生是从无气到有气、从有气到有形、从有形到有质、从有质到有神的过程。朱熹《太极图曰·解》："盖二气五行化生万物。"

（一）万物之始皆气化

《素问·天元纪大论》曰："物生谓之化，物极谓之变。"以脑卒中缺血中风为例，脑损伤后的病理反应，营卫精气行涩，荣卫稍衰，少气少血，是为缺血半暗带；缺血半暗带水肿、血积、痰壅、毒聚，气化减弱，仍然在修复过程中。因此，《灵枢·刺节真邪》称之为"虚邪"。荣卫精气稽留，卫散荣溢，气竭血著，是为中心坏死区；中心坏死区内不得通，外不得泄，气机逆乱，气化停顿，邪气独留，腐败聚结，所以坏死不能修复。因此，《素问·厥论》、《灵枢·厥病》均称之为"厥"。未损伤区气化正常，活化应激，以便强化或者替代部分功能。

缺血半暗带的修复，也是气化过程。《二程遗书·卷五》曰："万物之始皆气化；既形然后以形相禅，有形化；形化长，则气化渐消。"气分阴阳，阳动而散，阴静而凝，推行有渐为化。气化是物质运动变化的内在动力，气化运动的本质就是化气与成形。因此，《抱朴子·讥惑》曰："澄浊剖判，庶物化生。"

（二）阴阳和合发生有象

一般认为，气弥散则无形，气聚合则有形。《庄子·秋水》曰："至精无形。"所谓精，就是最微小的物质。"精化为气，元气由精而化也"（《类经·阴阳类》）。《素问·六节脏象论》曰："气合而有形。"气化为水，"孙络水溢，则经有留血"（《素问·调经论》）。气生形，少火之气壮；阴成形，精血津液合成凝聚。万物禀阴阳之气以成形，藏育生长化物则有象。

脑为髓海，髓血、髓液、髓水等等奇恒精汁（脑汁）恒动循环（精血同源、津血同源）。通过经络物质调制"相变"界畛，渗合募迁，聚合成息（气息络、血息络、神室息），气息络、血息络、神室息形成"合体相"功能结构（《汉书·律历志》引刘歆曰："太极中央元气"，"太极元气，函三为一"）。《道藏辑要·天仙金丹心法》曰："神藏神室，所处在上。"宏观而言，神室又称"泥丸宫"；微观而言，神室是气络、血络的"基址"（《神室八法·诚》称为神室基址）。奇恒之府息络纵横，神室自济，由混元流注（物态）而澄浊剖判（相态），阴精成形，阳精动气，少火生气，化生神机（象态），完成结构的功能性整合，此即组织损伤的再生（氤氲气化）。《读医随笔·气能生血血能藏气》曰："人身有一种气，其性情功力能鼓动人身之血，由一丝一缕化至十百千万。"①气息络：相变新生（微相变，动态），相律有度（稳态象、生理态象），产生生理性神经再生（气息络）。相变新生（微相变，动态），相律无度（变构象、病理态象），产生病理性神经再生（气息络积），或者微神经瘤（气络癖），大神经瘤（筋瘤）。②血息络：相变新生（微相变，动态），生理性血管新生（血息络）。相律无度（变构象、病理态象），产生病理性血管新生（血息络积），动脉粥样硬化斑块（血络积、脉积），或者微血管瘤（血络癖），大

血管瘤（血瘤）。血息络中气血流通，则成为血络；血络之大者为脉。血管痉挛即脉急、脉急紧，成为络痹、脉痹。③神室息：神室气化，若无若虚，湛寂深藏，无处不入，开阖有时，润泽自济，产生基质细胞再生（神室息）。相律无度（变构象、病理态象），产生神经胶质瘢痕（神室息积）。神经胶质瘢痕为主，神室息积或成为中风囊，即癥积、癖结。

（三）变化几微清通为神

阴阳氤氲，浑沦无间，相感相荡，变化几微，清通为神。清通，指屈伸往来顺其故而不妄。《正蒙·神化》曰："气有阴阳，推行有渐为化，合一不测为神。"又《正蒙·太和》曰："神者，气之灵，不离乎气而相与为体，则神犹是神也。""散殊而可象，为气；清通而不可象，为神。"气依托形，气动则生神，神又统率气。神通过"候"表现出来，"候"是表现于外的各种现象、征象之"象"。气形神三位一体，包元含灵，《道德经》第二十一章称之为"道"，曰："道之为物，惟恍惟惚。惚兮恍兮，其中有象；恍兮惚兮，其中有物；窈兮冥兮，其中有精；其精甚真，其中有信。"因此，"道"是物质、能量、信息三元存在。①病灶周围的静息态的神经细胞激活：精髓运息，经络交变，脑髓活化为神髓。②内源性神经干细胞、神经祖细胞、神经细胞增殖分化：精髓资输，混沦相变，交通界畔，元气象变；相变与象变推移，合于一而道生，脑髓气化为神髓。③病灶区修复：息络中的气息络络结传变，平衡承制，升降有序，合一不测，气息络转化为气络。④胞外基质结构募集：髓海精汁，细微之中，玉精流液，真气灌注，即神室精聚。

神髓、气络由神室精气滋养，中"有象、有物、有精、有信"，移精变气，与脑汁精汁合参气化；神髓与一般的脑髓相比，最大的特点是神髓"有信"传变不断、清通不妄、神灵不测。《黄庭经·至道章》曰："泥丸百节皆有神……脑神精根字泥丸。"梁丘子注脑神曰："脑神丹田，百神之主。"脑神为众神之主，阴阳之根，又以神机变化属脑宫，这就更加明确了大脑藏神和脑主神机的机制认识，反映了各种感受器官均以大脑神经中枢为主导的生理内涵。周楣声疏："在这一大泥丸之中，其中不同节度，皆能与全身各部的神气息息相通。"各脏腑之神气能通过"息息相通"之路，上潮泥丸，同时，泥丸之神机又能通过"息息相通"之路，下行脏腑和各节度，从而形成上通下达之传达通路，而效神明之德。"根于中者命曰神机"（《素问·五常政大论》）。藏于内者为神机，显于外者为神明。神机为元神之使，为神髓之用。方有执《本草抄·桂枝》曰："用经之权，神经之妙用也。"

三、恢复气化功能促进神经再生

神经祖细胞通过增殖和分化产生新生干细胞的神经再生过程终生存在于哺乳动物脑内[6]。尽管老龄大脑的神经再生减少，但卒中可以诱导神经再生并能有效促进神经功能恢复，这就为神经再生治疗卒中开辟了良好的途径[7]。因此，促进有用的神经再生才能有效改善神经损伤，脑卒中的治疗恢复脑奇恒之府的阴阳气机升降[8]。由于气、血、津、液、精等相互渗透、相互促进、相互转化，又相互依存、相互制约和相互为用。水肿、血积、痰壅、毒聚，也是相互影响、相互转化的。脑气化的升降出入，体现在气、血、津、液、精的运行不息及脏腑、奇恒府、经络、奇经、血脉、筋膜、肌肉、骨骼、官窍等组织器官的功能活动中，脑髓海-脊髓-脑气筋-维筋气络（筋络）系统以脑神机为枢纽，与全身各部的神机有关。因此，促进神经再生既要恢复脑气化功能，又要调整全身脏腑的气化功能，以及组织器官各部的气化功能。

促进神经再生在于恢复脑气化功能，临床实践认为髓海元神以命门水火为主，上丹田气化以形神合一为要；恢复"阳化气，阴成形"的神经修复过程，关键是恢复脏腑的气机升降失常，辨别升降不及、升降太过、升降反常，区分标本缓急进行治疗，临床大法为气滞者行之，气逆者降之，气陷者举之，气脱者固之；精血同源，气血同病，伤津耗气，精损火衰；更有升清降浊相辅相成，欲降先升圆机活法，奇经辅治随证应用。恢复气化功能促进神经再生，采用中西医结合方法，要立足于开放视野。诸如断裂神经缝合、组织工程、神经干细胞、基因治疗、人工智能等奇恒之治，以及营养神经、改善脑微循环、清除自由基等现代扶正祛邪方法，或者中药复方、单味中药、中药成分、针灸理疗等传统辨证论治方法，决不能局限于一法一方[9]。《素问·至真要大论》曰："谨守病机，各司其属，有者求之，无者求之，盛者责之，虚者责之，必先五胜，疏其气血，令其条达，而致和平。"《素问·阴阳应象大论》曰："审其阴阳，以别柔刚，阳病治阴，阴病治阳，定其气血，各守其乡，血实则决之，气虚宜掣引之。"

四、结语

神经损伤后表现为神经功能缺损，神经再生是神经功能恢复的临床机制。神经再生必须恢复气化常度，再生结构有"正象"才能转化为功能结构"神髓"。《类经图翼·阴阳体象》归纳为："有是象则有是理，有是理则有是用。"但是，脑奇恒之府形神相关，神经损伤后神室精聚，杂糅偏驳，元气象变，趋舍无定，谓之无常。如果气息络之"象"非正象，或者神室息之"物"非湛寂，神室精聚之"精"不粹真，精髓运息之"信"不调平，那么，脑髓神机失用，发为偏瘫、痴呆、神昏；或者脑府元神错乱，发为郁冒、震颤、癫狂。所以，脑的结构和功能一旦损伤则难于恢复，往往留下种种不同的后遗症。"此化生自然之理，非人力所能为。"（《阅微草堂笔记·滦阳消夏续录三》）这就是神经再生有限性的世界难题。

参考文献

[1] 杨璇，臧大维. 内源性神经干细胞的应用及其基础研究 [J]. 生理科学进展，2014，45（6）：471-474.

[2] 汪卫东，孙泽先. 中国传统文化中的"三神学说"初探 [J]. 中医杂志，2012，53（13）：1157-1159.

[3] 杨介. 存真环中图 [M]. 北京：中医古籍出版社，2014：55.

[4] 赵清山，李天威，王清碧，等. 应用一气周流理论探讨血管性痴呆从肺论治的机理 [J]. 贵阳中医学院学报，2013，35（6）：51-53.

[5] 贾耿. 从人体发生学审视脑和命门先生为主的实质 [J]. 中医药学刊，2003，21（7）：1139-1140.

[6] 刘勇，刘建新. 脑的神经再生 [J]. 西安交通大学学报（医学版），2010，31（2）：131-137，142.

[7] 张红霞，邵蓓，王柳清，等. 大脑老化与神经再生和卒中 [J]. 中国卒中杂志. 2013，8（2）：147-152.

[8] 周德生，隆献. 从阴阳升降探讨脑卒中的证治规律 [J]. 中医药通报，2003，2（1）：10-12.

[9] 李欣，孟令玉. 中医药促进神经再生研究进展 [J]. 辽宁中医杂志，2014，45（7）：1351-1356.

第十章　中医脑病的临床特征

西医概念的脑部仅指任何原因引起的脑器质性损害，中医概念的脑病，包括脑组织结构和生理功能异常的所有疾病。"脑病科"名称，由原国家中医药管理局副局长房书亭任期内确定。他认为中医发展要避免"有学无科，研究与生产脱节"局面。目前脑病科的概念混乱：①中医脑病科、中医神志病科、中医神经内科。②中西医结合脑病科、中西医结合神经内科、中西医结合精神病科、中西医结合神志病科。那么，如何认识脑病的中医临床特征？本章从脑的内景结构、生理功能、病机转变、证治规律等等方面总结了中医脑病的临床特征。

一、脑的五大结构特点

中医认识脑的结构，是一种气化功能结构模式。脑具备五大结构特点[1]：①脑奇恒府内景。脑为奇恒之府，指颅腔而非脑髓。颅腔中有脑膜、脑髓、脑窍、脑室、脑脉、脑络、脑汁、脑津液、脑之气血等；颅腔外有脑骨、筋肉、皮毛等。奇恒，当指精气神恒久不变，维持全身阴阳气血的动态平衡（大奇恒），五脏六腑之津液皆上注于头而为之精，发挥脑的主宰作用（小奇恒），此大奇恒与小奇恒之统一。②脑髓海内景。脑为太极之象。脑分左右，贯通脊髓。脑膜赤文，沟回皮髓为神明"枢机"。天一生水，脑室精水，津液循环。③脑九宫内景。脑部九宫，体现大脑的功能定位，泥丸居中独尊而总领诸神。《灵枢·九宫八风》篇，将九宫对应于八卦、八方、八节、八风、脏腑、肢体、主病等等。并基于阴阳、五行、承制生化理论，以阐述疾病的临床表现和治疗原则[2]。④脑窍内景。脑部内在的腠理玄府称为神窍，化生神机。眼、耳、鼻、口、舌、咽、喉等脑部之外显器官（官窍）与脏腑相互联系[3]。⑤脑气筋及筋络内景。脑神经和脊神经称为脑气筋，"细脉"或"筋络"相当于周围末梢神经。认识脑髓-脊髓-脑气筋-筋络系统，是中西医汇通的结果[1]。

二、脑的七大生理特点

结构与功能紧密相联，脑的功能结构及结构功能，体现为脑的生理特点。脑为奇器，神明出焉。《黄帝阴符经·强兵战胜演术章》曰："爰有奇器是生万象，八卦甲子，神机鬼藏，阴阳相胜之术，昭昭乎进乎象矣。"

（一）脑为髓海

《灵枢·海论》也曾指出脑与髓的关系及其位置："脑为髓之海，其输上在于其盖，下在风府"。①脑髓与骨髓不同。《素问·骨空论》明确指出："髓空在脑后三分，在颅际锐骨之下，……脊骨下空，在尻骨下空。"界定了"髓空"，与"脊骨下空"的位置。②肾生髓，诸髓皆属于脑。气血化生精汁，脑汁髓水即脑脊液。③《素问·五脏别论》提出"或以脑髓为脏"的争论，并确定脑髓为"奇恒之府"主要内涵。脑髓为脏，脑室为腑，构成脏腑系统。脑髓脑室系统隶属于心主三焦系统[4]。

（二）脑为至阴

脑为至阴之体。《素问·解精微论》曰："脑者阴也"，"至阴者，肾之精也。"肾为阴中之阴脏，为至阴，故《内景图》称"脑为至阴之体"。《圣济总录·鼻渊》曰："夫脑为髓海，藏于至阴，故藏而不泻。"《类经·经络类》曰："精藏于肾，肾通于脑，脑者阴也，髓者肾也，诸髓皆属于脑，故精成而脑髓生。"至阴脑府静谧虚灵。《性命圭旨·反照图》曰：头顶泥丸是"阴阳变化之乡，任督交接之处"；乃"脑血之琼房，百灵之命宅，魂精之玉室，津液之山源。"至阴至柔，故奇恒脑府静谧虚灵[5]。

（三）脑为神明之府

《灵枢·本神》曰："故生之来谓之精，两精相搏谓之神，随神往来者谓之魂，并精而出入者谓之魄，所以任物者谓之心，心有所忆谓之意，意之所存谓之志，因志而存变谓之思，因思而远慕谓之虑，因虑而处物谓之智。"《黄庭经·至道章》曰："脑神精根字泥丸……泥丸百节皆有神。"①脑为泥丸，脑窍所藏之神气由中窍而运行，通行于泥丸、玄府、心、肾。故上下相交，五脏调和，脑窍才能化生神机。②脑藏神包括先天之神和后天之神。一般认为，内生之神即元神、魄神、先天之神，如意识状态乃与生俱来；外显之神即识神、魂神、后天之神，如认知功能是学习培育的。③脑窍化生神机，需气血津液滋养，故《素问·八正神明论》曰："血气者，人之神。"《素问·六节脏象论》曰："气和而生，津液相成，神乃自生。"④神窍化生元神，统御五脏神。《灵枢·本神》曰：肝藏魂，脾藏意，心藏神，肺藏魄，肾藏志。先天元神通过脏腑转化，显现为脏腑各种功能，故元神统御五脏神。脑窍通过经络及奇经、脉管、荣血、津液、精气等气化与脏腑相关联，脏腑精气上注于脑，气血津液温养脑窍，神窍才能源源不断有规律地化生元神；脏腑必须依靠元神的支配统御、协调平衡，才能"形与神俱"，共同完成生命活动的各种过程，所谓"主明则下安"，十二官得以正常相使。《素问·刺法论》曰"气出于脑"；《素问·阴阳类论》曰"上空志心"。因此，五脏又称为"五神脏"，并与七情五志相对应。神窍化生之神机，与形质相合，神有所用，外显为神识、精神、情志和脏腑组织的各种功能。由志心（脑）、大心（心）及心主（心包络）、小心（命门）组成志心神机轴，对躯体、脏腑、经络等神机起双向调控作用[6]。

（四）头为诸阳之会

《灵枢·邪气脏腑病形》曰："诸阳之会，皆在于面。"《难经·四十七难》曰："人头者，诸阳之会也。"与脑为髓海至阴是体用关系。《易传·系辞下》称："阴阳合德，而刚柔有体。"脑为至阴之体，但其神用变化阴阳，由至阴至柔之体而有至阳至刚之用，体用一源，显微无间，故《先醒斋医学广笔记·脑漏》曰："脑者至阳之物。"本来，背面为阳腹面为阴。但是，《素问·阴阳离合论》曰："圣人面南而立，前为广明，后为太冲。"头居身之最上部，天人相应以头配乾为天属阳，人身阳气大会于此。《临证指南医案·眩晕门》曰："头为诸阳之首，耳目口鼻皆系清空之窍。凡五脏六腑清阳之气，皆上注于头。"手、足三阳经脉以及督脉、阳维脉、阳蹻脉等均起止或行经前额、两侧、巅顶等不同部位。《灵枢·邪气脏腑病形》曰："十二经脉，三百六十五络，其血气皆上于面而走空窍。其精阳气上走于目而为睛。"

（五）脑与脏腑相通

传统的脏象学说将脑的生理统归于心而分属于五脏，认为心是君主之官，五脏六腑之大主，神明之所出，精神之所舍，把人的精神意识和思维活动统归于心，称之曰"心藏神"。此心即神明之心，脑心是也。

但是又把神分为神、魂、魄、意、志五种不同的表现，分别归属于心、肝、肺、脾、肾五脏，所谓"五神脏"。神虽分属于五脏，但与心、肝、肾的关系更为密切，尤以肾为最。因为心主神志，虽然五脏皆藏神，但都是在心的统领下而发挥作用的。肝主疏泄，又主谋虑，调节精神情志；肾藏精，精生髓，髓聚于脑，故脑的生理与肾的关系尤为密切。肾精充盈，髓海得养，脑的发育健全，则精力充沛，耳聪目明，思维敏捷，动作灵巧。

脑无五行配属，但与脏腑相通。①心脑相通："心脑息息相通，其神明自湛然长醒"（《医学衷中参西录·痫痉癫狂门》）。心有血肉之心与神明之心，血肉之心即心脏。"神明之心……主宰万事万物，虚灵不昧"（《医学入门·脏腑》），实质为脑。心主神明，脑为元神之腑；心主血，上供于脑，血足则脑髓充盈：故心与脑相通。②脑肺相系：肺主一身之气，朝百脉，助心行血。肺之功能正常，则气充血足，髓海有余，故脑与肺有着密切关系。③脑脾相关：脾为后天之本，气血生化之源，主升清。脾胃健旺，熏蒸腐熟五谷，化源充足，五脏安和，九窍通利，则清阳出上窍而上达于脑。④肝脑相维：肝主疏泄，调畅气机，又主藏血，气机调畅，气血和调，则脑清神聪。⑤脑肾相济：脑为髓海，精生髓，肾藏精，

"在下为肾，在上为脑"（《医碥》），故肾精充盛则脑髓充盈。"脑为髓海……髓本精生，下通督脉，命火温养，则髓益之"（《医参》）。⑥脑三焦相通：脑室系统藏而能泻，泻而能藏；满而能化，化而能满[7]。

（六）脑与经脉相连

脑虽无自己的经脉，但有多条经脉都通于脑。《灵枢·邪气脏腑病形》曰："十二经脉，三百六十五络，其血气皆上行于面而走空窍。"如督脉、足太阳经都直接入络于脑，手少阴心经、足厥阴肝经、足太阴脾经、足少阳胆经、足阳明胃经的经别从目系与脑相联系，足太阳膀胱经、足少阳胆经、足阳明胃经、手少阳三焦经、手太阳小肠经的经筋均从眼周围的孔窍与脑相联，脑又纵联督任二脉，通上贯下联内系外，使脑和周围组织发生密切联系。

奇经是脑与十二经联系的桥梁和调节器。督脉并于脊里至风府入脑；任脉由胞中贯脊；冲脉一支由小腹分出向内贯脊；阴阳蹻脉"在项中两筋间入脑"；阴维脉上至项而终，阳维脉与督脉会，共入脑中。

（七）脑为一身之主

脑主神机，体现脑的重要性。①主宰生命活动："脑为元神之府"（《本草纲目》），是生命的枢机，主宰人体的生命活动。"元神，即吾真心中之主宰也"（《乐育堂语录》）。②主精神意识：脑具有精神、意识、思维功能，为精神、意识、思维活动的枢纽。一方面强调"所以任物者谓之心"（《灵枢·本神》），心是思维的主要器官；另一方面也认识到"灵性记忆不在心而在脑"（《医林改错》）。"脑为元神府，精髓之海，实记忆所凭也"（《类证治裁》），这种思维意识活动是在元神功能基础上，后天获得的思虑识见活动，属识神范畴。识神，又称思虑之神，是后天之神。故曰："脑中为元神，心中为识神。元神者，藏于脑，无思无虑，自然虚灵也。识神者，发于心，有思有虑，灵而不虚也"（《医学衷中参西录·人身神明诠》）。情志活动是人对外界刺激的一种反应形式，也是一种精神活动，与人的情感、情绪、欲望等心身需求有关。属欲神范畴。③主感觉运动：眼耳口鼻舌为五脏外窍，皆位于头面，与脑相通。人的视、听、言、动等，皆与脑有密切关系。"五官居于身上，为知觉之具，耳目口鼻聚于首，最显最高，便于接物。耳目口鼻之所导入，最近于脑，必以脑先受其象而觉之，而寄之，而存之也"（《医学原始》）。"两耳通脑，所听之声归脑；两目系如线长于脑，所见之物归脑；鼻通于脑，所闻香臭归于脑；小儿周岁脑渐生，舌能言一二字"（《医林改错》）。脑为元神之府，散动觉之气于筋而达百节，为周身连接之要领，而令之运动。脑统领肢体，与肢体运动紧密相关。"脑散动觉之气，厥用在筋，第脑距身远，不及引筋以达四肢，复得颈节脊髓，连脑为一，因遍及焉"（《内镜》）。脑髓充盈，身体轻劲有力[8]。

三、脑病的四大病机特点

任何脑器质性损害均形成脑病，进而智力低下、思维语言障碍、感觉异常、肢体瘫痪、大小便失禁等。据调查，脑梗死、脑出血、脑萎缩、痴呆、小儿脑瘫、癫痫、帕金森病、运动神经元病、脑外伤等脑病、神经损伤性疾病等脑病占人类疾病总数的30%左右。

脑病的症状广泛：觉醒、睡梦、感知、认知、情感、意志行为等神变，运动、感觉、记忆、语言、调控、二便等能失，形体、脏器、气血、津液等形损。病机，是指疾病发生、发展、变化及其结局的机制。脑病病因不外乎外感病因、内伤病因、病理产物形成的病因，以及外伤、药邪、医误、先天因素等其他病因。清沈明宗曰："经络、脏腑、荣卫、阴阳之证，证虽显而机则不停，且有进退流伏不一。"阴阳不测之谓神，主发之谓机，故脑病病机关键在于神机障碍。《素问·五常政大论》曰："根于中者，命曰神机，神去则机息。"

脑病临床证候众多，其共同的病机特点是什么？神机障碍转变规律即构成脑病病机特点。

（一）易虚易实

脑病有虚有实，易虚易实。①脑髓海易空、脑至阴易亏。肾虚于下则髓亏于上。《灵枢·海论》曰："髓海不足，则脑转耳鸣、胫酸眩冒，目无所见，懈怠安卧。"忧愁思虑伤心，饮食劳倦伤脾，久坐湿地、强力入水伤肾，恚怒、气逆上而不下伤肝，此五脏不足；五脏精气上升不足则脑至阴虚；又值气运虚邪之时，则其邪至甚，夺精伤阴，神明失守。王冰注："五脏各有其精，如《本神篇》曰：五脏主藏精者也，不可伤，伤则失守而阴虚。即此之义。"②精阴之液和精阳之气上奉偏颇，平秘失调，此虚彼实；气化失调，产生郁、痰、瘀、浊、毒、热、风等等。内外合气，诸邪互结，邪气干脑，虚实错杂，病证丛生。③外邪上扰。《素问·奇病论》称为"脑逆"，脑逆即阴寒之气逆行巅顶，上扰脑至阴，病气有余，《素问·奇病论》曰"脑逆，故令头痛齿亦痛"，邪气流连，"数岁不已"。④内邪上逆。《素问·解精微论》谓神不守精，阴阳不相持，阳极至阴，发为冲阴，甚则冲风。冲阴冲风者病邪气干脑，脑至阴尚能涵摄阳神。冲阴："厥则阳气并于上，阴气并于下"，发为面红升火、赤脉眦多、目盲、浊涕、形寒足冷、下肢发胀等上热下寒证。冲风："一水不胜五火"，"火疾风生"，发为眩晕头痛、面红目赤、迎风流泪等风火上扰证。

（二）易闭易脱

脑病易闭易脱。①神窍易蒙。玄府神窍是气血津液运行的微观道路，是人体神机运转的通路，气血津液流通则神机转运正常，脑髓玄府神窍壅滞则神机转运失常，易产生半身不遂、目眩、头痛、癫狂、痫病等病证。风、火、痰、瘀、浊、毒均可壅滞脑髓玄府窍道，导致神机失用。②阴阳离决。若邪气干脑，脑至阴不能涵摄阳神则厥逆，《素问·大奇论》称为"暴厥"。暴厥者其气逆行清浊相干，阴阳气不相顺接，《灵枢·五乱》曰"乱于头，则为厥逆，头重眩仆"，《素问·大奇论》曰"脉至如喘，名曰暴厥。暴厥者，不知与人言"。③闭、脱危候，伤寒病中有之，杂病中有之，温热病中亦有之。其病理表现为本虚标实，本虚者指气虚、阴虚或阳虚，标实者是风、火、痰、瘀为患。一般说，闭属实证，由风、火、痰、瘀逆乱于上，络伤血溢，元神闭塞，或痰瘀互结，阻于清窍，灵机失司所致，根据病情不同而有阴闭阳闭之分。而脱证则属虚证，由脏腑元气衰败，真阴枯涸，元阳外越所致。据阴阳之亡，又有阴脱、阳脱之别。

（三）易共病易同病

共病即两种或多种疾病共同存在。同病即两种或多种病机因素共同存在（如痰瘀化热），也指两种或多种疾病共同存在（如中风病癫痫），还包括两个或多个个体共同发生相同疾病（如郁病）。①精气同病。《原善·绪言》曰："知觉者，其精气之秀也。"精、气、神三者，中医称为三宝，它们是可分不可离的。精可化气，气可化精，精气生神，精气养神，而神则统驭精与气。反之，精、气、神同病。②形神同病。形行合一，形神不和就是疾病，形神相离就是死亡。外感内伤气机逆乱，神明亦乱。如脏腑病与神志病共病。③诸邪同病。荣卫、气血、阴阳一有不调，则无所不病，至其变态，莫可名状。在病变过程中病邪性质可以相互转化，诸邪辐辏相兼，百病丛集。④脑与脏腑同病。脑与脏腑关系密切，脑把心、肝、脾、肺、肾作为其疾病的应答器官；五脏的病变亦最易影响到脑，使脑相继发病。⑤脑与其他奇恒府同病。脑奇恒府中包括脑骨、脑髓、脑脉等奇恒府。因此，脑骨、脑髓、脑脉病变是脑病靶点之一。如脑脉病变并发脑髓病变，缺血中风发展为呆病。⑥脑与奇经同病。奇经与脑密切相连。督脉与脑、脊髓连属；督脉"实则脊强，虚则头重"（《灵枢·经脉》）。跷脉主持人体运动平衡、主持睡眠功能；《难经·二十九难》："阳跷为病，阴缓而阳急。阴跷为病，阳缓而阴急。"维脉网络和维持阴阳气血平衡；《难经·二十九难》曰："阳维维于阳，阴维维于阴，阴阳不能自相维，则怅然失志，溶溶不能自相持，阳维为病苦寒热，阴维为病苦心痛。"阴经、冲脉、阴维脉的统领作用，再通过任督循环，完成经络系统与脑密切联系。《素问·骨空论》曰："冲脉为病，逆气里急。"

（四）易伤易残

脑髓为中清之脏，至清至纯，不能容邪，犯之则病。六淫多伤形，饮食劳倦亦多伤形，形伤可致神异。另外，六淫之邪，亦可伤神，如湿热、暑热伤人，风寒燥之邪入里化热皆可致蒙闭心包的神错谵语、抽搐狂躁。七情发无常分，触遇则发。《内经》有喜伤心、怒伤肝、悲伤肺、恐伤肾、思伤脾之说，情志失调伤神伤脏。怒则气上，喜则气缓，悲则气消，恐则气下，惊则气乱，思则气结，脏腑气机升降失常，病情急剧恶化。《素问·阴阳应象大论》曰："暴怒伤阴，暴喜伤阳。厥气上行，满脉去形。"情志太激不仅伤神，亦能伤形。"万物皆化"（《庄子·至乐》），"物固自生"（《庄子·在宥》），自生自化，生生不息。但是，脑为髓海，神明之府。马王堆出土帛书《经法·名理》曰："处于度之内者，不言而信……静而不可移也……静而不移，动而不化，故曰神。"《文子·守虚》曰："有生不生，有化不化，不生者生生，不化者化化，生者不能不生，化者不能不化，故常生常化。"脑的本身亦气化不止，"常生常化"，新陈代谢。《内经》称为气化天度、气数。神经再生是恢复脑原本状态的解剖结构及神经环路。脑自身不被化生，相对纯粹寂静，发育成熟后这种特定的组织就不再发育，其固定的形态结构处于内稳态，主司复杂精密的感觉、运动、意识、思维等等功能。

脑损伤后的神经再生是困难的，必须循序渐进。脑的结构和功能一旦损伤则难于恢复，往往留下种种不同的后遗症。"此化生自然之理，非人力所能为。"（《阅微草堂笔记·滦阳消夏续录三》）这就是神经再生有限性的世界难题[9]。

四、脑病的九大证治特点

脑的结构特点、生理特点、病机特点，决定了脑病证治规律，为临床治疗提供思路。但是，临床仍然有不能涵盖的诸多方面。

（一）脑髓海宜填

髓海空虚，脑髓失充，脑窍失滋，脑神失养。厚味填髓法：紫河车、蛤蚧、海马、海参、鹿茸、鹿角胶、龟板胶、鳖甲胶、鱼鳔胶、蚕蛹、羊肾、猪脊髓和猪骨髓等。

（二）脑至阴宜补

《素问·水热穴论》曰："肾者，至阴也。"脑至阴亏虚，责之肾至阴。补肾阴法：胡桃仁、熟地黄、何首乌、沙苑子、五味子等。补肾阳法：肉苁蓉、锁阳、附子、肉桂、韭菜子等等。《灵枢·九针十二原》曰："阴中之至阴，脾也。"或责之脾至阴。补脾气法：山药、黄芪、人参、党参、葛根等等。补脾阴法：黄精、白芍、莲子、石斛、芡实、白扁豆等等。

（三）脑神明宜安

补养安神法：酸枣仁、柏子仁、灵芝、远志、合欢皮等。重镇安神法：朱砂、磁石、龙齿、龙骨、龙齿、玳瑁、琥珀、珍珠母、海蛤粉、牡蛎、紫石英等。交通心肾安神法：黄连与肉桂、黄连与鸡子黄、阿胶、龟甲与龙骨、茯神与远志、首乌藤、莲子心等。

（四）脑窍宜开

开窍醒神法：麝香、冰片、苏合香、樟脑、安息香、石菖蒲、辛夷、白芷、薄荷、牛黄等。白芷代麝香，薄荷代冰片。或者使用人工麝香、人工牛黄等等。

（五）头诸阳宜降

潜降法：代赭石、石决明、青礞石等介贝矿石类中药。清降法：清半夏、天竺黄、川牛膝、熟大黄、罗布麻、龙胆草、青黛、夏枯草、菊花、草决明、密蒙花、青葙子等。利降法：葶苈子、车前子、泽泻、茯苓、薏苡仁、小通草、白茅根等。通降法：生大黄、番泻叶、决明子等。

（六）脑气血宜调

《景岳全书·论调气》曰："夫所谓调者，调其不调之谓也。凡气有不正，皆赖调和。如邪气在表，散即调也，邪气在里，行即调也，实邪壅滞，泻即调也，虚羸困倦，补即调也。"①疏气解表法：香附子、陈皮、紫苏、细辛等。②理气解郁法：柴胡、郁金、青皮、佛手、玫瑰花等。③降气止逆法：川楝子、紫苏子、沉香、吴茱萸、橘核等。④补气升阳法：黄芪、葛根、人参等。

《景岳全书·血证》论治曰："凡治血证，须知其要，而血动之由，惟火惟气耳。故察火者，但察其有火无火，察气者，但察其气虚气实，知此四者而得其所以，则治血之法无余义矣。"①直接调血法。补血养血法：当归、熟地黄、白芍、阿胶、丹参、何首乌、龙眼肉等。活血化瘀法：三七、川芎、桃仁、红花、赤芍、蒲黄、王不留行、苏木、乳香、没药等。凉血法：生地黄、玄参、墨旱莲、女贞子、牡丹皮、紫草、水牛角等。止血法：仙鹤草、白及、血余炭、大黄炭等。②间接调血法。血有因于气虚者，宜人参、黄芪、白术补之益之。血有因于气实者宜以青皮、陈皮、枳壳、乌药、沉香、木香、香附、栝蒌、杏仁、前胡、白芥子、浮海石行之降之。血有大热者，宜黄连、黄芩、黄柏、知母、玄参、天花粉、栀子、石膏、龙胆、苦参、桑白皮、香薷、犀角、青黛、童便、槐花寒之泻之。血有寒滞不化及火不归原者，宜肉桂、附子、干姜、姜汁温之化之。

（七）形神同治

神以脏腑、气血、精津为物质基础，其宜固谧安静，所以在调和脏腑气血、补益正气等治法中即寓含补神、安神及调神之法。补神药常用熟地黄、山茱萸肉、紫河车、阿胶原为滋补肾精肝血药，人参、党参、炙甘草乃为补心气药，大枣、浮小麦、当归是补心血药，酸枣仁、柏子仁、首乌藤、龙眼肉又可补心血，茯神、百合可补心气。神病尽管可以用药形神并治，但非药物疗法亦须配合，如静养、调整情绪、转移思想和心理疏导等。

（八）通调奇经

参考奇经用药方法。①叶天士奇经用药法。督脉：鹿茸、鹿角胶、鹿角霜、紫河车、羊肉、猪骨髓、牛骨髓、羊骨髓、枸杞子、肉桂、黄芪、羊内肾等。任脉：龟甲、阿胶、鳖甲、鱼胶、淡菜、覆盆子、丹参、紫河车、艾叶等。冲脉：紫石英、熟地黄、枸杞子、沙菀、五味子、代赭石、肉苁蓉、当归、紫河车、鳖甲、杜仲、山药、丹参、巴戟天、白术、莲子、川芎、附子、香附、木香、吴茱萸、黄芩、黄柏等。带脉：禹粮石、赤石脂、紫石英、代赭石、乳香、没药、朱砂、灵脂、当归、乌贼、龙骨、牡蛎、熟地黄、白芍、五味子、莲子、黄柏、黄芩、艾叶等。维脉：入阳维脉白芍、桂枝、黄芪等；入阴维脉龟板、鳖甲、山茱萸、五味子等。蹻脉：白芍、山茱萸、熟地黄、龟板、淡菜、淮小麦、大枣、炙甘草、五味子等。②《得配本草》奇经用药法。督脉：黄芪、附子、肉桂、细辛、鹿茸、鹿角胶、鹿角霜、羊脊髓、紫河车、鹿衔草、枸杞子；任、冲脉：龟鳖甲、紫石英煅用、王不留行、巴戟天、香附、川芎、当归、苍白术、吴茱萸、枸杞子、丹参。带脉：海螵蛸、茜草、当归、白芍、续断、龙牡、艾叶、紫河车。

（九）杂合以治

《素问·异法方宜论》曰："故圣人杂合以治，各得其所宜，故治所以异而病皆愈者，得病之情，知治之大体也。"张志聪有注："夫天有四时之气，地有五方之宜，民有居处衣食之殊，治有针灸药饵之异，故圣人或随天地之气，或合地之宜，或随人之病，或用针灸、毒药，或以导引按摩杂合以治，各得其宜……"①整合应用中西医治疗、内外药物治疗、食疗、针灸、推拿、气功、导引、理疗康复、家庭疗养等各种方法。②杂合以治，引申到复合治法，以及应用偶方、大方、复方等多种亚治法配伍。③权衡通变，综合应用临床经验。临床经验来自于丰富的专业理论知识、长期的实践积累、一个人特别的社会责任、工作激情和敬业精神。学习名老中医临床经验，可以丰富自己的临床需要。刘向《说苑·贵德》曰："以人之长补己短。"但是，用药处方，最宜通变，不宜执滞。

五、结语

脑结构和功能的复杂性，决定了脑病的复杂性。探讨中医脑病的临床特征，有利于认识脑病辨证论治的规律，提高脑病的临床疗效。《景岳全书·医非小道记》勉励自己："必期进于精神相贯之区，玄冥相通之际，照终始之后先，会结果之根蒂，斯于斯道也。其庶乎为有得矣。子其勉之！"

参考文献

[1] 周德生. 脑的内景与神经功能解剖的相关性 [J]. 湖南中医药大学学报，2016，36（10）：1-4.

[2] 周德生. 九宫八风理论对中风病的临床启示 [J]. 中医文献杂志，2007，25（1）：33-35.

[3] 周德生，吴兵兵，胡华，等. 脑窍理论及其临床应用 [J]. 中国中医药信息杂志，2015，22（12）：96-98.

[4] 郭雅玲，周德生. 论"脑室为腑"[J]. 环球中医药，2018，11（08）：1219-1222.

[5] 周德生，刘利娟. 论"脑为至阴"[J]. 环球中医药，2016，9（11）：1389-1391.

［6］周德生，刘利娟．论志心神机轴的双向调控作用［J］．湖南中医药大学学报，2018，38（05）：520－523.

［7］周德生．"脑为奇恒之府"理论的临床应用［J］．中国中医药现代远程教育，2011，9（15）：8－12.

［8］周德生．脑主神机论［J］．中国中医药现代远程教育，2011，09（11）：2－4.

［9］周德生．关于神经再生的中医认识［J］．贵阳中医学院学报，2016，38（3）：1－5.

中篇 临床实证

第十一章　基于魂魄理论辨治神经系统心身疾病

中医魂魄理论是藏象学说的重要组成内容。《内经》认为精气神高度统一，五脏以成，魂魄毕具，乃成为人。生物学的人因为魂魄智慧而成为社会学的人。摒弃传统文化中某些关于神灵、鬼神、灵魂的糟粕，单纯从医学范畴来分析，古人用魂魄概念来表述形体生命活动和精神活动的各级功能，有生理层面及心理层面的双重内涵。魂魄是神的基础，魄又是魂的基础，神、魂、魄与形体机能强弱密切相关，形神一体。神经系统心身疾病是受心理因素影响的躯体症状障碍的表现形式之一，属于中医神志病范畴。五志之病，魂病、魄病是神病的基础，轻者表现为神伤阶段，严重者进入神失阶段。临床上，神经系统心身疾病患者群体庞大，病因不确定，病机较复杂，临床表现不典型，反复游走各科，检查无阳性发现，有些认为是疑难病，误诊误治者众。本章试阐述从魂魄理论辨治神经系统心身疾病的临床体会。

一、从魂魄理论认识神经系统心身疾病的病因病机

根据 2012 年美国精神病学会《精神疾病诊断与统计手册》第五版（DSM－Ⅴ）分类，神经系统心身疾病表现的躯体症状障碍，主要表现为头晕、头痛、失眠、慢性疼痛等伴随有情感反应，包括过度思考、认知、情绪、行为、生理等多种内在的复杂的心理生理过程，如过度的与健康相关的焦虑症状，对某一症状过度、持续担心，症状有波动，持续半年以上，症状越多者病情越重，为这些症状花费过多的时间、精力、经济等。神经系统的某些器质性疾病，也可能伴随有情感反应，称为疾病焦虑障碍。中医对郁病的诊断，躯体症状障碍属于因郁致病，疾病焦虑障碍属于因病致郁。

（一）魂魄理论

神，指精神、意识、思维、情感及对外界刺激的反应等生命活动。因此，中医五志的魂魄是指依附于形体而产生的感知觉、动作等行为活动和一些与生俱来的、本能的、低级的精神活动[1]。

魂魄的生成：脑主神机，神机根于脑髓之中，精气在脑髓的玄府神窍升降出入，化生元神[2]。由元神化生魂魄，魂魄一体，相生相随。《仙籍旨诀》曰：元神"能生其三魂七魄及诸体之神。"《锦囊秘录》曰："脑为元神之府，主持五神，以调节脏腑阴阳，四肢百骸之用。"从魂魄理论分析，脑髓元神（魂、魄）—脏腑神（魂、神、魄、意、志）—诸体神的神机通路[3]，以精气的气化活动为相互联系的枢纽，以脑髓为一身的主宰，以五脏为全身的中心。精神、情感、记忆、思维等等，以精气感通。

魂魄的功能分类：附形之灵为魄，附气之神为魂。附形之灵者，谓初生之时，耳目心识、手足运动、啼呼为声，此则魄之灵也；附所气之神者，谓精神性识渐有所知，此则附气之神也。《朱子语类》曰："阴主藏受，故魄能记忆在内；阳主运用，故魂能发用出来。二物本不相离。"《周易参同契》性命归元章以后天木魂金魄，一魂一魄，分属坎离水火。九宫数以三居左七居右，故道家有三魂七魄之说[4]。①三魂：根据《太上除三尸九虫保生经》为天魂、地魂、命魂，从空间维度命名。根据《云笈七签》又为胎光、爽灵、幽精。胎光为生命之光，爽灵为智慧之光，幽精为性灵之光，从时间维度命名。三魂一体，即为元神。因此，有学者认为魂是对温度的高低、睡眠的深浅、视物的远近、色彩的辨别、气味的厚薄、声音的频率、听觉的强弱、语言的内容等具有不同层次的认知活动，与情绪情感密切相关，表述的内涵是一种高级精神活动[5]。②七魄：根据《太上除三尸九虫保生经》命名为天冲、灵慧、气魄、力魄、中枢魄、精魄、英魄，从内具的功能命名。根据《云笈七签》又命名为尸狗（保持警觉及听觉功能、主宰运动功能）、伏矢（主宰记忆、心跳及喜、怒、哀、惧、爱、恶、欲等应激功能）、雀阴（主宰性欲及生殖功能）、臭肺（主宰呼吸及嗅觉功能）、非毒（主宰和合五味偏颇、消化功能及散除淤

积、新陈代谢）、吞贼（主宰进食、抵御邪气及自我调整修复、免疫功能）、除秽（僻除邪气、摒除杂念、主宰呕吐及控制二便排泄）。从内具功能或者外显功能命名，均离不开形体存在，表述生命活动本能的条件反射之类，是各系统各脏器的原始本能，包括不同方面的生理功能及某些心理功能分类。因此，有学者认为魄依赖于人体形质而存在，是人体维持生命、应对环境变化时产生的一系列反应[6]。七魄活动不平衡表现出来即七情，七魄平衡则产生一点真阳，此为元气元神。

魂魄的功能特性：①阳魂阴魄。魂是阳气，构成人的思维才智；魄是粗粝重浊的阴气，构成人的感觉形体。因此，魂是阳神，魄是阴神。《类经》曰"神为阳中之阳，而魂则阳中之阴也；精为阴中之阴，而魄则阴中之阳"。但是，魂魄并不是阴阳完全对立的[7]。《左传》昭公七年记载："人生始化曰魄，既生魄，阳曰魂。"魄是本，构成感觉形体；魂是标，构成思维智慧。魂魄共济，阴阳消长。魂又分为阴魂、阳魂。阳魂升腾灵活即灵魂；阴魂漫散飘逸，由魄支撑。乃阴阳互藏之义。阳魂概念多为社会学所用；阴魂概念多为医学所用，称为魂、魂神、神魂、魄魂等等。魄也分阳魄与阴魄。阳魄主升腾成长，阴魄主沉降消逝。《类经》曰："魄之为用，能动能作，痛痒由之而觉也。"魄力不息，熏染阴魂，使灵魂执着不息，习惯性势使然。魄息则魂散，生命终止矣。②动魂静魄。动以营身之谓魂，静以镇形之谓魄。随神往来者谓之魂，并精出入者谓之魄。魂从魄降，魄随魂升，魂魄不可分离。动静相生，魂悸魄动，因应有常，过则为害。③肝魂肺魄。精神意识活动都依靠五脏的生命功能调节，心肾相交，脾升胃降，肝升肺降，肺藏魄，肝藏魂。合形与气，使神内藏。肺气充盈则魄有以为舍、为充、为养，肝血充足则魂有所舍、所涵、所镇，而不妄行游离。《性命圭旨》曰："魂昼寓于目，魄夜舍肝。"④魂魄是情感、意志、思维的总开关[8]。由外界刺激引起的一种精神活动，如耳目鼻识，手足动麻，忧愁压抑，由表达里者如金气清肃，不可胶固，阳中之阴，肺魄之职；如梦寐恍惚，曲运谋虑，愤怒爆发，由内达外者如木气风飚，不可越泄，阴中之阳，肝魂之职。

（二）神经系统心身疾病的病因病机

神经系统心身疾病的临床表现复杂多样，有阳性症状，也有阴性症状。考察神经系统心身疾病的病因，有躯体病变因素引起者，有精神心理因素引起者。例如：①情志过极。《灵枢》曰："肝悲哀动中则伤魂，肺喜乐无极则伤魄。"《道德经》曰："喜怒亡魂，卒惊伤魄。"②不良情绪。如焦虑、紧张、愤怒、沮丧、悲伤、痛苦、难过、不快、忧郁等不良情绪刺激，神动于心，则五脏之神皆应之。社会因素也可导致不良情绪。尝贵后贱，屈辱抑郁，洒洒然时惊，形体日减，名曰脱营；尝富后贫，忧愁思虑，愤恨悲哀，神倦肌瘦，名曰失精。③神志疲劳。精念存想，情溢神越。急性疲劳或者慢性疲劳积累，罢极之本肝藏损伤则魂病，有形之精气损伤则魄病。各种因素引起的慢性脑损伤者，均以脑髓受损、神机失用为特征[9]。④神志衰弱。《医宗必读》恐的病机："魂失养，故交睫即魇。"魂神失养，噩梦夜惊，恐怯惶慌；魄神失养，魄无所附则脏躁，神衰失用则卑慄。⑤神志扰动。脏腑受邪扰动，神志紊乱。语无伦次、幻想、幻视、幻听、定向力丧失、躁动不安等。或意识模糊，乃至昏迷。⑥神志不全。先天遗传缺陷，孕妇服药、感染等，导致精神心理发育不良，或者躯体症状障碍的差别易感性。先天精气逆乱，后天躯体疾病或神志疾病者，《内经》称为胎病，《类经》称为胎里疾。

脑髓元神（魂、魄）—脏腑神（魂、神、魄、意、志）—诸体神的神机通路某个节点或者多个部位发生病变，形成神经系统心身疾病形神同病的病机特点。由于脑主神机，心身疾病以多个部位发病为多见。无论精气升降出入紊乱，精气亏虚，脏腑失衡，脏腑损伤，内邪产生蕴集，都可能成为神经系统心身疾病的共同病机。其病机特点为：

（1）魂魄失和，升降失衡。魂魄同病，躯体感觉障碍与精神症状同时存在。①魂魄不调。《医法圆通》曰："凡人禀二气（即阳精、阴精也）以生。二气混为一气，而神居二气之中，为气之宰，故曰精、气、神。二气贯于周身，神亦遍于周身。"阴阳升降失衡，则魂强魄弱，魂弱魄强。魂强有兴奋、主动、飘幻的阳性特点，魄强有淡漠、低落、抑郁的阴性特点。②魂魄不安。内外诸邪扰动，魂不守舍，魄不安宁，自浮自动，不受神的支配。③魂魄散乱。神昏则魂荡，魂魄惑乱；精气散则魂魄飞扬，魂魄俱去。如夏子益《奇疾方》曰："凡人自觉本形作两人，并行并卧、不辨真假者，离魂病也。"

（2）形神同病，虚实共存。心身疾病的实质即形神同病。气机失常者，每伤及脏腑，产生内邪。如魂病厥逆，魄病气陷，皆形神失守。《慎斋遗书·亢害承制》曰："虚中有实，正虚便生实邪；实中有虚；邪实皆由本虚。"虚极生实，实极生虚，虚实互相转换，至于虚实共存。精气虚者，荣涩卫除，魂魄失养，魂魄衰弱。邪气实者，使道阻塞，魂魄郁滞，阳郁神颓。

（3）脏腑损伤，亡魂失魄。脏腑亏虚者神无所藏，脑体失用，或魄伤，或魂伤，魂魄萧索，形神分离，乃至死亡。《抱朴子·畅玄》曰："魂魄分去则人病，尽去则人亡。"

二、基于魂魄理论神经系统心身疾病的辨治特点

《素问·宝命全形论》有曰："一曰治神，二曰知养生。"针药之本，修真之要，必先治神。临床上，必须辨形神脏腑以确定病位，同时辨升降出入以确定神机使道；辨邪正虚实以确定病性，辨动静微甚以确定轻重。察精神魂魄得失，以为治法。

（一）魂病者神魂并治，魄病者魄神并治

《金匮要略》曰："百合病见于阴者，以阳法治之，见于阳者，以阴法治之。见阳攻阴，复发其汗，此为逆；见阴攻阳，乃复下之，此亦为逆。"百合病属于神志类疾病，病机为魂不宁魄不安，由此得出的神经系统心身疾病的治疗原则是：魂病、魄病皆神志病，以阴阳辨证为总纲，结合脏腑辨证，"以阳法治之、以阴法治之"，补其不足，泻其有余，调理五脏虚实以畅达情志安魂强魄。①魂病者祛邪安魂、疏肝达魂、柔肝镇魂等法，如血府逐瘀汤、黄连温胆汤、丹栀逍遥散、一贯煎、珍珠母丸等。魄病者宣肺畅魄、益肺定魄、滋肾强魄等法[10]，如菖蒲郁金汤、百合地黄汤、安神定志丸、黄连阿胶汤、龟鹿二仙胶等。②同时，《血证论》曰："魂魄所主者，神也。"魂病者神魂并治，魄病者魄神并治，均需兼顾精气，气足则生魂，精足则生魄，疏通使道，调平脏腑，形神同治。③人体自我修复功能的主宰在于神，心身疾病必须坚持心身同治原则。诸如重镇安神、补精涵神、调气宁神、养血益神、温阳振神、滋阴养神、既济交神、醒脑回神等等，以及说理开导、暗示解惑、支持疗法、环境控制、松弛训练、生物反馈、认知治疗、行为矫正和家庭疗法等心理治疗方法，移情易性，疏导怡神，临床应用均需随证而施。

（二）特色用药思路

在辨病与辨证相结合的基础上，坚持形神一体的治疗模式。

1. 潜镇魂魄　多因气火上冲，魂易浮越，魄动难静，在清火降气同时，选择配伍潜镇魂魄药物，重可镇怯，如龙齿、龙骨、牡蛎、石决明、琥珀、马宝、珍珠、珍珠母、磁石、紫石英、生铁落、金箔、金礞石、青礞石、朱砂等金石贝壳类药；但不可一味追求潜镇，用之不当，反而影响阳气之生发，神机被遏，其病缠绵难愈。同时，需要选择配伍山茱萸、熟地黄、女贞子、墨旱莲、桑椹、山药等滋补阴精形质，魂魄才能舍藏。

2. 升振魂魄　因精气虚损，魂魄失去舍藏，久之魂魄耗散，故升振魂魄治法以填补脏真为主，佐以温补阳气，静药动用，因应聚散升降，属于阴中求阳法。《临证指南医案》记载，精血日损，神伤散越："总是内损已深，若调治合宜，只要精气复得一分，便减一分病象。"补益脏真，以招纳精神魂魄，如紫河车、人乳、牛骨髓、羊骨髓、猪脊髓、猪脑髓、鹿茸、鹿角、龟甲、鹿胎胶、鹿角胶、龟甲胶、阿胶等血肉有情药物填补脏真。选择配伍人参、桂枝、附片、吴茱萸、淫羊藿、菟丝子等温运阳动气化。注意健运脾胃，不要呆补。

3. 疏通使道　脑髓元神（魂、魄）—脏腑神（魂、神、魄、意、志）—诸体神各级使道畅通，才能流通神机，升降魂魄。由于神的内涵十分广泛，神支配魂，魂激发魄，魂魄耦合又与五脏精气关联；内邪种类性质不一，相互结合情况复杂，故治神最能够反映整体观，临床上实际使用的治法方药繁多，绝对不可局限于某一个节点或某一个方面选择药物。如白芷、薄荷、炙麻黄、细辛、丁香等通玄开窍，柴胡、郁金、橘核、荔枝核、川楝子等理气解郁，石菖蒲、远志、茯苓、皂荚、天竺黄等化痰祛湿，苏木、王不留行、鸡血藤、三棱、莪术等活血化瘀，栀子、生石膏、桑白皮、青黛、大黄等清热泻火，白蒺藜、钩藤、怀牛膝、熟何首乌、天麻等熄风潜阳，土茯苓、萆薢、龙胆、黄柏、白花蛇舌草等化浊解毒等等。祛除内邪，疏通神机使道。

4. 对症治疗，身心兼顾　躯体症状障碍与社会心理因素关系密切，表现为躯体症状、精神心理症状的复杂性、隐匿性、长期性、波动性，患者求医意识强烈，但没有明显的生物医学检查证据，不能实现对因治疗，只能消除痛苦改善症状，从而决定了对症治疗的重要性。头晕者选择鹿衔草、蓝布正、片姜黄、葛根、桑枝，头痛者选择蔓荆子、鬼箭羽、川芎、连翘、桑叶，失眠者选择首乌藤、灵芝、酸枣仁、莲子心、郁李仁，焦虑者选择朱茯神、龙齿、莲子心、淡竹叶、甘松，抑郁者选择雪莲花、合欢花、玫瑰花、紫苏梗、贯叶金丝桃，疼痛者选择乳香、没药、延胡索、乌药、香附子等等。联系脏腑气机升降出入对症施治，整体调治。同时身心兼顾，移情变气，重视非药物方法干预。

三、基于魂魄理论辨治神经系统心身疾病医案

（一）失眠症并腓肠肌疼痛不适案

周某某，女，57岁。2018年7月12日首诊：从26岁坐月子期间与家人产生矛盾，31年来长期失眠，一般每晚睡眠3～4小时，睡眠浅易醒，有时彻夜不眠。失眠时，自觉腓肠肌疼痛，有时伴有腓肠肌痉挛，晚上必须起床行走，双下肢不适症状才能缓解。体形消瘦，精神萎靡，情绪低落，常叹气，疲乏不耐劳累，食欲不振，便秘，3～4日大便一解。舌暗红苔薄黄干少，脉沉细弱。腰椎MRI检查无异常。双下肢动静脉彩超检查均无斑块及血栓。诊断：失眠症，躯体症状障碍，焦虑抑郁状态。予右佐匹克隆片3 mg，每晚睡前1次；疏肝解郁胶囊（组成：贯叶金丝桃、刺五加）2粒，每日2次。中医辨证为阴血亏虚，魂魄失养，魂魄不安。治法：填补精血，升振魂魄。处方：首乌藤30 g，鸡血藤、百合、生地黄各15 g，桂枝、赤芍药、黄精、石斛、玉竹、女贞子、墨旱莲、灵芝、茯神各10 g，甘草6 g。水煎，鹿胎胶（烊冲）、阿胶（烊冲）各10 g。14剂，每日1剂。2018年7月27日二诊：患者因担心右佐匹克隆片副作用未服用，用中药后仍然睡眠好转，每晚睡眠4～7小时不等。双下肢不适症状减轻，有时晚上醒来仍需下床活动双下肢，或者自我按摩双下肢。精神略有好转，仍然不耐劳累，频频欠气，饮食稍增加，大便硬，2～3日一次。舌暗红，苔薄黄少，脉沉细弱。反复解释后，予盐酸帕罗西汀片20 mg，每早1次。患者终于遵医嘱服药。疏肝解郁胶囊2粒，每日2次。中药守方加熟大黄10 g。14剂，每日1剂。2018年8月11日三诊：患者精神明显好转，晚上很少起床，食欲增加，大便自如，舌略暗红，苔薄黄，脉沉细。西成药同前，继续予二诊处方30剂，每日1剂。2018年9月14日四诊：患者自觉有生活质量，饮食二便正常，舌脉同前。嘱停用中药汤剂，继续使用盐酸帕罗西汀片、疏肝解郁胶囊4个月。

按：本案患者有精神刺激史，长期睡眠障碍，萎靡低落，腓肠肌疼痛不适，食欲不振，检查无阳性发现，符合躯体症状障碍诊断。久病虚损，阴血亏虚，精不养神，魂魄失养，故取法龟鹿二仙胶、二至丸、桂枝汤化裁，填补精血以舍魂魄，健壮形魄为主；阴中求阳，少佐升阳以振魂魄，少阳生气之义。疏肝解郁胶囊疏肝、解郁、安神，使用选择性5-HT再摄取抑制药盐酸帕罗西汀片抗抑郁。

（二）良性位置性眩晕并抑郁症惊恐障碍案

唐某某，女，51岁。2016年12月29日首诊：近4年来反复头晕，呈发作性，持续时间1～3日，与体位改变有关。每个月发作1～3次。头晕显著时有心悸，气短，出汗，上腹部不适，恶心欲呕，惊恐不安，感觉几乎马上会死去。平常性格内向，工作效率低，头蒙昏沉，头部欠清晰感，无耳鸣，听力正常。不能长时间待在封闭环境，极其恐惧单独居处，遇事易惊，依赖性强。已经前庭功能检查治疗耳石症。舌红赤，苔少，脉沉细弱。诊断：良性位置性眩晕，抑郁症惊恐障碍。予米氮平片15 mg，7日后改为30 mg，每日1次，睡前服。发作时，立即舌下含服艾司唑仑片1 mg。中医辨证为气机升降失衡，魂浮动扰，魄弱神衰。治法：升降气机，潜阳镇怯。处方：头晕草、蓝布正、红景天、鸡血藤、北沙参、生龙齿、生牡蛎、赭石各15 g，太子参、黄芩、附片各10 g，桂枝、甘草各6 g，全蝎3 g。服用7剂，每日1剂，水煎服。兼以心理治疗。2017年1月6日二诊：诊后第二日严重头晕时急性惊恐发作

1 次，经舌下含服艾司唑仑片，20 分钟即缓解。之后病情稳定，信心增加，仍头昏，易惊恐，舌红赤，苔薄黄，脉沉细弱。上方去全蝎，加白薇 10 g，白芍 15 g。服用 21 剂，每日 1 剂，水煎服。2017 年 1 月 28 日三诊：患者家人关爱有加，病情大有好转，近 3 周头晕发作 1 次，仅出现心悸、恶心，亦经舌下含服艾司唑仑片缓解。舌稍暗红，苔薄黄，脉沉细。守方 60 剂，每日 1 剂，水煎服。2017 年 4 月 2 日之后停服中药汤剂，长期坚持米氮平片治疗。

　　按：本案患者围绝经期存在良性位置性眩晕，同时有幽闭恐惧，急性惊恐发作，自主神经功能不全，符合躯体症状障碍诊断。由于围绝经期阴阳、水火、气血、脏腑平衡紊乱，冲气上逆，引动魂浮上扰，精血不足导致魄弱神衰。处方参考《金匮要略》桂甘龙牡汤、《小品方》二加龙骨汤化裁，调补精血，升降气机，上下兼顾。《时方歌括》二加龙骨汤评价："此方探造化阴阳之妙，用之得法，效如浮鼓。"米氮平片为去甲肾上腺素能和特异性 5-HT 能抗抑郁药，作用于大脑边缘系统，具有独特的双重作用机制，对抑郁症急性惊恐发作有良好疗效。

　　（三）慢性全身关节疼痛并应激障碍案

　　姚某某，女，77 岁。2018 年 2 月 9 日首诊：全身性游走性关节疼痛 52 年，右侧肢体疼痛加重 1 年余。患者 25 岁在劳作时淋雨，当时正好是月经期，之后出现发热，全身关节疼痛，服感冒药（具体不详）后好转。但是，每到天气变化前即出现全身性游走性关节疼痛，间断发作时影响劳动及心情，常自服布洛芬胶囊可以缓解。多次在当地诊所求治，被诊为风湿病，屡治屡发，不堪其苦，以致长期失眠，焦虑不安，易发脾气，常叹怨声，家庭关系紧张。近 1 年来，无明显诱因出现右侧肢体疼痛；阴雨天或遇冷水或当风吹时，全身性游走性关节疼痛频频发作，右侧肢体疼痛更加加重，如放电样，并以夜晚为甚。既往有高血压病史，服用硝苯地平缓释片 10 mg，每日 1 次，血压控制正常。腰椎 MRI 检查示 L2～L3 椎体压缩性骨折。刻诊诉全身性游走性关节疼痛久治不愈，时值阴雨绵绵，疼痛剧烈时彻夜难眠，焦虑不安，头晕，头重如裹，疲乏无力，耳鸣，不畏寒，口干口苦，纳可，舌暗红，中根苔厚腻，边尖苔薄黄干，脉紧促实。诊断：慢性全身关节疼痛，应激障碍。中医辨证为风湿外袭，损伤正气，神机使道壅塞，魂魄升降失和。治法：祛风除湿，活血通络，疏通使道，升降气机。处方：海风藤、鸡血藤、玄胡索、杜仲、桑寄生、独活、木瓜、茯苓各 15 g，乳香、没药、王不留行、羌活、石菖蒲、瓜蒌壳、薤白、白芷、川芎各 10 g，甘草 6 g。服用 7 剂，每日 1 剂，水煎服。氟哌噻吨美利曲辛片 10.5 mg，早午餐前各服 1 次。2018 年 2 月 16 日二诊：仍然关节疼痛，症状稍有缓解。但药后睡眠甚好，精神好转，头部转清晰感。舌暗红，苔厚黄腻，脉弦促实。守方 30 剂，每日 1 剂，水煎服。2018 年 3 月 18 日三诊：又是阴雨天气，用药期间，关节剧烈疼痛症状发作 2 次，舌暗红，苔黄腻，脉弦细实。原方去瓜蒌壳、薤白、茯苓、石菖蒲，加川牛膝、徐长卿、狗脊、续断各 10 g。服用 30 剂，每日 1 剂，水煎服。如此加减用药，至 2018 年 9 月 21 日停服中药汤剂，全身性游走性关节疼痛未再发作，仅用氟哌噻吨美利曲辛片 10.5 mg，每日 1 次，维持治疗。

　　按：本案患者年轻时经期劳作淋雨起病，全身性关节疼痛，属于应激障碍，并且出现情绪问题，符合躯体症状障碍诊断。风入于血，与血气相搏交攻故疼痛；风寒阴雨与邪气相感，故随天气变化疼痛加重。邪气淫泆，使道壅塞，神机障碍，魂魄失和，则呈游走性疼痛。治疗上，以脑髓、脏腑、经络、玄府为靶点，才能疏通脑髓元神（魂、魄）—脏腑神（魂、神、魄、意、志）—诸体神各级使道，恢复神机气化。氟哌噻吨美利曲辛片含有相当于 0.5 mg 氟哌噻吨的二盐酸氟哌噻吨，作用于突触前膜多巴胺自身调节受体（D2 受体），以及相当于 10 mg 美利曲辛的盐酸美利曲辛，可以抑制突触前膜对去甲肾上腺素及 5-HT 的再摄取作用，两种成分的合剂具有协同的调整中枢神经系统的功能，抗抑郁、抗焦虑和兴奋特性。

　　（四）肺癌介入术后并全身多处转移神经病理性疼痛案

　　郑某，男，54 岁。患者因中央型肺癌，于 2015 年 8 月 5 日入住我院介入医学科，行肺动脉栓塞术并肺支气管动脉介入灌注化疗术，2015 年 8 月 15 日病情好转出院。2016 年 4 月 26 日第二次住院，发现颅内肿瘤转移灶，及全身多处淋巴结转移灶。经常呛咳，吐黄灰色脓样黏稠痰，有时咳吐暗红色血块、全身剧烈疼痛、严重失眠、焦虑、脾气暴躁，运动性失语，饮水呛咳，吞咽稍困难，右上肢活动差。反复癫痫大发作。舌暗红干，苔中剥，根部苔黄腐厚，脉紧实。询及患者有吸毒冶游史。间断使用布桂嗪片、卡马西平片、苯妥英钠片、硫酸吗啡缓释片等止痛治疗。诊断：肺癌介入术后并全身多处转移，继发性癫痫，抑郁焦虑状态。西医予对症支持治疗。中医辨证为阴虚内热，痰浊蕴肺，瘀毒凝结。治法：养阴清热化痰，活血解毒散结。处方：鱼腥草、土茯苓、麦冬各 15 g，浙贝母、天竺黄、法半夏、太子参、川楝子、青礞石、熟大黄、制乳香、制没药各 10 g，皂荚、胆南星、甘草各 6 g。服用 7 剂，每日 1 剂，水煎服。病情稳定，2016 年 9 月 13 日出院后以上方加减续进。至 2017 年 10 月 17 日，由于与家人争吵诱发剧烈头痛，彻夜不眠，服苯妥英钠片 42 片自杀，经急诊抢救第三次收住院。仍然呛咳，吐脓稠痰，口气秽重，头痛、胸痛，四肢肌肉疼痛，双下肢乏力，不能站立，便秘。舌暗红，中尖部无苔，根部苔黄腐厚，脉紧细实。因剧烈疼痛频繁肌肉注射盐酸哌替啶，每次 100 mg，每日 3～4 次。硫酸吗啡缓释片 20 mg，每日 2 次。医护稍慢给予止痛药物，即吵闹不配合治疗。补充诊断：神经病理性疼痛，肌无力综合征。予对症支持治疗，心理治疗。患者拒绝服用中药汤剂，故予西黄胶囊（组成：麝香、牛黄、没药、乳香等）4 粒，每日 2 次。盐酸度洛西汀肠溶片 20 mg，每日 1 次，7 日后改为每日 2 次。患者病情无改善，于 2018 年 3 月 9 日因多器官衰竭死亡。

　　按：本案患者癌性神经病理性疼痛，疼痛部位已经超越肿瘤转移范围，情绪变化症状明显，有自杀史，符合躯体症状障碍诊断。神经病理性疼痛以自发性、多变性、高敏感性为特征。中医病机认识为，本案患者情绪波动，头脑及脏腑气机逆乱，痰热瘀毒闭阻使道，肢体经脉神机紊乱；全身阴阳失衡，魂强而浮越，魄弱不安宁，五神无主，神明错乱之极。联合中药能对抗止痛药物的不良反应，提高阿片类药物镇痛疗效，缓解患者的焦虑情绪，改善生活质量。

（五）躯体形式障碍怕风怕冷感觉异常案

　　陈某某，女，64 岁，极度恶风寒 4 年 1 月余。2013 年 6 月 19 日首诊：自诉 2009 年 5 月 6 日下午至傍晚打麻将，劳累甚，准备上床休息前，洗脚时突发胸部紧闷感，之后全身肌肉痉挛寒战，不能转头，步行受限，恶风寒，无汗。虽夏日尤裹棉被，在家里紧闭门窗，恐惧洗澡，只能用滚开水擦浴。四处求医，经历各种检查诊断为"焦虑障碍、自主神经功能不全"等，及使用"盐酸帕罗西汀片、盐酸阿米替林片、盐酸舍曲林片、文拉法辛缓释胶囊"等治疗，而恶风寒裹棉被仍旧。症状缠绵 4 年余，病情日重，痛苦莫名。家人关心，爱莫能助。于是，其儿媳求助社会媒体，湖南都市频道记者及我院事业发展部多人陪同就诊。症见形体消瘦，较虚弱，唯恐衣服不够，穿毛衣尤裹棉被，皮肤湿润有汗，部分衣服湿透，极畏风寒，旁人动作鼻息也如同飕飕感觉。偶有肌肉痉挛，部位不定，以腓肠肌痉挛为主；如果某处肌肤未覆盖衣物，即有痹硬冷麻感。平常易恐惧焦虑，心中憺憺怔忡，喜曝晒于太阳下，汗出如注衣物湿透，就阴凉处则飕飕恶寒，换衣干身，闭窗覆被，仍然寒战不已。患者孀居，偏瘦，无明显抑郁，稍焦虑，昼夜恶寒怕风，睡眠正常，口干喜温饮，饮水不多，饮食可，小便较少，大便正常。舌暗红苔厚黄腐干，脉浮弱芤大。口温 37.3 ℃，腋温 35.2 ℃。呼吸 22 次/min，脉搏 86 次/min，血压 110/72 mmHg。血糖 5.7 mmol/L。血常规、风湿全套、甲状腺素全套（-）。胸部 X 线片示双肺纹理增粗。头部 MRI 示脑萎缩，垂体未见异常信号灶。诊断：躯体形式障碍，怕风怕冷感觉异常。治疗：九味镇心颗粒 6 g，Tid。中医辨证为，营卫不和，气虚不固，心肾不交。治法：调和营卫，益气固表，交通心肾。方药：龙齿、浮小麦、炙黄芪、白芍各 30 g，灵磁石 15 g，黄连炭、灵芝、朱茯神、白术、防风、桂枝各 10 g，炙甘草 6 g。14 剂，水煎服。嘱其子女加强心理疏导。2013 年 7 月 15 日二诊：用药后恶风寒症状减轻，但正值溽暑仍需要穿毛衣，不能吹自然风，全身皮肤有胀满感，仍然出汗多，胃部不适，有烧灼感，无反酸无嗳气，舌暗红苔中剥根部黄腐，脉浮弱芤大。守方续进，加用奥美拉唑肠溶片 20 g，Bid。2013 年 9 月 23 日三诊：患者病情明显好转，已经能够吹自然风，仍然不能吹空调，更不能吹风扇，只需要穿长袖单衣，能够自主外出正常劳动，上半身出汗较多，湿衣必须立即更换。舌红苔黄腻，舌根部苔厚，脉浮弱虚大。口温 37.1 ℃，腋温 35.7 ℃。堵漏泄，致阳和。仍然守方，去桂枝、防风，加北沙参、玄参各 10 g，麦冬、生地黄各 15 g，续进 14 剂。旁人以为奇，当晚电视有详细报道。2013 年 11 月 12 日四诊：患者从 10 月 7 日停中药汤剂后，病情无反复，仅服用九味镇心颗粒（组成：人参、五味子、酸枣仁、茯苓、远志、延胡索、天冬、熟地黄、肉桂）维持治疗。2013 年 12 月 13 日五诊：据天气预报，由 2 日前开始，气温突降 12 ℃～21 ℃，患者虽然正常穿戴，但全身仍觉得寒冷，下肢特别是双足寒气彻骨，闲坐时必须用火柜被覆之，并且烤火不能离开火柜，以致上半身汗出，稍稍有汗即觉衣湿寒冷如冰，背部尤甚。舌瘦红苔薄黄干，脉细弦弱。辨证为阴阳两虚，津液不固。治法：补阴扶阳，固摄敛汗。黄芪 20 g，诃子、苎麻根、煅龙骨、煅牡蛎、山药、鹿角霜、紫石英、熟地黄、熟何首乌各 15 g，山茱萸、黄芩、白术、防风各 10 g，五味子、炙甘草各 6 g。14 剂，水煎服。慎自将息，注意不要受凉。至 2015 年 12 月 17 日，每当病情反复，即断断续续来诊，基本以五诊方药加减进退，日常生活无碍。

　　按：从中医辨病辨证角度考虑，本案并非奇病。长时间打麻将，久视伤血，久劳伤气，久坐伤肉。气耗神劳，气伤及阳，血耗及阴。又因打麻将激烈竞争，曲运神机，凝神定气，瞬间顺逆，赢色不露，输心焦虑，突然情绪变化，毕竟气机紊乱郁滞。此外，阳气者，日中以后由隆盛而衰，至日暮而索。傍晚洗脚，恐又伤风寒，损伤消索之阳气；久病神耗，汗出如注，阳随阴去。最后，神、气、血、阴、阳均有耗伤，阴阳失衡，气血逆乱，形神俱病。根据《内外伤辨惑论·辨寒热》经验，外感恶寒，"其恶寒也，虽重衣下幕，逼近烈火，终不能御其寒，一时一日，增加愈甚"；内伤恶寒，"但见风见寒，或居阴寒处，无日阳处，便恶之也，此常常有之，无间断者也"。但是，覆被重衣就火曝阳，外感恶寒若煦，内伤恶寒得轻，悟得外感内伤之恶寒并不是非此即彼，临床症状的界限并不是绝对的。此案初起不能简单地辨别为外感内伤，但漏泄无度，久病体虚，毕竟内伤为主，形成此案劳损病因病机。因此，疾病初起之时，胸为心阳肺气之分野，阳气虚滞，故突起胸部紧闷感；肝主筋，脾主肌肉，肾主骨，寒邪直中三阴，束缚阳气，故全身肌肉痉挛寒战，不能转头，步行受限，恶风寒，无汗。患者四处求治，百药尽试，损伤脾胃，济养不足，阴液生化乏源，阳气随汗消耗，由无汗而汗出如注，是变证渐重缠绵难愈之征。一诊至二诊，化裁玉屏风散、桂枝汤、交泰丸等，调和营卫，益气固表，交通心肾；三诊至四诊，去桂枝、防风之开泄，加北沙参、玄参、麦冬、生地黄，合增液汤方意。五诊以后，以补为主，补阴扶阳，固摄敛汗。

（六）睡眠瘫痪症案

　　黄某某，男，65 岁。梦魇近 10 年。2013 年 12 月 24 日首诊：2003 年开始出现睡眠不安，经常大声梦呓，有时幻觉有重物压身，夜间从梦中惊醒，甚至有时惊叫而起，但惊醒后身体不听使唤，无法动弹，粗重呼吸，说话不出，阵发性心悸心慌，有莫名其妙的恐惧感，有时能够记忆起具体的梦境，久久不能再寐。白天精神差，头目不清。舌老红苔黑腻，脉沉滑。4 年前有从床上跌下来"左侧锁骨骨折"史。患者体胖，既往吸烟，每日 1～2 包，有"慢性支气管炎"病史，无头部外伤、颅内感染、癫痫、原发性高血压、脑血管病等病史。Holter 检查：基础心律为窦性，二度房室阻滞，24 小时房性早搏 86 次，室性早搏 550 次。未见 ST-T 改变。诊断：睡眠瘫痪症。治疗：复方脑蛋白水解物片 4 片，Tid。中医辨证为痰热阻窍，兼肝风内动。治法：化痰通窍，清热安神，兼清肝熄风。方药：白花蛇舌草 30 g，青礞石、珍珠母、钩藤、天竺黄、熟大黄各 15 g，灵芝、茯神、陈皮各 10 g，龙胆、皂荚各 6 g，蝉蜕 3 g。14 剂，水煎服。2014 年 1 月 7 日二诊：药后梦魇发作减少，大便一日 4 次，溏薄，舌红苔薄黄干，脉沉细滑。原方去熟大黄、龙胆，加川楝子 10 g，白蒺藜 15 g，续进 7 剂。2014 年 1 月 15 日三诊：近 1 周中梦魇未发作，睡眠较好，精神好转，舌红苔薄黄，脉沉细滑。原方续进 7 剂以巩固疗效。2014 年 1 月 15 日四诊：梦魇未发作，睡眠好，舌红苔薄黄，脉沉细有力。停汤剂，改用复方脑蛋白水解物片 4 片，Tid。嘱患者连续使用复方脑蛋白水解物片治疗 2 个月。

　　按：睡眠瘫痪症属于中医"梦魇"、"邪祟"。《杂病源流犀烛·不寐多寐源流》曰："有神气不宁，每卧则魂魄飞扬，觉身在床而神魂离体，惊悸多魇，通夕不寐者，此名离魂证。"治梦魇心实者责之痰热，用静神丹（组成：当归、生地黄、远志、茯神、石菖蒲、黄连、朱砂、犀黄、猪心血），金箔为衣，灯心草煎汤下。《医学正传·邪祟》曰：邪祟"皆痰火之所为，实非妖邪祟之所迷也"，药用远志、石菖蒲、当归、黄连、茯神、朱砂、侧柏叶、龙胆等，并主张用"移精变气之术"治之。基于营卫运行睡眠理论，营卫的循环运行、阴阳出入，阴阳蹻脉的盛衰以及目之开合均会引导神产生内敛与外张的变化，人随之则有寤寐。寤则神运于中而征显于外，寐则神潜于中而隐敛于内。营卫终始会合，睡眠中阳入于阴，觉醒时阳出于阴。营卫行涩，厥气客阻，阴阳不交，脑窍不利，魂魄离合，则形神同病，寤寐不宁。睡眠不安、梦呓、幻觉等等，乃阳不入于阴，阳气浮动魂神恍惚不安；醒后身体不能动弹、呼吸困难、说话不出等等，乃阳不出于阴，精气凝聚形体痿软无力。本案治痰、治风、治热，通调营卫阴阳运行气道，通利上中下三焦，以安定肺魄、肝魂、心神。另外，复方脑蛋白水解物片治在以形补形。复方脑蛋白水解物片，每片含脑蛋白水解物 180 mg，谷氨酸 20 mg，硫酸软骨素 20 mg，维生素 B_1 1 mg，维生素 B_6 0.5 mg。对脑功能不全神经衰弱患者有辅助改善作用。

（七）心因性癫痫持续状态案

邹某某，女，13 岁。因反复发作性抽搐、右膝关节疼痛 35 日，于 2019 年 5 月 5 日 16:00 入住我院神经内科。其父亲代诉，患儿于 2019 年 4 月 1 日因咳嗽、咽痛在家属陪同下于当地诊所就诊，考虑上呼吸道感染，予以药物（白霉素、炎琥宁等）对症处理，输液过程中（未询及具体药物）突发晕厥 1 次，时间约半小时，针刺人中穴后苏醒。醒后患儿意识不清，四肢抖动，双眼紧闭，无口吐涎沫，持续约 1 小时左右四肢抖动自行停止，但仍感双下肢无力，右膝关节疼痛，不能站立。遂送当地县人民医院治疗 2 日，双下肢无力及右膝关节疼痛未见好转，仍不能站立，期间未再发四肢抖动，县人民医院未予明确诊断。为进一步治疗，4 月 3 日其父亲带患儿就诊于省儿童医院，当天 18:30 患儿出现发作性症状一次，双目紧闭，双下肢屈曲用力，全身抖动，无面色发绀，无口吐白沫，急诊予静脉注射地西泮 10 mg 镇静后症状缓解，并收入该医院重症医学科。完善检查血常规、大便常规、小便常规、肝肾功能、心肌酶、电解质、凝血全套、血氨、超敏肌钙蛋白、NT-proBNP 均未见异常。八项呼吸道病毒抗体：肺炎支原体、乙型流感病毒弱阳性，余正常。呼吸道病毒抗原 7 项均为阴性；免疫全套均阴性；CRP 2.61 mg/L；PCT 0.03 ng/mL；输血前四项阴性；肺炎支原体抗体滴度：阴性；结核抗体：阴性；ANA＋ANA 谱＋ANCA：抗 Scl-70 抗体阳性，余阴性。血普通培养：无细菌生长。ESR 3mm/h。血尿遗传代谢检查未见异常。脑脊液常规、生化、培养均正常。淋巴细胞亚群检测：抑制/细胞毒性 T 淋巴细胞制细胞（$CD3^+$/$CD8^+$）19.27%，抑制/细胞毒性 T 淋巴细胞制细胞（$CD3^+$/$CD8^+$）338 个/μL，NK 细胞（$CD3^-$/$CD16^+$、$CD56^+$）8.42%，NK 细胞（$CD3^-$/$CD16^+$、$CD56^+$）170 个/μL；余未见明显异常。轮状病毒抗原检测阴性；肠道病毒通用型 RNA 荧光 PCR（EV-RNA）阴性；柯萨奇病毒 A16 型 RNA 定量阴性；肠道病毒 71 型 RNA 定量阴性。双膝关节彩超、双膝关节平片、肌电图、头颅＋颈髓＋胸髓＋髋关节平扫＋增强均未见明显异常。心电图示：窦性心动过速。脑电图示：背景节律无异常，全幅未见痫性波。予甘露醇降颅内压、胞二磷胆碱营养神经等治疗 6 日，病情稳定转普通病房，继续予乙酰谷酰胺、维生素 B_6、吡拉西坦等营养神经，治疗期间未出现发作性症状。追查病史，询及患儿父亲长期在外打工，患儿因揭露母亲不良作风以致受打骂虐待多年，最后父母离异，患儿与奶奶一起生活，故诊断考虑为"心因性疾病"，于 4 月 18 日出院。出院时患儿行走自如，未诉右膝关节疼痛。

出院后患儿留宿其长沙姑姑家。于 2019 年 4 月 23 日 21:10 再发抽搐，发作症状同前，遂送于市中心医院住院，在院期间抽搐未发，于 4 月 25 日出院。回家途中患儿再次出现晕厥及抽搐，于湘雅医院急诊留观 3 日，4 月 25 日当天共发晕厥 3 次，抽搐 5 次，予静脉推注咪达唑仑注射液 8 mg 镇静，及心理安抚后缓解。留观期间查：血沉 6mm/h；免疫全套＋风湿全套：补体 C4 141 mg/L，补体 C4 969 mg/L，免疫球蛋白 G 7.55 g/L，免疫球蛋白 A 849 mg/L，免疫球蛋白 Mg 922 mg/L，抗"O"试验＜25.00 IU/mL，CRP 1.23 mg/L，类风湿因子＜20.00 IU/mL；B27 测定（流式法）：人类白细胞抗原 B 27 阴性；抗 CCP 抗体测定＋抗中性粒细胞胞浆抗体＋血管炎三项：抗 CCP 抗体 1.42 U/mL，pANCA 阴性，cANCA 阴性，抗 PR 3 0.83 U/mL，抗 GB M0.84，抗 MPO 0.64 U/mL；TGA、A-TPO（发光法）：抗甲状腺球蛋白抗体（TGA）15.01 IU/mL，抗甲状腺过氧化物酶抗体 8.73 IU/mL。

胸片示：双肺野清晰，心膈影正常。颅脑MRI平扫＋增强示：双额叶皮质FLAIR信号稍增高，意义待定；双侧筛窦炎、上颌窦炎；垂体柄稍呈结节状增粗，意义待定。留观后2日未发晕厥及抽搐，但患儿仍有双下肢无力，不能行走，遂入住小儿神经专科，入院完善检查：血常规、尿常规、血氨、血沉、肝功能、肾功能、心肌酶、血脂、E4A、血清离子、血糖、血清铜、铜蓝蛋白、甲状旁腺素、甲状腺功能五项、输血前四项，总蛋白59.4 g/L，球蛋白19.3 g/L，高密度脂蛋白（HDL）0.97 mmol/L，磷1.88 mmol/L，乳酸3.422 mol/L，TBNK TH/TS 2.75；余项均未见明显异常。24小时脑电图示：正常范围儿童脑电图，家长指认事件非病性事件；患儿抽搐发作时间期脑电背景正常，未见痫性放电。且患儿生活社会环境对其缺乏关爱、发作前明显焦虑、突发突止、安抚后可以缓解，发作有戏剧色彩，结合患儿化验及其他辅助检查结果，更加倾向于"心因性疾病"诊断，予以心理疏导、口服甲钴胺、维生素B₁、补液，改善心理焦虑后，患儿症状缓解、精神食欲可，于2019年5月5日出院。出院时患儿自诉双侧膝关节仍有轻微疼痛，情绪稳定时行走及语言正常，为求进一步诊疗来我科住院。

2019年5月5日16:00入住我院神经内科时，患儿暂无抽搐，诉右膝关节疼痛，双下肢无力，不能站立，双膝关节无红肿发热，无头痛头晕，无恶心呕吐，偶有咳嗽，咳少量清涎，食欲差，小便正常，大便少，偏干，夜寐一般。于5月5日19:18，入院后3小时左右患儿突发四肢抽搐，全身强直，呼之不应，双眼向左侧斜视，瞳孔散大，对光反射灵敏，牙关紧闭，无口吐涎沫，10分钟内2次予静脉注射地西泮注射液5 mg，四肢抽搐仍未缓解，遂予以5％葡萄糖注射液＋地西泮注射液30 mg以30 mL/h速度持续泵入，抽搐持续约40分钟后缓解，醒后患者如常人，无全身乏力、汗出等症状，对抽搐过程全无记忆。地西泮注射液持续泵入过程中患儿仍有间断抽搐发作，但程度较前减轻，呈四肢乱舞样抖动，双眼向左侧斜视，双侧瞳孔散大，对光反射灵敏，且发作时四肢肌张力不高，经安抚后能张嘴，发作过程中未发生舌咬伤。完善腰椎穿刺，脑脊液压力、常规、染色、生化、病理学检查，均未见异常。复查脑电图、头颅MRI＋DWI未见明显异常。明确诊断：心因性癫痫，癫痫持续状态。5月6日加用丙戊酸钠口服液10 mL，Bid，服用6次后患儿症状大致同前；遂改用奥卡西平片0.3 g，Qd，使用3日后患儿发作性症状减少，白天时有四肢抖动或类似睡梦中惊醒状态，四肢不自主活动，经安抚后持续数分钟自行缓解；但患儿出现严重的消化道症状，稍进食则呕吐，遂停抗痫药并予以护胃对症处理。2019年5月8日舌红，苔薄黄干，脉沉细，加用中药汤剂。治法：疏肝解郁，理气健脾，清热化痰。处方：山药15 g，刺五加、白芍、茯苓各10 g，竹茹、陈皮、枳实各8 g，柴胡、当归、郁金、熟大黄、石菖蒲各6 g，法半夏、贯叶金丝桃各5 g，黄连3 g。5剂。地西泮逐渐减量至5月9日停用，5月10日改用奥氮平片5 mg，Qd，至5月12日患儿基本未再发抽搐或四肢乱舞样抖动，且可下床短距离扶墙行走，仍诉右膝关节疼痛。2019年5月18日舌淡红，苔薄黄少，脉沉细。治法：疏肝理气，清热化痰开窍。处方：龙齿（先煎）15 g，佛手、茯神各10 g，法半夏、人工天竺黄、黄芩、炒僵蚕、枳壳、柴胡、甘草各6 g，熟大黄、胆南星、全蝎各3 g。服用5剂。2019年5月26日舌淡红，苔薄白，脉沉细。治法：疏肝解郁，理气健脾，化痰开窍。处方：茯苓、白术、石菖蒲、郁金、蜜远志各10 g，柴胡、白芍、当归、香附、陈皮、甘草各6 g，木香3 g。服用5剂。继续予以奥氮平片剂抗精神治疗、迪巧咀嚼钙片补钙、生脉注射液益气养阴及营养支持治疗，患儿双下肢无力逐渐好转，右膝关节无疼痛，基本行走自如，于2019年5月30日出院。出院后继续服用奥氮平片5 mg，Qd，及医院内制剂疏肝理脾片（组成：紫胡、当归、白术、枳实、青皮、砂仁、白芍、党参、鳖甲、湘曲），定期复查血常规、肝肾功能及电解质。一月后门诊复诊，调整药物剂量；如有不适，及时就诊。

按：《素问·举痛论》曰："百病生于气也。怒则气上，喜则气缓，悲则气消，恐则气下……惊则气乱……思则气结。"本案患儿从小父母不在身边，性格卑怯，胆小怕事，受打骂虐待多年，七情过激损伤脏腑阴阳，使气血逆乱，神志失守，魂魄不安，甚则魂魄飞扬。《幼科发挥·心经兼证》曰："盖心藏神，惊则伤神，肾藏志，恐则伤志。小儿神志怯弱，有所惊恐，则神志失守而成痫矣……初起即可治。"惊久成痫，气郁痰迷神窍之病，是症状性癫痫，并不是真正的癫痫病，所以容易误诊。

四、结语

由于传统文化高度束缚性，抑制了中国人的情感表达，大量精神心理疾病如躯体症状障碍隐匿在躯体疾病之下[11]。如梅核气、奔豚病、百合病、脏躁病、心包病、血室病、肝着病等等。对躯体症状障碍诊断和治疗缺乏系统认识，对神经系统心身疾病的诊疗经验，仍然混淆在痛证、郁病、不寐、梦魇、卑慄、癫狂等病种之中，某些列入邪祟、奇症、怪病或者疑难杂症范畴。目前，传统的中医四诊方法仍然具有重要价值，值得当今心身疾病临床借鉴应用[12]。但是，由于主观评定魂魄的影响因素无法避免，有学者尝试建立"魂"量表及"魄"量表，为临床精神心理行为异常疾患提供科学客观的测量工具[13]。如此，治疗上才能针对心身疾病阴阳失衡的基本病机，实施"以阳法治之、以阴法治之"，平调阴阳，安魂强魄。因此，从魂魄理论辨治神经系统心身疾病，不仅足以厘清形神共病现象[14]，而且能够拓展临床辨治思路。

参考文献

[1] 左亚东，衡百川. 浅谈中医五志与相关疾病 [J]. 中医临床研究，2015，7（07）：36-37.

[2] 周德生. 脑主神机论 [J]. 中国中医药现代远程教育，2011，9（11）：2-4.

[3] 周德生，刘利娟. 论志心神机轴的双向调控作用 [J]. 湖南中医药大学学报，2018，38（05）：520-523.

[4] 杨敏春，黄建波，张光霁. 论"肝藏魂"而"肺藏魄"[J]. 中华中医药杂志，2016，31（10）：3908-3910.

[5] 欧宇芳，周德生，胡华. 浅谈中医五神之"肝藏魂"理论与不寐的相关性 [J]. 湖南中医杂志，2015，31（04）：14-17.

[6] 黄书婷，杨传华. 浅析《黄帝内经》所述之"魄"[J]. 山东中医药大学学报，2015，39（02）：152-153.

[7] 薛璞. 论"魂"、"魄"及其与灵魂之关系 [J]. 濮阳职业技术学院学报，2014，27（04）：48-49.

[8] 王国才，潘立民，杨海波. 基于中医魂魄理论探讨抑郁障碍的发病机制 [J]. 中医杂志，2018，59（01）：85-87.

[9] 丁元庆. 慢性脑损伤病因病机解析 [J]. 山东中医杂志，2017，36（09）：731-733.

[10] 曲淼，唐启盛，孙文军，等. "神、魂、魄"理论在精神疾病辨治中的应用 [J]. 北京中医药大学学报，2013，36（07）：437-440.

[11] 王强，潘东梅，张二伟，等. 精神障碍视角下《金匮要略》中的躯体症状障碍研究 [J]. 中华中医药杂志，2018，33（08）：3352-3355.

[12] 赵永厚，赵玉萍，柴剑波，等. 论神志病中医诊察法的特色与优势 [J]. 中医杂志，2013，54（20）：1739-1741.

[13] 张筱. "魂"要素评定量表的修订及"魂"、"魄"量表在失眠症中的应用 [D]. 山东中医药大学，2017.

[14] 余俊玲，李睿，张玉娟. 精神疾病伴躯体疾病交互存在时诊断中的思考. 中国民康医学，2011，23（2）：252.

第十二章　基于营卫失和理论辨治失眠障碍

失眠障碍对人体健康伤害颇大，短期失眠可导致白天精神不济，长期失眠则可出现焦虑、抑郁、情绪异常、注意涣散、记忆障碍等症状。《难经·四十六难》始称"不寐"，《外台秘要·病后不得眠方》首次提出"失眠"之名，后来应用渐次增多，并得到较多医家的认同[1]。《内经》认为正常睡眠与营卫的运行密切相关，失眠是营卫之气循行失常的结果。因此，调和营卫成为治疗失眠的临床选择。

一、营卫循行正常与寤寐的关系

营中有卫，卫中有营。互生互化，运行有度。正常睡眠能够交通阴阳，调平脏腑，从而起到养神、益气、还精作用。

（一）营卫的循行与交会

《灵枢·营卫生会》提示营卫之气皆来源于水谷精微，都属人体的营养物质。清者注阴，浊者注阳。不同之处在于营者为清，是由水谷精微之最清纯、最精华的部分化生而成，由于其性质清柔故能运行于经隧或脉中，具有营养全身、充盛经脉和化生血液的作用。营气的运行，始于肺，终于肝，复还于肺。卫者为浊，是由水谷精微之悍烈部分化生而成，由于其为水谷之悍气也，故运行于脉外，具有充养皮肤分肉、调节腠理开合、护卫肌体和调节睡眠的功能。卫气的运行，大致可分为三个方面，或营行脉中，卫行脉外，两者并行；或昼行于阳，夜行于阴；抑或卫行脉外，散行于肌肉、皮肤、胸腹、脏腑。而营卫之气分别和自身及对方在一昼夜内相会五十次。

人体作为一个小周天，顺应自然万物变化规律，营气自肺注于经脉，按照先大周天后小周天的顺序，先后循行于十二正经及任督二脉中，沿途沟通五脏六腑，起于肺而归于肺，是为一周[2]。营气自肝经上巅入督的百会穴，及自任脉经缺盆下注肺的天突穴，是营气与卫气运行交会的节点。卫气的运行规律主要分为自目开始向四肢末端离心散射式，及自四肢末端开始向心根结式两种[3]。合穴是卫气由营气入脏腑的节点。

（二）营卫调和与寤寐的关系

营卫运行正常，气血充盛，肌肉滑利，气道通畅是拥有一个正常睡眠的必要条件。阳主昼，阴主夜，阳主升，阴主降。人之寤寐，取决于卫气，卫气昼行于阳，动而为寤，夜行于阴，静而为寐。卫气的运行昼行阳、夜行阴，卫气入里合阴，助营阴滋养脏腑的循行特点，与自然界阴阳消长变化相一致，故决定了人体的寤寐功能。寤寐有常，与昼夜节律相应。寤寐是人体随阴阳消长变化规律而产生的生理现象，卫气昼行阳、夜行阴的生理特点，是保证阴阳消长变化的关键。

二、失眠的营卫失和病机特点

笔者认为营卫失和引起失眠，分为以下几种情况：一是营卫相随运行但阳不入阴，卫气昼行于阳而夜不入阴；二是邪气阻滞，营卫阴阳不交；三是营卫虚衰，卫气入于阴而不得出于阳。张景岳所曰"惟知邪正二字则尽之矣"。

（一）阳不入阴

倘若卫气长留于阳，不入于阴，取类比象，就如同太阳长留于苍穹，则天黑无望，夜幕不至。阳不入阴，原因有四：一者气机升降出入逆乱。所谓"胃不和则卧不安"，脾胃为气机升降之枢纽，胃失和降，卫气出入依乎胃气，阳明逆则诸阳皆逆，不得入阴。二者上下不交。肾水不足，真阴不生，而心火独亢，心肾阴虚，阳气偏亢，既济失调。三者表里不交。可因先天性胃肠体积小，形体瘦弱，卫气过多停留在表，不能入里，从而导致不寐。四者阴阳不交。阳气过盛致阳蹻过旺，阴蹻虚则目不能瞑，夜不能寐，反之，若阴阳蹻脉之气相互贯通，平旦时阳蹻之气充盛则清醒而目张，夜晚时阴蹻之气充盛则目瞑而入睡。反之，阳气过盛致阳蹻过旺，阴蹻虚则目不能瞑，夜不能寐。

（二）邪气阻滞

邪气阻滞是造成不寐的重要因素。有中焦壅塞者，湿聚于中，阻遏阳气，不得下交于阴，大便秘结，正气窒塞不行，浊气蒙蔽清窍，神失清灵，故见不寐。亦有内邪阻滞，内邪是引发脏腑机能紊乱的直接或间接病理因素，包括食积、痰浊、瘀血及情志不畅等，邪气客于五脏六腑，邪阻气道，妨碍卫气运行是导致失眠的基本原因。又外邪扰动，外感六淫，卫气奋力抗邪于表，使体表阳气浮盛，卫气恋表，不能入里合阴。另外内外合邪亦可导致不寐，邪气从外客于人体，内扰脏腑之气，则卫气奋力抗邪于外，不能入于阴分，引起阳气亢盛，不得安眠。

（三）营卫虚衰

《张氏医通·不得卧》曰："不寐有二，有病后虚弱，有年高人血衰不寐。"提示营卫虚衰之失眠可分为生理性与病理性。生理性为年老体衰之人，气血不足，肌肉枯槁，气道闭涩，脏腑机能减弱，尤以心、脾功能虚衰为主，水谷精微化生不足，营血衰少，卫气不足，营卫运行不畅、循行失度，昼由于卫气不能振奋于阳，则出现精神不济，夜营卫皆难敛五脏之气，神气外泄，则不眠不休。病理性为大病之后，脏腑气机功能虚弱，营阴化生不足，阴气虚卫气独行于阳，阴阳失和，卫气不得入于阴而失眠。

三、调和营卫治疗失眠医案

我们的临床经验是，辨别营卫之气的盛衰、营卫交会的程度、营卫循行路径的邪气结聚、病变部位的寒热虚实，失眠的营卫失和病机本质决定了调和营卫法的临床应用。根据卫气具有气化、温煦、外散、疏通的主要功能，营气具有形质、充填、营养、滑利的主要功能，营卫循行有度，互生互化，并存并行，故营卫失和以兼证较多；营卫不和则气血不和、阴阳不和。失眠者昼不精夜不瞑，神不守舍，形神同病。厥气扰动，卫气抗邪，阳不入阴者躁动焦虑、精神亢奋。营气衰少，卫气内伐，营卫虚衰者忧闷抑郁、精神昏倦。十二经脉、督脉、任脉、跷脉阻滞，营卫行涩，交合障碍者，彻夜不寐、昼夜颠倒。心不藏神者入寐唯艰，肝不藏魂者梦扰纷纭，脾不藏意者思虑纷纭，肺不藏魄者轻浅易寤，肾不藏志者夜寐早寤。《灵枢·邪客篇》提出失眠的治则是："补其不足，泻其有余，调其虚实，以通其道，而去其邪。"因此，调和营卫法的关键在于，联合使用辛甘、苦平、温润、动静药性兼有或者动静相伍的药物，补益充养、调和燮理、疏通祛邪，寓补于调，寓调于补；同时补养脉络内外营卫正气与恢复腠理玄府气化功能，调平脏腑经脉，形神同治。调和营卫法有益营卫、和营卫、畅营卫之侧重不同。调和营卫法总体作用于上焦，次及中下焦；首重调神，次及治形体。五脏精气出入，肝魂归舍，肺魄静谧，志意和合，五神各安其位，才能恢复昼精夜寐的正常睡眠节律。调和营卫的方剂有栀子豉汤、半夏秫米汤泻卫气有余为主，桂枝汤、酸枣仁汤、黄连阿胶汤补营气不足为主，温胆汤、柴胡疏肝散、血府逐瘀汤疏通营卫交会通道为主。调和营卫的单味药有桂枝、首乌藤、法半夏、合欢花、百合等，常配伍龙骨、龙齿、琥珀、珍珠母等重镇安神，或者酸枣仁、柏子仁、丹参、阿胶等养血安神。历代医家积累丰富的处方用药经验，我们师法其治疗原则和配伍技巧，方无定方，灵活化裁应用。

（一）辨营卫之气盛衰——原发性失眠案

营卫相随运行但阳不入阴者，此多见于年老体衰之人五脏之气相搏，生理性心脾等脏腑机能减退，气血亏虚，卫阳虚不能敛营阴，卫气虚衰温煦功能减弱，临床可见胸闷、心悸，或可见自汗出，或出现手足冰冷等多种症状。根据患者生理病理特点，营卫不足者补虚为主，因心阴不足或营血不足导致失眠，当用归脾汤养心脾之营血，调脏腑之神志。心气阴不足可选生脉饮加减，益气生阴养营。脾胃生化无力引起的卫气不足，应健脾益气，方用六君子汤、小建中汤之品增加卫气化源；或因营卫均不足，失眠虚证者当选用桂枝汤及其类方补益营卫。

病案举隅：莫某，女，55 岁，2017 年 10 月 25 日一诊，因"反复入睡困难 5 年"就诊。刻诉反复失眠，难以入睡，易惊醒，精神疲乏，时有心悸，平素畏寒，夜尿频数，每晚 4～5 次，舌暗红，苔薄黄少，脉沉细弦。诊断为原发性失眠。属心肾亏虚，阴阳两虚证。治以交通心肾，益气潜阳。方用桂甘龙牡汤合桑螵蛸散加减：桂枝、桑螵蛸、茯神、赤芍、甘松、灵芝、蒲黄、白术各 10 g，首乌藤、金樱子、龙骨、牡蛎各 15 g，甘草 6 g。服用 7 剂，水煎服，每日 1 剂，早晚温服。2017 年 11 月 8 日二诊，失眠稍好转，仍畏寒，时有怔忡，记忆力下降，夜尿次数较前稍减少，每晚 3 次，舌红，苔薄黄，脉沉细弱。守前方加减桂枝、白术，加雪莲花、玫瑰花各 10 g，紫石英、益智各 15 g。服用 14 剂，水煎服，每日 1 剂，早晚温服。2017 年 11 月 25 日三诊，失眠明显好转。

按：本病患者病程已达 5 年，为顽固性失眠，久病脏气虚损，故见疲乏、畏寒、夜尿频，久病耗伤阴液，入睡艰难提示心不藏神，夜尿频数、畏寒提示肾阳不足，故辨证心肾亏虚，阴阳两虚证，一诊拟方标本兼治，寓阳中求阴，补益心阳，镇潜安神。患者服后症状稍缓，二诊之时，稍见热象，同时考虑为围绝经期妇女，故守方去温燥之品，加疏肝敛肾药物。

（二）辨营卫交会程度——亚急性失眠案

卫气昼行于阳而夜不入阴者，主要是卫气盛而不入于阴而引起阴的相对不足，卫气留于阳不入阴，阴阳不交故而失眠。治法当需补其不足，泻其有余。方以半夏秫米汤化裁，取秫米、半夏阴阳合德，半夏导盛阳之气以交阴分，原方煎法用长流水且扬之万遍，取通达无滞之意，调和阴阳之效。因肝、胆、脾、胃等病变，气机升降逆乱，上下不通，气滞痰壅热郁引起的失眠，选用温胆汤以清热化痰，和中安神。若心肾不交，水火不济，选用交泰丸以滋阴降火，养心安神。大病久病之后，脏腑虚弱，阴阳经络不交所致失眠，可予乌梅丸加减，热症当选黄连乌梅丸，寒症则加以桂枝之品。另可通过针刺如申脉、照海等穴，来调整阴阳跷脉论治失眠。临症选方须要抓患者阴阳寒热虚实，多随症加减，取得良好疗效。

病案举隅：罗某，女，44 岁，2018 年 3 月 11 日就诊，失眠 2 个月余，彻夜不眠 10 余日，平素工作劳累，睡眠不规律，面色红赤，月经量少，周期短，时有头晕，伴见心烦，纳可，大便稀，夜尿频。舌质红，苔白少，脉细弱。诊断为亚急性失眠。方予乌梅丸加减：乌梅 20 g，细辛 3 g，桑椹、枸杞子、丹参各 15 g，黄连、黄柏、山茱萸、白参、女贞子、墨旱莲各 10 g，桂枝、干姜、甘草各 6 g。服用 14 剂，水煎服，每日 1 剂，早晚温服。随访，失眠得愈，诸症好转。

按：患者面红、心烦提示存在热象，而同时伴见大便稀，夜尿频，乃上热下寒之证，主方选用寒热错杂，温清同施之乌梅丸。乌梅味酸养心肝，白参补气养血，桂枝、干姜、细辛众温辛之品通阳散寒，黄连、黄柏苦寒清热，再佐以桑葚子、枸杞子、女贞子、墨旱莲、山茱萸、丹参滋阴活血之品，共奏清上温下，调补气血，交通阴阳，安神助眠之功。

（三）辨邪气结聚性质——焦虑性神经症失眠案，抑郁焦虑状态失眠案

王冰注《素问·灵兰秘典论》"使道"曰：经脉即"神气相使之道。"营卫失和，从经脉气血分布状态而论，实为血与气相并相聚，虚则为血与气相失相离，如《素问·调经论》所谓"气并"，多表现为气滞、气逆、气郁、气结、气闭；"血并"多为血瘀、血热、血寒；"气与血并"，则为气滞血瘀、气逆血涌、血寒气结等。如老年患者卫气少、肌肉枯而气道涩，气机运行缓慢，形成卫气入于阴而不得出于阳的病理状态，而又虚衰之人营气已然衰少，此时卫强营弱，而卫终属阳，行于阴必然煎熬营阴，营阴耗伤，形成卫气内伐、营阴耗伤的血热血瘀之证，瘀血终致五脏之气壅塞不通，内邪阻碍卫气正常运行，可见失眠、燥热、舌底静脉曲张等症。治疗此类失眠用血府逐瘀汤活血化瘀行气，尤其适用于顽固性失眠患者。另外可加牡丹皮，活血化瘀又长于泻心经之火，善除血中伏热且可凉血和血。同时佐以丹参、赤芍性微寒之品，可祛瘀生新兼顾养血，适用于血虚微有热象的失眠。而虚热留扰胸膈所致失眠症，可予栀子豉汤。食积者，加焦三仙消食化积；痰浊者当选半夏、天南星、浙贝母等化痰降浊；情志不畅者药用香附、玫瑰花等疏肝解郁；中焦壅塞，浊气蒙蔽清窍而致不寐者用承气汤之类化裁。

病案举隅：刘某，女，44 岁，2016 年 9 月 6 日就诊，失眠障碍 2 月余，平素易怒、抑郁，月经提

前量少，舌老红，苔薄黄干，脉细弦。有乳腺肿块病史。女子乳房属肝，诸症皆因情志不畅，肝气不舒。诊断为焦虑性神经症失眠。辨证为肝郁气滞，火郁上扰证。治法：一为清热滋阴安神以治其本，一为疏肝解郁以治其标。方药：桑葚子、天冬、橘核、荔核各 15 g，知母、玄参、黄柏、侧柏叶、赤芍、玫瑰花、玄参、雪莲花、甘松各 10 g，五味子 3 g，甘草 6 g，服用 10 剂。二诊诉夜寐安然，守方再进 7 剂。

按：凡女科杂病，偏于肝者居多。气机不畅，聚集日久，化生成痰浊肿块；肝失疏泄，症见抑郁、易怒、善虑、不寐；肝失藏血则可见月经不调；阴血不足，久而化热，热复蒸灼津液，瘀自生来，故见舌老红，苔薄黄干，脉细弦。本案用玫瑰花、赤芍、荔核、橘核等活血行气疏肝，又用桑葚、玄参、雪莲花、天冬等滋阴柔肝，以固阴液，再佐以黄柏、侧柏叶清热凉血，标本同治。

又病案：黄某，男，39 岁，因失眠 1 月余，加重伴头晕、头胀痛 4 日，于 2012 年 7 月 27 日入院。患者长期工作压力大，经常熬夜，1 月前因精神压力大出现情绪偏低，易激惹，入睡困难、早醒、醒后不能再入睡、严重时通宵不暝、有时有自杀倾向等症状，于某省级医院就诊，诊断为"抑郁伴焦虑症"，予阿普唑仑片等药物等治疗后（具体用药不详）症状有所缓解，后患者未规范服用。4 日前因精神压力大出现上述症状加重，伴头晕头胀痛，自服阿普唑仑片无效，为进一步治疗收住院。现症：表情忧虑，精神抑郁、焦虑，失眠，每日睡眠 2～3 小时，早醒，头晕头胀痛，晨起耳鸣，偶有颈项部酸胀痛，心烦易躁，记忆力下降，思维迟钝，无胸闷心悸、恶寒发热、恶心呕吐，体重稍减轻，纳呆，夜寐差，小便黄，大便溏。体格检查：体温 36.0 ℃，脉搏 69 次/min，呼吸 20 次/min，血压 108/74 mmHg。舌红，苔黄腻，脉弦滑。颈椎 MRI：颈椎轻度退行性变，诸椎间盘变性；C5/6～6/7 椎间盘轻度后突出。肝胆胰脾彩超：肝实质光点增粗，脾稍大；肝内多个强光团，提示肝内胆管结石或钙化灶可能；胆囊壁毛糙。双侧椎动脉彩超：双侧椎动脉走行稍扭曲。脑电图回报：正常。经颅多普勒：双椎动脉血流速度减慢。诊断：抑郁焦虑状态失眠。辨证为痰热内扰证。治法：清热化痰，和中安神。方以黄连温胆汤加减：黄连 3 g，法半夏、陈皮、竹茹、枳实、栀子、麦芽、湘曲（包）各 10 g，茯苓、山楂各 15 g，酸枣仁 20 g，薏苡仁 30 g。服用 3 剂。并予阿普唑仑片、贯叶金丝桃提取物片镇静催眠、抗焦虑，枣仁安神胶囊以补心安神，耳穴压豆予皮质下、神门、心、交感、降压沟等穴位，自行按压刺激，配合治疗。嘱畅情志，避免劳累和紧张焦虑，作息规律，睡前少食辛辣刺激之品。2012 年 7 月 31 日患者精神抑郁、焦虑，失眠，睡眠时间较前稍延长，易早醒，伴头晕头胀痛，晨起耳鸣，偶有颈项部酸胀痛，心烦易躁，记忆力下降，思维迟钝，纳呆，夜寐差，小便黄，大便溏，舌红，苔薄黄，脉弦滑。考虑为痰热扰乱心神，治以健脾益气、清热化痰、养心安神。自拟方：黄芪、酸枣仁、首乌藤各 30 g，山药、丹参、薏苡仁各 20 g，白参、茯神、炙远志、白术、当归各 10 g，黄连、炙甘草各 5 g。服用 5 剂。2012 年 8 月 6 日患者夜晚难以入睡，每日睡 2～3 小时，早醒，白天精神尚可，但神思涣散，心烦易躁，易焦虑，抑郁，记忆力下降，思维迟钝，夜寐差，大便可，小便调，舌红，苔黄腻。考虑为肝郁化火，治以疏肝健脾清热，养心安神。丹栀逍遥散加减：牡丹皮、栀子、当归、白术、柴胡各 10 g，白芍、茯苓、太子参、柏子仁各 15 g，首乌藤、酸枣仁、生牡蛎各 30 g，黄连 3 g，炙甘草 5 g。服用 3 剂。2012 年 8 月 8 日患者夜晚难以入睡，易醒，心烦易躁，记忆力下降，纳可，大便可，小便调，舌红，苔黄腻，脉弦。继续予丹栀逍遥散加减 14 剂，带药出院。

按：本案病机特点为滞气、痰热、郁火壅塞使道，邪与气并，营卫失和，神机不利。必须分轻重先后祛除诸邪，疏通使道，阳气才能入于阴分。

（四）辨兼证、兼病合并情况——产后焦虑症失眠案

我们认为失眠是多种神志活动失调的共同表现，不能用某一脏腑特性进行简单归类。气血虚实，形神同病，神不守舍，故失眠以复合证多见，并且合并其他形体病变或者神志病变。临床上常杂合以治，形神同治，虚实合治，多病并治，先后递进，随症加减。若厥气扰动，卫气抗邪，阳不入阴者，可见躁动焦虑、精神亢奋，应用珍珠母、龙齿、龙胆、莲子心、栀子、橘核、荔核、川楝子等泻实祛邪重镇安神。若营气衰少，卫气内伐，营卫虚衰者，可见忧闷抑郁、精神昏倦，在调和营卫的主方上适当加用郁

李仁、酸枣仁、首乌藤、柴胡、郁金、玫瑰花等养营补虚开郁安神。

病案举隅：赵某，女，38岁，2016年6月19日就诊，患失眠近9年余，加重5年，彻夜不眠5日。症起第二胎生产后，渐渐昼夜不得眠，烦躁不安，夜起欲走，易惊悸、紧张恐惧，易出汗、怕风，口干舌燥。但精神尚可，饮食二便均正常，舌暗红无苔，脉细数浮弱。诊断为产后焦虑症失眠。予桂枝汤滋阴和阳，调和营卫。桂枝、白芍、生姜各12g，龙齿、珍珠母各15g，酸枣仁、灵芝、柴胡、郁李仁、桃仁、苦杏仁、熟大黄各10g，黄连5g，炙甘草8g，大枣12枚。服用7剂，水煎服，每日1剂，早晚温服。并嘱患者饮食稀粥为主，忌生冷。二诊患者诉出汗、畏风较前减轻，每晚能睡5～6小时，仍口干，时有烦躁，舌暗红苔白少，脉细浮。前方继进，加予淡竹叶10g，黄精10g。服用7剂，水煎服，每日1剂，早晚温服。三诊，诸症悉减，情志舒畅，每夜可入睡7小时左右。

按：患者长期失眠，生产后并发脏躁，易出汗、怕风、脉细浮弱，乃生产伤阳，卫气大伤，营不内守，营卫不和之证。患者纳食正常，提示化源充足，虽病程日久，但精神尚可。故以桂枝汤滋阴和阳，调和营卫，桂枝温经解肌，白芍和营敛阴，相合而一治营弱，一治卫强，一散一收，卫之固以达营，得营卫并调之功。配合甘草、生姜、大枣一众辛甘发散之品，以壮卫气，而甘草与芍药同用酸甘化阴，奠安营血。彻夜不眠，兼症见烦躁不安、夜起欲走，易惊悸，易紧张恐惧，故加以柴胡、郁李仁、桃仁、杏仁、熟大黄疏通三焦气机，祛除各种代谢产物，恢复五神脏之气化，加龙齿、珍珠母重镇安神，酸枣仁、灵芝滋阴安神，兼顾多虚多实，形神同治，则五脏安静。

四、结语

失眠障碍的病因病机纷繁复杂，病位涉及广泛，且可兼内外邪气，治疗不可一概而论。临床上基于脏腑辨病辨证施治，需注重调节、疏通营卫之气，从营卫盛衰、营卫交会、邪气阻滞营卫经隧、兼病兼症综合考虑，调和营卫法[4]有益营卫、和营卫、畅营卫之侧重不同，联合使用辛甘、苦平、温润、动静药性兼有或者动静相伍的药物，同时掌握各类药物的使用特点，方能裨益广大患者。

参考文献

[1] 孙洪生，严季澜. 不寐病名考略 [J]. 中华医史杂志，2004，34（4）：214-216.
[2] 宋敏华，樊莉. 基于营卫理论探讨从经络辨治失眠 [J]. 山东中医杂志，2018，37（06）：448-451.
[3] 彭荣琛. 灵枢解难 [M]. 北京：人民卫生出版社，2013：173-175.
[4] 周银锋. 张仲景从调和营卫论治虚劳之理论探讨 [D]. 山东中医药大学，2012.

第十三章　基于津液气化理论辨治神经性出汗异常

出汗异常是指汗腺分泌异常所引起的汗液排泄过多或过少，以及汗液的颜色、气味等异常。阳加于阴形成生理性出汗，津液气化障碍则产生病理性出汗。神经性出汗异常与自主神经功能不全以及下丘脑、脊髓胸腰段侧角、周围神经或交感神经节后纤维等相关；全身系统性疾病导致出汗异常者，也往往影响到下丘脑功能所致[1]。中医将出汗异常统称为"汗证"，包括多汗症、无汗症、盗汗症、臭汗症、色汗症、血汗症、尿汗症等。汗证指由于阴阳失调，营卫不和，腠理不固，汗液外泄失常的病证。历代医家都重视辨汗诊断和汗证治疗[2]。本章基于津液气化理论辨治神经性出汗异常的临床体会介绍如下。

一、津液气化为汗

津液籍气机升降出入动力营运周身，为滋润清养之用。津液气化流通，与肺、脾、心、肾、膀胱、三焦关系密切。水谷精微经三焦气化为精气、阴血、津液，津液气化为汗与尿。津液及精气、阴精、阴血、阴液、五液、髓膏、神志等互生互化，称为津液链[3]。津液气化实现物质转化、能量转化、形质转化、形能转化，从而成为人体整体联系与内在变化、新陈代谢与生命过程的生理机制。三焦即是气化的场所也是气化的通道，三焦的形质是指包括腹腔、皮肤、汗孔、膜原、胃上口、缺盆、膻中、心包、膈下、腋、腠理、骨、九窍、气穴等组织器官所组成的一个人体气血津液生化传变的代谢体系[4]。三焦是一个模糊的气化功能结构，三焦形质与三焦气化互参，水道为津液升降、聚散、往返、入出、变化的通道。汗为心液，肾主五液，精气互化，水火互济，脾胃中气为升降枢纽，肺肝司皮肤汗孔开合。《景岳全书·汗证》曰："汗由血液，本乎阴也。"《读医随笔·三焦水道膀胱津液论》曰："津液为汗之源"，"水在三焦，即为热气蒸动，泄于膜外，达于皮肤。"因此，卫气敷布，水气弥散如雾，温分肉、充皮肤、肥腠理、司开合；腠理汗孔启闭正常，膜络玄府开合通利，气液交洄一体，营血化生汗液。

《黄帝内经太素·调阴阳》曰："肺主皮毛腠理，人之汗者，皆是肺之魄神所营，因名魄汗。"阴液与神气耦合，所以，津液成为体阴用阳的属性。《伤寒论》第283条称大汗出者"亡阳"；第29条汗证用甘草干姜汤"以复其阳"。《伤寒悬解·不可汗》曰："阴盛者，汗则亡阳，而阳盛者，汗则亡阴。"腠理汗孔启闭由神机调控，脑主神机并舍藏五脏。自主神经功能由经脉、脏腑、阴阳、精气、津液的开阖枢气化功能表现出来，升降出入互为枢机，维持内外环境的稳定性与平衡性[5]。基于津液气化理论认识出汗，不可纠缠于人体解剖生理之精确概念。

二、神经性出汗异常的临床特征

出汗由脑髓神机调控，经皮肤汗腺津液气化产生，与五脏、五液均有相关性。《医学正传·汗证》曰："各脏皆能令人出汗。"正常出汗分为气汗与津汗，对应隐性出汗与显性出汗，能够调和营卫，调节体温，滋润皮肤[6]。出汗异常乃津液病变，与水液循环代谢及三焦脏腑阴阳气化障碍相关，往往与三焦脏腑功能失调及神志障碍同病。

出汗异常的诊断并不困难，但是，在明确是否存在基础疾病之后，需要从多方面考察其中医临床特征。①出汗部位：手足心、额部、鼻部、头颈部、胸部、腋部、阴部等出汗，往往是病理性出汗。②出汗时间：睡眠后、活动后、围绝经期、产后、危重疾病期间等，特别容易出汗或者特别汗多，往往是病理性出汗。③汗液性质：汗液的颜色异常、气味异常、黏度异常等，往往是病理性出汗，包括汗液的数量或成分改变。④伴随症状：出汗伴随发热、畏寒、恶风、倦怠、躁动、疼痛、二便异常等，往往是病理性出汗。《景岳全书·汗证》曰："凡大惊、大恐、大惧，皆能令人汗出，是皆阳气顿消，真元失守之兆。"有些病理性出汗患者神志症状明显，如躁动、淡漠、嗜睡、谵妄、昏迷等。⑤病程：出汗病程长者，多寻找慢性疾病；病程短者，多考虑外感疾病。久治不愈者，可能与体质因素、消耗性疾病、自主神经功能障碍等有关。

三、基于津液气化理论辨治神经性出汗异常临床体会

治疗神经性出汗异常，明确原发性与继发性出汗异常。继发性者治疗原发病为主，原发性者予镇静药、抗胆碱能药、β阻滞药、外用药物及微创手术[1]。《杂病广要·汗证》曰："治之当推其所因为病源"，"疏汗禁汗有法。"中医强调病证结合，虚实并调；散敛兼用，开合承制；通阳化气，疏通使道；形神同治，安神止汗。借鉴传统内服外用方药经验[7]，治汗又不独治汗，以期治病求源、审证求因[8]。《笔花医镜·盗汗自汗》曰："亦有秉质如此，终岁习以为常，此不必治也。"

（一）病证结合，虚实并调

1. 辨汗用药　出汗异常，需结合汗液的性状、颜色、质地、味道用药。汗出清稀，多为寒证，药用黄芪、淫羊藿、白术、紫石英、鹿角霜以温补阳气。汗出粘腻，多为湿热证，药用茵陈、黄柏、薏苡仁、土茯苓、虎杖以清利湿热。冷汗淋漓，肢厥脉微，多提示亡阳，汗热味咸，如珠如油，多提示亡阴，均为危症，必须用人参、黑附片、山茱萸、五味子、煅龙骨、煅牡蛎以固脱。汗出颜色异常为脏腑失常，精气外泄之兆。汗出色黄而清稀者，为脾虚筋肉不固而汗，多用黄芪、白术、山药等益气健脾；色黄而粘腻者，为脾胃湿热，多用栀子、熟大黄、佩兰等清脾利湿、化湿。白汗多因剧痛、惊恐等强刺激所致，多用乳香、没药、苏木、延胡索、川楝子等破血理气。红汗又称血汗、肌衄，多为心火亢盛或肝火旺迫血妄行而见汗出色红染衣，用莲子心、龙胆草、青黛、夏枯草清泻心肝实火。汗出色黑而稀，为肾阳气虚，多用蛤蚧、淫羊藿、五倍子、黑附片益气温阳；色黑而稠，为肾阴虚湿热，用墨旱莲、女贞子、桑葚子滋阴凉血。汗色青绿，提示肝胆精气外泄，称为"胆倒"，乃大凶之兆，用代赭石、白芍、法半夏、吴茱萸平胆降逆。

汗证有全身汗出者，亦有局部汗出者，如头汗、胸腹汗、手足汗、阴汗、偏身汗等。临床需结合汗出部位用药。头汗出者，多因上焦邪热或中焦湿热郁蒸，用黄芩、石膏、栀子泻三焦之实火，里热炽盛易伤及阴分，多加知母泻火润燥；若重症患者突然额部大量汗出，多为阴津不能附阳，虚阳浮越，津随气脱的危象，急需人参、附子固脱；前胸、手足心汗出者，即所谓五心汗出，多提示阴虚盗汗，用麦冬、五味子滋阴敛汗，若伴腰膝酸软，提示肝肾阴虚，多用墨旱莲、女贞子滋补肝肾兼能清解虚热；阴部汗出多为湿热下注，加龙胆清热利湿，薏苡仁健脾渗湿，使湿去而汗自收；若阴部冷汗出则提示肾阳虚衰，多用仙茅、巴戟天、淫羊藿温补肾阳；若玄府开阖失司，营卫气血运行不畅，则见偏侧出汗，肢体失于濡养，多发为偏枯，用僵蚕、鸡血藤、防风疏通经络。另外，还需要辨出汗时间，如子时乃是胆经当令，阳气生发之时，故子时出汗为胆经郁热，治以当归龙荟丸清泻肝胆；交睫即出汗，使道阻滞阳不入阴，多为痰瘀互结，治宜白芥子、僵蚕、鬼箭羽、红花破血消痰。

2. 辨证用药　现代中医辨证包括辨体质、辨证候、辨脏腑经络、辨临床症状、辨实验室检查结果等等。汗出异常有虚有实，虚者气虚、血虚、阴虚、阳虚，实者多责之湿热、痰饮、瘀血。阴虚不能制约阳气，虚热内生，迫津外泄，多用当归六黄汤滋阴泻火，标本兼顾；气阴欲绝，虚阳外越，燔灼津液，汗出不止，热而黏稠，用生脉散益气生津，敛阴止汗；气虚乃阳虚之渐，阳虚多与气虚伴见，阳气虚则卫外不固，腠理空虚，汗液外漏，用玉屏风散益气固表，防风配黄芪，一散表，一固表，两药合用，黄芪得防风则固表而不留邪，防风得黄芪则祛邪而不伤正。阳气欲绝，不能固摄津液，大汗淋漓，清稀冰凉，用参附汤益气回阳固脱；脾气虚者，加党参、山药，心气虚者，加大枣、甘草，肾阳虚者，加肉桂、附片大补元阳；若劳心失血，心血过耗，心神失养，汗液失摄，用归脾汤补血养心；里热炽盛，腠理大开，津液外泄，用白虎汤清热生津；湿热中阻，气化不利，汗出异常，用茵陈蒿汤或龙胆泻肝汤清利湿热；痰饮内阻，阴阳不相顺接，阳气不能下达，阳气上蒸故见头汗出，清阳不升，多伴见头

晕头重等症，用参苓白术散健脾益气化痰；瘀血内阻，玄府郁闭，气血不畅，营卫不行，故见头部汗出或偏身汗出，久病汗出，用血府逐瘀汤行气活血，逐瘀通络。

3. 辨病用药　继发性出汗异常，应结合其他症状及实验室检查鉴别原发病，以治疗原发病为根本，标本兼顾。如甲状腺功能亢进症用天冬、麦冬、浙贝母、土贝母等，配伍黄药子、海藻等专病药物。肺结核用北沙参、地骨皮、百合等，配伍百部、猫爪草等抗结核专病药物。糖尿病多汗，用黄芪益气固表，生地黄、熟地黄、麦冬等，配伍葛根、天花粉、菝葜等专病药物。焦虑症或围绝经期综合征，用柴胡、香附、枳壳、陈皮、小麦、大枣等，配以郁金、合欢花解郁安神，配伍紫石英、龟甲胶、紫河车等专病药物。贫血重用黄芪、大枣，配合当归、生地、党参、龙眼肉、川芎等，配伍墨旱莲、阿胶、霞天胶等专病药物。中风瘀阻脉络，重用桃仁、红花、川芎、鸡血藤、络石藤等。

（二）散敛兼用，开合承制

临床治疗汗证在辨病辨证用药基础上，适当加入敛汗药；久病者考虑伏邪因素，散敛兼用。止汗保津，救阴通阳，开合承制，双向调节。内服药物补虚为主，如黄芪、人参、当归、桂枝、白术等；外用药物收敛止汗，如五倍子、牡蛎、龙骨、枯矾等。虽然《伤寒论》第88条曰"汗家不可重发汗"，但仍然反对一味使用敛汗药。《读医随笔·升降出入论》曰："苟不达此，而直升、直降、直敛、直散，鲜不偾事矣。"白芍苦、酸、微寒，入肝、脾经，可敛阴止汗，配桂枝一治营弱，一治卫强，一收一散，和营中有调卫之功，引阳入阴交通阴阳，桂枝汤多用于营卫不和汗证。桑叶甘、寒，能滋阴清热；质轻味苦，入肝经，清肝热泻心火；气味芳香，善行肌表。《神农本草经》言其"除寒热，出汗"，《石室秘录·敛治法》曰："桑叶收汗之妙品"，为"引经止汗之要药"。如止汗定神丹（组成：人参、黄芪、白术、当归、麦冬、桑叶、北五味子）用桑叶为主药。麻黄根甘、平，入肺经，阴中之阳，可引药外至卫分，当归二黄汤（组成：当归、黄芪、麻黄根）用于各类汗证。山茱萸，味酸涩、性温，有补肝肾止汗作用，多用于肝肾不足，汗出异常者。酸枣仁亦为止汗要药，又宁心安神，多用于心血不足，心神失养，伴见失眠多梦的患者。心肾不交出汗异常，泻火补水、交通心肾，有防盗止汗汤（组成：麦冬、酸枣仁、熟地黄、山茱萸、黄连、人参、丹参、茯神、肉桂）；养心安神，补益心肾，有百合枣仁汤（组成：酸枣仁、百合、龙眼肉、枸杞子、小麦、茯苓）。浮小麦，味甘性凉，入心经，养心敛汗，固表实卫，既可用于气虚自汗，又可用于阴虚盗汗。糯稻根敛汗同时又能养阴除热，多用于阴虚所致汗证。浮小麦糯稻根汤以浮小麦与糯稻根同用，交通气阴，收敛止汗，适用于一切汗证；加黄芪、牡蛎、大枣，名为虚汗停。

（三）交通阴阳，疏调使道

使道沟通表里上下，包括气机升降之道（气道）、神气行使之道（神经）、水液运化之道（水道），是构成人体整体网络的通道系统[9]。因皮肤汗孔为肺卫气化所司，津液气化为汗，气生神、神御气，参照上焦特性辨治汗证，能够拓展临床思维。顽固性出汗异常，往往药到病除建奇功。《时方妙用·续论》曰："上焦如雾，气中有水也。"脑窍玄府宣通气液，脏腑官窍化生五液，心阳心气温化营血，膻中宗气敷布津液，上源肺气通调水液。通利三焦水道及上液之道，疏调升降气道及神机之道，即在于疏利玄府、宣通心阳、开提肺气、攻通百脉、通启窍道、疏通经隧，以流通营卫、传化津液、调节气化、交通阴阳，达到通调上焦使道目的。针对人体通道系统不同节点部位及相关脏腑组织的病机辨治，充分体现津液气化理论的临床实用性，治法随证而立，用药选择灵活，高效验方奇而不奇。如人工牛黄开脑窍，桂枝通心脉，桔梗开提肺气，玄参清内热，白术化痰湿，丹参散瘀血等等，均可以疏调使道以止汗。方如桂枝汤、调卫汤（组成：苏木、红花、猪苓、麦冬、生地黄、半夏、黄芩、生甘草、当归梢、羌活、麻黄根、黄芪、五味子）、黄连温胆汤、来复汤（组成：山茱萸肉、生龙骨、生牡蛎、杭白芍、野人参、甘炙草）、竹叶石膏汤、血府逐瘀汤等等。

（四）形神同治，安神止汗

开阖枢转运相得，精气流变有序，营卫循行有度，玄府气液宣通，阴阳自和，神机化生。神经性出汗异常与自主神经功能不全相关，惟有养神安神、疏通经隧、双向调节、整体燮理，才能枢转神机[5]。《杂病源流犀浊·诸汗源流》曰："汗之病专属心，汗之根未有不兼由有心与肾。"《产科心法·心慌自汗》曰："收神气，汗自止。"龙骨、牡蛎重坠，收敛固涩，龙骨敛魂，牡蛎安魄，镇惊安神，多用于诸虚不足、惊悸怔忡、恍惚不安，或性情急躁、烦闷抑郁、躁动不安，有出汗异常者。五味子、五倍子味酸，收敛止汗，养阴安神，多用于肺肾不足，水液调节失衡而见出汗异常者。黑附片、鹿角霜温补心肾，肉桂、黄连交通心肾，用于心肾虚厥冷自汗者。《证治准绳·自汗》曰："若服诸药欲止汗固表而并无效验，药愈涩而汗愈不收止，可理心血。盖汗乃心之液，心无所养不能摄血，故溢而为汗，宜大补黄芪汤加酸枣仁。"人参、酸枣仁、朱茯神、浮小麦补益心气敛汗，当归、丹参、龙眼肉、柏子仁、赤芍药补养心血化源，安神止汗，用于胸口当心汗出津津者。

四、基于津液气化理论辨治神经性出汗异常医案

（一）自主神经功能不全多汗症案

唐某，女，67岁，2018年12月1日就诊。盗汗4年余，夜间睡觉时汗多，醒来即止，晨起床单被汗湿，冬季更甚，有"脱影症"，颈部发热，手足心发热、出汗，口干不欲饮，大小便可。舌质红苔薄，脉弦滑。患者已排除结核病。西医诊断：自主神经功能不全多汗症。中医诊断：盗汗，属阴虚火旺证。治以养阴清热敛汗，方用当归六黄汤加减：糯稻根、浮小麦、煅牡蛎、黄芪各30g，白术、百合、生地黄、熟地黄、南沙参、川楝子、知母各15g，五味子、麻黄根、黄芩、黄柏、防风各10g。服用7剂，水煎服，每日1剂，早晚分温服。2018年12月8日二诊：患者药后症状好转，舌红苔薄黄，脉弦细滑。继予上方14剂。2018年12月25日随访，诸证好转，停药后亦无盗汗复发。

按语：盗汗指睡时汗出，醒来即止者，多责之阴虚、血虚。本案患者因阴虚火旺，迫津外泄所致，阴虚是发病的根本，故用当归六黄汤之当归、熟地养阴，黄芩清热，生地黄、黄柏养阴亦能去火，黄芪益气固表；汗为心之液，水不制火，心火炽盛则汗液外泄，用百合清心火，五味子敛汗生津；风性开泄，玄府过于疏松，加白术补脾胃使筋肉健，腠理固，防风祛风散邪；加川楝子清热疏肝理气；加知母、南沙参，进一步加大了滋阴生津的力度；糯稻根、浮小麦、煅牡蛎、麻黄根固表止汗，全方共奏滋阴清热，固表止汗之功。

（二）脑干梗死单侧多汗症案

肖某某，男，55岁，2019年4月10日初诊。左侧肢体灼热感并出汗异常4月余。有原发性高血压、高脂血症、双侧颈动脉粥样硬化斑块形成病史，4个月前因脑干梗死，西药规范治疗中，仍然左侧肢体灼热感、麻木、稍有乏力，并左侧肢体出汗异常，覆被则左侧出汗更甚，舌暗红苔薄黄干，脉沉细涩。西医诊断：脑干梗死单侧多汗症。中医诊断：偏汗，瘀血阻络、气阴两虚证。治以破血化瘀，养阴益气。方予棱莪消斑汤加减：三棱、莪术、苏木、王不留行、片姜黄、僵蚕、黄精、北沙参、秦艽各10g，黄芪、蓝布正、鹿衔草、鸡血藤、忍冬藤各15g，乳香、没药、全蝎、甘草各6g。服用14剂，水煎服。并予拜阿司匹林片、阿托伐他汀片、长春西丁片口服。2019年4月25日二诊：药后左侧肢体灼热感、麻木、出汗异常均明显减轻，效不更方，续予原方30剂，水煎服。

按：本案患者缺血中风后出现左侧出汗异常，乃瘀血阻络，气阴两虚，阴阳气机出入障碍所致。处方以三棱、莪术、乳香、没药破血化瘀，鸡血藤、忍冬藤、苏木、王不留行、片姜黄、僵蚕、全蝎、秦艽活血通络，黄芪、蓝布正、鹿衔草、黄精、北沙参补益气阴，疏通经脉以交阴阳，不止汗而汗止。

（三）重度手汗症胸腔镜下胸交感神经切断术后代偿性多汗症案

龚某某，男，24岁。2018年8月23日初诊：长期双手汗出如滴水，无论冬夏汗流不止，动作或紧张时更甚，影响书写，舌淡红苔黄腻干，脉浮细数。体瘦，有习惯性便秘史。抽血查甲状腺功能正常。头部及颈椎MRI检查无异常。诊断：重度手汗症。治法：养阴通络，清利湿热。方用甘露饮加减：桑叶、熟地黄、生地黄、麦冬、天冬、首乌藤、忍冬藤各20g，石斛、黄芩、枳壳、茵陈各12g，甘草6g。服用14剂，水煎服。2018年9月8日二诊：手汗症状仍旧，大便通畅，舌淡红苔黄腻，脉浮细数。上方加重清热。处方：去熟地黄、首乌藤，加栀子、柴胡、川楝子各10g，连翘15g。服用14剂，水煎服。2018年11月24日三诊：正值溽暑，仍然手汗多，甚为影响工作所苦，遵建议停用中药汤剂。

11 月 13 日于我院微创外科行单孔胸腔镜下行 T3＋T4 双侧交感神经链烙断术。术后双手基本无汗，但胸背、腋下汗多，热天或者稍稍运动后出汗湿透衬衣，扩胸运动时有刺痛，舌暗红苔薄黄干，脉浮细弦数。诊断：手汗症胸腔镜下胸交感神经切断术后，代偿性多汗症。治法：理气止痛，活血通络。处以血府逐瘀汤加减：桃仁、川牛膝、生地黄各 15 g，制乳香、制没药、川芎、赤芍药、枳壳、柴胡各 10 g，桔梗、红花、甘草各 6 g。服用 7 剂，水煎服。2018 年 12 月 2 日四诊：胸痛消失，胸背、腋下出汗明显减少，久运动后仍然汗湿衣服，舌红苔薄黄干，脉浮细弦数。处方：三诊方加山茱萸、玄参各 10 g，北沙参 15 g，五味子 6 g。14 剂，水煎服。2018 年 12 月 2 日五诊：出汗基本正常，不愿意服用汤剂，于天王补心丸、致康胶囊（组成：大黄、黄连、三七、白芷、阿胶、煅龙骨、白及、制没药、海螵蛸、茜草、龙血竭）。

按：《张氏医通·湿》曰"湿热一证，古所未详。至丹溪始大发其奥，故后世得以宗之。殊不知其悉从东垣痹证诸方悟出，然其所论，皆治标之法，绝无治本之方"。本案术前阴虚湿热证，辨证正确而汤药效果不佳，是因为手汗症可能是由常染色体一对基因控制的单基因隐性遗传性症状[10]。因此，手汗症不能根治，这种胎传疾病不必拘于中医药治疗。本案遵照专家共识选择微创手术治疗[11]。中医药对于术后康复及并发症治疗，可以发挥标本兼治优势。

五、结语

尽管已经明确了支配汗腺的自主神经纤维为胆碱能神经纤维[12]，但是，由于自主神经系统的结构与功能复杂，生物学界目前还不能明确解释神经传导介质是如何刺激汗腺分泌汗液的。长期出汗异常不仅影响生活质量，且不益于身心健康。神经性出汗异常与自主神经功能不全相关，或为小疾或为重疴。出汗异常的临床诊断，有时确诊需要出汗定量监测[13]。西医治疗主要使用改善自主神经功能的药物或手术治疗，往往不能停药或出现不可耐受的不良反应。从津液气化理论辨治神经性出汗异常，反映了中医重视体液平衡与新陈代谢的内稳态，探索神经调节与体液调节的生理机制，保存人体排泄与体温调节功能的正常出汗[14]，由此彰显气化医学的理论价值和临床优势。

参考文献

[1] 朱克. 自主神经系统疾病 [M]. 北京：人民军医出版社. 2001：121.

[2] 张介眉，杜献琛. 人体排出物异常证诊断治疗学 [M]. 北京：中国医药科技出版社. 1994：79-110.

[3] 刘渡舟. 谈谈人体的津液链 [J]. 陕西中医，1980，1 (4)：1-6.

[4] 卫杨. 三焦气化理论研究 [D]. 广州中医药大学，2017.

[5] 周德生，谭惠中. 基于开阖枢理论辨治自主神经疾病——中医脑病理论与临床实证研究（九）[J]. 湖南中医药大学学报，2019，39 (09)：1053-1060.

[6] 王凤仪，赵党生. 气汗及其生理作用解析 [J]. 中医研究，2010，23 (02)：18-20.

[7] 韩苗苗. 治疗汗证方剂的配伍规律研究 [D]. 南京中医药大学，2018.

[8] 李玲玲，曲天歌，段行武，等. 原发性多汗症的中西医理论辨析 [J]. 现代中医临床，2019，26 (03)：45-49.

[9] 徐建阳. 人体通道系统初探 [J]. 湖北中医学院学报，2002，4 (01)：13-14.

[10] 李旭，涂远荣，刘合焜，等. 手汗症家系的遗传方式研究 [J]. 福建医科大学学报，2009，43 (02)：156-158.

[11] 涂远荣，杨劼，刘彦国. 中国手汗症微创治疗专家共识. 中华胸心血管外科杂志，2011，27 (8)：449-451.

[12] 李伯埙. 现代实用皮肤病学 [M]. 西安：世界图书出版公司，2007：1-4.

[13] 张文欢，钱晓明，范金土，等. 人体出汗率的测量方法 [J]. 纺织导报，2018，37 (02)：87-90.

[14] 张英栋. 浅论人体的正常出汗 [N]. 中国中医药报，2015-06-08 (004).

第十四章　基于开阖枢理论辨治自主神经疾病

自主神经系统由交感神经系统和副交感神经系统组成，既拮抗又协调的调节内脏和血管平滑肌、心肌和腺体的机能活动，在维持机体内稳态及保持紧张性效应、应激反应、情绪调控等方面起主要作用。自主神经系统几乎参与所有疾病的发生、发展、表现，各系统疾病或多或少伴有自主神经功能障碍。自主神经疾病以自主神经受累为主，主要包括自主神经功能不全、晕厥、反射性躯体神经病、雷诺病、原发性直立性低血压、神经血管性水肿、出汗异常、红斑性肢痛症、内脏疼痛、偏侧萎缩症、交感神经链综合征、间脑疾病等等[1]。中医在辨治自主神经疾病及自主神经功能障碍并发症方面有丰富的经验，但缺乏深入的规律总结，临床上容易漏诊误诊。《素问·皮部论》以三阴三阳分"开阖枢"，丹波元简《素问识》释义为"不过借以见神机枢转之义"，谓经脉之气环转无端，升降出入以渗于脏腑、募原、五体等，发挥不同的神机功能。中医对自主神经的认识很少。笔者认为神机是阴阳升降、出入、聚散、旋转之机，借鉴陈无咎《内经辨惑提纲》以正负释阴阳奇恒，因此，本文引于开阖枢理论阐释自主神经功能。在象思维的背景下，已有学者认识到开阖枢理论与自主神经生理病理作用机制之间的相关性[2-4]。本章基于开阖枢理论，介绍辨治自主神经疾病的临床体会如下。

一、基于开阖枢理论的自主神经疾病病机特征

自主神经功能与经脉脏腑气化的开阖枢功能表现类似。自主神经疾病的病机特征为枢机障碍，神机失用；开阖枢障碍同病，而表现为偏于开折、阖折、枢折状态。开阖枢理论总结了自主神经疾病特殊的传变规律。

（一）开阖枢理论与自主神经的相关性

阴阳互藏，互根互用，是升降出入交感和合的原动力。阴阳离合之道，如《吕氏春秋·仲夏纪》描述为"离则复合，合则复离，是谓天常"。阴阳配合，天地同和，阖辟变动，万物化生。阴阳冲和，枢转律动，形气相生，体用互成。《素问·天元纪大论》曰："阴阳之气各有多少，故曰三阴三阳也。"《素问·阴阳离合论》曰："太阳为开，阳明为阖，少阳为枢……太阴为开，厥阴为阖，少阴为枢。"以阴阳气多少分三阴三阳；开为敷布，阖为受纳，枢为转输，故开阖枢一体。但是，遵照阴阳学说的观点，表为阳，里为阴。表中之表太阳，里中之表太阴，为开；表中之里阳明，里中之里厥阴，为阖；阳之半表半里少阳，阴之半表半里少阴，为枢。太阳、太阴皆属开，太阳偏重布气，太阴则侧重运化水液；阳明、厥阴皆属阖，阳明主受纳通降，厥阴司阴血潜藏；少阳、少阴皆属枢，少阳偏于枢气，少阴偏于枢血，它们在功能上协调呼应，一方发生失常时易导致向另一方的传变，互为病理因果关系[5]。开阖枢理论用气机变化的趋向与强弱，阐明了生命内外环境的稳定性与平衡性，人体生理、病理与外界环境的相互关系，都是精气阴阳变化的结果。

脑为元神之府，主司神机变化。神能御气，通过经脉脏腑气化，统御开阖枢功能，为人身之枢机。所以，神机轴又称志心神机轴，由志心（脑）、大心（心）及心主（心包络）、小心（命门）组成，对躯体、脏腑、经络等神机起双向调控作用。由下而上，控制觉醒、意识、注意、睡眠、智能、情感等；由上而下，支配运动、视觉、触觉、协调、姿势、平衡等[6]。神机流贯，上至脑髓，下聚肾命，内遍脏腑，外达周身，远及四末。《素问·阴阳应象大论》曰："阴者，藏精而起亟也；阳者，卫外而为固也。"太阳太阴为开，通过膀胱、小肠、肺、脾等经脉脏腑的功能，将阳气与津液布达全身表里上下，生成宗气、卫气、营气，气血津液循环，发挥温煦濡养作用，有助于维持全身机能。故《灵枢·营卫生会》认

为，精、血、气、神"异名同类"。少阳少阴为枢，通过胆、三焦、心、肾等经脉脏腑的功能，使表里枢转、上下交通、水火互济、神志安宁、阴阳平衡。阳明厥阴为阖，通过胃、大肠、肝、心包等经脉脏腑的功能，则水谷运化、精微输布、气血流动、魂魄升降。自主神经系统参与内分泌调节葡萄糖、脂肪、水和电解质代谢，不受意志控制地调节心率、血压、体温、睡眠、消化、呼吸速率、瞳孔反应、排尿、性冲动等机能反射。有学者设想，开比较交感神经的兴奋作用，阖比较副交感神经的抑制作用，枢比较中枢神经系统的调控机制[2]。《读医随笔·升降出入论》曰："升降出入，互为其枢也。"参照中医阴阳学说的观点，精气阴阳升降出入产生神机，自主神经功能与经脉脏腑气化的开阖枢功能表现类似。

（二）自主神经疾病病机特征

在病因上，除由自主神经系统本身多种病变所引起以外，还可由其他更多的躯体性疾病所引起或伴发。在临床表现上，除可引起自主神经系统的自身症状以外，还可同时引起其他相应躯体症状的伴发；反之，某些躯体性疾病还可同时伴发相应的自主神经系统症状，从而引起复杂而多变的临床症状或症状组合。因此，自主神经疾病神机失用单纯病机者并不多见，往往表现为复杂病机状态。

《读医随笔·升降出入论》认为升降出入为"百病之纲领，生死之枢机"。出入废则神机化灭，升降息则气立孤危。开阖枢理论阐释了自主神经疾病的病机特征：枢机障碍，神机失用。

1. 开折病态：①《灵枢·根结》曰"开折则肉节渎，而暴病起矣，故暴病者取之太阳，视有余不足，渎者皮肉菀膲而弱也"，"开折则仓廪无所输膈洞，膈洞者取之太阴，视有余不足，故开折者气不足而生病也"。其病态表现为卫气郁滞不出或营气内滞不通[7]。若太阳开张不利，阳气不能正常上行外达，卫气不能正常发挥其熏肤、充身、泽毛功能，会导致恶寒、发热、自汗等一系列症状；当津液代谢失常就会出现尿频或癃闭等症状；当太阴开张不利就会出现自汗、鼻塞流涕等症状[3]。②交感神经偏亢也会出现心悸易惊，可见心动过速、脉数、易受惊吓等。畏热、低热，血压不稳，脉压差增大，多汗，手颤，部分患者尚可见甲状腺功能亢进症等病理现象[4]。

2. 枢折病态：①《灵枢·根结》曰"枢折即骨繇而不安于地，故骨繇者取之少阳，视有余不足，骨繇者，节缓而不收也，所谓骨繇者摇故也，当穷其本也"，"枢折则脉有所结而不通，不通者取之少阴，视有余不足，有结者皆取之"。若少阳枢转失利，则外使筋骨失养，骨节不能正常枢转举动而缓纵不收；若外邪客居半表半里，则可致伤寒，少阳病表里不和，出现往来寒热诸症[8]。当少阴枢机不利，寒化则见嗜睡、手足厥冷、多尿、遗尿、夜尿频多，热化则见心烦、惊悸、失眠、五心烦热、潮热盗汗等症状[3]。②中枢神经失调，如下丘脑功能紊乱则会导致神经性多食，肥胖；或神经性厌食，消瘦；多饮、多尿、性功能障碍等。上下交通，中焦斡旋，五脏一体，少阳、少阴的枢转机制与中枢神经的作用比较，自主神经中枢对机体的生理与病理调控过程，也是通过中枢神经系统整合加工多种神经递质功能后实现的。《金匮要略·惊悸吐血下血胸满瘀血病脉证治》曰："动即为惊，弱则为悸。"心血管功能及心脏自主神经功能均与心脾气虚有关[9]。

3. 阖折病态：①《灵枢·根结》曰"阖折则气无所止息，而痿疾起矣，故痿疾者，取之阳明，视有余不足，无所止息者，谓真气稽留，邪气居之也"，"阖折即气驰而善悲，善悲者取之厥阴，视有余不足"。当阳明关阖不利或关阖不及时，不能腐熟饮食水谷，清气下陷，则会出现泄泻、便溏，当太过时，会出现胃脘腹部胀满、大便秘结或小便频数、热结旁流，及反胃、呃逆等症状。当厥阴关阖不利，致心内所藏之神明受扰时，会导致心神不宁，肝失疏泄，肝藏血功能下降则喜悲伤欲哭，郁郁寡欢[3]。②副交感神经抑制作用太过时，也会致昏厥、恶心、呕吐、胃肠蠕动增强，唾液分泌增加，头昏、眩晕，类似内耳眩晕症表现等[4]。红细胞、血红蛋白、游离脂肪酸、5-羟色胺、去甲肾上腺素等血液营养成分及神经递质含量降低，出现抑郁症状态[10]。肠道菌群改变导致菌-肠-脑轴功能异常更可能促进抑郁症发生，通过调节肠道微生物来改变抑郁焦虑等心理疾病已成为神经科学和心理学的热点[11]。可见，开阖枢理论总结了自主神经疾病特殊的传变规律。

二、基于开阖枢理论的自主神经疾病辨治特点

有研究[12]发现，自主神经疾病患者存在精神心理变化，以及脑电活动、神经递质合成和释放改变。

有人[13]用刚柔秉性阐释心理情志因素刺激发病的差异性，重视气机升降作为发病的始动因素，肝之刚柔不能相济，刚证交感神经亢进，柔证副交感神经亢进，推崇刚柔辨证治疗自主神经疾病[1]，其实也没有脱离脏腑辨证的范畴。调节自主神经功能的药物众多，诸如肾上腺素能药物、多巴胺能药物、5-羟色胺能药物、胆碱能药物、组胺能药物、肽能药物、单胺能药物及作用于离子通道的药物，都可以作用于中枢与周围自主神经系统，通过神经递质或调质、激素及自身活性物质等抑制或增强内脏平滑肌和内分泌腺体功能，治疗自主神经疾病[1]。临床证明，自主神经疾病以调理为主，调理治疗的关键点在于枢转神机。

（一）自主神经疾病以调理为主

自主神经疾病开阖枢同病，而表现为偏于开折、阖折、枢折状态。因此，自主神经疾病治疗上必须着眼气化，整体燮理，邪正兼顾。自主神经疾病以调理为主。调理法包括身心调理、饮食调理、方药调理之类，并加强及时有效的对症治疗。方药调理分为调理阴阳、调理气机、调理气血、调理脾胃、多脏燮理等等。交感神经偏亢者多见心肾阴虚，肝阳上亢，内风旋动。治以交通心肾，滋阴潜阳，镇肝熄风。副交感神经偏亢者多见胃失和降，脾肾阳虚，髓海不足。治以和胃降逆，温补脾肾，填精益髓。中枢神经失调者多见气阴亏虚，阴阳两虚，虚实夹杂。治以益气养阴，阴阳双补，扶正祛邪。具体而言，如心脏神经症与肝、脾、心、肾等相应脏器的气血阴阳的亏虚或太过有着密切关系[14]。在治疗时应当具体问题具体分析[15]，肝气郁结者，治当疏肝解郁，顺气降逆，如柴胡疏肝散、逍遥散；心脾气血两虚者，治当益气补血，补脾养心，如归脾汤、甘麦大枣汤；心肾不交，阴虚火旺者，治当滋阴清火，交通心肾，如天王补心丹、交泰丸；胆胃不和，痰火扰心者，治当清热豁痰，宁心安神，如温胆汤、柴胡加龙骨牡蛎汤；心气虚、心血虚者，治当养血益气，补养心神，如安神定志丸、养心汤；气滞血瘀者，治当活血行气，通络复脉，如血府逐瘀汤、麝香保心丸。

（二）调理治疗的关键点在于枢转神机

自主神经疾病枢机障碍，升降出入紊乱，神机失用，调理治疗的关键点在于枢转神机。

1. 养神安神，重视阳和之气　《素问·生气通天论》曰："阳气者，精则养神，柔则养筋。"阴神阳神，魂魄相依。三阳开阖枢需少阴枢转阳气，三阴开阖枢需阳明关阖阳气，相辅相成。故表里不和者，桂枝汤；上下不交者，黄连阿胶鸡子黄汤。阳气亏虚者温阳益气、镇静安神；阳气抑郁者通阳调气、解郁安神。如桂枝甘草龙骨牡蛎汤、菖蒲郁金汤。

2. 疏通经隧，重视气化神机　《灵枢·终始》曰："和气之方，必通阴阳。"谨守病机，调阴与阳，补虚泻实，复其升降，疏通经隧，精气透散流布正常，神机升降出入，使道灌注流通。如安宫牛黄丸、安神定志丸、通窍活血汤、涤痰汤、星蒌承气汤。

3. 双向调节，重视脏腑别通　腑病治脏，脏病治腑，原自相通。同时，开阖枢对应的脏腑相通，即《医学入门》转引《五脏穿凿论》所谓肺与膀胱别通、脾与小肠别通、心与胆别通、肾与三焦别通、肝与大肠别通。现代学者补充了心包与胃别通[16]。双向调节相通或别通脏腑的开阖补泻，并行相兼或权衡相夺，枢转神机。如小柴胡汤合五苓散为柴苓汤调理三焦气化，治疗自主神经功能不全所致的急性神经血管性水肿。

4. 整体燮理，重视亢害承制　《素问·六微旨大论》曰："亢则害，承乃制，制则生化，外列盛衰。"亢者则以所承制之，弱者则以生化求之，五脏和则互为生克，开阖枢自主调控，拮抗承制平衡，神机生化自如。如根据五行相生的隔一之治，名为正治，治我胜之脏的隔二之治，治胜我之脏的隔三之治，乃至五脏同治，是整体燮理的临床法式。如河车丸（组成：人中白、紫河车、秋石、五味子、人参、石钟乳粉、阿胶、鳖甲、地骨皮、银柴胡、百部、青蒿、童便、陈酒）滋肾阴清肺热，温肾阳助脾运，以恢复肺通调水道功能，治疗多系统萎缩自主神经功能障碍引起的直立性低血压、阳痿、括约肌功能障碍。参考《证治汇补·癃闭》的说法，肺燥不能生水，河车丸中滋肾涤热属于隔一之治，清金润肺属于隔二之治，燥脾健胃属于隔三之治。

三、基于开阖枢理论辨治自主神经疾病医案

(一) 神经源性直立性低血压案

患者张某某，男，58 岁。因发现直立性低血压 3 个月余，伴发作性晕厥 1 个月，于 2013 年 7 月 29 日 17:51 入院。3 月前因头晕于当地医院住院行 24 小时动态血压监测诊断"直立性低血压"，未予特殊治疗。1 个月前自觉头晕加重于某医院住院。检格检查：卧位血压 167/100 mmHg，坐位血压 133/91 mmHg，立位血压 89/64 mmHg。2013 年 6 月 6 日头部 MRI：脑内多发性腔隙性脑梗死，轻度脑白质疏松症，脑萎缩。双侧上颌窦、筛窦、额窦炎症。右侧椎动脉起始段稍狭窄。颈部血管彩超：左侧颈动脉硬化斑块，右侧颈动脉内-中膜增厚，右侧椎动脉内径较细。心脏彩超：左室假腱索；左室收缩功能测值正常，舒张功能测值轻度减退。心电图：窦性心律。予米多君片 2.5 mg，早晚各 1 次；左旋氨氯地平片 2.5 mg，晨起时 1 次；好转出院后一直服用，出院 3 日后行走后突发黑矇，随即倒地，意识丧失，伴全身青紫，四肢冰冷，流涕流涎，二便失禁，偶有四肢抽搐，平卧后 2～5 分钟后苏醒，发作前及苏醒后未诉任何不适，反复出现约 8 次。入院症见：行走后突发黑矇，随即倒地，意识丧失，持续约 2～5 分钟，伴全身青紫，四肢冰冷，流涕流涎，二便失禁，偶有四肢抽搐，发作前及苏醒后未诉任何不适，言语欠流利，行走不稳，乏力，纳可，寐差，大便秘，4 日/次，小便难解。舌淡暗，苔黄腻，脉弦滑。既往有"原发性高血压" 5 年余，未规律服药，血压波动在 160～210/60～160 mmHg。"多发性脑梗死" 3 月余，后遗言语欠流利，行走不稳。吸烟史 20 余年，每日半包。体格检查：体温 36.5 ℃，脉搏 80 次/min，呼吸 19 次/min，血压 116/88 mmHg（卧位）、100/70 mmHg（坐位）、88/54 mmHg（立位）；右上肢近端肌力 5 级，远端肌力及握力 5-级，右下肢肌力 4+级，左侧肢体肌力 5 级，四肢肌张力正常，深浅感觉正常，生理反射正常，病理反射未引出；走"一"字步不能。明确诊断：①神经源性特发性直立性低血压；②多发性脑梗死恢复期；③原发性高血压 3 级 极高危组，高血压心脏病 心功能 2 级。予米多君片（晨起、中午服用）升压，单唾液酸四己糖神经节苷脂钠冻干粉针营养脑神经及对症支持治疗，配合舒血宁活血养脑。中医辨为脾虚痰扰证，治以益气健脾、化痰利窍，方以益气聪明汤化裁，处方：粉葛根、天麻各 30 g，蔓荆子、黄芪、茯苓各 20 g，白芍、炙甘草、陈皮、法半夏、枳实、竹茹各 10 g，西洋参、黄柏、升麻、生大黄各 6 g，服用 4 剂，每日 1 剂，水煎服。2013 年 8 月 2 日患者未发晕厥，行走半小时后稍感头晕，言语欠流利，行走不稳，乏力，纳可，寐差，大便未解，小便难解。舌淡暗，苔黄腻，脉弦滑。体格检查：血压 170/112 mmHg（卧位），112/78 mmHg（坐位），78/52 mmHg（立位）。24 小时动态血压监测：卧位最大值 187/106 mmHg，卧位最小值 147/83 mmHg，立位最小值 81/45 mmHg。患者卧位时血压偏高，予苯磺酸氨氯地平片 2.5 mg 睡前服用控制血压，大黄胶囊改善便秘，守方改黄芪为 30 g，大黄 8 g，服用 4 剂，每日 1 剂，水煎服。2013 年 8 月 6 日患者未发晕厥，今晨活动后感头晕明显，无胸闷心悸、视物旋转，言语欠流利，行走欠稳，乏力，纳可，寐差，难以入睡，夜间遗尿 1 次，大便未解。舌淡暗，苔黄腻，脉弦滑。体格检查：血压 172/102 mmHg（卧位），106/80 mmHg（坐位），92/62 mmHg（立位）。患者目前血压控制欠理想，继续监测血压，调整用药，加用参麦注射液益气养阴，中药守 2013 年 8 月 2 日方改大黄为 10 g，服用 5 剂，每日 1 剂，水煎服。2013 年 8 月 11 日患者昨日行走 10 余分钟后未发头晕，今日稍头晕，大便已解，夜间小便次数较前减少。舌淡暗，苔黄腻，脉弦滑。体格检查：血压 148/90 mmHg（卧位），92/68 mmHg（坐位），72/50 mmHg（立位）。停单唾液酸四己糖神经节苷脂钠及舒血宁，改为小牛血清去蛋白及丹参酮改善脑循环，中药守 2013 年 8 月 6 日方加胆南星 10 g，服用 7 剂，每日 1 剂，水煎服。2013 年 8 月 19 日患者无头晕，无胸闷心悸，言语欠流利，行走欠稳，纳寐可，二便调。体格检查：血压 138/104 mmHg（卧位），110/74 mmHg（坐位），82/60 mmHg（立位）。病情稳定，症状缓解，守 2013 年 8 月 11 日方 14 剂次日带药出院，嘱其监测血压，不适随诊。

2014 年 12 月 24 日至 2015 年 1 月 9 日因血压变化太大致左侧基底核区脑出血，于省某医院住院后，遗留右侧肢体乏力麻木。于 2015 年 6 月 22 日 18:50 因反复晕厥再次入住我院我科。症见：右侧肢体乏

力麻木，需轮椅或扶助后能极短时间行走，坐位或立位几分钟后则头晕，甚至晕厥，持续几分钟后可转清醒，发作前及苏醒后未诉不适，言语欠流利，四肢末梢冰凉，纳一般，寐差，难以入睡，大便控制欠佳，小便失禁。舌红，苔少，脉弦细。体格检查：体温 36.3 ℃，脉搏 75 次/min，呼吸 18 次/min，血压 167/88 mmHg（卧位）、122/70 mmHg（坐位）、96/68 mmHg（立位）。右上肢近端、远端肌力 3 级，右下肢近端、远端肌力 4−级，左侧肢体肌力 4 级，四肢肌张力正常，指鼻试验（＋），跟膝胫试验（＋），余神经系统病理征（−）。动态血压监测：最高达 209/118 mmHg，夜间血压高于白天，血压波动大。诊断：神经源性特发性直立性低血压，混合性脑卒中后遗症期。予鼠神经生长因子冻干粉针营养神经，小牛血清去蛋白改善脑代谢，配合参麦注射液益气升阳。中医辨为气阴两虚证，治以益气养阴，健脾升清，方以生脉散合左归丸化裁：牛膝、枸杞子、菟丝子、南沙参、麦冬各 15 g，当归、熟地黄、山茱萸各 10 g，山药、鸡血藤各 20 g，黄芪 30 g，五味子、甘草各 6 g，14 剂，每日 1 剂，水煎服。2015 年 7 月 5 日患者右侧肢体乏力、麻木较前缓解，坐或立位几分钟仍头晕。舌红，苔少，脉弦细。体格检查：血压 148/88 mmHg（卧位），106/86 mmHg（坐位），76/52 mmHg（立位）。中药守方加天麻 15 g，14 剂，每日 1 剂，水煎服。2015 年 7 月 20 日患者仍觉肢体乏力，头晕，舌红，少苔，脉弦滑。昨夜舒张压＞90 mmHg，予特拉唑嗪片备用，天麻素注射液改善头晕，中医治以益气养阴，健脾升清，处方：南沙参、麦冬、生地黄、天麻各 15 g，玉竹、陈皮、建曲、砂仁、厚朴、鸡内金、川芎、升麻各 10 g，西洋参、五味子、甘草各 6 g，14 剂，每日 1 剂，水煎服。2015 年 8 月 6 日患者仰卧位变坐位时感头晕，能扶助轮椅缓慢行走约 50m，言语较前流利，舌红，苔薄少，脉弦。体格检查：血压 140/85 mmHg（卧位），98/68 mmHg（坐位），84/56 mmHg（立位）。守 2015 年 7 月 20 日方加黄芪 40 g，葛根 30 g，山楂 10 g，14 剂，每日 1 剂，水煎服。2015 年 8 月 21 日患者精神状态良好，仰卧变坐位时稍感头晕，纳寐可，二便调。舌红，苔薄，脉弦细。体格检查：血压 138/86 mmHg（卧位），92/64 mmHg（坐位），82/54 mmHg（立位）。守 2015 年 8 月 21 日方继服 14 剂，2015 年 9 月 6 日患者头晕明显好转，言语较前流利，未诉其他不适，舌红少苔，脉细数。体格检查：血压 120/90 mmHg（卧位），98/70 mmHg（坐位），86/62 mmHg（立位）。守 2015 年 6 月 22 日方加天麻 15 g 继服 14 剂。2015 年 9 月 19 日患者无头晕，守方 14 剂带药出院。

按：特发性直立性低血压又称 Shy-Drager 综合征（SDS），是一种病因不明的以自主神经功能损害为主的多系统神经变性疾病。临床主要表现为直立性低血压、晕厥等自主神经及小脑、锥体束、锥体外系等系统的症状体征。本病早期常易误诊，头晕者易误诊为脑缺血；晕厥者易误诊为短暂性脑缺血或血管迷走性晕厥；有小脑症状或体征的易误诊为脑桥小脑萎缩等。本案直立性低血压，中医属于厥证范畴，也称为大气下陷。《医学衷中参西录·治大气下陷方》升陷汤（生黄芪、知母、柴胡、桔梗、升麻）方解曰：大气发生于命门，培养于脾胃，积贮于胸中。气机升降，魂魄不散。"其神昏健忘者，大气因下陷，不能上达于脑，而脑髓神经无所凭借也。"气机开折下陷，肺、心、脑等重要脏器气血亏虚过度。本案初期脾气亏虚，清阳不升，精明失养，且脾虚气液运化失职而生痰湿，进一步阻滞脑窍，神机运转失调，故治以《东垣试效方》益气聪明汤（黄芪、人参、葛根、蔓荆子、白芍、黄柏、升麻、炙甘草）升举脏腑之精气，益气健脾，化痰利窍。后期累及肝肾，气虚于上，精亏于下，最终脏腑气血阴阳俱损，故以生脉散合左归丸化裁益气养阴，健脾升清，机体阴平阳秘，脾运得健，五脏得养，脑髓得充而眩晕渐愈。才能如《素问·生气通天论》所谓发挥"起亟"之用，汪机《读素问钞》释义"外有所召，内数起以应也"，气血随用而灌注，机体应变调节自如。

（二）出汗异常——头部多汗症案

岳某，女，57 岁。头部多汗 30 余年。2015 年 7 月 11 日初诊：患者 1992 年行"右肾摘除术"后，动辄头颈部出汗较多，未引起重视。2011 年行"子宫及附件摘除术"后，经常头部汗出如流，以枕部最多，后面头发如洗，衣领背部湿透，每晚枕头浸湿，运动、激动、吃饭时更甚。体瘦，怕风，疲乏无力，失眠多噩梦，心慌善恐，头晕视矇，面黯，肢冷，背寒，食欲差，口干，饮水少，舌红少苔，脉弦细浮。诊断：局限性多汗症，焦虑障碍。治疗：艾司唑仑片 1 mg，睡前 1 次。中医诊断：汗证。治法：

敛降相火，滋阴止汗。方药：紫石英、鹿角霜、诃子、仙鹤草、芡实、地骨皮各 15 g，五味子 3 g，石莲子、淮山药各 30 g，青蒿、黄柏、玄参、黄精、白茅根各 10 g。7 剂，水煎服。2015 年 7 月 18 日二诊：头颈部出汗明显减少，睡眠安，精神好转。舌暗有齿痕，无苔，脉弦细弱。停艾司唑仑片；中药原方去白茅根、青蒿、黄柏，加浮小麦 30 g，14 剂，水煎服。2015 年 8 月 1 日三诊：运动、吃饭时头颈部仍有出汗，但较以前减少八成，晚上头部出汗较少，睡眠时好时差，仍然心慌善恐，舌暗无苔，脉弦细弱。守二诊原方 14 剂，水煎服。并予米氮平口腔崩解片 15 mg，睡前 1 次。2015 年 8 月 15 日四诊：病情稳定，米氮平口腔崩解片 15 mg，睡前 1 次，维持治疗。嘱任意用淮山药、芡实、莲子、五谷杂粮之类，煮粥食疗，少食多餐。2 个月后再复诊，头汗已止。

按：患者多次手术以后，受情绪刺激，乙酰胆碱分泌增多而产生多汗，是自主神经功能紊乱的表现，出现的头部局限性多汗症，属于皮层性或情绪性出汗的一种特殊类型。中医认为自主神经功能紊乱的开阖枢障碍病机，与脑髓、五脏、奇经、相火、神志等有关。故头汗从脑论治，奇恒脑府治在奇经，必不舍脏真形神。本案手术损伤奇经之源，焦虑消耗五脏之真，相火内燔，虚阳上浮，头部汗出不止，心肝神魂浮动，成上热下寒之证。自拟方用紫石英重以去怯，镇心安神，降逆气，暖子宫，治虚劳惊悸，胞寒虚冷；鹿角霜温补督脉，添精益血，收敛漏泄，治诸虚百损，羸弱不堪。紫石英合鹿角霜相须配伍，柔剂阳药，填补奇经，敛降逆气，调和阴阳，标本兼治。五味子、玄参、黄精补肾阴，石莲子、芡实、淮山药滋脾阴，以治本。地骨皮、青蒿、黄柏、白茅根清相火，仙鹤草、诃子、浮小麦止汗出，以治标。故能取得良好疗效。

《石室秘录·敛治法》曰："凡人头顶出汗，乃肾火有余，而肾水不足，若不知其故，而徒用止汗之药，必致目昏而耳痛。法当滋其肾，而清肺金之化源，自易奏功如响。"方用遏汗汤。桑叶 0.5 kg，熟地黄 1 kg，北五味 0.15 kg，麦冬 0.3 kg，各为末，蜜为丸。考头汗治法，自古无良方，或与自汗混为一谈。陈士铎治病多奇中，然而，遏汗汤纯用滋补阴液，但用桑叶治头汗，其填补奇经、清降相火及固表止汗之力不足，此有方论而无方用。其故，囿于肺金为肾水上源，而昧于脑为奇恒之府也。

（三）自主神经功能不全案

周某某，女，38 岁。2018 年 7 月 17 日首诊：9 年前产后起病，疲乏无力，容易劳累，双手掌、双足心麻木，四肢关节冷痛，恶风，间断头晕、耳鸣，发作性心悸怔忡、呃逆，睡眠时好时差，月经推后，经暗量少，舌胖暗边尖红，苔淡黄厚，脉细促数。既往有"阵发性室上性心动过速"病史。血压 125/85 mmHg。诊断：自主神经功能不全。治法：温中理气，镇摄安神，调和阴阳。方药：赭石、红景天、鸡血藤、生龙骨、生牡蛎、炒麦芽、炒谷芽各 15 g，炮干姜、当归、炙甘草各 10 g，砂仁、木香、桂枝、五谷虫各 6 g，细辛 3 g。14 剂，每日 1 剂，水煎服。2018 年 8 月 2 日二诊：药后未发作心悸，呃逆停止，睡眠、头晕、胸闷症状好转，耳鸣、四肢症状仍旧，舌胖暗红，苔薄黄干，脉沉细弱。治法：活血通络，镇摄安神，调和阴阳。方药：一诊方去赭石、炮干姜、砂仁、木香、细辛，加赤芍药、桑枝、秦艽、王不留行、片姜黄各 10 g，服用 14 剂，每日 1 剂，水煎服。2018 年 8 月 21 日三诊：耳鸣好转，发作性头晕出现频率较少，手足麻木明显减轻，晨起时偶有呃逆，上腹胀满，稍有饮食不谨则肠鸣痛泄，舌淡略暗，苔薄黄少，脉沉细。治法：调理肝脾，升降气机。赭石、山药各 15 g，紫苏梗、荷梗、旋覆花、玫瑰花、炮干姜、赤芍药、威灵仙、枳壳、防风、白术、白参各 10 g，九香虫、柴胡、甘草各 6 g。服用 14 剂，每日 1 剂，水煎服。2018 年 9 月 6 日四诊：诸症均减轻，大热天不能当风吹风扇，仍然四肢凉，舌脉同前。兼以温补肾阳，三诊方去威灵仙，加淫羊藿、紫石英、胡芦巴各 15 g，14 剂，每日 1 剂，水煎服。2018 年 9 月 21 日五诊：药后效佳，舌胖暗红，苔薄白，脉沉细。治法：温补脾肾，疏利气机。四诊方去柴胡、防风、赭石、旋覆花，加鹿角霜 15 g，雪莲花 10 g。30 剂，每日 1 剂，水煎服。2018 年 10 月 26 日六诊：患者精神佳，睡眠可，饮食正常，肢凉恶风明显减轻，月经色暗量少。嘱停中药汤剂，改服全鹿丸（组成：全鹿干、补骨脂、锁阳、杜仲、菟丝子、肉苁蓉、楮实子、天冬、麦冬、川牛膝、胡芦巴、巴戟天、续断、花椒、小茴香、五味子、覆盆子、芡实、生地黄、陈皮、川芎、人参、黄芪、熟地黄、当归、枸杞子、茯苓、白术、山药、甘草、沉香、大青盐）

9 g，每日 2 次，补肾填精，益气培元。

按：本案自主神经功能不全，以心脏、胃肠道、子宫、上肢、下肢的自主神经受损为主，属于虚劳范畴。《理虚元鉴·阳虚三夺统于脾》认为虚劳本于肺脾肾，虽有夺精、多火、夺气之不同，但以中气不守为最重。本案以调治中气为先，治疗补气、补血、补精、补火，调理脏腑，疏利气机，枢转神机，故能安养神明。

（四）术后自主神经功能障碍案

郭某某，女，46 岁。2017 年 3 月 22 日一诊：患者于 2012 年 6 月因卵巢囊肿行左侧卵巢摘除术，2016 年 10 月因胆结石行胆囊摘除术，5 个月来体重下降 6 kg。诉疲倦乏力，动则少气不足以呼吸，失眠，情绪低落，易惊恐，左侧肢体发冷，心慌心悸，食欲不振，胃脘烧灼样不适，肠鸣，大便前肛门坠胀感，大便先干后溏，有白色黏液，舌淡暗有齿痕，苔白厚粉干，脉沉细弱。诊断：术后自主神经功能障碍，胆囊摘除术后综合征。治法：调和脾胃，疏利气机。处方：制黄连、炮干姜、法半夏、桂枝、炒五灵脂、五谷虫、炙甘草各 6 g，炒乌梅、青皮、淡竹叶、炒蒲黄、白芍各 10 g，炒麦芽、煅瓦楞子各 15 g，明党参、淮山药各 30 g。7 剂，每日 1 剂，水煎服。2017 年 3 月 29 日二诊：药后症状明显好转，仍食少，肠鸣，大便有时不成形，肛门坠胀，舌暗红有齿痕，苔薄黄腐干，脉细弱。去桂枝、淡竹叶，加地榆炭 15 g，白头翁 10 g，7 剂。2017 年 4 月 7 日三诊：睡眠好，无心悸，仍有肠鸣，大便不成形，舌红，苔薄黄干，脉细弱。去炒五灵脂，加焦山楂、炒鸡内金各 15 g，甘松 10 g，14 剂。2017 年 4 月 22 日四诊：患者不愿意再服中药汤剂，改为参苓白术丸（组成：人参、白术、茯苓、山药、薏苡仁、莲子、扁豆、桔梗、甘草）治疗。

按：本案因卵巢、胆囊摘除术后，出现心脏、肺、胃肠道、肢体等自主神经功能障碍。中医认为脑、胆、卵巢均属于奇恒之腑，奇恒相依，奇恒互藏，均与精神心理活动有关。《素问·病能论》有"奇病"之病名，张志聪《素问集注》注解为"奇恒之病"，即奇恒之府病，可以作为自主神经功能障碍的中医病名。囊肿或结石属于癥积、息积、坚积、停积、浊结有形等，摘除术损伤形体，形伤则损伤正气，余气则留滞结聚，枢机开阖不利，满逆为病。仿乌梅汤表里、上下、寒热、虚实、有形无形同治，并用明党参配伍炒五灵脂相反相成，《得配本草·海藻》所谓"反者并用，其功益烈"。此方颇能代表自主神经功能障碍治法。

（五）胸腔镜下肺大疱切除术后霍纳综合征案

聂某某，男，44 岁。因反复咳喘 7 年，再发 1 月，加重 5 日，于 2016 年 6 月 20 日住院。患者既往有高血压 3 级、高脂血症、变应性鼻炎病史。患者 7 年前因受凉后出现咳嗽、喘气，无胸闷、胸痛。于外院诊断为"支气管哮喘"，予以对症支持治疗症状好转。其后反复出现咳喘，未规范治疗。1 月前患者再次因受凉后发作，未予以重视，5 日前，咳嗽气喘加重，来我院就诊，收住入院。入院症见：咳嗽、气喘，痰少难咯出，痰色黄，左侧胸胁疼痛，咳时加重，无双下肢浮肿、无夜间阵发性呼吸困难，夜间可平卧休息，无发热，夜寐可，大便色黑质稀，小便正常，近 1 月来体重下降约 3 kg。体格检查：双侧呼吸动度未见异常，语颤未见异常，双肺叩诊清音，双肺呼吸音低，可闻及散在少量哮鸣音，未闻及干、湿啰音。心率 77 次/min，律齐，心音未见异常，无杂音。入院诊断考虑为支气管哮喘急性发作，予以沙美特罗替卡松吸入剂解痉平喘，硫酸特布他林、布地奈德、溴己新雾化吸入化痰，泮托拉唑护胃预防应激性溃疡，厄贝沙坦降压，阿托伐他汀降脂等对症支持治疗。配合中成药丹参多酚酸盐活血通脉，参麦注射液益气养阴。入院当日下午 14：30 患者静脉滴注参麦注射液时突发呼吸困难气促，心电监护示：血压 146/88 mmHg，脉搏 123 次/min，血氧饱和度 93％。体格检查：双肺哮鸣音，心音低，未闻及杂音，立即停用参麦注射液，予以地塞米松 5 mg 静脉注射，10 分钟后患者呼吸困难好转，肺部听诊哮鸣音消失。2016 年 6 月 21 日接回报示：血常规、肝功能、肾功能、血脂、血糖、同型半胱氨酸、二氧化碳结合力、电解质、心肌酶、BNP、凝血常规基本正常。心脏彩超：三尖瓣轻度反流；左室顺应性减退、收缩功能测值。肝胆胰脾双肾前列腺彩超：正常肝脂肪沉积声像；左肾内稍高回声结节，考虑错构瘤可能；前列腺稍大。肺功能检查：重度混合相通气功能障碍。经 2 日治疗，患者仍反复气促，咳嗽咳痰，喉中哮鸣音，胸闷胸痛，左侧胸部明显。2016 年 6 月 22 日接肺部 CT：左肺下叶后基底段磨玻璃样结节影；左侧气胸，左肺被压缩约 40%；左侧支气管管壁增厚，伴左肺上叶舌段斑片状模糊影，考虑感染可能性大；左侧胸膜局限性增厚。根据患者病史、症状及辅助检查结果，明确诊断：①左侧自发性气胸；②左侧少量胸腔积液；③支气管哮喘。

2016 年 6 月 23 日患者在胸外科连续硬膜外全麻气管插管下行胸腔镜下肺大疱切除术，术后予以抗感染、缓解肺部支气管平滑肌痉挛、护心、预防应激性溃疡、控制血压、加强肺部护理等对症支持治疗，2016 年 6 月 25 日复查床旁胸片：左侧少量气胸；左下肺渗出性病变，考虑感染可能。继续加强抗感染治疗、镇痛、化痰、舒张支气管等对症支持治疗。经治疗后 2016 年 6 月 28 日复查床旁胸片：左肺基本复张。继续治疗后，患者症状缓解。

2016 年 9 月 6 日患者因"左肩及左臂无汗、左侧面部无汗、左眼上睑下垂 2 个月余"再次入住我科。入院时症见：左侧面部持续性无汗，左侧眼睑下垂，眼裂变窄，左肩及左臂皮肤持续性无汗，精神状态良好，无恶寒发热，偶有咳嗽、咳痰，饮食正常，夜寐差，体重自手术后无明显变化，二便正常。体格检查：左侧眼睑下垂，眼裂变窄，双侧瞳孔等大等圆，直径约 3mm，对光反射灵敏。眼球活动自如，无眼球震颤及眼球凝视。双侧额纹及双侧鼻唇沟对称，咽反射存在，伸舌居中。左下肺呼吸音低，右肺呼吸音清，未闻及干、湿啰音，心率 88 次/min，律齐，未闻及杂音。四肢肌力、肌张力正常。生理反射正常，病理反射未引出。舌红，苔黄，脉浮。2016 年 8 月 31 日颅脑磁共振：额部白质脱髓鞘病变；全组鼻旁窦炎，下鼻甲肥厚。2016 年 9 月 2 日胸椎+颈部 MRI：颈椎轻度退行性变，C4/5～C6/7 椎间盘稍向后突出；胸椎 MRI 未见明显异常。结合患者病史、手术史、症状、体征及影像学检查结果，诊断为胸腔镜下肺大疱切除术后并发霍纳综合征。治疗上予单唾液酸四己糖神经节苷脂钠营养神经，配合中成药灯盏花素改善循环等对症支持治疗。中医辨证为阴虚风动证，治以滋阴潜阳，熄风通络。仿三甲复脉汤、天麻钩藤饮化裁：天麻、钩藤、炒蒺藜、红景天、煅龙骨、牡蛎各 15 g，酒黄精、石斛、玉竹、桂枝、秦艽、龟甲、甘草各 10 g。每日 1 剂，分两次温服，共 5 剂。经住院治疗后，患者左眼上睑下垂症状好转，左肩及左臂无汗，精神状态可，无咳嗽，无恶寒发热，夜寐可，饮食可，二便调。患者于 2016 年 9 月 20 日出院。

2016 年 10 月 28 日随诊，病史同前，左上肢乏力好转，左侧面部汗出，左肩及左臂不出汗，偶有左胸前区（手术切口处）疼痛，呈发作性针刺样疼痛，持续几秒缓解。舌红略暗苔薄黄干，脉沉细紧，最近 10 日有感冒症状持续。中医辨证为阴虚风动、兼风邪外袭证，治以养阴活血，祛风通络。自拟方：石楠藤、丹参、茺蔚子、忍冬藤、北沙参、连翘各 15 g，防风、荆芥、秦艽、桑枝、女贞子、墨旱莲、赤芍、丝瓜络各 10 g，细辛 3 g，甘草 6 g。每日 1 剂，分两次温服，共 14 剂。

2016 年 11 月 11 日随诊，病史同前，感冒症状消失，左眼睑下垂症状缓解，左侧面部、左肩及左臂有汗出，手术切口处未有明显疼痛，二便调。舌红苔少，脉沉紧。予弥可保片、维生素 B₁ 营养神经；中成药松龄血脉康胶囊（组成：鲜松叶、葛根、珍珠层粉）平肝潜阳，潜心安神；院内自制药正斜丸（组成：蜈蚣、全蝎、秦艽、蝉蜕、防风、红花等）活血通络。经治疗后，患者症状较前明显改善。

按：霍纳综合征又称颈交感神经综合征（HS），因颈部交感神经及其节后纤维至眼部的整个径路中的任何部位受到压迫、牵拉、麻痹、阻滞、刺激、损伤后发病。主要临床表现为：眼睑下垂、瞳孔缩小、同侧局部无汗、眼球内陷等，还可表现为患侧面部皮肤血管扩张（如单侧面部潮红）和无汗（患侧面部皮肤干燥）以及自主神经功能紊乱（如头痛、头晕、心慌等）症状。有人统计，引起 HS 最常见的疾病为脑血管病（54.69%），后依次为颈椎病（17.19%）、脑干肿瘤（4.69%）、肺结核（4.69%）、脊髓空洞症（4.69%）、Arnold-Chiari 畸形（3.12%）、肺尖部 Pancoast 瘤（3.12%）、纵隔淋巴瘤（3.12%）、颈肋（1.56%）、肠癌椎骨转移（1.56%）以及颈内动脉瘤（1.56%）。硬膜外麻醉发生单侧脊神经根异常广泛阻滞引起者，临床少见。西医治疗上主要针对病因治疗，去除原发病灶，症状可有效缓解。本病例患者肺大疱切除术后出现左眼上睑下垂，左肩及左臂无汗，符合霍纳综合征的主要临床表现，在治疗上主要以营养神经、改善循环为主。

患者以左眼上睑下垂、左肩及左臂无汗为主症，属于中医"睑废""无汗"范畴。患者有长期肺系疾病病史，久病伤正，又受手术损伤，致使脏腑功能失调，阴液耗损，瘀血内阻，发为本病。阴液亏虚，筋脉失于濡养引动内风；阴精亏虚，胞睑失养，约束失职，出现睑废；阴液不足，汗出无源，故无汗；加之手术史，致使体内瘀血停留，瘀血停于脑，可致脑络失和，使眼睑垂而不举，瘀血阻于络，则胞络失于濡养提升无力；瘀血亦可闭塞玄府，可致汗不得出。故在中医治疗上主要针对阴虚、瘀血两方面。中医治疗上主要以滋阴潜阳，熄风通络为主，方中黄精、玉竹、龟甲滋阴生津，天麻、钩藤熄风，龙骨、牡蛎潜阳，蒺藜祛风，秦艽祛湿，红景天益气活血，桂枝温通经脉，甘草调和诸药。患者体虚，加之内风扰动，易招引外风，发生一系列外感症状，故后期以养阴祛风，活血通络为主，丹参、茺蔚子、赤芍活血，石楠藤、秦艽祛湿，忍冬藤、桑枝、丝瓜络通络，北沙参养阴，女贞子、墨旱莲滋补阴液，荆芥、防风、连翘解表祛外风，诸药配合，共达滋阴、祛风、活血、通络之效。外感症状经治疗消失，继续予滋阴潜阳，活血通络为主要治疗原则，配合西药营养神经。经中西医结合治疗后，患者症状缓解。

（六）交感神经型颈椎病案

蔡某某，男，37岁。2018年9月30日一诊：发作性眩晕、呕吐、心慌4月余，加重2小时。患者长期从事驾驶工作，并且一有时间就打麻将。平常劳累后颈项胀痛，按摩可以缓解。颈椎MRI检查有颈椎生理曲度变直，C3/4～6/7多个颈椎间盘向后膨出。4月17日通宵玩麻将，凌晨5点突发眩晕、呕吐，送到我医院急诊，静脉滴注天麻素、桂哌齐特、泮托拉唑等，处理后好转。此后，反复发作眩晕、呕吐、心慌、冷汗，已经发作20余次，急诊留观6次。刻诊诉早餐后又突起眩晕，心悸心慌，恶心欲呕，头部体位改变则加重，舌红苔厚黄滑腻，脉浮滑促数。自服倍他司汀片、晕痛定胶囊等无好转。体格检查：脉搏104次/min，血压135/102 mmHg。心电图示频发性房性早搏。诊断为交感神经型颈椎病、后循环缺血、室上性心律不齐，中医诊断为项痹、眩晕、心悸，湿阻中焦、风痰扰络证。治法：祛湿化痰，祛风通络，解痉止眩。处方：秦艽、僵蚕、川芎、薄荷、羌活、芦根、小通草、苍术各10 g，红景天、络石藤、忍冬藤、石楠藤、蔓荆子、白茅根、连翘各15 g，全蝎3 g，甘草6 g。7剂，每日1剂，水煎服。艾司唑仑片1 mg，眩晕发作时立即口服或者舌下含服1次，眩晕不发作时不用。美托洛尔缓释片47.5 mg，每日1次；倍他司汀片12 mg，艾地苯醌片30 mg，脑蛋白水解物片28.8 mg，每日3次。2018年10月9日二诊：用药后精神好转，眩晕及心慌症状明显减轻，头部体位改变仍然眩晕加重，无恶心，舌红苔黄滑腻，脉浮滑促。复测心率87次/min，血压122/96 mmHg。中医辨证为痰热阻络证。治法：清热化痰，调理气机，疏通经络。处方：络石藤、忍冬藤、石楠藤、茯苓各15 g，炙远志、天竺黄、法半夏、青皮、枳壳、威灵仙、僵蚕各10 g，全蝎3 g，胆南星、黄连、苦参、甘草各6 g。14剂，每日1剂，水煎服。西成药同前。2018年10月25日三诊：眩晕、心悸已止，颈项凝痛，枕部不适，惊恐易作，遇事易忘，自觉未老先衰，舌暗红苔薄黄干，脉细促浮。中医辨证为瘀血阻络证。治法：活血化瘀，疏通经络。处方：络石藤、忍冬藤、石楠藤、白茅根、山楂、鬼箭羽、蓝布正、鹿衔草各15 g，王不留行、桑枝、秦艽、苏木、片姜黄各10 g，甘草6 g。14剂，每日1剂，水煎服。续予美托洛尔缓释片、倍他司汀片、晕痛定胶囊（组成：蜜环菌粉、川芎）。配合舒筋正脊手法按摩，并嘱患者避免颈部劳累，平常勤做颈椎保健操。

按：交感神经型颈椎病即Barre-Lieou综合征，由颈椎椎体骨质增生、韧带增厚、椎间盘变性膨出等压迫或刺激脊髓及颈交感神经节引起。根据临床症状，中医归属于项痹、眩晕、郁病、怔悸等范畴。本案以眩晕、心悸为主要临床表现，故使用自主神经调节药如艾司唑仑片、美托洛尔缓释片以控制交感神经兴奋症状。《奇经八脉考·督脉》曰："任督二脉……分之以见阴阳之不离，合之以见浑沦之无间。"督脉贯脊，上通泥丸以奉"神德"，下通命门以养"元气"。督脉与脑、心、肾、肝、胆、胃、膀胱、三焦经及冲脉、任脉、跷脉、维脉等相联络，通过统摄、转枢、节制、输注精气，传送主枢脑髓神机，以调控全身神机与气血升降。督脉痹阻，枢机不利，上下不交，阴阳失去协调，气化不畅而痰浊内生，血行不畅而瘀滞脉络，神机循行障碍。《丹溪心法·头眩》曰："无痰则不作眩。"发作期以化痰祛风解痉为主，继以调气化痰通络。缓解期病机乃督脉气机不能条达，不主张使用重镇潜阳法，以活血化瘀通络为主。

（七）未分化结缔组织病并雷诺综合征案

龙某某，女，67 岁。因双手指、足趾遇冷变色 10 余年，加重 1 年余，于 2018 年 5 月 24 日 09:36 入院。10 年前天气变冷时出现双手指麻木、冷感，双手指、足趾皮肤变白，自行热敷后稍有缓解，后在当地诊所服用中药治疗（具体不详），病情有所缓解，未予规律治疗。1 年来自觉症状加重，于 2017 年 12 月 19 日至 2017 年 12 月 25 日入住我科。查抗核抗体（1:1000）阳性；抗着丝点抗体阳性（＋＋＋）。颈部血管彩超：双侧颈动脉硬化并斑块形成，左侧软斑。诊断为雷诺综合征。予抗炎、调节免疫、护胃等对症支持治疗后，病情好转。出院后多次在我科门诊治疗（具体用药不详），一直存在雷诺现象、关节冷痛等症状。2018 年 5 月 24 日再次入院症见：双膝关节发冷，上下楼梯稍感疼痛，四肢关节麻木、发冷，双手指端皮肤变硬、皮肤粗糙，双手指、足趾遇冷变白、变紫，口干、眼干、口苦，偶感心悸心慌，恶心，无呕吐，无恶寒发热，纳可，夜寐欠安，大小便正常。舌淡，苔白，脉细涩。既往有冠心病、脑动脉硬化症病史。体格检查：体温 36.8 ℃，脉搏 80 次/min，呼吸 20 次/min，血压 120/75 mmHg；双手指及掌指皮肤增厚，无关节畸形；双下肢关节无压痛、发热。血常规：血小板 122.00×10⁹/L，红细胞 3.78×10¹²/L。肾功能：肌酐 54.00 μmol/L，尿素 2.70 mmol/L。超敏 C 反应蛋白 0.24 mg/L，免疫球蛋白 IgM 定量 2.39 g/L，C3 含量 88.70 mg/dL，抗环瓜氨酸肽抗体 9.8 U/mL。尿常规；尿白细胞脂酶（＋＋），白细胞总数 127.38 个/μL。诊断：雷诺综合征；未分化结缔组织病；双侧颈动脉硬化并斑块形成。予甲泼尼龙片抗炎，秋水仙碱片改善纤维化，硫酸氢氯喹片抗免疫，复方骨肽注射液、尼麦角林改善周围循环，奥美拉唑护胃，配合疏血通活血通络。中医辨为痹病风寒湿阻证。治以通脉散寒，方以当归四逆汤合九味羌活汤化裁，处方：桂枝、细辛、防风、党参、柴胡、苍术、杜仲、续断、淫羊藿各 10 g，当归、黄芪各 30 g，黄芩、麦冬、生地黄、女贞子、墨旱莲各 15 g，白芍 20 g，甘草 5 g，5 剂，每日 1 剂，水煎服。2018 年 5 月 29 日患者膝关节发冷疼痛症状好转，双手指、足趾雷诺现象阳性，舌淡，苔白，脉细涩。守方继进 4 剂。2018 年 5 月 31 日病情好转，守方 20 剂带药出院，嘱其注意手足防护，定期门诊。

按：未分化结缔组织病大多有关节疼痛和/或雷诺现象，但没有特征性的临床表现及特异性的实验室指标，仍易误诊漏诊。雷诺综合征是血管神经功能紊乱所致的肢端小动脉痉挛性疾病，寒冷或精神刺激为其主要诱发因素，肢体远端皮肤粗线对称性、阵发性的苍白、紫绀、潮红改变，西医缺乏特效药物，且疗效不明确。中医将本病归为中医脉痹、寒痹、血痹等范畴，辨证治疗有明显优势。《医宗金鉴·痹病总括》曰："脉痹，脉中血不和而色变也。"本案为本虚标实，患者脾肾阳虚则枢机不利，故而肢端、肌腠苍白发冷；化源不足，肌肤失养，营卫不和而易感外邪，寒湿外袭，营卫郁于肌表，经络不畅而皮肤青紫，故以当归四逆汤合九味羌活汤通脉散寒，扶正祛邪，黄芪、党参、杜仲、淫羊藿等补益脾肾；配伍桂枝、细辛温阳经脉，防风、苍术散寒祛湿，白芍甘草缓急止痛。

四、结语

在象思维的指导下，浑天说宇宙模型以天地为囊龠，天心北斗为万物生息繁衍的众妙之门，其开阖枢调节元气的开闭收放，以成生长化收藏之用。人体以三阴三阳为生长之门，其开阖枢协调天人相通因应，调节人体阴阳之气的升降出入[17]。开阖枢理论已经渗透到干支合局、阴阳运气、生命周期、气血属性、经脉脏腑、病机证候、治法方药之中，成为中医理论之魂[18]。因此，开阖枢理论是中医基础理论的组成部份[19]，解读中医原理决不能摒弃三阴三阳开阖枢理论[20]。《素问·五常政大论》规定"根于中者，命曰神机"。开阖枢正常，则神机枢转；开阖枢障碍，则神机失用。自主神经疾病可引起其他系统功能障碍，各系统疾病又可直接或间接引起自主神经功能障碍，其疾病种类繁多。基于开阖枢理论对自主神经疾病及自主神经功能障碍的辨治，将成为脑科临床研究的新领域。

参考文献

[1] 朱克. 自主神经系统疾病. 见：王新德. 神经病学（第17卷）[M]. 北京：人民军医出版社，2001：79 - 125；41 - 78.

[2] 李璐，安冬，李萍，等. "开阖枢"理论与植物神经的比较研究 [J]. 光明中医，2018，33（24）：3636 - 3638.

[3] 梁永林，贾育新. 贾斌教授开阖枢学术思想及在外感热病中的应用研究 [M]. 北京：科学技术文献出版社，2016：15 - 18.

[4] 张震. 植物神经功能紊乱之辨证论治 [J]. 云南中医杂志，1982，3（2）：9 - 12，49.

[5] 王旭，吴爱华，刘雁. 脏腑别通理论的源流和机理及其应用 [J]. 广州中医药大学学报，2007，24（5）：427 - 429.

[6] 周德生，刘利娟. 论志心神机轴的双向调控作用 [J]. 湖南中医药大学学报，2018，38（05）：520 - 523.

[7] 刘星，牛阳. 再论三阴三阳开阖枢 [J]. 中华中医药杂志，2018，33（05）：1908 - 1910.

[8] 胡显宜，汪世平. 试论《内经》开阖枢学说的临床价值 [J]. 四川中医，2002，20（6）：16 - 18.

[9] 严建英，李文静，王丽华，等. 归脾汤对心脏神经官能症患者心脏自主神经功能、炎症因子及血管内皮功能的影响 [J]. 世界中西医结合杂志，2017，12（09）：1249 - 1252.

[10] 解瑞宁，张恒，张跃兵，等. 抑郁症患者血液营养成分及神经递质炎症因子分析 [J]. 中国卫生检验杂志，2018，28（15）：1868 - 1869，1872.

[11] 梁姗，吴晓丽，胡旭，等. 抑郁症研究的发展和趋势—从菌-肠-脑轴看抑郁症 [J]. 科学通报，2018，63（20）：2010 - 2025.

[12] 原晨. 刚柔辨证治疗心脏神经症有效性的电生理机制及其与心理社会因素的相关性分析 [D]. 中国中医科学院，2015.

[13] 钞建峰，贾慧. 刚柔辨证学说的内涵及在心身疾病诊治中的临床应用 [J]. 中华中医药杂志，2018，33（03）：966 - 968.

[14] 纪雯. 心脏神经官能症中医辨证规律的研究 [D]. 咸阳：陕西中医药大学，2015.

[15] 包宇，杨涵，王潇凡，等. 心脏神经官能症常用方剂分类综述 [J]. 中国中医药现代远程教育，2018，16（16）：144 - 147.

[16] 左常波. 董氏奇穴针灸特色疗法（1）[J]. 中国针灸，2003，23（5）：283 - 286.

[17] 刘晓辉. 中医"门户"概念起源考 [J]. 湖北中医药大学学报，2014，16（03）：62 - 64.

[18] 邹勇. 中医理论之魂——论三阴三阳与开阖枢 [J]. 光明中医，2015，30（01）：12 - 14.

[19] 杨力. "开阖枢"理论及其应用 [J]. 云南中医杂志，1986，6（03）：1 - 4.

[20] 顾植山. 中华文明与《黄帝内经》[J]. 中医药文化，2016，11（03）：29 - 34.

第十五章 基于脑心与胆相通理论辨治癫痫

藏象学说分形五系统，每个系统的子结构同气相通，脏腑相合。但又有脏腑别通说[1]，该说丰富了藏象学说的内涵。我们认为，《医学入门·脏腑》记载脏腑相通曰："心与胆相通。"其实，心又有神明之心与血肉之心的区别，神明之心即脑心，根于中之脑髓泥丸，乃神机化生之处[2]，故心与胆相通当为脑心与胆相通。癫痫是慢性反复发作性短暂性脑功能失调综合征，以神经元异常放电引起反复痫性发作为特征，是一组疾病或综合征的总称，包括部分性发作、全面性发作、持续状态。中医称为癫痫、痫疾、痫证、痫厥、羊癫风、风痫、痰痫等，规范病名属于痫病范畴。用脑心与胆相通理论指导癫痫临床辨治，具有一定的启发意义。

一、从脑心与胆相通理论认识癫痫的病因病机

阴阳和则神清志宁，阴阳偏胜则有不测之疴。癫痫发作有时，间隔而作。临床表现为突然仆倒，不省人事，两目上视，口吐涎沫，四肢抽搐，或口中怪叫，移时苏醒，除疲乏无力外，一如常人。《诸病源候论》称癫痫先兆为"欲发痫候"，发作后失语症称为"发痫后不能语候"。

（一）脑心与胆相通

《医学入门·脏腑》记载，少阳连肾，胆合于肝，生于金而主流行荣卫，下合膀胱受水气而与坎同位，上贯心及心包络而通头面项。少阳枢转气水火循环，游行三焦，启上启下，枢阴枢阳，则神机气立。脑髓玄府气化神机，少阴少阳枢转神机，全身脏腑流易神机。脑心与胆相通，凡十一脏取决于胆。《杂病源流犀烛·胆病源流》曰：胆"出其冲和之气，以温养诸脏"。①脑与胆同属奇恒之府，奇恒互通互藏，有经脉相连；脑又为脏，胆既是腑也是脏。②脑与胆共同藏精，均为中精之府，清静宁谧，以阳气为用；少阳生气，气食少火，生理之相火即神明的表现。③启枢在胆，胆为气枢，主阳气之生发，相火旋运布施全身。④胆气充实，藏泄有度，神机运转，不偏不倚，脏腑气血功能发挥正常。

从气化而言，脑心神机循环全身，表现为君相二火，耦合以位，外显而明，一气相通。脑心与胆气化相通，脑总众神，胆主决断，均与神志控制有关，共同调节情志。从临床而言，少阳为枢，少阴为枢，同气相求。少阳主要枢转阳气，少阴主要枢转阴血，互为生理病理因果关系。

（二）癫痫的病因病机

癫痫有遗传因素，也有颅内感染、头部外伤、情志惊动等等病因。《千金要方·惊痫》曰："新生即痫者，是其五脏不收敛，血气不聚，五脏不流，骨不成也，多不全育。"胎里脑髓发育不良，或者脑髓损伤，脑心神机紊乱。六淫邪干，饮食起居失节，情志过极，脏腑相引，气机逆乱，多挟伏匿蕴结之痰浊、风火、热毒、瘀血等，因加而发，内扰则神机逆乱；气郁不伸则神机呆滞，或挟内邪闭阻则神机失用；胆气不足，相火虚衰，枢滞则神机弛缓。《医林改错·脑髓说》："试看痫证，俗名羊羔风，即是元气一时不能转入脑髓。"可见，癫痫的病机关键是神机受累，元神失控[3]。病位在脑髓，多虚实夹杂之证。

从中医角度认识癫痫的临床特征：①反复发作性。少阴少阳枢转不利，癫痫症状突然出现，呈短暂性、刻板性发作，突然中止，之后又重复性发作。枢转不利的程度差异，导致癫痫发作频率及持续时间不同。发作期神不守舍，少阴少阳枢转发生障碍。间歇期浊邪内积，少阴少阳枢转恢复正常。枢机主发动，亦主制动。因此，少阳枢机不利是癫痫的基础病机之一。②症状多样性。脑心神机改变，表现为意识、精神、行为、运动、感觉、自主神经功能障碍等改变，或者兼而有之。可表现为全身性或局灶性神

机病变，全身性神机病变有意识障碍，局灶性神机病变无意识障碍，临床症状组合不同表现为不同的癫痫类型。③分类复杂性。《诸病源候论》五癫（阳癫、阴癫、风癫、湿癫、马癫）与《景岳全书》五癫（马痫、牛痫、猪痫、羊痫、鸡痫）说法不一，即癫痫分类复杂性的体现。临床比较实用的分类是，有学者认为癫痫为神经元兴奋（阳）与抑制（阴）平衡失调引起，阳盛阴衰表现为单纯部分发作或全身强直阵挛性发作，阴盛阳衰表现为失神性发作[4]。因此，发作期遵随《证治汇补·痫病》阴痫、阳痫分证，间歇期以正虚及痰浊、风火、热毒、瘀血等病理因素分证。

二、从脑心与胆相通理论辨治癫痫方药特色

根据癫痫的病机，确立癫痫治则为疏达元神、枢转神机。脑心与胆相通，神机协调，上下呼应，是癫痫病脑与胆同治、共治和互治的理论基础。

（一）从胆治脑

癫痫病位在脑髓，其治在肝胆。《千金要方·髓虚实》引《删繁方》曰："凡髓虚实之应，主于肝胆。若其腑脏有病，病从髓生，热则应脏，寒则应腑。"这里说的脏腑寒热，是互词修辞方法。可见，脑髓病变与肝胆虚实寒热相关，癫痫以治肝胆魂神为先。

1. 枢转少阳，升降气机　肝胆相济，谋略决断，勇敢乃成。从胆治脑，勿忘治肝。气行则神动，气顺则神宁，治疗痫病必须调气。配伍柴胡、银柴胡、香附子、枳壳、绿萼梅、川芎、川牛膝等理气开郁以启气枢。或用升降散（僵蚕、蝉蜕、片姜黄、大黄）加葶苈子、茯苓等，以因应气机升降出入，气火水相协运行。

2. 调神壮胆，安魂定魄　胆以气行，气以胆壮。所有情志活动均由胆决断，痫病神乱并非失神，乃胆失中正调和之职，升发畅达之气机升降失常，魂魄舍藏离合"非枢则无所立"（马莳《素问注证发微》），元神发生为魂魄时不正不和而失控，魂魄妄动紊乱而涣散。选择琥珀、玳瑁、牛黄、龙齿、朱砂、灵磁石等安魂定魄，即可镇惊定痫。《金匮要略》风引汤以大量金石类药物重镇治疗"热瘫痫"，有东方奥氮平之誉[5]。诚然，胆之中正气化功能正常，对维持人体阴阳平衡状态及精神活动调控方面，具有重要临床意义。恢复少阳枢机气化，少火才能游行上下、内外、脏腑各部，阴尽阳生，阴阳才能正常接续。《灵枢·本藏》曰："志意和则精神专直，魂魄不散，悔怒不起，五脏不受邪矣。"

（二）标本缓急

根据痫病的标本缓急，补虚泻实，疏通使道。从胆治脑，多用和解。

1. 妄动之相火与逆气、内风、痰热、瘀血、浊毒等结合为标　癫痫发作期气火、风痰为主；癫痫缓解期痰瘀、浊毒、正虚为主；癫痫持续状态气逆无制、风火煽动、痰浊上涌、脑窍壅闭。用黄柏、牡丹皮、熊胆、龙胆、苦参等泻相火。槟榔、枳实、青皮、紫苏子、乌药、沉香等降逆气。天麻、钩藤、白蒺藜、蝉蜕、蜈蚣、全蝎等熄肝风。王不留行、苏木、三棱、莪术、乳香、没药等化瘀血。法半夏、陈皮、白芥子、地龙、僵蚕等化痰浊。石菖蒲、皂荚、胆南星、青礞石、天竺黄等豁痰开窍。

2. 元气亏虚、脑神失养是癫痫发作的病理基础　正虚者，选择人参、红景天、刺五加等益气，太子参、山茱萸、五味子等养阴，阿胶、墨旱莲、鸡血藤等补血，淫羊藿、细辛、鹿角霜等温阳。补益正气，振兴神机。

（三）病证结合

我们基于脑心与胆相通理论，对不同癫痫发作类型与癫痫综合征进行辨治。

1. 癫痫主方，从胆治脑　用升降温胆汤加减，即升降散合温胆汤（僵蚕、蝉蜕、片姜黄、大黄、法半夏、竹茹、枳实、陈皮、茯苓、甘草）加苦参、柴胡治疗原发性癫痫，加土鳖、五灵脂、青礞石、胆南星治疗癫痫综合征。加葶苈子、牵牛子、牛黄、琥珀治疗癫痫持续状态。本方功能启上启下，开表通里，升清降浊。则阳和沛施，阴霾散逸。少阳枢转，神机流易。恢复气机升降出入之序，协调诸脏腑功能，而癫痫自愈。

2. 病证结合，和法论治　结合伏匿之邪有诸郁、瘀血、结痰、积气、蓄水、伏毒等等，内邪郁极

而发，或者外邪刺激而发，或者嗜欲逗引而发，癫痫乃内外合邪为病[6]；以及癫痫之痰乃深伏颅内、筋骨、脏腑无形之痰的经验[7]；斡旋气机[8]、和解少阳[9]治疗癫痫，强调病证结合辨治。如小儿癫痫分为惊痫、痰痫、风痫、瘀痫、虚痫辨治[10]。理气、降气、熄风、清热、化浊、解毒、化瘀、开窍等等，应用和法指导复方配伍，合理选择各种亚治法的联合应用；此外，还包括和法指导下的针刺、艾灸、埋线、饮食、情志等治疗癫痫病的综合方法[11]，以及脑血管病、脑肿瘤、颅脑外伤、颅内感染、代谢性脑病等病因治疗。

3. 镇惊定痫，随症加减 《本草纲目》记载治疗癫痫药物 168 味，临床处方配伍有较大的灵活性。根据中药药理研究成果，选择抑制神经元异常放电的中药如天麻、钩藤、酸枣仁、甘松、羚羊角、胆南星、牵牛子、败酱草、草果、青阳参、石菖蒲、蜈蚣、全蝎、蝉蜕、僵蚕、牛黄、白矾、硼砂、青礞石、生铁落、灵磁石、朱砂等等，以及中成药如白金丸、抱龙丸、紫金锭、青阳参片、安宫牛黄丸、牛黄清心丸、河车大造丸等等镇惊定痫。

（四）联合西药

有时必须中西医结合用药才能有效控制痫性发作，但是，有些抗癫痫中成药隐瞒了掺合抗癫痫西药的事实[12]，临床上应用时需要特别注意。癫痫并睡眠障碍、认知障碍或心理障碍、精神障碍者，须联用镇静、益智、抗抑郁焦虑、抗精神分裂等药物。有外科指征者，可行手术治疗。需要特别指出的是，对于中成药控制良好且无不良反应的癫痫患者，建议换用正规抗癫痫药治疗，对于出现药物不良反应或发作控制不佳者，应停用中成药[13]。某些耐药性癫痫，中成药能够逆转西药的耐药性，从而起到协同增效作用[14]。这份《中国抗癫痫药物治疗专家共识》（2011），对癫痫病临床治疗产生深远影响。

三、从脑心与胆相通理论辨治癫痫医案

（一）重症肺炎并癫痫持续状态案

李某某，男，69 岁。突发意识不清、伴四肢抽搐 15 小时，于 2018 年 4 月 27 日平车入院。家属发现送医院，发热，额部汗出，喉中痰鸣，躁动不安，小便失禁。体格检查：体温 37.6 ℃，呼吸 23 次/min，脉搏 90 次/min，血压 170/85 mmHg。谵妄状态，反映迟钝，双眼球活动自如，瞳孔等大，直径 2 mm，对光反射稍迟钝，颈强直，四肢肌张力增高，肌力检查不配合，锥体束征（一）。舌暗红，苔黄厚滑，脉弦数。生化检查：WBC 14.24×10^9/L，N 81.90%，pH 7.16，PCO_2 36.7 mmHg，PO_2 110 mmHg，HCO_3 12.7 mmol/L，SB －14.3 mmol/L，K^+ 3.85 mmol/L，肌酸激酶 43796 IU/L，肌酸激酶同工酶 267.20 IU/L，肌红蛋白 1153 μg/L，乳酸 2.28 mmol/L。脑脊液清亮，压力 145 cmH_2O，蛋白定量 356 mg/L，余（一）。胸部 CT：双肺下叶炎症，双下肺间质性病变。头部 MRI：双侧额顶叶、侧脑室旁白质脱髓鞘改变，余未见异常信号灶。诊断：癫痫持续状态，重症肺炎，失代偿性代谢性酸中毒。予碳酸氢钠注射液、甘露醇、醒脑静、美罗培南、盐酸氨溴索注射液、单唾液酸神经节苷脂钠注射液等，及地西泮注射液、苯巴比妥注射液控制癫痫。中医辨证为风痰上扰，热毒闭窍。治法：斡旋气机，镇肝熄风，清热解毒，化痰开窍。涤痰流气汤加减。处方：珍珠母 20 g，人工天竺黄、浙贝母、生大黄、法半夏、白术、青皮、川楝子、青黛各 10 g，天麻、钩藤、茯苓、连翘各 15 g，胆南星、砂仁、木香各 6 g。3 剂，每日 1 剂，水煎鼻饲。2018 年 4 月 30 日患者神志转清，对答交流正常，全身疲乏无力，安静无躁动，未发抽搐，已去鼻饲管，小便多，大便 1 次，质硬难解。舌红，苔黄滑，脉弦数。体格检查颈稍抵抗，三测正常，复查生化检查指标回落。续予上方去砂仁、木香，7 剂，每日 1 剂，水煎服。2018 年 5 月 8 日胸部 CT 正常。复查生化检查：WBC 4.10×10^9/L，N 66.54%，肌酸激酶 630.00 IU/L，肌酸激酶同工酶 26.30 IU/L，肌红蛋白 220.0 μg/L。入院后未再发癫痫，应患者要求，予清气化痰丸（组成：黄芩、瓜蒌子霜、制半夏、胆南星、陈皮、苦杏仁、枳实、茯苓、生姜）带药出院。

按：本案癫痫持续状态，实际上是癫痫发作持续状态，有明显的病因，属于急性症状性癫痫持续状态。病机乃气机逆乱，风痰上扰，热毒壅盛，三焦使道清浊交泝，枢机阻滞，脑窍闭塞。升清降浊，流

气转枢，下通魄门，上启神窍。坚持中西医结合治法，尽快终止发作的同时，重视原发病的病因治疗，故能取得良好疗效。

（二）脑外伤后遗症并继发性癫痫案

蒲某某，男，37 岁。反复发作四肢抽搐 11 年，加重 1 个月余，2018 年 1 月 15 日入院。2007 年 10 月 4 日与人发生剧烈口角后开始间断出现四肢抽搐，无意识障碍；至 2017 年 12 月 22 日，痫性发作共 6 次，每次症状相似，持续 2～5 分钟。2017 年 12 月 22 日因烟花炮炸声震致左耳膜穿孔，左耳听力下降。当晚出现四肢抽搐，不省人事，口角流涎，发出异常叫声，持续 12 分钟苏醒，醒后反应迟钝，全身疲惫乏力，双颞侧及枕项部疼痛。近 1 个月来，类似发作 20 余次。病史询及患者 23 年前头皮挫裂伤，当时昏迷 2 小时，清创缝合术后，无不适。查舌淡红，苔白腻，脉细滑。肌酶谱：肌酸激酶 215.00 IU/L，肌酸激酶同工酶 26.10 IU/L，肌红蛋白 78.00 μg/L。头部 CT＋MRI：左侧额叶低密度软化灶。24 小时动态脑电图：清醒期及睡眠期全程均可见尖棘波幅 5～60/s 慢波，连续活动，以额顶部为主。诊断：脑外伤后遗症，继发性癫痫。予丙戊酸钠缓释片 0.5 g，每日 2 次。静脉使用天麻素注射液、丁苯酞注射液、磷酸肌酸钠注射液。中医辨证为气机升降失宜，痰瘀壅阻脑窍。治法：升降气机，活血化痰，开窍醒神。处方：升降温胆汤加减。僵蚕、片姜黄、法半夏、枳实、陈皮、天竺黄、熟大黄、土鳖、五灵脂各 10 g，茯苓、青礞石各 15 g，蝉蜕、胆南星、甘草各 6 g。5 剂，每日 1 剂，水煎服。2018 年 1 月 16 日痫性发作 2 次。2018 年 1 月 17 日未发作，反应迟钝好转，未诉头痛。复查肌酶谱正常。至 2018 年 1 月 20 日癫痫未发作，大便稀，舌淡红，苔薄白腻，脉细滑。续于上方去熟大黄、天竺黄，加乳香、没药各 10 g。服用 5 剂，每日 1 剂，水煎服。2018 年 1 月 24 日出院，出院后予丙戊酸钠缓释片、十八味杜鹃丸（组成：烈香杜鹃、降香、檀香、草果、藏茜草、红花、沉香、诃子、毛诃子、秦艽花、紫草茸、余甘子、山矾叶、肉豆蔻、丁香、豆蔻、石灰华、甘草膏）。2018 年 2 月 27 日门诊，诉出院后未再出现痫性发作，嘱停十八味杜鹃丸，用丙戊酸钠缓释片维持治疗。

按：头部外伤日久，瘀血内结脑络，每因情绪刺激诱发，属于脑外伤引起的继发性癫痫。或复经烟花炮炸声震，头部外伤，声音刺激，惊吓过度，耳膜损伤，少阳枢机不利，气机升降失宜，痰瘀壅阻脑窍，元神失控，神机紊乱，以致癫痫频繁发作。因此，气痰瘀同病，从胆治脑，升降气机为主，发作初期偏于化痰，癫痫控制之后偏于祛瘀。

（三）继发性癫痫并早期认识障碍案

阙某，女，54 岁。反复发作意识丧失近 50 年，进行性记忆下降 7 年。于 2018 年 8 月 7 日入院。患者 5 岁时因"化脓性脑膜炎、败血症、胆道蛔虫病"，后遗症有癫痫失神发作。奥卡西平片治疗中，仍然每年痫性发作 4～10 次不等。屡发屡治，贫病交加，精神萎靡，信心渐失。发作前心中不适，惴惴恐慌；发作时神昏不清，面色苍白，无肢体抽搐，无二便失禁；发作后头痛头晕，头部空白感，耳闭，疲乏无力。患者 47 岁绝经后，进行性记忆下降，以近记忆与计算能力下降为主。平常不耐风寒，易感冒，易劳累，睡眠不好，离群索居，纳差，易腹泄。舌淡红苔薄白，脉沉细弦。头部 MRI＋DWI 示：脑萎缩，正常压力脑积水。诊断：化脓性脑膜炎后遗症，继发性癫痫，早期认识障碍。予天麻素、乙酰谷酰胺注射液、丹参多酚酸盐注射液。盐酸美金刚片，第 1 周每次 5 mg，早晨服 1 次；第 2 周以后每次 5 mg，早晨及中餐前各服 1 次。中医辨证为脾肾两虚，脑神失养。治法：补益脾肾，调气安神。二陈二至汤加减。处方：白参、甘松、陈皮、片姜黄、僵蚕、法半夏、女贞子、墨旱莲各 10 g，生铁落（先煎）、刺五加、红景天、益智、茯苓各 15 g，甘草 6 g。服用 5 剂，每日 1 剂，水煎服。2018 年 8 月 13 日患者精神可，癫痫未发，动作迟钝，心悸易惊，纳食少，疲乏，大便溏，舌淡红苔薄白，脉沉细弱。上方加淮山药、炒麦芽各 15 g。服用 14 剂，每日 1 剂，水煎服。2018 年 8 月 29 日患者精神较好，癫痫未发，睡眠差，饮食仍少，二便正常。予盐酸美金刚片、奥卡西平片，中成药精血补片（组成：生晒参、红参、制何首乌、紫河车、五味子、陈皮），带药出院。

按：本案久病迁延，癫痫反复发作，必有伏邪；神乱日久，正气耗伤，脑神失养，神机虚滞而渐致痴呆。补虚则髓充神安，转枢则邪动可消。舒化少阳以求阳和，只能本诸肺脾肾正气，宣利气机，缓疏缓调，慢药祛疴。

（四）原发性癫痫案

蒋某某，女，29岁，未婚。2016年10月26日初诊：患者诉于2009年8月因后悔辞工，第一次出现痫性发作，至2010年3月失神发作5次，开始使用拉莫三嗪片50 mg，每日2次。用药4个月后至2015年5月，癫痫未再发作，遵医嘱停药。期间，多次行头部MRI检查未见异常。2015年12月发作1次，呈失神发作，持续2分钟，未予处理。2日前因情绪激动诱发，至就诊时共发作3次，每次2～5分钟，发作前有气从少腹上冲头部感，烦躁不安，心悸心慌，随后意识不清，双手及口唇抽搐，发作后头晕，恶心欲呕，疲劳，舌红苔黄腻，脉细数促。白带黄秽量多，月经量少，经常痛经。因经济困窘拒理化检查。临床诊断：原发性癫痫。暂不考虑抗癫痫药物治疗。中医辨证为厥阳扰动，冲气上逆，肝胆不利。治法：升降气机，疏利肝胆，调神解郁。升降散合温胆汤加减。处方：僵蚕、片姜黄、熟大黄、法半夏、竹茹、柴胡、郁金、枳实、陈皮各10 g，珍珠母、茯苓各15 g，蝉蜕3 g，苦参、甘草6 g。服用7剂，每日1剂，水煎服。2016年11月4日二诊：本周癫痫未再发作，头晕恶心已除，舌红苔薄黄，脉细数。去竹茹，加玫瑰花10 g，服用14剂，每日1剂，水煎服。嘱自我舒展怀抱，加强情绪调节。

按：愤怒气逆，郁怒气乱，少阳枢机在肝的调节下，向上向表枢转阳气过度，向下向里枢转阳气不及，脏腑阴阳气机紊乱，神志障碍发为癫痫。枢机不利，气水火敷布障碍，产生滞气、痰浊、水湿、郁热、结实等等。治以升降散合温胆汤加减，枢转表里阴阳之气机，即通调脏腑经络之气机。和法调理，形神同治。

（五）癫痫性脑病案

王某某，男，31岁。因反复发作意识不清、肢体抽搐30年，再发加重1日，于2018年10月8日20:17入院。患者不到2岁时高热，出现意识不清、肢体抽搐，当时未予重视。其后反复痫性发作，一般2～3个月发作一次，当地诊所临时处理，间断使用苯妥英钠片，未规范使用抗癫痫治疗。体胖，智力较低，行动笨拙，步态不稳，经常摔伤。10月8日早晨9:00左右再发意识不清，肢体抽搐，当地诊所予醒脑静等处理，下午仍然未苏醒，平车送入我科。体格检查：体温36.7 ℃，脉搏102次/min，呼吸18次/min，血压120/80 mmHg；神志模糊，呼之不应，四肢肌力、肌张力减低，检查不配合，病理征未引出。生化检查：肌酸激酶2093.00 IU/L，肌酸激酶同工酶46.80 IU/L，肌红蛋白967.80 μg/L。苯妥英钠血药浓度8.80 mg/L。脑电图：短暂阵发多棘波或棘慢波。头部MRI：脑干及小脑萎缩。诊断：癫痫持续状态，癫痫性脑病。予地西泮注射液持续泵入以控制痫性发作，七叶皂苷钠注射液脱水，及对症支持治疗。10月9日10:30转嗜睡状态，呼之可应答，反应迟钝，醒后可以简单交流。舌红苔黄滑，脉细数。予丙戊酸钠缓释片500 mg，每日2次，美金刚片10 mg，每日2次。中医辨证为气机紊乱、痰热阻窍。治法：升降气机，清热涤痰，开窍醒神。处方：升降散合涤痰汤加减。龙齿（先煎）30 g，茯苓15 g，僵蚕、天竺黄、熟大黄、远志、石菖蒲、法半夏、陈皮各10 g，胆南星、蝉蜕、黄连、皂角刺、甘草各6 g。服用5剂，每日1剂，水煎服。10月10日8：30查房，患者神志清醒，反应迟钝，记忆力下降，计算能力下降。治疗继续。10月14日，患者及其家属强烈要求出院，予带药丙戊酸钠缓释片、美金刚片；上方去皂角刺、熟大黄，加青礞石、土茯苓各15 g，中药14剂。2018年10月29日门诊：精神较好，行动笨拙，步态不稳，认知障碍，癫痫未发作，舌红苔薄黄滑，脉细数。守10月14日处方30剂。2018年12月16日再诊：癫痫未发作，丙戊酸钠缓释片、美金刚片治疗中。患者不愿再服中药汤剂，予礞石滚痰丸（组成：煅金礞石、沉香、黄芩、熟大黄）12 g，每日1次。2019年2月21日三诊：精神好，癫痫未发作，予丙戊酸钠缓释片、美金刚片、礞石滚痰丸，长期维持治疗。

按：癫痫性脑病，中医称为癫痴或痴癫。《景岳全书·癫狂痴呆》曰："癫病多由痰气。凡气有所逆，痰有所滞，皆能壅闭经络，格塞心窍，故发则眩晕僵仆，口眼相引，目睛上视，手足搐搦，腰脊强直，食顷乃苏。此其候病候已者，正由气之倏逆倏顺也。"病在心肝胆，因痰火气逆而发，神机随气逆而错乱，久则神机郁滞萎顿，发为癫痴或痴癫，故以升降散、涤痰汤、礞石滚痰丸化裁之。

四、结语

神志病属于脑髓神机病变。癫痫是一类复杂性疾病，呈发作性，乃枢机不利，神机受累，元神失控，故休作有时。少阳为阴阳、表里、上下、气水火及神机之枢机，少阳胆于六腑之中独主情志活动。中医治疗癫痫的方法很多，临床思维不可拘于静态病理因素，临床处方不可囿于"痫病独主乎痰"（《医学正传·癫狂痫证》），临床用药不可过于攻伐正气。用脑心与胆相通说指导癫痫辨治，以升降温胆汤为主方加减，从胆治脑，和法论治，斡旋气机，枢转神机，对不同癫痫发作类型与癫痫综合征，均有良好疗效。

参考文献

[1] 杨帏勋. 伤寒论中脏腑别通的理论探讨 [D]. 广州中医药大学，2017.

[2] 周德生，刘利娟. 论志心神机轴的双向调控作用 [J]. 湖南中医药大学学报，2018，38 (05)：520 - 523.

[3] 中华中医药学会. 中医内科常见病诊疗指南西医疾病部分 [M]. 第1版：北京. 中国中医药出版社，2008：272.

[4] 江文，黄远桂，黄熙，等. 癫痫发病机制的中西医学说 [J]. 安徽中医学院学报，2001，21 (04)：1 - 4.

[5] 熊兴江. 《金匮要略》"中风篇"防己地黄汤、风引汤方证及其在中风、神志疾病中的运用 [J]. 中国中药杂志，2019，65 (03)：1 - 9.

[6] 孙玉洁. 癫痫从伏邪论治探析 [J]. 湖北中医杂志，2015，37 (10)：43 - 44.

[7] 洪逸铭，张旭祥，刘茂才，等. 刘茂才辨证论治癫痫经验 [J]. 广州中医药大学学报，2014，31 (05)：823 - 824.

[8] 邱祖萍. 癫痫从升降论治的临证体会 [J]. 江苏中医药，1987，32 (03)：10.

[9] 余思邈，刘璇. 马融运用和解少阳法治疗小儿癫痫体会 [J]. 中医药临床杂志，2012，24 (12)：1199 - 1200.

[10] 马融，刘振寰，张喜莲，等. 中医儿科临床诊疗指南·小儿癫痫（修订）[J]. 中医儿科杂志，2017，13 (06)：1 - 6.

[11] 吴大洲，田永衍，李兰珍，等. 《黄帝内经》"和法"研究概况 [J]. 中国中医基础医学杂志，2018，24 (07)：879 - 880，893.

[12] 李芳，王丹，吴诚，等. 抗癫痫中成药中非法添加西药成分的血药浓度监测分析 [J]. 中国药物应用与监测，2014，11 (06)：345 - 347.

[13] 王宇卉. 解读"中国抗癫痫药物治疗专家共识（2011）"[J]. 世界临床药物，2012，33 (01)：63 - 67.

[14] 程记伟，陶杰，张淑芬，等. 定痫丸对难治性癫痫大鼠抗癫痫作用及机制 [J]. 中国实验方剂学杂志，2018，24 (24)：108 - 115.

第十六章　基于气机升降理论辨治慢性脑缺血

慢性脑缺血（CCH）是一组由于慢性脑灌注下降导致的脑功能障碍的常见临床综合征，其病理变化包括血管狭窄、血管堵塞、血管压迫，也包括高血压、低血压、动脉粥样硬化等。慢性脑缺血是缺血性脑血管病的常见类型，临床表现为头重、头晕、头胀、头痛、记忆下降、注意力不集中等，神经系统检查无局灶性症状和体征，没有慢性系统性疾病的证据[1]。中医多从眩晕、耳鸣、虚劳、不寐、健忘、痴呆、颤病、郁病等范畴论治慢性脑缺血。脑应脏腑气机阴阳升降[2]，脑部气机障碍脑病生焉，辨治慢性脑缺血尤不可逆升降浮沉之理。本章试从清阳不升浊阴不降病机立论，阐述应用气机升降理论辨治慢性脑缺血的临床体会。

一、脑供血与气机升降相关

（一）气机升降理论

天地阴阳升降，形成自然变化。天人相应，气机升降以为常变。气机是精气运动的原因、动力、机制和规律。《素问·六微旨大论》曰："升降出入，无器不有。"所以，气机升降正常，则水升火降、清升浊降、血升气降。在象思维模式下，阳升阴降，阴升阳降，升降相因，形气交感，脏腑经络气机协调有序，是维持人体阴平阳秘的关键。

《灵枢·决气》以精、气、津、液、血、脉统称为气。《读医随笔·气血精神论》认为宗气循行气脉、营气循行血脉，故经络包括气脉和血脉两大系统[3]。人体而言，脏升则健，腑降为顺；阴脉上升，阳脉下降。脏腑而言，气统于肺，血统于肝；肝升肺降，心肾相交，脾胃枢轴，三焦斡旋升降，为气化的通道和气化的场所。命门火动，水阴互济，精气升降，为脏腑之用，尽管命门的位置有目、脑心、膻中、肾间、两肾、右肾之不同，均一致认为命门元气为气机升降的原动力[4]。气血为人身之根本，左右者阴阳之道路。中医有左气右血（《医理大概约说·四诊》）及左血右气（《金匮钩玄·中风》）的二种说法，虽然血脉各部位气血的数量存在梯度差异性[5]，成为气血出入离合循行的内在动力之一。左右对峙，阴阳互根，气血相依，升降相随。《灵枢·逆顺肥瘦》称为"脉行之逆顺"，左右道路包括血脉功能阴阳升降的差异性，正因为血脉存在往返的通道，才能形成闭合循环的圜道。脑功能存在偏侧化优势，也与气机升降相关[6]。

《素问·举痛论》曰"百病生于气"，即指气机升降出入障碍。各种病因均可以引起升降出入异常，表现为整体或局部的病变。《杂病广要·诸血病》认为由于血为气母，气为血帅，"养脏之血"需要气的温煦，"灌注之血"需要气的推动，故百病生于气即百病生于血，"血脉"凝滞为百病之根。《读医随笔·升降出入论》曰：升降出入者，"百病之纲领"；"内伤之疾，多病于升降"。

（二）脑供血与脏腑气机升降平衡

五脏精华之血，六腑清阳之气，皆通过脉络汇聚于脑，至阴液充，髓海盈满，是神机内化的生理基础。脑居巅顶之位，气机上升到此而转为下降，成为气机升降的转折点，是气机升降的枢纽[7]。经脉为营血循行之道路，督脉为精髓升降之道路；髓海真气所聚，心脑血脉相连，肺脑气机贯通，脑的清气入浊气出，脑府气机升降及脏腑气机升降平衡协调，决定脑神及五脏神功能，脑神调控五脏神，外显为神志。因此，《素问·八正神明论》曰："血气者，人之神。"

《太平御览·方术部》引唐代吴筠《著生论》曰："精能附血，气能附生，常使循环，即身永固。乾元之阳，阳居阴位，脐下气海是也。坤元之阴，阴居阳位，脑中血海是也……血海之气，以补肌肤，以流血脉。"脑中血海与冲脉、肝、心、脾、肾等关联，调节脑气血循行。王冰注《素问·上古天真论》曰"冲为血海"，又注《素问·五脏生成》曰"肝主血海"；《中西汇通医经精义·冲任督带》曰冲脉"导气而上，导血而下；通于肾，丽于阳明"。有学者认为，血海蓄藏输注，容量多或流量大，"脑中血海"随生理所需对支脉血流起调节作用，则保障脑脉之灌流供血，脑中诸脉之血无过多、不足之虞[8]。

二、慢性脑缺血气机升降障碍的病机特点

《素问·调经论》曰："血气不和，百病乃变化而生。"内因、外因、饮食劳倦引起气机升降的不及、太过与升降失调。气机升降障碍则脑病，脑病与脏腑病互相影响，互为病因，先后发病，或者同病。升降失常，升降同病；血运失调，气血水同病。慢性脑缺血病机特点以虚为主，虚实夹杂；脑部气血升降障碍，或与全身脏腑经脉气血升降障碍同病。

1. 以虚为主者，清阳不升，髓海失养　如慢性脑缺血眩晕，《景岳全书·杂证谟》谓"无虚不能作眩"。慢性脑缺血健忘，《灵枢·大惑论》曰："虚则营卫留于下，久之不以时上，故善忘也。"①气血亏虚。《灵枢·口问》曰："上气不足，脑为之不满，耳为之苦鸣，头为之苦倾，目为之眩。"②津血亏虚。脑脊液不足，脑失所充，颅压降低；稀薄失滋，脑髓枯萎，眩晕头痛；荣气虚滞，清阳郁结，萎靡不振。③精血亏虚。《灵枢·海论》曰："髓海不足，则脑转耳鸣，胫酸眩冒，目无所见，懈怠安卧。"

2. 虚实夹杂者，清阳不升，浊阴不降，窍路阻塞　《景岳全书·胁痛》曰："凡人之气血犹源泉也，盛则流畅，少则壅滞，故气血不虚则不滞，虚则无有不滞者。"现代所谓无瘀不能作眩，包括凝聚局部的瘀血和脉行不畅的血瘀两个方面。如慢性脑缺血抑郁，《临证指南医案·郁》华岫云按："郁则气滞，气滞久则必化热，热郁则津液耗而不流，升降之机失度，初伤气分，久延血分，延及郁劳沉疴。"慢性脑缺血认知功能减退，精血髓亏，升降失常，痰瘀阻络，络息成积，本虚标实，神机障碍。《血证论·健忘》曰："血在上，则浊蔽而不明矣。"①三焦气化不利，脏腑功能紊乱，气升不降，或夹郁滞、内风、相火、痰浊、瘀血等，水气血同病。《素问·六元正纪大论》曰："木郁之发……甚则耳鸣眩转，目不识人，善暴僵仆。"《素问·五脏生成篇》曰："徇蒙招尤，目冥耳聋，下实上虚。"②神窍玄府乃气血、津液、荣卫、清浊之气出入升降之道路门户，血气不和，气化失常，神机内化障碍，并产生各种内邪。诸邪交阻杂合，窍路阻塞，头目不清，眩晕跌倒，以致形神同病。

三、慢性脑缺血气机升降障碍的辨治特点

（一）顺应大升降，调理小升降

天人相应，顺时养生治病，整体气机应时输注，此为顺应大升降。如顺天地气机四气调神，子午流注时辰养生，嘘、呵、呼、呬、吹、嘻六字气诀，等等。《脾胃论·用药宜禁论》曰："凡治病服药……必本四时升降之理，汗下吐利之宜。"《素问·脏气法时论》曰："肝欲散，急食辛以散之，用辛补之。心欲软，急食咸以软之，用咸补之，甘泻之。脾欲缓，急食甘以缓之，用苦泻之，甘补之。肺欲收，急食酸以收之，用酸补之，辛泻之。肾欲坚，急食苦以坚之，用苦补之，咸泻之。肝苦急，急食甘以缓之。心苦缓，急食酸以收之。脾苦湿，急食苦以燥之。肺苦气上逆，急食苦以泻之。肾苦燥，急食辛以润之，开腠理，致津液，通气也。"

调理脏腑经络气机，调理肺肝、肝胆、脾胃之升降枢纽，此为调理小升降。如葛根升津，黄芪升阳；柴胡、大黄，胆随胃降；桂枝、苍术，脾随肝升；桂枝、白芍，调和营卫升降；石菖蒲、川芎，开通脑窍玄府气机，等等。经验方如升清降浊方（组成：黄芪、葛根、天麻、川芎、清半夏、黄芩、川牛膝、泽泻）治疗眩晕，通过养心、疏肝、健脾、补肾等升清，通过化痰、祛瘀、息风等降浊。

（二）升清降浊，调和气机

《读医随笔·升降出入论》曰："病在升降，举之、抑之；病在出入，疏之、固之。或病在升降而斡旋于出入，或病在出入而斡旋于升降。气之上逆，下不纳也；气之下陷，上不宣也；气之内结，外不疏也；气之外泄，内不谐也。"辨治慢性脑缺血，如益气升阳汤升发阳气，明目地黄丸益精升阴，星蒌承

气汤沉降浊邪，通窍活血汤疏通脑络玄府，读书丸补气血祛痰瘀，升降散升清降浊，小柴胡汤运转枢机，枕中丹交通心肾，潜阳封髓丹潜阳固阴。将气机升降出入辨证与脏腑经络辨证结合起来，以升降出入理论指导方剂的运用，才能取得较好的临床疗效。

（三）形神并调，脑脏同治

《医宗必读·古今元气不同论》曰："气血亏损，则诸邪辐辏，百病丛集。"慢性脑缺血病机复杂，因血及髓，由经入络，气、血、水同病，脑髓、脏腑、脉络同病，功能性病变与器质性病变并存，往往有精神神志症状，临床表现复杂多样，慢性进展性加重。有学者提出，血脉病变，虚气流滞，气血归并，容易发生盗血现象；产生气滞、瘀血、痰浊、内风等，容易发生短暂性脑缺血发作或卒中[10]。辨治慢性脑缺血，复合治法，补虚通络，调气疏脉，形神并调，脑脏同治。选择应用搜剔通络、破血化瘀、峻下涤痰、开窍醒神药物。如《千金要方》薯蓣丸方即《金匮要略》薯蓣丸去阿胶，加鹿角胶、黄芩，治疗风眩"头目眩晕"，复方大方图治。

四、基于气机升降理论辨治慢性脑缺血医案

（一）前循环大动狭窄型慢性脑缺血案

刘某某，女，80 岁。因间断性头晕 5 年，加重半年，于 2019 年 03 月 30 日入院。患者 5 年前无明显诱因出现头晕、脑鸣，无头痛、耳鸣，无视物旋转，无恶心呕吐，未系统治疗。近半年来，上述症状加重。入院症见：头晕、脑鸣，右侧为甚，头部沉重感，疲乏无力，无头痛、耳鸣，无视物旋转，无恶心呕吐，无恶寒发热，无胸痛，时有胸闷，纳可，夜寐差，每晚能睡 4～5 小时，大小便正常。舌红，苔白腻，脉弦。体格检查：血压 140/69 mmHg，神经系统（－）。既往有高血压病史，收缩压最高达 160 mmHg，规律服用苯磺酸左旋氨氯地平片，血压控制可；有冠心病、老年性白内障、脂肪肝、肾囊肿病史，未行特殊治疗。肾功能：尿酸 449 μmol/L，肾小球滤过率 78.86 mL/min。凝血常规：纤维蛋白原 4.38 g/L。血常规、肝功能、电解质、血脂、血糖、心肌酶谱、二便常规均未见异常。心电图：窦性心律，频发性室上性早搏，心率 81 次/min；QT 0.350 s，QTc 0.472 s；ST-T 改变，aVF、V_4～V_6＜0.05 mV。双侧颈椎动脉系彩超：双侧椎动脉弹性减退，双侧颈动脉多发粥样硬化斑块形成（软斑、混合斑），双侧椎动脉走形扭曲，双侧椎动脉血流阻力增高。心脏彩超：左房增大，室壁运动欠协调，二、三尖瓣轻度反流；主动脉弹性稍减退，主动脉及二尖瓣后瓣退行性变；左室顺应性降低，收缩功能测值正常。泌尿系及消化道彩超：未见明显异常。颅脑 MRI：轻度脑白质脱髓鞘改变；轻度脑萎缩。头部 MRA：颅内动脉粥样硬化；右侧大脑中动脉 M1～M3 段显影较差，并其内充盈缺损；右侧大脑中动脉起自右侧颈内动脉颅内段，考虑胚胎型大脑后动脉。患者及其家属以年高为由拒行 DSA 检查。入院诊断：①右侧大脑中动脉狭窄，右侧大脑后动脉发育不良，双侧颈动脉多发粥样硬化斑块形成；慢性脑缺血。②原发性高血压 3 级，极高危。③无症状型冠心病。中医诊断为眩晕病，辨证为痰浊中阻、升降失司证。予以前列地尔改善血液循环；氯吡格雷抗血小板聚集，阿托伐他汀调脂稳斑，配合中成药天麻素祛风定眩，参松养心胶囊（组成：桑寄生、山茱萸、酸枣仁、土鳖、甘松、黄连、龙骨、人参、独活、丹参、赤芍）养心安神。中医治法：化痰通络，运枢调气。方用葛根汤加减：葛根、煅龙骨、牡蛎、薏苡仁、酸枣仁各 30 g，桂枝、柴胡、红花、桃仁、当归、川芎、枳壳各 10 g，白芍、生地黄、首乌藤各 15 g，甘草 6 g。服用 5 付，每日 1 剂，水煎服。2019 年 04 年 4 日患者仍有脑鸣，右侧为甚，头晕较前好转，无头痛、耳鸣，无视物旋转，无恶心呕吐等不适。舌红，苔白腻，脉弦。治疗上加用银杏叶片活血化瘀通络，长春西汀改善循环。中药继以上方去煅龙骨、牡蛎。服用 7 剂，每日 1 剂，水煎服。2019 年 04 月 11 日患者精神可，脑鸣、头晕好转，无头痛、耳鸣，无视物旋转，无恶心呕吐等不适。舌红，苔白腻，脉弦。药后气机已顺，仍然脑络痹阻。治法：化痰除湿，活血通络。方用化痰通络汤加减：法半夏、柴胡、白术、茯苓、木香、桃仁、红花、当归、川芎各 10 g，首乌藤、天麻、白芍、生地黄、山楂各 15 g，酸枣仁、薏苡仁各 20 g。服用 7 剂，每日 1 剂，水煎服。2019 年 04 月 13 日患者诉症状较前明显好转，带药出院。嘱患者继续规律服用氯吡格雷片、阿托伐他汀片、施慧达等药物，定期随诊。

按：大动脉狭窄所导致的慢性脑缺血疾病属于中医的眩晕、脑萎、痴呆等范畴，有学者统称为血脉病[11]，包括脑脉病[12]。《中西汇通医经精义·血气所生》将血管、血脉、脉管、脉道并称，与脏腑、经脉、营卫、血气等相联系。脑血管狭窄，脉道不利，气血不畅，长期脑窍失养，出现头晕、耳鸣的症状；同时因津液输布失常，津凝为痰，形成痰浊，痰浊中阻，气机升降失司，血液运行不畅，日久形成瘀血，痰瘀阻络。《长沙药解·薏苡》曰："百病之来，湿居十九，悉缘于太阴脾土之阳衰也。泻湿而燥土，未必益气清金；而利水者，未必补中。能清能燥，兼补兼泻，具抑阴扶阳之力，擅去浊还清之长，未可得于凡草常木之中也。"本案中焦痰湿阻滞气机，治法以运枢调气为先，补脾益气，培土熄风，升清降浊，风药燥湿，兼化痰通络、活血通络，则痰湿消而气爽，脑络通而神清。

（二）后循环大动狭窄型慢性脑缺血案

蔡某某，女，50岁。因反复头晕1年余，加重1周，于2019年03月06日入院。患者1年前无明显诱因感头晕，发作时天旋地转、胸闷、冷汗、恶心呕吐、肢体乏力，持续1分钟左右，当地医院颈部血管彩超示右侧椎动脉狭窄；颅脑CT示额部大脑镰左侧缘小片高密度影，脑膜瘤。予以护脑、抗眩晕、改善微循环等对症支持治疗，好转出院。出院后症状偶有反复，近1周出现头晕症状加重，为进一步治疗，门诊以"右侧椎动脉狭窄"收入院。入院症见：头晕，耳闭塞感，无头痛，乏力，呵欠频仍，口干，无胸闷胸痛，全身关节疼痛，右肩、腰部肌肉刺痛，活动不受限，无恶寒发热、恶心呕吐等不适，失眠，纳可，大小便正常，月经紊乱，经暗量少，淋沥不尽。舌红，苔白腻，脉沉涩。体格检查：血压145/106 mmHg，神经系统（一）。日常生活能力量表评分：24分。既往有"左胫骨上段内侧骨软骨瘤、骨质疏松、隐性梅毒"病史。入院后完善相关检查。肝功能：谷丙转氨酶42.10 IU/L，余项正常。三大常规、肾功能、电解质、凝血常规（一）。心电图：正常心电图。诊断：①右侧椎动脉狭窄；慢性脑缺血。②躯体化障碍。予以乙酰谷胺酰营养神经，甲磺酸倍他司汀、盐酸地芬尼多片止眩，配合中成药天麻素注射液祛风定眩。中医诊断为眩晕病，辨证为痰瘀互结证。治法：理气化痰熄风，活血化瘀通脉。方用半夏白术天麻汤合身痛逐瘀汤加减：天麻、茯苓、醋香附各15 g，陈皮、法半夏、白术、秦艽、川芎、桃仁、羌活、制乳香、制没药、当归、炒地龙各10 g，红花、甘草各6 g。服用5付，每日1剂，早晚分服。2019年03月18日患者仍感头晕，关节、肌肉疼痛较前好转，出现阵发性潮热，夜寐欠佳，舌红，苔白腻，脉沉细涩。治疗上加用黛力新（组成：氟哌噻吨0.5 mg、美利曲辛10 mg）抗焦虑，中药处方去羌活、茯苓，加乌药、地骨皮各15 g，白菊花20 g。服用5付，每日1剂，早晚分服。2019年03月23日患者头晕症状较前好转，夜寐稍差，舌淡红，苔薄白，脉沉细。治法：疏肝理气，安神解郁。处方：延胡索、酸枣仁、盐橘核、盐荔枝核、生地黄、百合各15 g，川楝子、玫瑰花、雪莲花、合欢花、五灵脂、茯神各10 g，莲子心3 g，甘草6 g。服用5付，每日1剂，早晚分服。2019年03月28日患者症状好转，带药出院。

按：脑血管狭窄，脉道不利，气血不畅，脑窍气化不足。《灵枢·口问》曰："上气不足，脑为之不满，耳为之苦鸣，头为之苦倾，目为之眩。"《医学正传·诸气》曰："清阳不升，浊阴不降，而诸般气痛，朝辍暮作，而为胶固之疾，非良工妙手莫易治焉。"本案正值围绝经期，气血失调，荣气虚滞；无论因病致郁还是因郁致病，均气郁、风痰、瘀血为病，虚实夹杂，诸邪交迕，气机失司，久则眩晕、呵欠、身痛、失眠等形神同病；宜斡旋气机，升清降浊，通利血脉为主。本案全身疼痛，右侧疼痛剧烈，血脉与气脉俱病，当理气活血同治。

（三）低灌注型慢性脑缺血案

陈某某，男，68岁。反复头痛头晕、心慌胸闷2年余，于2016年12月19日由入院。患者2年前无明显诱因出现左侧颞部疼痛，伴双上肢麻木，卧位转侧头晕，心慌、胸闷，无胸痛，门诊口服中药（具体不详）治疗，病情反复发作，门诊拟"心律失常，眩晕查因"收住院。入院症见：反复出现左侧颞部疼痛，伴双上肢麻木，卧位转侧头晕，无恶心呕吐，无抽搐，无感觉异常，记忆力减退，左耳听力下降，心慌、胸闷，无胸痛，无恶寒发热、咳嗽咳痰等，纳寐尚可，大便正常，小便频，4～5次/晚。

舌暗红，苔薄黄，脉弦滑。入院查体：心率 50 次/min，血压 96/55 mmHg，余未见异常。完善相关检查，心脏彩超示：左房、右房稍大，二尖瓣、三尖瓣轻度返流，主动脉弹性稍减退，左室顺应性减低，收缩功能测值正常。双侧颈动脉彩超：双侧颈动脉硬化并强回声斑块形成。心电图：窦性心动过缓，PtfV₁ 异常，肢体导联 QRS 波群低电压。动态心电图检查：窦性心律；房性早搏，可见房性早搏二、三联律，短阵房性心动过速；阵发性不规律心房扑动伴快速心室率；ST 段无改变；心律变异性参数值正常。诊断：①窦性心动过缓；室上性心律不齐；低灌注型慢性脑缺血。②双侧颈动脉粥样硬化斑块形成。③左侧神经性耳聋。治疗上予以乙酰谷胺酰注射液营养神经，马来酸桂哌齐特改善微循环，灯盏花素活血通络。中医诊断为眩晕、心悸，辨证为痰浊内阻，兼肾虚血瘀证。治法：化痰浊复升降，补肝肾通脑络。方用温胆汤合首乌寄生汤加减：法半夏、陈皮、枳实、山茱萸、石菖蒲、瓜蒌皮各 10 g，茯苓、槲寄生、牛膝、杜仲各 15 g，制何首乌各 20 g，胆南星、甘草各 6 g。服用 5 付，每日 1 剂，早晚分服。2016 年 12 月 23 日患者仍诉心慌、胸闷、无胸痛，左侧颞部疼痛较前缓解，伴双上肢麻木，头晕较前好转，无恶心呕吐，抽搐，无感觉异常，记忆力仍有下降。舌暗红，苔薄黄，脉弦细。加用活血荣络片（组成：鸡血藤、石楠藤、生地黄、玄参、黄精、乳香、没药、川芎）活血通络，稳心颗粒定悸复脉，琥珀酸美托洛尔控制心律，中药原方去枳实、瓜蒌皮，加苏木、田三七各 10 g，丹参 15 g，服用 5 付，每日 1 剂，早晚分服。以增加活血化瘀。2016 年 12 月 30 日患者诉偶有心慌、胸闷，无明显头痛、头晕，症状好转，带药出院。

　　按：本案患者的原发病在心，肝肾亏虚不能承制，产生痰瘀诸邪，脑窍阻滞；心主血及血脉的功能失常，导致血液运行障碍，影响脑的灌溉，髓海失养；日久心脑同病，导致脑功能的失调，出现心悸、胸闷、头痛、头晕等症状。《杏轩医述·头痛》曰："肝肾为髓海之原，精气为神藏之根。"升降相因，清升浊降。升降失司，虚实夹杂。《素问·至真要大论》曰："脉道不通，气不往。"气滞血瘀，痰浊内生。本虚在肝肾，标实在气痰瘀。《证治汇补·惊悸怔忡》曰："痰居心位，此惊悸之所以肇端也。"无痰不作眩。若心的功能失常进一步加重，大脑的症状随之加重。心病及脑，心脑同病；气病、血病、水病，胶结缠绵。遵循治病求本的原则，补肝肾、健脾肾、养荣气以治本，祛痰瘀、复升降、通脉络以治标。本案用药如《本经逢原·桑寄生》"通调血脉"，《药性论·牛膝》"助十二经脉"，《本草新编·杜仲》"能散湿"，"动肾气"，《本草纲目·何首乌》"活血祛风"，均以补益肝肾之药为疏通经脉之用。

四、结语

　　慢性脑缺血发病率高，成为中老年人隐形杀手，临床危害重大[13]。因其具有较长的干预时间窗，如能早期识别及干预，将能有效阻断病程进展、预防脑血管相关事件的发生[1]。如何有效的防治慢性脑缺血发展为神经功能障碍、精神心理障碍及认知障碍，是目前中西医研究的热点问题。早期应用以中医药为主的复合治疗方法，通过改善脑供血及损伤后修复治疗慢性脑缺血，有较好的临床价值[14]，因此，慢性脑缺血是中医临床优势病种之一。

参考文献

[1] 高利. 慢性脑缺血中西医结合诊疗专家共识 [J]. 中国中西医结合杂志，2018，38（10）：1161-1167.

[2] 郭学军. 脑应脏腑气机阴阳升降规律的研究 [D]. 北京中医药大学，2006.

[3] 邱幸凡. 经络之气血脉两大系统探讨 [J]. 湖北中医杂志，2006，28（03）：22-24.

[4] 王维广，陈子杰，王慧如，等. 命门学说理论框架变迁及其原因的历史考察 [J]. 北京中医药大学学报，2016，39（08）：624-629.

[5] 田进文，石巧荣，徐向青. 左右者，人身阴阳之道路也——解剖脏器非对称特征中的太极规律 [J]. 中国中医基础医学杂志，2003，9（01）：6-8.

[6] 郑重，邹可，王承平，等. 从精神疾病脑非对称性变异论中医气机升降理论（一）[J]. 成都中医药大学学报，2015，38（01）：95-108.

［7］郭春莉，付强，王新陆. 从脑病的发生谈中药归经入脑［J］. 中医文献杂志，2007，25（04）：8 - 10.

［8］黄燕，杨利，蔡业峰，等. 出血中风和缺血中风病机差异与"脑中血海""升降枢轴"的关系初探［J］. 中国中医药信息杂志，2004，11（06）：472 - 473.

［9］邱锋，陈根成. 论"瘀"在眩晕发病中的致病作用［J］. 光明中医，2011，26（06）：1222 - 1223.

［10］黄世敬，尹颖辉. 论"虚气流滞"［J］. 北京中医药大学学报，1996，37（06）：22 - 24.

［11］杨关林，张哲，张会永. 血脉病探要［J］. 辽宁中医杂志，2007，34（11）：1528 - 1529.

［12］刘光辉，张会永，张哲，等. 脉病的内涵与外延［J］. 中华中医药学刊，2011，29（5）：1018 - 1020.

［13］黄明明. 中老年人需警惕隐形杀手——慢性脑缺血［N］. 健康报，2018 - 10 - 23（007）.

［14］余敏，詹青，徐晓芸. 中药对慢性脑缺血所致认知功能障碍的治疗价值探讨［J］. 中国中医药现代远程教育，2013，11（19）：155 - 157.

第十七章　基于荣气理论辨治脑梗死

　　自从《三因极一病证方论》提出"头中风"病名，《医学衷中参西录》首次命名"脑贫血"、"脑缺血"。这些概念的提出，标志着中风病属于"脑之血脉管"的历史性飞跃。脑梗死属于缺血中风，传统认识其病机多属本虚标实，因肝肾亏虚，阴阳失调，气血逆乱，产生风、火、痰、瘀导致脑脉痹阻。基于荣气理论在脑梗死治疗中的应用经验，认为荣气兼赅五脏六腑之精气，是具有滋养五脏、使人体生长发育并化生神气的精微物质；荣气虚滞是脑梗死发病的关键病机[1]。现就脑梗死荣气虚滞病机特征及其临床意义总结如下。

一、荣气的概念

　　《说文解字·艹部》曰：荣，"桐木也。从木，荧省声。"随着词义的不断扩展及延伸，"荣"逐渐由草木之花及繁茂之义，引申到滋养人体与神色外现的涵义[2]。《老子·第四十二章》认为"道生一，一生二，二生三，三生万物"，《朱子语类·卷一》曰："一元之气，运转流通，略无停间"，"能酝酿凝集生物"。化生动植之类，万物赖此以荣，彰显神气，万物得荣气者生，失荣气者灭。此"一"即为"一元之气"，"一元之气"化生出"阴阳二气"，而阴阳升降相应，互根互用，消长转化而化生出冲和之气，阴气、阴阳冲和之气、阳气共为"三"，乃万物化生的根本，也是万物赖以生存的精微物质。《类经·摄生类》曰："人之有生，全赖此气"。其源于肾，生于脾，升降于肝肺，由心为之主宰，流沛全身，充养形体，滋润脏腑，上荣于脑。因此，荣气者生气也，"三生万物"。荣气乃是气血、精、津、液、神、髓、膏等一切精微物质的总称，其包含了一切精微物质，属精微之源，故称其为"一元之气"。

二、荣气的生理功能及其与脑的相关性

　　《难经·八难》曰："气者，人之根本也。"诸气随所在而得名，统言之曰荣气。万物得荣气者生，失荣气者灭，故荣气者生气也，万物赖此以荣，生命之源荣气充之而能酝酿万物。《类经·脏象类》曰："精、气、津、液、血、脉，无非气之所化也。"人身的形体结构、新陈代谢、功能活动及精神意识，皆荣气所化生。

　　（一）荣气及其生理特征

　　荣气非营气也，荣气者和气也。荣气的生理特征如下。

　　1. 滋养充形，荣济脑髓　荣气乃五脏六腑之精气所化生，源于肾，生于脾，疏泄于肝，由心肺为之主宰。流沛全身，充养形体，滋润脏腑。如《普济方·五常大论》口："五脏皆有精而内含于肾，以育百骸；诸骨皆有髓而上属于脑，以镇诸阳；故肾为精之舍，脑为髓之海也。"

　　2. 气化流通，神机得守　荣气通过气化流通，周流全身，运行不息，升降出入，如环无端，无所不至，贯脏腑，注经络，达巅顶，以司其职。只有脑髓充盈，神机得守，荣气畅达，脑才能司荣气之流通调和，统领全身脏腑发挥各自的生理功能。

　　3. 外显神气　脏腑荣气，外著于面，神为荣气外显之表象。

　　4. 平秘阴阳　荣气中偏阴、偏阳等各种成分相互依存，缀附脏腑，平衡转化，是维持生命健康的重要条件。

　　（二）荣气与脑的相关性

　　荣气与脑的生成密切相关。脑是精、气、神汇注之海，由先天之精所化生；又赖荣气精微的充养。

而髓本先天之精化生，赖命火温养，则髓充脑满；而后天之精皆由五脏六腑所化生，其轻清升散者皆上行至脑，以为化生之源。正如《灵枢·大惑论》曰："五脏六腑之精气……皆上属于脑。"《普济方·五常大论》所谓夫五脏皆有髓而上属于脑，荣气乃五脏六腑精气之轻清升腾、出入玄府、流通腠理、气化转变者，基于其化源充足、化生旺盛、疏泄顺畅、推动有力、运转流通，才能上达巅顶而荣济脑髓，其形可充并化生神明，脑方能尽司其职而主宰全身各组织器官发挥其生理功能。

荣气与脑的生理功能密切相关。脑为元神之府，通过脑髓、脊髓、经络、神经与全身相连，主司精神意识、思想活动和心理情感活动，调节五脏六腑和肢体经络的生理功能。五脏六腑的精气之输布和肢体筋脉的功能活动均受脑的统属。而脑为指挥之官，其位居最高，属天阳之位，只有荣气通达，才能"若天与日"，使脑髓转运疏泄，以输布周身，正如《素问·痹论》曰："荣者，水谷之精气也，和调于五脏，洒陈于六腑，乃能入于脉也，故循脉上下，贯五脏，络六腑也。"荣气通过气化流通，周流全身，运行不息，升降出入，如环无端，无所不至，贯脏腑，注经络，达巅顶，以司其职。只有脑髓充盈，神机得守，荣气畅达，脑才能司荣气之流通调和，统领全身脏腑发挥各自的生理功能。由此肺气方能通于鼻，而鼻能知香臭；心气方能通于舌，而舌能知五味；肝气方能通于目，而目能辨五色；脾气方能通于口，而口能纳五谷；肾气方能通于耳，而耳能闻五音；肢体关节活动自如，而经络畅通无阻。

三、荣气虚滞与脑梗死的相关性

荣气虚滞包括了荣气虚与荣气滞两个方面，这也是脑梗死病机的关键因素。而荣气虚与荣气滞之间并不是相互独立存在，而是互相影响、互为因果，同时并存的，在一定条件下虚实互相转化，正如脑梗死因虚致实，由实转虚，虚实相因。

（一）荣气虚与脑梗死发病密切相关

脑脉脑络通畅必须具有血液充盈、和合适中、脉管强韧、气机推动等四个基本条件，其中任何一个条件的缺乏，都会导致脑络运行不畅。荣气虚者，或气虚或血少，或精亏或髓乏，或荣卫不足，或脏腑阴阳失调，为一切精微物质的不足。当荣气亏虚，不能流沛全身，脏腑失于滋润，则营气和津液化生不足，导致脑脉血液失充或者和合偏颇；荣气虚则卫气化生乏源，不能尽司其职，脉管的强韧依赖于卫气的固护，卫气对脉管的固护作用减弱，因此，血液不能在脉管中顺利运行；脑脉通畅尚赖于脉管内气机持续不断的推动作用，以助血流通畅，当荣气亏虚，直接导致脉管气机不畅而使血液停留，脑络闭阻。荣气的化生依赖脏腑功能协调，当脏腑功能失和，荣气化生乏源，不能内渗于骨空化为髓，髓既失充，不能上聚于脑，则脑失所充，络失所荣，而成为脑梗死的虚之病机，《灵枢·刺节真邪》曰"营卫稍衰，则真气去，邪气独留，发为偏枯"。脏腑失和，精髓不生，气血化生乏源，曰冲和之气失于主宰，则气血津液营卫阴阳衰少，荣气失充，气化流通不利，荣卫失度，邪自内生，腠理疏松，邪气乘虚而入，闭阻脑络，发为半身不遂。因此，荣气亏虚、脑络失荣或脑脉失充是脑梗死的关键病机之一。

（二）荣气滞与脑梗死发病密切相关

荣气滞者，或血瘀或气滞，或痰凝或饮停，或内生六淫，总之为一切有形实邪的留著。但凡发病者，无论虚实，都会出现气血壅滞，荣气不得宣通。脑梗死属实者，大多因发病之初痰、瘀、气、火等有形实邪过于壅盛，荣气失于流通，不能畅达周身，停于脑络，导致脑络闭阻发为脑梗死；另一方面，因荣气不能气化流通，脏腑失和，精、气、血、津液失于运化，阴阳升降失常，日久变生内邪，如肝失疏泄，脾失统摄，心不行血，则血行不畅或血溢脉外则致瘀血内生；脾胃失于运化，肺失输布，肾失气化，则津液不能运达周身，停于体内日久成痰饮；阴阳升降失常，或阴虚不能制阳，阳升失制而引动内风，内风旋动，易与诸邪搏结于脉络，而荣气停滞于三焦，阻滞气机，气机不畅则化为滞气，最终瘀血、痰饮、滞气随内风旋动上犯脑络，脑络闭阻而发为脑梗死。正如《寿世保元·脾胃论》曰："气健则升降不失其度，气弱则稽滞矣。"

荣气滞与荣气虚二者常可相互转化，又各有偏重，常出现以虚为主，虚中挟滞；或以滞为主，滞中挟虚；从病邪与荣气的消长来看，可分为荣气虚脱、荣气虚为主挟荣气滞、荣气虚滞并重、荣气滞为主挟荣气虚、荣气壅闭五级。从脑梗死的发病分型来看,刚好与缺血中风的脱证、虚中夹实证、虚实并重证、实中夹虚证和闭证相对应[2]。

（三）脑梗死荣气虚滞病机理论拓展于阴虚血瘀说

宋金元时期,医家虽以火热、痰湿、气虚等立论[4],但已认识到阴液亏虚、瘀血滞络在中风的发病过程中的重要作用,如刘完素在《宣明论方·喑俳证》中首创地黄饮子治疗中风舌喑足废之症,方中用山茱萸、熟地黄滋补肾阴,用石斛、麦冬滋养阴水。朱震亨在《金匮钩玄·中风》曰"病若在左者,四物汤等加桃仁、红花"的论述,指出治疗中风以养血活血的方法。

明清医家在前人的基础上,进一步认识到"虚"、"瘀"在中风病发病过程中相互联系。张景岳《景岳全书·非风》曰:"非风一证,即时人所谓中风证也。此证多见卒倒,卒倒多由昏愦,本皆内伤积损颓败而然,原非外感风寒所致。"《景岳全书·论古今中风辨》曰:"……可见此等证候,原非外感风邪,总由内伤血气也。"认为内伤积损为中风的根本病因,明确指出了中风病是由于脏腑虚衰,气血耗损,元气虚损所致,否定了外来风邪致病的观点。并提出:"凡治卒倒昏沉等证,若无痰气阻塞,必须以大剂参附峻补元气。以先其急,随用地黄、当归、甘杞之类,填补真阴,以培其本。"以填补真阴为治疗之根本。王伦则认为阴血不足,瘀血、痰饮内生阻滞经脉为中风发病根源,其在《明医杂著·风症》曰:"中风偏枯、麻木、酸痛、不举诸症,以血虚、死血、痰饮为源,是论其致病之根源。"而虞抟则在《医学正传·中风》曰:"夫中风之证,盖因先伤于内而后感于外之候也……其所谓真中风邪者,未必不由气血虚弱,荣卫失调,然后感于外邪。"其认为机体气血虚弱,荣卫失调是中风发病基础,而后因外邪诱发。缪希雍首次明确指出中风系阴阳两虚之证,而以阴虚致病者居多,在《先醒斋医学广笔记·中风》曰:"此即内虚暗风,确系阴阳两虚,而阴虚者为多,与外来风邪迥别。"赵献可认为中风病乃"以真阴虚为本",是主张"真阴亏虚"的第一人,其在《医贯·中风论》曰:"……而彦修以阴虚立论,亦发前人所未发。惜乎以气血湿痰为主,而不及真阴,不能无遗弊于后世焉。"并明确指出:"故治中风,又当以真阴虚为本。"孙一奎《赤水玄珠·中风》曰:"是以古人论中风偏枯麻木等症,以血虚、瘀血、痰饮为言,是论其致病之源;至其得病,则必有所感触,或因风、或因寒、或因酒、或因七情……遂成此病。此血病痰病为本,外邪为标。"阐明了血虚、瘀血、痰饮等是导致中风发病的根本。孙文胤在《丹台玉案·中风门》曰:"惟其不戒暴怒,不节淫欲,或饥不暇于食,或寒不暇于衣,或嗜酒而好色,或勤劳而忘身,或当风而沐浴,或大汗而行房或畏热而露卧,或冒雨而奔驰,以致真元耗亡气血消尽,一旦为贼风所袭……卒然颠仆顿为废人,不亦重可快哉。"其认为各种不良生活习惯导致真元耗亡、气血消尽,经贼风所诱则发中风。此进一步深化认识了阴血亏虚、瘀血阻络在中风病发病中的重要作用。

《临证指南医案·中风》曰:"内风乃身中阳气之变动,肝为风脏,因精血衰耗,水不涵木,木少滋荣,故肝阳偏亢,内风时起。""若肢体拘挛,半身不遂,口眼㖞斜,舌强语謇,二便不爽,此本体先虚,风阳夹痰火壅塞,以致营卫脉络失和,治法急则先用开关,继则益气养血,佐以消痰清火,宣通经隧之药,气血充盈,脉络通利,则病可痊愈。"指出了精血衰耗,本体先虚,肝阳化风,痰火壅塞以致中风,并在治疗上采用滋阴养血的药物补其阴津,使血管滑利,血液流通顺畅,血液黏稠度降低,从而达到养血活血之目的。徐灵胎在《医学源流论·中风论》曰:"天下未有行动如常,忽然大虚而昏仆者,岂可不以实邪治之哉?其中或有属阴虚、阳虚,感热、感寒之别,则于治风方中,随所现之症加减之。"其虽仍受外风思想影响,以治风为主,但亦认为机体亏虚为中风发病的基础,提出中风病有阴虚、阳虚,感寒与感热的差别。日本医家丹波元坚在《杂病广要·中风》曰:"夫中风者,皆因阴阳不调,脏腑气偏,荣卫失度,气血错乱,喜怒过伤,饮啖无节,恣情嗜欲,致于经道或虚或塞,体虚而腠理不密,风邪之气乘虚而中人也。"其明确提出中风发病是因脏腑虚衰,阴阳失调,荣卫失度,气血错乱,阻塞经脉所致。陈士铎《辨证录·中风门》曰:"有人一时猝中,手足牵搐,……夫阴虚非血虚之谓,盖真阴之虚,肾水干枯,不能上滋于心,故痰来侵心,一时迷乱而猝中。及痰气既散,而心之清如故也。作中风治,非其治也,即作中气治,亦非治法。惟有直补其肾中之阴,则精足而肾自交于心,而心之液，自流行于各脏腑，而诸症自痊也。"其明确指出了阴虚与中风关系密切，只有滋补肾阴方能使诸症自痊。而吴谦、王清任等医家则认为中风与瘀血关系密切，吴谦在《医宗金鉴·删补名医方论》曰："瘀血停滞……神迷眩运……非纯用甘温破血行血之剂，不能攻逐荡平也"，指出瘀血停滞为致病的主要原因，并提倡桃红四物汤治疗因瘀血所致之中风。王清任在《医林改错·脑髓说》曰："抽风不是风，乃属气虚血瘀和久病入络为瘀血。"并创立补阳还五汤治疗气虚血瘀之中风。沈金鳌认为中风病肥胖之人更易发病，因为肥胖的人多腠理血脉郁滞，气血运行不畅而致中风，在《杂病源流犀烛·中风源流》曰："肥人多中风……河间曰：人肥则腠理致密而多郁滞，气血难以通利。故多卒也。"清末张伯龙、张锡纯等在总结前人经验的基础上，结合现代医学，中西医融会贯通，认为中风病的发生主要是因为肝阳化风，气血并逆犯脑所致。张伯龙在《雪雅堂医案·类中秘旨》曰："所谓猝倒暴仆之中风，亦即痰火上壅之中风，证是上实，而上实由于下虚，则其上虽实，而亦为假实，纵其甚者……而其下之虚，确是真虚。""其虚者，则真水不充，不能涵木，肝阳内动，生风上扬，激犯脑经。"明确指出中风是由于肝肾阴虚、虚风内动所致，提出了滋降潜阳，镇摄肝肾的治疗方法。张山雷秉承张伯龙之意，于《中风斠诠·论今人竟以昏瞀猝仆为脑病之不妥》曰："内风昏仆谓是阴虚阳扰，水不涵木，木旺生风而气升、火升、痰升，冲激脑经所致……推之而阴虚于下，阳浮于上，则风以虚而暗煽，津伤液耗，营血不充则风以燥而猖狂"，创"镇肝熄风，潜阳降逆"之法。张锡纯在《医学衷中参西录·治内外中风方》曰："中风之证，多因五内大虚，或秉赋素虚，或劳力劳神过度，风自经络袭人，直透膜原而达脏腑，令脏腑各失其职。"并首创镇肝熄风，滋阴潜阳之镇肝熄风汤治疗中风。

由此可见此时期众医家多认为中风的发病是以阴津、精血等真阴之不足为前提，在阴血亏虚的基础上，因将息失宜外邪乘隙而入或七情内伤，酒色过度，忧思恼怒等，痰瘀阻滞经脉，终至脑脉闭塞，而发中风[5]。至此，阴血亏虚、瘀血阻滞的荣气虚滞病机在中风发病中的认识更趋完善。

四、脑梗死荣气虚滞病机特征

脑梗死多以情志不畅、烦劳过度、饮食不节、气候突变等为常见诱因，脑梗死荣气虚滞病机特征大抵是脏腑功能衰退，肝肾阴虚，不能化生精血，导致脑髓失充，阴虚风动，肝失疏泄，气血不行变生瘀滞，随虚风上犯于脑，闭阻脑络；或脾肾两虚，气血化生乏源，津液失于运化，痰浊内生，上干清窍，脑络受阻。故病机往往虚实夹杂，脏腑亏虚与痰浊、滞气、瘀血并存的综合性证候[2]。荣气虚滞在脑梗死病机中往往以脏腑亏虚和内生之邪为表象。

(一) 以肝肾阴虚为主，合并脾肾之不足

中医学认为，中风之本在于"虚"，肝肾不足为其根本[3]。肝藏血，肾藏精，当肝肾阴虚，则精血化生无源，无以充养荣气，造成荣气亏虚，脏腑之气化乏源，可致气虚无力行血而致瘀血内停，而瘀血为有形实邪，易留于全身各处，必然引起脑络气血不畅，脑脉闭阻发为脑梗死，清窍闭阻，经络失荣，患者可有神志欠清或语言謇涩、口眼㖞斜、肢体瘫痪、饮水呛咳、吞咽困难等中风症状。肝肾亏虚，脾肾不足，日久终致五脏失荣。肺失于荣则肺气不能通于鼻，而鼻不能闻香臭，甚至出现幻嗅；心失于荣则心气不能通于舌，而舌不能辨五味，出现舌麻，味觉减退；肝失于荣则肝气不能通于目，而目不能识五色，出现偏盲、复视、幻视；脾失于荣则脾气不能通于口，而口不能纳五谷，出现饮水呛咳吞咽困难；肾失于荣则肾气不能通于耳，而耳不能闻五音，出现听力障碍或幻听；经络失于荣则关节活动不利，出现肢体偏瘫或痿软无力。《灵枢·决气》有"脑髓消"的记载，"消"者，为消耗、空虚之意，脑髓空虚可因先天不足和后天精气血亏损所致，而这些均与荣气虚滞密切相关，荣气亏虚，髓海失充，则发为记忆力、理解力、判断力、计算力、定向力的减退，思维迟缓，表情呆钝。

(二) 以虚风内动为主，兼挟痰浊、滞气、瘀血、浊毒

在《临证指南医案·中风》华岫云按语曰："因精血衰耗，水不涵木，木少滋荣，故肝阳偏亢，内风时起。"荣气亏虚，脏腑失荣，内风旋动，加之荣气功能失常，停滞于周身，阻碍周身气血津液运行，气血升降失常，血行停滞，留而为瘀，瘀血内阻，津液停聚，气机不畅，日久则化为痰饮和滞气、逆气

等有形实邪。有形实邪随内风旋动上扰脑窍，闭阻脑络而发为脑梗死。另外劳倦内伤，嗜食烟酒、槟榔，引起脏腑阴阳失调，浊毒内生，与痰浊、瘀血互相胶结，壅滞经脉运行，阻碍脑髓气化，脑失充养；内生之痰浊、瘀血、浊毒反致窍闭神匿，脑不能"散细微动觉之气"，神机受损，则出现神识不清，荣气虚滞，周身失于运动之德和感觉之德，则出现半身不遂、偏身麻木等症状。

荣气并非传统意义上讲的营气、精气、血气、神气等，而是包涵了一切精微物质并兼阴阳气血津液的综合功能于一体。荣气以通为用，以畅为顺，气化流通，滋养充形，化为脑髓神机，而使神气外显，脏腑功能协调，肢体活动自如。脑梗死荣气虚滞是以肝肾亏虚，虚风内动，兼挟痰浊、瘀血、邪毒、滞气等内生之邪为病机特征，阻滞脑络、神不导气、脑髓失充、神机受损为临床表现，因此，荣气虚滞是脑梗死的病机关键所在。

五、脑梗死荣气虚滞证治特征

根据荣气理论及脑梗死荣气虚滞的病机特征，脑梗死证治必须配伍针对其病性的药物加以治疗，以虚为主，虚中挟滞者当以补虚为主，而荣气虚主要包括精血、气阴、津液的亏损，《医述》引《医参》曰："精不足者，补之以味，皆上行至脑以为生化之源。"故治以滋补精血、养阴益气、化生津液的柔药为主，如熟地黄、当归、白芍、黄精、沙参、玄参、枸杞子、龟甲、党参、白术、山药等；而以滞为重的当以通滞为主，荣气滞在脑梗死主要表现为脑络不通，故当治以行气通络药为主，而自古医家多把"以藤通络"作为治病之则[6]，故可运用鸡血藤、石楠藤、海风藤、忍冬藤、钩藤、络石藤等，加用陈皮、甘松、九香虫等行气药以助其通络；不过针对病位和病邪发挥治疗作用的药物也同样重要。本病病位在脑，故治疗当以上行入脑络的药物。《本草纲目·辛夷》曰："辛夷之辛温，能治头目面鼻九窍之病。"《神农本草经·草部》曰：石菖蒲"通九窍，明耳目，出声音，久服轻身不忘"。此类记载不胜枚举，上行入头目的中药尚有白芷、藁本、蔓荆子、石胡荽、羌活、柴胡、川芎、细辛、天麻等；从病邪入手，荣气虚滞易导致痰浊内阻、瘀血停留、气郁不行、邪毒内闭，痰浊内阻治当豁痰开窍以行荣气，如法半夏、胆南星、天竺黄、姜竹茹、石菖蒲、冰片、皂角刺、僵蚕等；瘀血停留治当活血化瘀以使荣气流通，如赤芍、桃仁、红花、王不留行、土鳖、当归、秦艽、络石藤、炮山甲等；气郁不行则行气开郁以使荣气外显，如郁金、川芎、香附、橘核、槟榔、沉香、香橼、佛手、玫瑰花、甘松、九香虫、川楝子等；邪毒内闭理应解毒开窍以使荣气宣通，如玄参、苏合香、冰片、麝香、牛黄、朱砂、龙骨、琥珀等。由于药物来源限制，笔者特别推荐白芷十倍代麝香，薄荷十倍代牛黄。脑梗死荣气虚滞是以本虚标实为特征，其病性属荣气之虚，病邪为荣气之滞，二者互为因果，共同作用，加之脑梗死病位在人体最上部，故辨治脑梗死荣气虚滞当从病性、病位以及病邪三方面综合考虑处方施治，才能收效[1]。

活血荣络法以滋阴活血为主，滋阴基础上结合脏腑病位联合补气、补血、补精等，活血基础上配伍理气、化痰、清热、泻实等，佐以开窍。根据临床辨证情况，调整各种亚治法的组合方式及补泻权重。我科治疗缺血性脑血管病的协议方活血荣络汤，以滋阴生津、活血通络为主要治法，纳入缺血中风中医诊疗规范和临床路径，多年来广泛用于临床。活血荣络1号方：玄参、木瓜、赤芍、桃仁、忍冬藤、天麻、白芷、石菖蒲。滋阴活血为主，兼潜阳、化痰、理气、开窍。较好地体现了活血荣络治法。活血荣络2号方：玄参、生地黄、黄精、鸡血藤、石楠藤、川芎、乳香、没药、冰片。滋阴活血为主，兼补血、理气、开窍。辨症加减方法：脑水肿、头痛者，加葶苈子、车前子、泽泻等；血压偏高者，加川牛膝、罗布麻、珍珠母等；语言障碍、吞咽不利者，加木蝴蝶、蝉蜕、威灵仙等；肝火内热、目赤口糜者，加青黛、栀子、牡丹皮；肝风内动、痉挛震颤者，加钩藤、白蒺藜、天麻等；肌肉强直者，加伸筋草、络石藤、制龟甲等；肌肉萎缩无力者，加黄芪、蜈蚣、刺五加；肢体疼痛麻木者，加狗胫骨、延胡索、海风藤等；痴呆者，加制何首乌、紫河车、益智等；排尿障碍者，加王不留行、炙麻黄、牵牛子等；大便不通者，加生大黄、郁李仁、番泻叶等。

六、活血荣络法治疗脑梗死医案

（一）右侧大脑中动脉区大面积脑梗死案

张某某，女，82 岁。因言语不清、左侧肢体乏力 7 日，于 2019 年 1 月 28 日入院。7 日前出现言语不清，左侧肢体乏力于当地医院住院治疗。颅脑 CT 示：双侧放射冠区、基底核区低密度灶。考虑缺血灶、软化灶；老年脑改变，脑白质变性。予抗血小板聚集、护脑、调脂稳斑及对症支持治疗，症状未见明显好转，收住我院。症见：言语不清，左侧肢体乏力，胸闷，行走不稳，咳嗽，咳少量白痰，无恶寒发热，饮食少，夜寐差，大小便正常。既往有原发性高血压、高血压心脏病病史。体格检查：血压 182/92 mmHg；左上肢肌力 4－级，余肢体肌力 4 级，深浅感觉稍减退，轻瘫试验（－），走"一"字步不能，左侧巴氏征（＋），指鼻试验、跟膝胫试验欠配合；舌暗红，少苔，脉弦细。心电图：窦性心动过速；房性早搏；多导联 ST 段压低≤0.05 mV。颅脑 MRI＋DWI：右侧大脑中动脉区大脑半球急性脑梗死；脑白质脱髓鞘改变，脑萎缩；双侧上颌窦、筛窦、蝶窦炎；空泡蝶鞍。西医诊断：右侧大脑中动脉区大面积脑梗死急性期。中医诊断：缺血中风，阴虚阳亢、瘀血阻络证。予依达拉奉清除氧自由基、单唾液酸四己糖神经节苷脂钠注射液营养神经、兰索拉唑护胃，氯吡格雷片剂＋阿司匹林肠溶片抗血小板聚集，丁苯酞软胶囊改善脑功能，阿托伐他汀钙调脂稳斑，氨溴索化痰，硝苯地平控释片降压，单硝酸异山梨酯缓释片护心及对症支持治疗。中医治法：滋阴潜阳，活血通络。活血荣络汤加减：鸡血藤 20 g，石楠藤、忍冬藤、茯苓、木瓜、白茅根各 15 g，川牛膝、桃仁、黄柏、秦艽、川芎各 10 g，甘草 6 g。5 剂，每日 1 剂，水煎服，早晚温服。配合中成药丹参川芎嗪活血化瘀及中医特色治疗。2019 年 2 月 2 日患者左侧肢体乏力较前明显好转，能扶助行走，言语不清，无咳嗽、胸闷，精神可。体格检查：四肢肌力 4 级，余神经系统体查同前。患者病情好转，于次日出院，出院后原方继进 14 剂后改活血荣络片每次 4 片，每日 3 次，并阿托伐他汀钙片、硝苯地平控释片、氯吡格雷片、丁苯酞软胶囊口服，配合针灸康复治疗，随访 5 个月患者症状明显好转。

按：脑为髓海，肝藏血、肾藏精，精血充养脑髓，濡养筋脉。《素问·阴阳应象大论》曰："年过四十，而阴气自半。"随着年龄增长，肝肾渐亏，不能化生精血，阴精亏损而不能制阳，阴阳失和，气化失常，荣气虚滞，脑髓失充而神机失用，脑窍络脉干涸，血行不畅而成瘀，瘀血阻络发为中风。此为荣气虚滞所致缺血中风，以活血荣络方来滋阴潜阳，活血通络。方中鸡血藤、石楠藤、忍冬藤活血补血，且皆为藤类药物，合木瓜舒筋通络；秦艽、黄柏、茯苓、白茅根以祛湿清热，活血通络，川牛膝、桃仁、川芎合用以补益肝肾，逐瘀通经，甘草调和诸药。全方标本兼顾，荣气充养的同时又使其气化流畅，故神机得养、运转恢复而疾病向愈。

（二）左侧基底核区脑梗死案

张某某，女，65 岁。因右侧肢体活动障碍 2 日，2016 年 3 月 2 日 9:40 入院。患者 2 日前起床时发现右侧肢体活动不利，尚能行走，右手尚能提物，未引起重视，今晨发现右上肢抬举困难伴感觉减退，右下肢乏力，走路不稳，收住院治疗。症见：精神状态一般，右上肢抬举困难，右下肢行走不稳，言语含糊，伴有头晕耳鸣，手足心热，咽干口燥，口唇紫暗，无恶心呕吐，小便可，大便干结，舌暗紫、舌面有瘀斑，苔少；脉细涩。体格检查：右上肢肌力 2 级，右下肢肌力 3 级，血压 166/94 mmHg。神经系统检查：右侧巴氏征阳性，NIHSS 评分 2 分。头颅 MRI＋DWI：左侧基底核区急性梗死灶，两侧放射冠区多发陈旧性腔隙性硬死，脑萎缩。患者既往有原发性高血压、2 型糖尿病病史，药物控制尚可。西医诊断：左侧基底核区脑梗死急性期。中医诊断：缺血中风，气阴两虚，瘀血阻络证。予拜阿司匹灵、瑞舒伐他汀、厄贝沙坦口服，奥扎格雷、丁苯酞、神经节苷脂静脉注射。中医治法：益气养阴，活血通络。活血荣络汤加减：鸡血藤、石楠藤各 25 g，黄芪、生地黄、当归、玄参、火麻仁各 15 g，乳香、没药各 5 g，川芎、黄芩各 6 g。服用 7 剂，每日 1 剂，水煎服，早晚温服。2016 年 3 月 9 日查房，患者服用上方 7 剂后，患者精神状况好转，肢体乏力、口干苦、大便干结的症状较前稍有好转。2016 年 3 月 13 日原方续进 14 剂，患者精神状况明显好转，乏力症状得到改善，右上肢上举过头，搀扶下可缓慢行走。出院后改用活血荣络片，每次 4 片，每日 3 次；并拜阿司匹灵、瑞舒伐他汀、厄贝沙坦、丁苯酞口服，配合针灸康复治疗，3 月后患者情况明显好转。

按：《素问·解精微论》曰"精藏于肾，肾通于脑，脑者阴也，诸髓皆属于脑，故精成而后脑髓生"。脑为至阴髓海，乃精纯之阴凝结而成，蕴涵元气元神。随着年老阴气虚衰，脾胃虚衰运化失职，不能充养先天则精髓生化乏源，气血阴阳均不足，荣气虚滞。脑阴不足，脑髓虚损，濡养之性减弱，脑窍脉络干涩，血行不畅则生瘀血，发为中风。因此，荣气虚滞是缺血中风发病的关键病机之一，并在荣气虚滞理论指导下创制的活血荣络方，标本兼治，气血兼调，调血重于调气，以活血补血、行气化瘀为主，兼补益肾脾之阴，祛邪而不伤正，以达活血荣络之效。

（三）右侧桥脑梗死案

肖某某，男，85 岁。因突发双下肢乏力伴左上肢麻木、言语欠清 3 日，于 2017 年 2 月 20 日入院。3 日前感双下肢乏力，伴左上肢麻木，言语欠清，无四肢抽搐、恶心呕吐，未予特殊重视及诊治，症状逐渐加重，不能独立行走，由急诊收住我科。症见：双下肢乏力，不能独立行走，左上肢麻木，言语欠清，说话时左侧口角流涎，伴头晕耳鸣，手足心热，间有胸闷不适，精神饮食尚可，大便干结，小便正常。个人嗜食烟酒，性格急躁易怒。体格检查：神清，精神一般，言语欠清，双下肢肌力 4 级，上肢肌力正常；感觉、位置觉、振动觉正常，巴氏征（±）；轻瘫试验（＋），左侧指鼻试验（＋），左侧跟膝胫试验（＋）；舌暗，边有瘀斑，苔黄腻，脉弦。心电图：房性早搏。颅脑 MRI＋DWI：脑桥右侧脑梗死（急性期）；双侧基底核区多发腔隙性梗死（非急性期）；脑萎缩，脑白质脱髓鞘改变。西医诊断：桥脑梗死。中医诊断：缺血中风，阴虚血瘀、风痰上扰证。予奥扎格雷钠、阿司匹林抗血小板聚集，长春西汀改善脑血循环，磷酸肌酸钠护心，施慧达降压及对症支持治疗。中医治以滋阴熄风，活血化痰通络。活血荣络方化裁：鸡血藤、首乌藤、石楠藤各 25 g，牛膝、桑枝、木蝴蝶、浙贝母、茯苓各 15 g，石菖蒲、竹茹、天麻、川芎各 10 g，大黄、甘草各 6 g，服用 7 剂，每日 1 剂，水煎服，早晚温服。配合中成药灯盏花素活血化瘀及中医特色治疗。2017 年 2 月 27 日患者双下肢乏力稍减轻，左上肢麻木、头晕耳鸣好转，二便正常。舌暗红，边有瘀斑，苔薄黄，脉弦。守方去天麻、浙贝母、木蝴蝶、大黄，加生地黄、南沙参各 15 g，桃仁、红花、僵蚕、栀子各 10 g，服用 7 剂，每日 1 剂，水煎服，早晚温服。2017 年 3 月 6 日患者双下肢乏力、左上肢麻木等症状均好转，言语稍欠清，无头晕耳鸣。体格检查：双下肢肌力 4＋级，巴氏征（－），指鼻试验、跟膝胫试验（－）。出院后继服 2017 年 2 月 27 日方 14 剂，配合针灸康复治疗，症状明显好转。

按：本案患者因嗜食烟酒、情志不畅等各种因素致使脏腑阴阳失调，肝肾阴虚，精血化生不足，荣气虚而脑髓失养，阴血、阴液亏虚而水不涵木，虚阳浮越，致使内风动越。如《临证指南医案》所曰："内风乃身中阳气之变动，肝为风脏，因精血衰少，水不涵木，木少滋荣故肝阳偏亢，内风时起。"同时由于肝失疏泄，气机运转失常，升降失调，气郁化火，荣气滞则痰凝，血行不畅而成瘀血，风火痰瘀相挟上干清窍，神明失用，故见言语不清，头晕耳鸣；周身气血流通不畅而见肢体麻木乏力，瘀结肠腑，腑气不通而生便秘。此乃荣气虚滞两相杂合之象，治疗当补虚与通滞兼施，滋阴潜阳的同时兼顾熄风、降火、化痰、祛瘀、通络，故能充养脑髓，滋通脉络，宣利清窍，荣气气机平衡而功能恢复，症状好转。

（四）右侧小脑梗死案

刘某某，男，66 岁。因眩晕、行走不稳伴恶心呕吐 14 小时，于 2017 年 1 月 24 日 23:21 由急诊收入院。患者 14 小时前无明显诱因感眩晕，视物旋转，行走不稳，伴恶心呕吐，休息后无缓解，来我院急诊就诊，查 CT 提示脑梗死，收住我科。入院症见：眩晕，视物旋转，行走不稳，伴恶心呕吐，呕吐胃内容物，无咖啡色，无头痛、饮水呛咳、吞咽困难等，胸闷，无胸痛，睡眠欠佳，大小便正常。4 年前有头部外伤史，无明显后遗症。性格急躁易怒。体格检查：神清，精神较差，言语欠流利，反应稍迟钝，双侧瞳孔等大等圆，直径 3 mm，直接、间接对光反射灵敏，可见眼球水平震颤，四肢肌力、肌张力正常，感觉、位置觉、振动觉正常，巴氏征、克氏征（－）；走"一"字步不能，右侧指鼻试验

（十），右跟膝胫试验（十），闭目难立征（十）；舌暗红，少苔，脉弦细数。颅脑 MRI+DWI：右侧小脑下后动脉供血区小脑半球及小脑蚓部急性梗死；脑白质脱髓鞘变性；左侧额顶部颅骨塌陷性骨折，多考虑陈旧性；左侧上颌窦炎，真菌性可能性大。双侧颈动脉彩超：双侧颈动脉硬化并左侧斑块形成，右侧椎动脉内径细窄，左侧椎动脉走行欠规则。西医诊断：小脑梗死急性期。中医诊断：缺血中风急性期，阴虚风动、气滞血瘀证。予以马来酸桂哌齐特改善脑循环，单唾液酸四己糖神经节苷脂钠营养神经，七叶皂苷钠+甘油果糖注射液脱水降颅压，奥扎格雷钠、氯吡格雷抗血小板聚集，阿托伐他汀钙调脂稳斑，兰索拉唑护胃及对症支持治疗。中医治以滋阴熄风，行气活血通络。活血荣络方化裁：蓝布正20 g，鸡血藤、忍冬藤、石楠藤、茯苓、山楂、生地黄各 15 g，桃仁、山茱萸、三棱、莪术、乳香、酒黄精各 10 g，红花、甘草各 6 g。服用 7 剂，每日 1 剂，水煎服，早晚温服。2017 年 2 月 1 日患者眩晕、视物旋转好转，行走欠稳，无恶心呕吐、头痛、胸闷等症状，仍急躁易怒，睡眠可，大小便正常。体格检查：神清，言语正常，反应稍迟钝，双眼球活动自如，无眼球震颤。余神经系统体格检查同前。停七叶皂苷钠、兰索拉唑粉针剂，守 2017 年 1 月 24 日原方继进 7 剂。2017 年 2 月 4 日患者眩晕明显缓解，偶有视物旋转，行走欠稳好转，其他无特殊。体格检查大致同前。患者及家属要求出院，根据当前病情建议继续住院治疗，患者及家属表示理解仍坚持出院，出院后改为活血荣络片每次 4 片，每日 3 次，继服阿托伐他汀钙、氯吡格雷片，随访 3 月症状明显好转。

按：本案患者年过六旬，肝肾亏于下，阴不制阳，引动肝风，风阳上扰，脑窍失聪，诚如张山雷在《中风斠诠·中风总论》曰："五脏之性肝为最暴，肝木横逆则风自生；五志之极皆生火，火焰升腾则风动，推之而阴虚于下，阳浮于上，则风以虚而暗煽，津伤液耗，营血不充则风以燥而猖狂。"再者患者情志不畅，肝失疏泄，气血运行不畅，瘀阻脑络，而气郁化火，燔灼津液，津液更为之耗损，血液黏滞，血行不畅致瘀，发为本病。故阴虚乃生风之本，风火相煽，气滞血瘀进一步加重病情，荣气虚滞为发病关键之一，治当标本兼顾，气血兼调，气行则血行，以活血补血、行气化瘀为主，兼顾滋阴熄风，祛邪而不伤正，以达活血荣络之效。

（五）分水岭区多发性脑梗死案

王某，男，60 岁。因左上肢麻木乏力 2 日，伴左下肢麻木 1 日，于 2019 年 4 月 12 日 16:45 入院。患者 2 日前无明显诱因突发左上肢小指侧麻木、乏力，未予重视，1 日前症状较前加重，出现左上肢麻木乏力，活动不利，伴左下肢麻木，遂来我院就诊，急诊查 CT 提示右侧额、顶叶脑梗死可能，以"左侧肢体乏力查因：急性脑梗死？"收入院。入院症见：左上肢麻木乏力，活动不利，伴左下肢麻木，无明显活动障碍，行走稍受限，无头痛、头晕，无视物旋转、恶寒发热等症，无口干口苦，纳寐可，二便正常。4 个月前曾有肢体抽搐史，未系统诊治。体格检查：神清，精神一般，言语清晰；左上肢肌力 3 级，左下肢肌力 4 级，右侧肢体肌力 5 级，余神经系统体格检查（一）；舌暗红，苔薄黄干，脉弦细。颅脑 MRI+DWI 示：右侧额叶、枕叶及半卵圆中心多发急性脑梗死灶，考虑分水岭脑梗死；右侧半卵圆中心及双侧基底核区陈旧性腔隙性梗死灶；脑白质脱髓鞘，脑萎缩；双侧上颌窦、筛窦炎症；双侧上颌窦及右侧蝶窦黏膜下囊肿。西医诊断：多发性脑梗死急性期。中医诊断：缺血中风，气阴两虚、瘀血阻络证。予以丁苯酞改善脑功能，单唾液酸四己糖神经节苷脂钠营养神经，拜阿司匹林、氯吡格雷抗血小板聚集，阿托伐他汀钙降脂稳斑及对症支持治疗。中医治以益气养阴，活血化瘀。活血荣络方化裁：鸡血藤20 g，红花、桃仁、赤芍、当归、茯苓、白术、玉竹、酒黄精各 10 g，生地黄、黄芪、络石藤、石楠藤、党参各 15 g，甘草 6 g。服用 5 剂，每日 1 剂，水煎服，早晚温服。2019 年 4 月 18 日患者左上肢活动不利较前好转，抬举可，抓握无力改善，左下肢麻木缓解。体格检查：左上肢肌力 4 级，左下肢肌力 5 级，右侧肢体肌力 5 级，余神经系统体格检查（一）。守方继服 5 剂。2019 年 4 月 20 日患者左上肢活动不利较前明显好转，抓握有力，左下肢麻木改善，行走尚稳。左上肢肌力 5—级，左下肢肌力 5 级，右侧肢体肌力 5 级。出院后改用活血荣络片，继服阿托伐他汀钙、拜阿司匹林、丁苯酞，氯吡格雷一周后停用，嘱其继续加强肢体功能锻炼，适当活动。

按：《素问·脉要精微论》曰"诸阳之神气皆上会于头，诸髓之精气皆上聚于脑"。脑为元神之府，脏腑精气充沛，濡养脑髓而神机运转。本案患者年老体衰，元气既虚，脾胃运化功能失职，荣气生化乏源而不能充养脑髓，气化功能失常而气血停滞，脑络不畅；脏腑功能衰弱而阴阳失衡，阴精亏虚，脑络失养，血行滞涩，瘀阻脑络。正如清代周学海在《读医随笔·证治类》中提到"阴虚必血滞。"故当益气养阴，活血化瘀。方中鸡血藤、络石藤、石楠藤与红花、桃仁、赤芍、当归相配补血活血，通络止痛，血行畅而瘀自除，同时又可减轻益阴药之"滋腻"，合玉竹、黄精、生地黄以养阴生津，党参、茯苓、白术、黄芪以健脾益气，使荣气生化有源，甘草调和诸药。全方以补为通，以通助补，恢复荣气气化功能，使脑髓得养，脑络气血畅达，神机得用。

（六）左侧额叶脑梗死并多发性腔隙性脑梗死案

陈某，男，74 岁，因突发言语障碍、行走不稳 4 小时，于 2017 年 7 月 7 住院。症见：言语欠清，伴胸口烦闷，行走不稳，无头晕、头痛，精神一般，纳可，寐欠安，大便正常，小便正常。舌淡红，苔白腻，脉弦。体格检查：体温 36.5 ℃，脉搏 86 次/min，呼吸 18 次/min，血压 160/63 mmHg；神志清楚，言语欠清，反应迟钝；记忆力正常，双侧瞳孔等大等圆，直径 3mm，直接、间接对光反射灵敏，双眼球活动自如，无眼球震颤，双侧鼻唇沟对称，伸舌居中。颈软；右上肢肌力 4 级，右下肢肌力 3 级，左上肢肌力 5 级，左下肢肌力 5 级，四肢肌张力正常，四肢腱反射（＋＋），浅感觉正常，深感觉正常，克氏征（－），巴氏征（－）；走"一"字步正常，双指鼻试验（＋），双跟膝胫试验（＋），闭目难立征（＋）。既往有脑梗死病史。有原发性高血压，患高血压 10 余年，服用降压药"利血平"，规律服用，血压控制较差。否认食物、药物过敏史。入院后检查颅脑 MRI：左侧额叶急性脑梗死；左侧基底核区及双侧半卵圆中心区多发性腔隙性脑梗死；脑白质脱髓鞘改变，脑萎缩；双侧筛窦、额窦、右侧上颌窦炎。经颅多普勒示：双侧颞窗关闭；椎基底动脉硬化伴血流速度增快。双侧颈动脉彩超：双侧颈动脉硬化并双侧颈动脉窦部低回声斑块形成；左侧椎动脉血流阻力指数增高并左侧椎动脉内径稍细窄。西医诊断：脑梗死急性期。中医诊断：中风病风痰上扰证。治疗：西医予以阿司匹林肠溶片抗血小板聚集，丁苯酞软胶囊保护线粒体功能，马来酸桂哌齐特注射液、乙酰谷酰胺注射液、奥扎格雷钠粉针剂改善脑血液循环及代谢，贝那普利降压，阿托伐他汀钙片剂调脂稳斑等对症支持治疗。中医予以红花注射液、活血荣络片等活血通络，并治以化痰祛风、兼活血通络，予验方天竺涤痰汤加减：鸡血藤 25 g，天竺黄、法半夏、陈皮、石菖蒲、木蝴蝶、白芷各 10 g，茯苓、桑枝、牛膝、石楠藤、僵蚕各 15 g，胆南星、甘草各 6 g。服用 15 剂。每日 1 剂，水煎服。2017 年 7 月 23 日患者言语功能好转，吐词连贯，能说出简单句子，对答应题，无胸口烦闷，行走不稳改善，右侧肢体活动不利，行走时平衡欠佳。无吞咽困难及饮水困难，偶有头晕，无胸口烦闷，纳寐可，二便调。体格检查：左侧肢体肌力 5 级，右上肢肌力 5 级，右下肢肌力 4 级，指鼻试验（＋/－）、跟膝胫试验（＋/－），闭目难立征（＋）；舌淡暗，苔白腻，脉弦滑。治疗：西医停奥扎格雷钠粉针剂，余同前。中医辨证为痰瘀互结证，治法化痰通络、活血祛瘀，用验方棱莪消斑汤加减：鸡血藤 25 g；三棱、莪术、当归、川芎、桃仁、僵蚕、法半夏、白芷各 10 g，黄芪、忍冬藤、石楠藤各 15 g，胆南星、红花、甘草各 6 g。服用 15 剂。每日 1 剂，水煎服。服药后患者右侧肢体活动明显改善，2017 年 8 月 8 日患者病情稳定，带药出院：活血荣络片、拜阿司匹林肠溶片、阿托伐他汀钙片剂、胞磷胆碱钠胶囊剂，以及 2017 年 7 月 23 日原方 15 剂。

按：本例患者起病急，症见言语障碍、行走不稳，神志清楚，属于缺血中风中经络，患者无头晕、头痛，舌淡红，苔白腻，脉弦，故辨证为风痰上扰证。《丹溪心法·中风》曰："中风大率主血虚有痰，治痰为先，次养血行血……半身不遂，大率多痰，在左属死血、瘀血，在右属痰、有热，并气虚。"提倡以治痰为先，兼顾活血，是因痰邪可随气机升降出入，结聚在机体的多个部位，阻滞经络气血，加重肢体经络阻滞之症。因此，本案治以化痰祛风，活血通络，方用验方天竺涤痰汤加减。方中用天竺黄、法半夏、胆南星、石菖蒲化痰祛湿，陈皮、茯苓健脾渗湿，以绝生痰之源，鸡血藤、石楠藤、僵蚕、牛膝活血通络，桑枝疏经活络，木蝴蝶利咽润肺，白芷一则引诸药上行头部，二则通经络窍道，甘草调和诸药。二诊患者言语功能好转，右侧肢体活动不利，舌淡暗，主要为痰瘀互结，故用验方棱莪消斑汤加减以增强其活血化瘀、舒筋通络之功，方中鸡血藤、三棱、莪术、当归、川芎、桃仁、红花、僵蚕等诸多活血通络之药同用，使气血得通、肢体得利，法半夏、胆南星化痰祛湿，黄芪益气扶正，忍冬藤、石楠藤增强其通络之功，白芷既引诸药上达脑窍又通经络窍道，甘草调和诸药。全程配合应用活血荣络片。

（七）多发性腔隙性脑梗死案

王某某，女，88 岁。患者因突发眩晕伴口角流涎 1 日，于 2019 年 1 月 24 日 09:21 轮椅入院。1 日前无明显诱因突发眩晕，站立不稳，伴口角流涎，自觉胸闷心慌等不适，无恶心欲呕感，服用安宫牛黄丸后送往我院急诊，完善血常规、心肌酶、生化等相关检查，颅脑 MRI 示：多发性腔隙性脑梗死；脑萎缩；双侧上颌窦炎。予对症支持治疗后症状稍好转，为进一步诊治入住我科。症见：头晕，视物旋转，无头痛，偶有耳鸣，行走欠稳，口角流涎，否认一过性昏朦，胸闷心慌，无恶寒发热、咳嗽咳痰等不适，无恶心呕吐，纳可，寐一般，大小便正常。舌暗红中有裂纹，苔少，脉弦。体格检查：神清，精神一般，四测正常，四肢肌力、肌张力正常，深、浅感觉、位置觉、振动觉正常，走"一"字步不能，指鼻试验（＋），跟膝胫试验（－），闭目难立征（＋）。西医诊断：多发性腔隙性脑梗死。中医诊断：缺血中风；肝肾阴虚，风阳上扰，瘀血阻络证。予马来酸桂哌齐特改善循环，乙酰谷酰胺营养神经，甲磺酸倍他司汀止眩，阿司匹林抗血小板聚集，阿托伐他汀钙调脂稳斑及对症支持治疗。中医治以滋阴潜阳，祛风定眩，活血通络。活血荣络方化裁：石决明 30 g，蓝布正、葛根各 20 g，天麻、生地黄、鸡血藤、忍冬藤、玄参、茯苓、川芎各 15 g，山茱萸、当归、菟丝子各 10 g，甘草 6 g。服用 5 剂，每日 1 剂，水煎服，早晚温服。配合中成药丹参川芎嗪活血化瘀，配合小脑电刺激术、耳穴压豆等中医特色治疗。2019 年 1 月 28 日患者头晕明显缓解，偶有视物旋转，无头痛、耳鸣，无口角流涎，无明显胸闷心慌，纳寐可，二便调。走"一"字步尚稳，指鼻试验（＋），跟膝胫试验（－），闭目难立征（－）。守方去石决明，加红景天、酒黄精 15 g，服用 5 剂，每日 1 剂，水煎服，早晚温服。2019 年 2 月 1 日患者头晕明显好转，余无特殊不适。出院后改服活血荣络片每次 4 片，每日 3 次，继服阿司匹林片、阿托伐他汀钙片。

按：肝肾精气充盛，则气血旺达，五脏安和，荣气化生充足，反之，则气不行血，经络瘀滞，荣气虚滞，正如《医林改错·论抽风不是风》曰："元气既虚，必不能达于血管，血管无气，必停留为瘀。"本案患者年事已高，肾精亏虚，髓海不充而头晕，脑络空虚，营血不充而虚风动越，风阳上扰，经络失于濡养而干涩失畅，血气瘀滞。病证因虚致实，虚实夹杂，治当滋阴潜阳，兼以祛风、活血、通络，使瘀血去，新血生，脑络滋通而病症除。

七、结语

病证结合治疗脑梗死有较大的临床优势[7]。坚持整体观念和辨证论治原则。坚持未病先防、既病防变原则，中医治疗脑梗死的关键问题是，阴虚体质易中风[8]、瘀血生风[9]。脑梗死从荣气虚滞论治，急性期、恢复期、后遗症期治疗上以活血荣络为基本治法，同时结合辨病、对症、三因制宜，灵活变通论治。以滋阴活血通络为基础，灵活应用活血荣络法治疗脑梗死荣气虚滞本虚标实证，值得进一步推广应用。

参考文献

[1] 周德生，陈湘鹏，胡华，等.脑梗死荣气虚滞病机特征之探讨［J］.中西医结合心脑血管病杂志，2014，12（12）：1560-1561，1576.

[2] 周德生，张雪花，谭静，等.荣气虚滞论［J］.中医药通报，2005，4（2）：22-25.

[3] 田德禄.中医内科学［M］.北京：人民卫生出版社，2002：271.

[4] 邰峦，王键.中风病病因病机的源流及发展［J］.中国中医急症，2009，18（08）：1279-1281.

[5] 唐旭洪，苏春寿，祝美珍.滋阴活血法防治缺血性中风刍议［J］.中国中医基础医学杂志，2012，18（09）：1003-

1004.

[6] 刘抒雯，刘敬霞，虎喜成，等. 藤类中药治疗缺血性中风作用机制与临床应用 [J]. 新中医，2015，47（05）：4-6.

[7] 刘超，刘敬霞，任非非，等. 中医病证结合治疗脑梗死临床研究进展 [J]. 长春中医药大学学报，2016，32（03）：649-652.

[8] 李雪青，石志敏. 阴虚体质-亚健康-中风相关性的探讨 [J]. 新中医，2013，45（06）：1-2.

[9] 吴俊玲，刘昭纯."瘀血生风"理论研究 [J]. 山东中医药大学学报，2005，28（04）：294-297.

第十八章　基于冲气理论辨治脑出血

"中风"一词最早见于战国时期《素问·风论》。3 世纪初《金匮要略》首创"中风"病名；并分为中络、中经、中腑、中脏，但没有区分内外中风。1909 年《医学衷中参西录》首次命名"脑充血"、"脑溢血"、"脑出血"。这些概念的提出，标志着中风病属于脑血管病的历史性飞跃。上海第一医学院"出血性中风"[1]，哈尔滨医科大学附属第二医院"脑出血中风、出血中风"[2]，已经有调和中西医的倾向。国家标准《中医临床诊疗术语》疾病部分命名为"出血中风"（GB/T16751—1997），脑出血属于出血性卒中，传统认识其病机多归于风、火、毒、痰、瘀、虚。笔者探讨如何走出中医药治疗脑出血的临床研究困境[3]，从冲气理论入手探讨出血中风的治疗特点，在临床中得到了广泛的应用[4]。

一、冲脉的概念

理解冲气理论，首先需要明确冲脉的概念内涵。《淮南子·诠言训》曰："神制则形从，形胜则神穷，聪明虽用，必反诸神，谓之太冲。"这里以"神"谓之"太冲"，则太冲亦即神的别名。然而这个"神"是与"形"相对而言，其实是指生命的本原或者本质。太冲之"神"包括狭义之神，即意识水平、精神状态、思维内容、认知能力等；也包括广义之神，泛指一切生命活动的外在表现，即生命过程、生命迹象、器官功能、肢体活动等，以及主宰一切生命活动正常运转的内在机制，即新陈代谢、生化反应、神经反射、病理生理等。所以，《淮南子·论六家要旨》曰："凡人所生者神也，所托者形也……神者，生之本也；形者，生之具也。"这个意义上的"太冲"正是古人创立冲气理论的具体依据。故古人所谓"太冲脉"者，其本意在于强调冲脉乃生命之"太一"。所以说，如果要追本溯源，探寻生命的本原或者本质，那就只能是形而上的"太冲"。故对于"太冲"（或太冲脉、或冲脉）的准确理解，实乃掌握中医理论的门径和要领。毋庸讳言，现在完全可以断定，后世那些把冲脉当作"衝脉"，或者等同于形而下的奇经八脉之冲脉，冲脉为诸脉之冲要，理解为交通干线或者交通枢纽的人，肯定没有深入考究中医形神理论关于冲脉的论述。

二、冲气理论

冲脉不是奇经八脉之衝脉，乃形神承制之太冲脉。冲脉血海元气以冲和为用，化为脑髓神机，外显为精神意识、脏腑生理、肢体活动等等[5]。

（一）什么是冲气？

冲、冲脉、冲气之间的关系，取类比象，就像两座高山之间长长的空旷地带，地理命名为冲；连绵不断的山脉，溪流汇聚的水脉；冲和之风在山脉之间流动，是为气。《老子·第四十二章》曰："道生一，一生二，二生三，三生万物。万物负阴而抱阳，冲气以为和。"冲气是阴阳二气的互相激荡而成新的和谐体。"冲"是阴阳的缓冲地带和过度区域。

（二）冲气的生理特征

概而言之，冲气以为和。

1. 冲气是人身生命之气　冲气可以转化为"阳气"和"阴气"起到平衡和调节阴阳的作用。事物生成后，其自身内部又形成新的阴阳生化关系，两种要素互相制约、互相依存、互相生克的新的摩荡过程，直到两要素所蕴涵能量通过这种过程（即"三"）转换成为另种形式的能量为止。两仪感应、交合形成第三种物质"和炁"，即冲气。"三"乃阴阳二气相交生成具有水、火、木、金、土这五类基本属性的物质。列宁《哲学笔记》曰:"一切都是经过中介连成一体,通过转化而联系。"

2.冲气不停的升降出入循环代谢　太冲即神,是一种极其虚静和谐的境界,故太冲又谓太冲脉,为生命之根本。冲脉为体,冲气为用,体用合一,则形与神俱。冲气在阴阳上下之间气化。上至于脑髓、五官、心,下至于肾、精室、胞宫、命门。太冲脉气旺盛是诸脏腑、经络、奇经协调作用的结果。

3.脑部冲气的气化活动,产生神志　脑中阴阳气血运转有度,冲气以和,从而化生神机,阳神为魂,阴神为魄。《左传·昭公七年》曰:"人生始化曰魄,既生魄,阳曰魂。"《孔颖达疏》曰:"魂魄,神灵之名,本从形气而有;形气既殊,魂魄各异。附形之灵为魄,附气之神为魂也。附形之灵者,谓初生之时,耳目心识、手足运动、啼呼为声,此则魄之灵也;附气之神者,谓精神性识渐有所知,此则附气之神也。"伏冲之脉入脊内,与督脉相合,由尾骶至脑部。由于脑髓、脊髓与骨髓总是深深地潜伏于骨腔之内,所以古人又称其为伏冲。由于脊髓、骨髓则是脑髓的进一步延伸,故有"脑为髓海"之称。脑主神机,为精明之府。

4.冲为血海,调节脑部血液渗灌　奇经之冲脉上至于头,下至于足,贯串全身,为总领诸经气血的要冲。冲诸脉,渗诸络,为诸脉之要冲;气渗诸阳,血灌诸精,渗灌溪谷,转相灌输,五脏六腑之精皆上注于头。冲脉属于太冲脉。当经络脏腑气血有余时,冲脉能加以涵蓄和贮存;经络脏腑气血不足时,冲脉能给予灌注和补充,以维持脑组织正常生理活动的需要。

5.太冲元气,调节脑窍气机升降　奇经之冲脉在循行中并于少阴,隶属于阳明,又通于厥阴,及于太阳,"阳维、阴维、阳跷、阴跷为之拥护"(《医学衷中参西录》)。冲脉从脐下肾间动气而生,此即太冲元气,冲气是阴阳二气相互冲突形成的相对和谐状态。于冲脉而言,"动"为其外部特征,而元气则为冲脉的本质之源,故冲气为调节脑窍气机升降之用。冲脉动气充盈旺盛,脑窍气机升降有序,发为神意活动之用。

(三)冲气的病理特征

冲气上逆,发为冲阴,甚则冲风。

1.冲气的病理特征即上逆为邪　太冲之气失去互相制约、互相依存、互相生克的平衡关系,阴阳气不相顺接,横厉冲逆,气机逆乱。气机上逆包括阳气上逆和阴气上逆。《素问·解精微论》曰:"夫人厥则阳气并于上,阴气并于下。"《素问·调经论》曰:"喜怒不节则阴气上逆。"

2.冲气上逆的程度不同决定病情轻重　《素问·解精微论》谓神不守精,阴阳不相持,阳极至阴,发为冲阴,甚则冲风[6]。冲阴冲风者病邪气干脑,脑至阴尚能涵摄阳神。冲阴:"厥则阳气并于上,阴气并于下",发为面红升火、赤脉眦多、目盲、浊涕、形寒足冷、下肢发胀等上热下寒证。冲风:"一水不胜五火","火疾风生",发为眩晕头痛、面红目赤、迎风流泪等风火上扰证。若邪气干脑,脑至阴不能涵摄阳神则厥逆,《素问·大奇论》称为"暴厥",《灵枢·缪刺论》称为"尸厥"。

三、脑出血冲气上逆的辨证论治

脑出血的中医诊疗指南辨证论治分为7型[7]。即肝阳暴亢、风阳上扰证;痰热腑实、风痰上扰证;阴虚风动证;痰热内闭清窍证;痰湿蒙塞清窍证;元气败脱、神明散乱证;气虚血瘀证。辨证论治除中药汤剂及中成药以外,强调针灸治疗、熏洗外治、康复锻炼。这份指南的临床指导价值有限。笔者从中医角度认识,出血中风亦属于血证,导致其不循常道离经妄行的原动力是冲气上逆。

(一)脑出血属于厥证

《素问·骨空论》曰:"冲脉为病,逆气里急。"其典型的临床病症之一,如《素问·调经论》曰:"血之与气,并走于上,则为大厥。"《素问·生气通天论》曰:"阳气者,大怒则形气绝,而血菀于上,使人薄厥。"《灵枢·脉解》又曰:"善怒者名曰煎厥。"《内经》关于大厥、薄厥、煎厥的论述,《类经·疾病类》曰:"今人多不知厥证,而皆指为中风也。"晚清及民国时期三张(张伯龙、张山雷和张锡纯)认为是卒中脑病昏迷期的症状表现,包括脑出血、蛛网膜下腔出血之出血中风在内。《医学衷中参西录·建瓴汤》附方论:"脑溢血证、充血证即《内经》之所谓厥证,亦即后世之误称中风证。"

（二）脑出血的冲气上逆病机特征

脑出血病机关键在于冲气上逆，气血并逆直冲犯脑，脑部脉络破裂。

1. 脑出血冲气上逆的病理机制　①冲气不敛，气血上逆。中老年之人，多肝肾亏虚，以致冲气不敛，冲脉动而诸脉皆动，挟风、火、痰、瘀等病理因素上逆于脑，蒙蔽清窍，致使脑络受损，血菀于上，导致出血中风及脑水肿的发生，可见肝肾亏虚为发病之根本，冲气不敛，气血上逆为发病的关键条件。②脑窍气化不利，形神俱病。脑窍包括官窍和神窍，五脏常内阅于上七窍，玄府神窍气液宣通化生神机，神窍化生的元神统御五脏神，外显为神明。脑窍通过经络以及奇经、脉管、荣血、津液、精气等等与脏腑相关联，以通平为常。无论脏腑虚实、经络壅塞、气血逆乱、津液亏虚等等，脑窍开阖障碍，则形神俱病，都能产生脑窍病变以及全身病变。

2. 脑出血冲气上逆的证素特征　①以肝气上逆为主，合并肺气、胃气、肾气上逆。冲为血海赖肝为其行气，以肝主藏血故也。因患者体质偏颇阴虚阳亢，或年高阴液内枯，或肝气不疏，或惊恐嗔怒，或产后冲任空乏厥气上攻，则冲气失和肝气逆上，气冲血上攻破血管，血溢脉外发为脑出血。由于肝升于左，中夹相火，自下而出，气机上升，故冲气上逆之证以肝气上逆为主。冲脉气逆可表现为肝气上逆之躁动不安，眩晕，巅顶掀胀头痛，拘急抽搐；合并胃气上逆之恶心，呃逆，呕吐或吐血，腹胀板实便秘；肺气上逆之气塞心胸及咽喉，胸闷攻痛，咳喘，唾痰；肾气上逆之溢涎，尿闭，油脂样汗，卧则气冲喘急起坐。冲脉气逆浮越，乃至死亡。②以风火内动为主，兼挟瘀血、气滞、痰饮、浊毒。《素问·至真要大论》曰："诸逆冲上，皆属于火。"冲气湍急乖戾，身中阳化内风，内风旋动，相火助肝气上冲，气火俱浮，风火鼓动上逆，血气上涌致脑脉脑络暴张挛急，骤然破裂而致脑出血。脑出血后离经为瘀，壅滞经脉运行，阻碍脑髓气化；本来逆行之冲气或者旋动之冲都已失和而为滞气、逆气、邪气，故风火、痰浊、瘀血、浊毒、虚寒交混上扰清窍，内生之邪反致窍闭神匿、神不导气、脑髓神机受损，故神昏肢瘫。

（三）脑出血冲气上逆证的辨治源流

中风方剂渊源于《金匮要略》侯氏黑散以菊花清热平肝，皂矾化痰开窍；风引汤以金石介类潜阳，大黄通腑；防己地黄汤以大量地黄滋阴养血以潜阳。叶天士认为中风乃上实下虚之象，在"酸以收之，味厚以填之"的同时，常用"介以潜之"。"介以潜之"即对肝阳上亢之证则多选用介类药物以平肝潜阳，如"凡肝阳有余，必须介类以潜之，柔静所摄之，味取酸收，或佐咸降，勿清营络之热，则升者伏矣"，常选龟甲、石决明、龙骨、牡蛎之属以平肝潜阳。若阳亢较甚者，则用磁石、珍珠母、代赭石、紫贝母以重镇熄风潜阳。《临证指南医案·肩臂背痛门》肾气攻背案："凡冲气攻痛，从背而上者，系督脉主病，治在少阴。从腹而上者，治在厥阴。系冲任主病，或填补阳明，此治病之宗旨也。"由此亦可悟得叶氏治疗本病的基本思想。

因肝与冲脉关系密切，唐宗海认为治肝即是治冲、宁气即是宁血。降冲即降气、降火、潜阳。《本草问答·卷上》曰："夫降而沉者，味必苦质必重；降而散者，味必辛气必香；降而渗利者，味必淡气必薄。……降而攻破者，味必浓、气必烈、功兼破血，乃能攻积。"常用小柴胡汤清火以治冲之厥逆，特别适合于气盛火旺血证。若肝经之火，得缘冲气而上，宜在原方基础上加龙骨、牡蛎、五味子、青皮、牡丹皮、地骨皮。因冲气夹肝经之火上冲于脑，导致血溢脉外，导致瘀血形成，常用水蛭、三七、丹参、川芎等活血祛瘀。正如《血证论·男女异同论》曰："去瘀为生新之法，生新为祛瘀之法。"张伯龙基于西医血冲脑经致脑出血之说，认为《素问·调经论》"血之与气并走于上，则为大厥，厥则暴死，气复反则生，不反则死"，阐述中风之原理皆由"水火内动，肝风上扬，血气并走于上，冲击前后脑气筋，昏不知人"。力倡"潜阳滋降，震摄肝肾"之法，认为"镇摄其肝，其肝不再动，则上升之血自下，并养其肾水，则木得水滋也不再动"。药用龟甲、磁石、甘菊、阿胶、女贞子、生熟地黄、蝉蜕等为剂。张山雷承袭其法并有所发挥，在《中风斠诠·内风暴动之脉因证治》曰"肝阳宜于潜镇"，"气逆宜于顺降"，"非潜镇不能戡龙雷之相火"，强调了出血中风初期潜阳镇逆的重要性。首选赭石、珍珠母、龙骨、玳瑁、牡蛎、生石决明等介类之品镇冲降逆，《中风斠诠·论张伯龙之类中秘旨》曰："介类药物，咸寒沉降，能定上涌之气火，而气味俱清，不碍痰浊，最为上乘。"张锡纯针对冲气上逆的病机，并佐以健脾、补肾、平肝等治法，并创制了镇摄汤、参赭镇气汤、镇肝熄风汤、镇冲降胃汤、清降汤、薯蓣纳气汤，同时配伍龙骨、牡蛎、赭石镇逆敛冲以治其标，佐山药、芡实、白芍等健脾补肾之品以治其本，使冲气得养，则固守本位。

业师丁光迪[8]认为在出血中风急骤发作，或在发作之前及其以后，往往是寒热虚实错杂出现的。侯氏黑散用于肝风兼有脾虚症状者，为治疗中风之方祖。对半身不遂为主，兼血压高的，用风引汤选加磁石、龟甲、鳖甲、生铁落。主张积极识别和防治中风先兆症。如偏头痛见风火之证，风是从火出，用当归龙荟丸治火是急则治标，火去风亦无所附而自熄。同时强调后遗症期的导引康复。

（四）脑出血冲气上逆证的组方用药

根据冲气理论及脑出血冲气上逆的病机特征，脑出血证治必须配伍以对病势，达病位，祛病邪，辨证用药。①直接镇冲、降冲、平冲的药物：如鳖甲、龟甲、牡蛎、龙骨、紫石英、赭石、青礞石、海浮石、磁石等；以肝脏象之亢阳、内风、逆气为治疗目标。但更重要的是针对病位病邪间接镇冲、降冲、平冲药物的应用。间接镇冲、降冲、平冲，均以脏腑交迕的各种内生之邪为治疗目标。②间接镇冲、降冲、平冲的药物：临床经验表明，冲气之病治在厥阴少阴为主，滋阴和阳以敛冲、调冲、固冲，如生地黄、熟地黄、阿胶、当归、女贞子、墨旱莲、白芍、乌梅、山茱萸、玄参、五味子、枸杞子、酸枣仁、何首乌、天麻、钩藤、白蒺藜等；或填补阳明以敛冲、调冲、固冲，如黄芪、扁豆、山药、莲子、茯苓、甘草等；或滋补太阴以敛冲、调冲、固冲，如黄精、玉竹、石斛、黑芝麻、南沙参、天门冬等；或清热解毒安冲如牛黄、羚羊角、侧柏叶、李根白皮、知母、黄芩、黄柏、黄连、栀子、龙胆、芦荟等；或化瘀血通经隧利冲如石楠藤、牛膝、牡丹皮、益母草、姜黄、蒲黄、三七、桃仁、红花、川芎、丹参、地龙、乳香、没药等；化痰浊开脑窍调冲如冰片、天竹黄、石菖蒲、胆南星、皂角刺、僵蚕、全蝎、法半夏等；或疏气理冲如吴茱萸、川芎、郁金、香附、橘核、川楝子、木香、苍术、白术、槟榔、小茴香等；或散寒温冲如桂心、川乌头等。

安脑平冲法即直接加间接镇冲、降冲、平冲。出血中风起病后最初几小时内病情常恶化，是因阴亏于下，肝阳鸱张，阳暴风动，气血上逆，挟痰挟火，流窜经络，蒙蔽清窍，从而形成上盛下虚，阴阳互不维系的危候，病性属本虚标实，当以"急则治其标"为治则，疾病初起以潜降冲气为先，冲气平则气血宁，配合通降阳明，清疏厥阴，宣肃少阴，清肃肺气，清利三焦，五脏同治，诸邪并治，一可使脏气通畅，气血通调，二可降除体内兼夹之邪，令浊邪不得上扰心神，最终达到平冲降逆、宁血安脑之功效。故而，潜降冲气，通调气血之法是出血中风初期治疗的要点，可贯穿于疾病初起时治疗的始终，在此基础上再施以辨证论治，可望使脑之气化功能得到恢复，脑腑血证随津液气化而消散，对于防止病情恶化，防治疾病出现各种变证均有重要意义。①安脑平冲1号方：安脑平冲汤为我科治疗出血性脑血管病的协议方[9]，以平冲降逆、通调气血为主要治法，多年来广泛用于临床，具有显著的疗效。生龙骨、生牡蛎各30 g，牛膝、嫩钩藤（后下）各15 g，黑栀子、黄芩、青木香、泽泻各12 g，生大黄（后下）9 g，蝉蜕、嫩柴胡、甘草各6 g。阴虚阳亢证、血瘀证用原方；肢体抽搐者风胜也，加天麻15 g，僵蚕12 g；面红目赤者火胜也，加龙胆6 g，胡黄连12 g；血压偏低气虚者，加白参10 g；痰涎涌盛者，加瓜蒌15 g，尖贝母12 g；呕甚频繁者，加姜黄9 g，白术、淡竹茹各12 g；颅内压高或小便量少者，加车前子、葶苈子各15 g；舌裂唇焦者阴伤也，加生地黄15 g，白芍12 g；大便秘结者，加芒硝9 g（冲）。2006年开始作为院内制剂使用至今。②安脑平冲2号方：1号方临床应用疗效甚佳。但是，有人困惑于青木香之肾毒性，故修订为2号方[10]。生龙骨、生牡蛎各30 g，川牛膝15 g，黑栀子、牡丹皮、黄芩、嫩钩藤（后下）、白蒺藜、泽泻、白芍各12 g，生大黄（后下）9 g，甘草6 g。

四、降逆平冲法治疗脑出血医案

（一）海绵状血管瘤短暂性脑缺血发作案

郝某某，女，50岁。因反复头晕头痛、视物模糊2年余，于2016年6月27日再次入院。头痛、视物模糊以天气变化时加重，头痛呈牵扯样，以颞侧为主。血压正常。舌淡红根苔黄腻，脉沉细紧。于2014年2月24日外院MRA：右侧顶叶、颞叶皮髓交界区海绵状血管瘤，左侧椎动脉及右侧大脑前动脉A1段局限性细小，考虑血管发育不良。每次发作时，予安脑平冲片（院内制剂）4片，每日3次。连用2～5日，视物模糊缓解，头痛不再发作。并予天麻素、丁苯酞、桂哌齐特等静滴，7日出院。2年来，未发生脑出血病变。

按：海绵状血管瘤患者，一些血管发育不良，一些血管扩张痉挛，天气变化时血管紧张度增高，疑似TIA症状，有脑出血可能，符合"冲脉为病，逆气里急"病机特点，冲气失和，经脉拙急，故调冲降冲，可以缓解脑脉横厉冲逆之气而痛止。

（二）蛛网膜下腔出血并脑出血急性期案

欧阳某某，女，67岁。因"头痛2小时伴呕吐胃内容物、小便失禁"，于2007年12月10日22:42入院。家属代诉患者在做家务时突觉头痛剧烈，坐下休息后未缓解，呕吐胃内容物1次伴小便失禁，帮其换洗后准备睡觉时又呕吐胃内容物1次，随即送我院急诊科，急诊科经CT检查后以"蛛网膜下腔出血、脑出血（右侧颞叶）"收入我科。入院时症见：头痛剧烈，四肢活动可，恶心欲呕，小便失禁。既往有"高血压"史。体格检查：体温36.5 ℃，脉搏68次/min，呼吸24次/min，血压175/105 mmHg；发育正常，营养中等，神清语利，精神差，被动体位，双瞳等圆等大，对光反射灵敏，眼球运动自如，口角无㖞斜，伸舌居中；颈部有抵抗感，心、肺、腹检查未见异常，四肢肌力肌张力正常，腱反射正常，左侧巴氏征（＋），右侧巴氏征（±）；舌质红，苔薄白，脉弦。颅脑CT（2007年12月10日）：头颅结构完整，鞍上池、环池、脚间池及双侧外侧裂池、小脑幕均见不规则高密度影，右侧颞叶见片状不规则高密度影，中线结构居中，右侧侧脑室受压变小，出血量约10～20 mL。MRA示右脑中动脉瘤可能。快速血糖：6.3 mmol/L。血常规：WBC 16.7 g/L，LYM％ 9.0％，MID％ 3.2％，GRAN 14.7 g/L，GRAN％ 87.8％，Hb 106 g/L，MCHC 290 g/L，PLT 166 g/L。肝肾功能、血脂及血电解质基本正常。心电图：窦性心律，心电轴轻度左偏。予一级护理，生命体征监测，保持呼吸道通畅，褥疮预防，告病危，禁食，头部制动，绝对卧床休息，持续上氧，导尿，记24小时尿量。中药予醒脑静静滴醒脑开窍，西医予泮托拉唑护胃，头孢他啶抗感染，甘油果糖及甘露醇、呋塞米降颅内压，罗痛定止痛，氨基己酸、止血芳酸止血，能量补液等对症支持治疗。11日患者出现嗜睡，考虑脑水肿加剧所致，停甘油果糖，呋塞米由原来每日2次增至每日3次加强脱水降颅内压，用甲氯芬酯兴奋中枢。13日患者大便已3日未解，予番泻叶30 g开水分次泡服，大便仍未解，14日查电解质K⁺ 3.3 mmol/L，Cl⁻ 110 mmol/L，Na⁺ 152 mmol/L，GLU7.95 mmol/L，糖化血红蛋白正常。予补钾治疗，血糖稍高考虑应激反应。患者头痛稍缓解，无恶心呕吐，14日开始予中药汤剂安脑平冲方、天麻钩藤饮、二至丸加减以滋阴熄风潜阳，佐以养血活血止血。处方：生龙骨、生牡蛎各30 g，生地黄20 g，牛膝、玄参、嫩钩藤（后下）各15 g，牡丹皮、黑栀子、赤芍、女贞子、墨旱莲各12 g，天麻10 g，生大黄（后下）9 g，嫩柴胡6 g。每日1剂，分早晚2次服。服用7剂。2007年12月18日复查血常规，WBC 9.84 g/L，NEU％ 76％，Hb 124 g/L，PLT 172 g/L。电解质K⁺ 3.3 mmol/L，停呋塞米，继续补钾。16日患者有便意，配合开塞露外用解出黑便少许，后1～2日均解出软便。17日行胸片检查：心影向左下稍增大，提示高血压性心脏病。22日继续予中药原方加减，10剂。24日予天麻素、奥拉西坦改善脑代谢。28日予麝香注射液静滴醒脑开窍，2008年1月1日起头痛明显缓解，血常规、电解质基本正常。4日查凝血四项、电解质、肾功能、血糖均正常。5日停天麻素、奥拉西坦。9日起已无头痛，行颅脑CT复查：原蛛网膜下腔出血和右侧颞叶脑出血已吸收。12日行动态血压检查：收缩压106～157 mmHg，舒张压73～112 mmHg。

患者病情稳定，于1月13日查房见：神清，语言流利，无头痛头晕，无恶心呕吐，纳寐可，二便调，四肢活动可。舌红苔少，脉细弦促。血压140/80 mmHg，心、肺、腹（－），四肢肌力肌张力正常，腱反射正常，双巴氏征（－）。患者病情稳定，予尼莫地平20 mg口服，每日3次以防治脑血管痉挛，并予中药汤剂自拟方益阴潜阳，养血活血，祛风通络。处方：生龙骨、生牡蛎、鸡血藤、白蒺藜、钩藤、金银藤、生地黄、丹参各 15 g，牛膝、白僵蚕、白芍各 10 g，黄芩 12 g，柴胡、甘草各 6 g。服用 7 剂。之后，2008 年 1 月 13 日方中药汤剂加减调整。患者于 3 月 19 日在局部麻醉下经腹动脉穿刺行全脑血管造影术，术中发现右侧大脑中动脉 M 段有一个 10 mm×5 mm 动脉瘤。3 月 20 日在全麻下行右侧大脑中动脉瘤介入栓塞手术，术后予尼莫地平缓解脑血管痉挛，头孢美唑钠防感染、低分子肝素钠抗凝、阿司匹林抗凝等对症支持治疗，恢复良好出院。2008 年 4 月 6 日出院。嘱出院后仍服尼莫地平片防治脑血管痉挛，中药为医院内制剂安脑平冲片。

　　按：本案特点是突发重症，气血上逆，诸邪交洰，形神同病。既有蛛网膜下腔出血（右脑中动脉瘤），又有脑出血（右侧颞叶），属于出血中风。乃肾阴亏于下，肝阳亢于上，阳化风动，冲气上逆旁骛，挟火横窜经遂，直破脑络，血溢脉外，离经之血乃成瘀血，风、火、瘀夹杂损伤脑腑，乃致头痛难止，瘀阻脑窍，则神明不清，易生嗜睡，瘀结肠腑，则腑气不通，便秘乃生。其本在于肝肾阴虚，肠道失养，便秘属虚实夹杂之象，故予番泻叶不效。当先予滋阴熄风潜阳，兼以养血活血止血之品。服 1 剂后大便通，配合醒脑开窍针剂，患者逐渐神清。阴液得补，腑气得通，血热下行，气血得降，瘀血得散，故元神之腑自然清净。进入恢复期后，风阳之邪已减，但气血更虚，血脉推动无力，兼有余邪瘀血阻络，致脉络不通，血行不畅，故予益阴潜阳，养血活血，祛风通络。最妙一味在于柴胡，升降平衡是脑卒中的关键所在，决非专事潜降，柴胡一味主升，既能疏肝理气，又能防潜阳药沉降冲气太过，是在恢复气机升降平衡。

　　（三）脑梗死并脑干出血急性期案

　　张某，男，49 岁。因"头痛、失语、左侧肢体活动障碍 1 日"，于 2013 年 12 月 31 日 21:14 由急诊以"急性脑干出血"平车收住院。患者自诉昨日早上突然出现头痛剧烈、失语伴左侧肢体活动障碍，工友将其送至长沙县某医院治疗，查颅脑 CT 提示脑桥基底部出血，诊断为急性脑干出血。予以对症处理，为求进一步治疗于今晚 19:25 到达我院急诊科，急诊 CT 提示为脑干出血，右侧基底核脑梗死。临床诊断为急性脑干出血，脑梗死。症见：神志清楚，失语，头痛、头晕、左侧肢体活动障碍，呃逆，喉间痰鸣，痰液难以咯出。既往有原发性高血压、慢性支气管炎病史。两年前因左肾重度积水，在当地医院行左肾全切术。体格检查：体温 36.5 ℃，脉搏 99 次/min，呼吸 28 次/min，血压 228/100 mmHg；神志清楚，发育正常，营养一般，皮肤巩膜无黄染，无法伸舌，眼球活动正常；双侧瞳孔 2mm，对光反射灵敏；颈软，双肺呼吸音粗，可闻及湿啰音；心界向左扩大，可扪及明显抬举性心尖搏动，二尖瓣区可闻及收缩期吹风样杂音；腹软，肠鸣音可，肝脾未扪及。双下肢不肿；腱反射正常，右侧肢体肌力、肌张力正常，左侧肢体肌力为 0 级且肌张力减低；脑膜刺激征（一），双侧病理征（＋）；舌红，苔未见，脉弦细。血常规：中性粒细胞 78.6%，淋巴细胞 16.5%，血红蛋白 128 g/L，血细胞比容 37.8%，余项正常。血型 O 型、Rh 血型阳性。尿常规：蛋白质（＋），隐血试验（＋），白细胞（一），颜色淡黄色。肝功能：总蛋白 61 g/L，清蛋白 31 g/L，谷丙转氨酶 21 U/L，余项正常。肾功能：肌酐 225 μmol/L，尿素 9.80 mmol/L，尿酸 372 μmol/L，余项正常。电解质常规：钠 146 mmol/L，氯 112 mmol/L，余项正常；心肌酶谱（一）。肌钙蛋白 I 定量（一）。治疗上予以 20% 甘露醇 125 mL 续滴 Q8h＋甘油果糖氯化钠 250 mL 静脉注射 Q12h＋呋塞米 20 mg 续滴 Q12h（与甘露醇交替）脱水降颅压，硝普钠持续推泵静脉注射＋苯磺酸左旋氨氯地平片剂降低血压，单唾液酸四己糖神经节苷脂钠营养神经、头孢西丁钠抗感染、盐酸氨溴索化痰、泮托拉唑钠护胃、磷酸肌酸钠护心、氯化钾溶液补钾、营养支持及其他对症支持。2014 年 1 月 2 日血压 143/73 mmHg，症状同前，大便未行，舌红，苔未见，脉弦细，治疗上 20% 甘露醇 125 mL 续滴 Q12h，加用厄贝沙坦/氢氯噻嗪片鼻饲降压。中医诊断为出血中风中经络急性期，辨证为肝肾亏虚、肝阳上亢证，予安脑平冲片 4 片，每日 3 次，及汤剂天麻钩藤饮加减：煅龙骨（先煎）、煅牡蛎（先煎）、石决明（先煎）、白芍各 30 g，茯苓 25 g，钩藤 15 g，天麻、川牛膝、栀子、生大黄各 10 g，甘草 6 g，三七 5 g（冲服）。服用 3 剂。2014 年 1 月 5 日血压 138/87 mmHg。舌红，少苔少津，脉数，予以镇肝熄风汤加减：煅牡蛎（先煎）20 g，天花粉、龟甲（先煎）、麦冬、钩藤各 15 g，川牛膝、地龙、玄参、茵陈、白芍、天冬、天麻各 10 g，甘草 5 g。服用 3 剂。2014 年 1

月 6 日患者神志清楚，言语謇塞，语音低微，左上肢呈强屈曲状，强握拳，左侧肌力较前好转，左上肢肌力 0 级，左下肢肌力 3-级，肌张力降低，右侧肢体肌力肌张力正常。患者病情趋于稳定，同前继续治疗，并配合中医定向循经排痰疗法、耳穴压豆、普通针刺偏瘫肢体综合训练、运动疗法、关节松动训练。2014 年 1 月 9 日血压 160/110 mmHg。复查颅脑 CT：急性脑干出血 9 日后改变，仍可见出血灶；右侧半卵圆中心低密度灶，考虑脑梗死。颈动脉彩超：双侧颈动脉硬化。心脏彩超：左室壁稍厚，室壁运动不协调，二尖瓣轻度反流；主动脉弹性稍减低；左心功能正常低值。治疗临时予以尼群地平降压，多巴丝肼片剂改善肌张力。2014 年 1 月 10 日舌红，苔厚腻，脉缓，辨证为痰浊中阻证，予以解语丹加减：制白附子 3 g，石菖蒲、浙贝母各 20 g，天麻、钩藤、茯苓各 15 g，蜜远志、羌活、僵蚕、法半夏、黄芩、陈皮、苦杏仁各 10 g，木香、胆南星各 6 g，生大黄、全蝎各 5 g。服用 5 剂。2014 年 1 月 19 日患者神志清楚，言语含糊不清，左上肢屈曲状较前好转，微握拳，咳嗽较前好转，饮水呛咳较前改善，血压 110/75 mmHg，左上肢肌力为 1 级，左下肢近端肌力为 3 级，远端肌力 3-级，左侧肌张力高，较前好转，左下肢能自行屈曲，双病理征（-）。患者病情稳定，准予其家属要求回当地医院继续治疗。

　　按：本案患者职业是工人，有原发性高血压病史，且年壮之时肝阳易动，脉象偏弦，故辨证为肝阳上亢证，属于混合性中风中经络急性期，临床症状不典型。全程治疗予安脑平冲片，平冲降逆、宁血安脑。并予天麻钩藤饮加减以平肝熄风，凉血止血。然脑出血急性期不宜过用活血化瘀药物，用药以寒凉为止，旨在凉血止血化瘀。方中以天麻、钩藤为君药，专于平肝熄风；石决明咸凉，平肝潜阳，除热明目，为凉肝镇肝要药；牛膝引血下行，直折亢阳，两者为臣药；煅龙骨、煅牡蛎加强主药镇肝之效；栀子清热泻火；白芍凉血清热；三七助白芍、栀子凉血止血之效；茯苓健脾和中；大黄泻下通便；甘草调和诸药。3 日后患者病情较前改善，但舌质转向舌红，少苔少津，脉数，这是大病未愈，津液已伤的表现，故改方以镇肝熄风汤为主，去龙骨、赭石、川楝子，加天花粉、天麻、钩藤。治法以镇肝熄风，滋阴潜阳，生津增液。5 日后左侧肢体活动较前明显改善，舌脉表现为舌红，苔厚腻，脉缓，可见痰湿之象，辨证为痰浊中阻证，治法以祛风化痰，健脾祛湿，予以解语丹加减。并同时配合中医定向循经排痰疗法、耳穴压豆、普通针刺偏瘫肢体综合训练、运动疗法、关节松动训练。患者肢体上得到一定的恢复，致残率降低。

五、结语

　　历代名医应用冲气理论指导脑出血的辨证论治，积累了丰富的经验。冲气理论在脑出血的辨证论治方面，有重要的临床应用价值。从张伯龙等[11]认为出血中风病因病机与"血气并走于上则为大厥"有关开始，潜降镇摄法成为主要的临床治疗法则，为后人留下了宝贵的经验和启示。我科建立了优势病种出血中风的诊疗方案及临床路径，基于冲气上逆病机的安脑平冲片有较好的临床效果[12]。

参考文献

[1] 吕传真，施永德，唐镇生. 124 例中风病人血液物化性质的分析 [J]. 新医学，1978，10 (2)：75-79.

[2] 周延闿，崔树楷. 脑出血中风发作期予后的临床判定——附 764 例的予后分析 [J]. 哈尔滨医药，1982，2 (1)：13-16.

[3] 刘利娟，周德生. 脑出血中医药临床研究的困境与对策 [J]. 医学与哲学 (B)，2014，35 (09)：84-86.

[4] 周德生，李煦昀，林莘才，等. 冲脉理论在出血性中风治疗中的运用 [J]. 中华中医药学刊，2013，31 (03)：521-522.

[5] 周德生，胡华，杨洋，等. 冲脉理论与脑出血冲气上逆病机特征之探讨 [J]. 辽宁中医杂志，2013，40 (11)：2184-2186.

[6] 周德生，刘利娟. 论"脑为至阴" [J]. 环球中医药，2016，9 (11)：1389-1391.

[7] 邹忆怀，马斌. 脑出血中医诊疗指南 [J]. 中国中医药现代远程教育，2011，9 (23)：110-112.

[8] 丁光迪. 谈侯氏黑散和风引汤的实用价值 [J]. 江苏中医药，1983，27 (01)：51-53.

［9］周德生，刘庆林，戴飞跃，等. 安脑平冲汤联合西药治疗丘脑出血急性期临床疗效观察［J］. 中西医结合心脑血管病杂志，2003，1（07）：406－407.

［10］龙运军，吴兵兵，周德生，等. 安脑平冲片治疗基底核区脑出血 36 例临床疗效观察［J］. 中西医结合心脑血管病杂志，2018，16（06）：798－800.

［11］刘利娟，童东昌，周德生. 清末民初医家"三张"治疗脑出血学术思想探析及其影响［J］. 中国中医急症，2016，25（04）：616－618，660.

［12］高晓峰，周德生，彭勃. 脑出血急性期中医临床路径实施效果分析［J］. 实用中西医结合临床，2013，13（06）：22－24.

第十九章　基于络脉理论辨治脑小血管病

　　脑小血管病（CSVD）是临床常见的一类年龄相关脑血管疾病，指脑小动脉、微动脉、毛细血管、微静脉和小静脉等脑组织血供的基本单位所导致的疾病，由于腔隙性梗死灶、脑微出血或脑实质出血、脑白质损害、血管周围间隙扩张、脑萎缩等，其临床表现多种多样，包括突发性脑卒中症状、易被忽略的神经系统症状与体征、进行性认知功能减退及痴呆、情感行为及人格障碍、步态不稳及不自主震颤等运动障碍和总体功能下降。脑小血管病占全球缺血性脑卒中病因的 25% 左右和出血性脑卒中病因的 60% 左右。国内研究表明，CSVD 约占所有缺血性脑卒中的 46%，CSVD 占所有痴呆的 45%[1]。根据脑小血管病的临床特点及神经影像特点，中医归属于中风先兆、脑络痹、中风、脑萎、眩晕、郁病、颤病、痴呆等范畴。本章试从荣气虚滞视角探讨脑小血管的病机特征与防治经验。

一、脑小血管病病因的广泛性

　　脑小血管病病因复杂，包括：①年龄、体质、肥胖、遗传因素等。②高血压、糖尿病、血脂代谢紊乱、高同型半胱氨酸血症、血栓形成、高凝状态、血液病、心律不齐、睡眠呼吸紊乱、偏头痛等。③脑血管发育异常、颈动脉狭窄、血管炎症等。④外伤、中毒、脑瘤及放射治疗后等。⑤长期使用降压药、镇静药、利尿药、避孕药、抗心律失常药等。⑥突变气候因素、不合理饮食因素等。一般是多种危险因素交互作用，也可能找不到明显的发病原因。

二、脑小血管病病机的复杂性

　　脑小血管病隐匿起病、缓慢发展、部分可急性发作。其病理变化有小动脉硬化、微动脉瘤、脑深部白质出血、微血管迂曲、毛细血管密度减少、血管炎症等血管的病理改变，及腔隙性梗死、腔隙、脑白质病变、血管周围间隙扩大及脑微出血等脑组织的病理改变，损伤了脑结构与脑功能网络的完整性。基于缺血中风荣气虚滞病机理论[2]，认为脑小血管病的中医病机乃虚气流滞，玄府气化障碍，络脉病变，息以成积。

（一）病位隐曲，责之络脉

　　脑小血管具有的重要功能[3]：①血液运输管道作用；②脑血流调节功能；③血脑屏障功能；④由血管内皮细胞、血管周围细胞、神经元及神经胶质细胞构成的神经血管单元，在结构上和功能上维持大脑微环境的稳定。

　　脑小血管乃脑内之络脉，脑络属于脏络、阴络。《灵枢·邪气脏腑病形》曰："十二经脉，三百六十五络，其血气皆上于面而走空窍。"《千金要方·三焦脉论》曰："营者络脉之气道也，卫者经脉之气道也。"络脉是气血津液输布的桥梁和枢纽，是维持脑功能内稳态的重要结构。《医门法律·络脉论》指出，横络、系络、丝络、孙络等等，"自内而生出者，愈多则愈细小"。最后，如《读医随笔·病在肠胃三焦大气流行空虚之部与淫溢滞经脉膜络曲折深隐之部其治不同》曰"膜络曲折深隐之部"，《形色外诊简摩·舌质舌苔辨》曰"细络即玄府"。脑络深部与脑髓有众多的玄府节点相连通，脑髓之气血津液才能与脑络逐节升降聚散出入。络脉玄府与脑髓玄府结合，灌渗气血津液，平衡阴阳，营养脑髓，化生神机。《灵枢·九针十二原》曰："所言节者，神气之所游行出入也。"

　　因此，脑小血管病的病位责之络脉。络病以气病为基础，络病必伴血病。络病既可以引起脏腑功能失调，还可以引起结构损害[4]。脑小血管病首先表现为络脉之气血津液病变，如气机郁滞、血行迟缓、津液涩少等。继而络脉之玄府病变，如内邪集聚、凝结闭塞、气化障碍等。邪气聚结，络虚不荣，久而络脉之形构病变，如细急、增厚、癥积等。络脉玄府病变多伴随脑髓、脏腑、全身经脉病变。

（二）内邪杂合，病性复杂

脑络形气改变表现为气病、血病、津液病、玄府病、络病、髓病，病变部位广泛。脉衰气乏，脉虚阴亏，气血津液代谢障碍，产生郁、瘀、痰、水、浊、毒等，各种内邪互为因果，多种实邪交沍混杂；聚集凝结，内邪伤正，此实彼虚。并且，气、血、津、液等耗伤不足，各种亏虚互相接济，终至一损俱损，多虚并存；流布不均，愈虚愈滞，此虚彼实。转化消长，虚实混杂，虚实共病。《普济本事方·茴香散》释义："邪之所凑，其气必虚，留而不去，其病则实。"形成脑小血管病病机因素，如多病位散布不均、郁瘀病损新旧不一、多虚多实偏颇不等、多虚多实夹杂程度不同的复杂性疾病状态。

（三）症状广泛，复合证候

络脉玄府病变进而引起脑髓改变，影响脑及全身神机，导致健忘、注意力和执行力下降、抑郁、焦虑、淡漠、激惹，及精神症状等认知、人格、情感、行为障碍。荣气虚滞为主，由脑病影响全身脏腑同病，临床症状广泛，表现为纯运动性偏瘫、纯感觉性卒中、感觉运动性卒中、共济失调性轻偏瘫及构音障碍手笨拙综合征等，以及步态异常、易跌倒及排尿异常；往往同时存在整体或局部的多种神经功能缺损症状，或有头胀昏沉、失眠或嗜睡、视物不清、耳鸣脑鸣、指尖肿胀、肢体麻木、食欲不振、胸闷心悸、慵懒邋遢、小便失禁、疲乏无力、全身不适等全身性症状；或与冠状动脉疾病、慢性肾病、心房颤动、周围动脉病等共病。病因、病性、内邪等多元组合，复合证素繁多，多见复合证候，形成复杂性疾病状态。

（四）病程慢性进展，或有突变加重

《素问·经脉别论》曰："生病起于过用"，"凡人之惊恐恚劳动静，（脉）皆为变也。"这种过用指超出了人体适应限度的各种因素，包括自然气候、社会环境、生活习惯、情志变化、劳倦赖逸、饮食选择、过度治疗、盲目使用保健品等，使阴阳气血津液损伤，脏腑形体结构损坏，不能自复，日积月累，久而成病。脑小血管病可以无明显诱因，或有危险因素诱发，如邪气外袭、情志变化、过度劳累、饮食不节、大便不通等等，往往突变加重，发展为中风、眩晕、昏迷、痴呆等等。脑小血管病初期无临床症状，重者严重影响生活能力。在动脉硬化病变过程中，虚者愈虚，实者愈实，渐渐进展，其病愈深，其势愈痼，缠绵不愈，成为终身性疾病。

三、脑小血管病防治的系统性

脑小血管病荣气虚滞病机特征，决定了脑小血管病属于难治性疾病，必须病证结合，多系统、多环节协调，全程动态管理，实施最优化治疗。

（一）全程动态管理

脑小血管病慢性发展，必须改变吸烟、酗酒、高盐、高脂饮食等生活方式，避免悲观情绪，注意劳逸结合。脑小血管病二级预防提倡有效药物、有效剂量及持续用药，积极控制各种血管性危险因素及合并的临床血管病，特别是有效控制血压变异性及平稳降压治疗。

（二）病证系统治疗

防治脑小血管病，必须辨病辨证结合，全面系统治疗。①多系统多病同治：按照中医整体思维，着眼络病玄府气化障碍病机关键，脑病形神同治，脑病与全身性疾病系统调理。多因同治，多病同治。②复方简药图治：津液阴气等等多虚同补，痰郁瘀毒等等多邪同治。复法复方，多重配伍，精简药物，避免药物堆砌。补虚泻实，平衡气血，疏通络脉，恢复脑窍玄府气化。③杂合适宜以治：合理使用中西医各种治法，选择适宜技术，应用综合优势，考虑卫生经济，杂合适宜以治。

（三）特色用药思路

我们的临床经验是，以中释西或者以西释中，中西医结合用药。脑小血管病的临床用药，必须坚持荣气虚滞理念，深刻领会衰老与疾病的关系[5]，重视病性、病位辨证思维方式，以养阴活血为主轴，灵活使用经验方活血荣络汤（鸡血藤、石楠藤、生地黄、玄参、黄精、乳香、没药、川芎）加减。滋阴基础上结合脏腑病位联合补气、补血、补精等，活血基础上配伍理气、化痰、清热、泻实等，佐以开窍。根据临床辨证情况，调整各种亚治法的组合方式及补泻权重，多虚多实同治，避免药物堆砌。方无定方，因人随证调整用药。久病缓以治之，不致重损。或改为丸剂，方便长期维持治疗，持续不断用药。

具体用药方面，以养阴破血为主线，注重通络和开窍。

1. 所谓辛味通络、芳香透络、虫蚁搜络、藤类行络等等，乃络病的常用治法[6]　对脑小血管病辨治仍然有一定的指导意义，但其临床疗效有很大的局限性。《中风斠诠·古方评议》曰："治标之法，每用香燥破气，轻病得之，往往有效。然燥必伤阴，液愈虚而气愈滞，势必渐发渐剧，而香药、气药不足恃矣。"

2. 辨病辨证基础上选择使用活血荣络药物　用药更加重视 3 个方面：①使用山药、石斛、黄精、玉竹、枸杞子、桑椹、麦冬、生地黄、熟地黄、何首乌、天冬、五味子、玄参、北沙参、白芍、天花粉等质润重多汁液药物，以养五脏之阴液[7]；事实上，静脉输液也可以视为补阴方法之一[8]。使用养阴药物较多时，需要选择配伍茯苓、白茅根、薏苡仁、白豆蔻、桔梗、桂枝、细辛等流湿化气，以因应脑络玄府气机升降出入之常态。②选择三棱、莪术、水蛭、穿山甲、虻虫、斑蝥等等破血化瘀通络药物，或者配伍川芎、枳实、青皮、槟榔、片姜黄等破气药物，大黄、芦荟、番泻叶等攻下药物；或者使用三七苷、川芎嗪、红花黄色素、灯盏细辛、丹参多酚酸盐等中药针剂直接作用于血液流变学改变。用中西医互释的观点来看，现代医学使用溶栓、抗凝、抗血小板聚集等，可视为破血化瘀通络之极[9-11]。客观事实是，临床上缺血中风的中西药物联合应用，在抗凝、降纤、抗血小板聚集基础上，一般以活血化瘀或者化瘀祛痰为主[12]。③少量配伍皂角刺、天竺黄、石菖蒲、白芷、薄荷、冰片、人工麝香、人工牛黄等等开窍药物引经报使，疏通玄府神窍；或者寻找能够透过血脑屏障作用的组分和药物。脑络有其多方面的特殊性，无论有无神志改变，开窍法对中风病偏瘫、麻木、口眼㖞斜、吞咽困难、复视等有显著疗效，且多数优于单一基础治疗[13]。

（四）最优化治疗

《素问·汤液醪醴论》曰"病起于极微，而即不可治者"，乃"精气弛坏，荣涩卫除，故神去之，而病不愈也"。脑小血管病络脉玄府形构改变不能逆转，络损神伤难于恢复，药物又难于到达病所，内邪胶结难于祛除，故脑小血管病临床疗效有限。

因此，脑小血管病属于难治性疾病，目前无特异性的治疗方法[14]，必须客观评估治疗方法的协调作用和毒副作用，以便做出最优化的临床决策。胆碱酯酶抑制药多奈哌齐、卡巴拉汀、加兰他敏等，及兴奋性氨基酸 NMDA 受体拮抗药美金刚等，对脑小血管病认知障碍有轻度改善作用；多巴胺能药物对部分脑小血管病帕金森综合征有改善作用[15]。如针对靶向脑小血管内皮、平滑肌、血脑屏障、氧化应激以及免疫炎症的药物治疗，其临床价值仍然有待进一步研究证实[16]。因此，专家共识只针对可以控制的血管性危险因素、有临床表现的脑小血管病以及二级预防治疗用药，反对滥用药物过度治疗，"不推荐对患者常规进行益智类、活血化瘀、神经营养、改善微循环、抗氧化剂及 B 族维生素等多种药物治疗"[17]。

四、基于络脉理论辨治脑小血管病医案

（一）脑小血管病认知障碍并抑郁焦虑状态案

杨某某，男，64 岁。2017 年 4 月 6 日初诊：既往有高血压病、痛风、高脂血症、多发性腔隙性脑梗死病史。苯磺酸氨氯地平片、阿托伐他汀钙片、苯溴马隆片等药物治疗中，遵医嘱规范用药，血压控制尚可，痛风时有急性发作。近 4 个月来，自觉右侧肢体僵硬，活动不利，影响握筷子、扣衣链、写字，右侧口角流涎，自觉舌头大，不愿多说话，记忆下降，失眠，常易惊醒，烦躁不安，疲乏，夜尿 2～3 次，大便难，2 日一解。舌淡红左侧有瘀斑，苔黄白厚腻，脉细滑弱。颈部血管彩超：双侧颈内动脉、左侧椎动脉、左侧锁骨下动脉多发性混合性斑块。头部 MRI＋DWI：多发性腔隙性脑梗死、脑萎

缩。HAMA 评分 17 分，HAMD 评分 23 分。诊断：脑小血管病，轻度认知障碍，老年性抑郁焦虑状态。中医诊断为脑萎、脑络痹、中风先兆、郁病，辨为痰瘀阻络证。加用拜阿司匹林片、氯吡格雷片。中医治法：化痰开窍，破血通络。自拟处方：石菖蒲、远志、威灵仙、白芷、苏木、桃仁、王不留行、地龙、三棱、莪术、白茅根各 10 g，黄芪、山楂、人工天竺黄各 15 g，炙水蛭、甘草各 3 g。服用 30 剂。每日 1 剂，水煎服。2017 年 5 月 8 日二诊：药后右侧肢体僵硬感及活动不利、口角流涎、失眠、疲乏等症状好转，精神较好，仍然不愿说话，语速慢，记忆差，口苦干，大便难，舌淡红苔黄腻，脉细滑弱。原方去威灵仙、白芷，加秦艽、木蝴蝶各 10 g，胆南星、皂荚各 6 g。14 剂。每日 1 剂，水煎服。2017 年 5 月 22 日三诊：精神明显好转，右侧肢体稍有僵硬感，双下肢活动可，睡眠可，语言无障碍，大便正常，舌淡红苔薄黄，脉细弱。停服氯吡格雷。又守方 14 剂后，改用院内制剂活血荣络片（组成：鸡血藤、石楠藤、生地黄、玄参、黄精、乳香、没药、川芎、冰片）4 片，每日 3 次。

按：本案患者有多种慢性病、病程缠绵、进展加重，是一种老年复杂性疾病状态，辨证时需要寻找共同病机。因为有多种基础疾病，根据久病入络入血，影响气血运行及津液输布，产生瘀血、痰浊，阻滞在外之经脉阳络及在内之脏腑阴络，脑络玄府神窍气化障碍即出现复杂多样的形神共病临床症状，故以络脉痰瘀交阻论治。中西医并重，采用复合治法优势，中医处方包涵活血化瘀、疏经通络、磨积散结、滑痰开窍等亚治法，故能取效。

（二）脑小血管病并血管性痴呆案

耿某某，女，75 岁。进行性记忆下降 14 年，睡眠障碍、基本生活能力丧失 2 年余。2018 年 3 月 25 日初诊：患者从事实验室工作，长期接触"甲醛水"。2004 年退休开始，懒惰邋遢，不讲卫生，记忆下降，情绪易波动，爱哭爱闹。血压正常。多次行头部 MRI 检查，回报"多发性腔隙性脑梗死、脑萎缩"。多次住院，静脉注射神经节苷脂、长春西汀、奥扎格雷、三七皂苷等，效果不佳。遵照医嘱一直服用拜阿司匹林片、阿托伐他汀钙片、奥拉西坦片、华佗再造丸等，期间间断使用补益肝肾、活血化瘀、涤痰开窍、养心安神等中药汤剂若干，记忆下降仍然呈进行性加重，于 2014 年开始以轮椅代步，专人家庭看护。2016 年开始出现交流困难，大小便频繁拉在身上，哭笑无常，基本生活能力丧失，护理难度大增。刻诊精神萎靡，晚上吵闹，白天时时睡觉，睡眠倒错，大小便不能示意，舌暗红苔黄滑，脉细滑实。复查颈部血管彩超：双侧颈总动脉、双侧颈内动脉、双侧椎动脉多发性混合斑块。头部 MRI＋DWI：双侧侧脑室扩大，环池扩大，双侧外侧裂扩大，双侧脑白质脱髓鞘改变，双侧额叶及颞叶脑萎缩明显，多发性陈旧性小梗死灶，未见新发梗死病灶。诊断：脑小血管病，血管性痴呆，睡眠障碍。中医诊断为缺血中风、痴呆、失眠、脑萎，辨证为瘀血浊毒交阻络脉，痰热上扰脑窍证。予右佐匹克隆片 3 mg，每晚 10 点服 1 次。白天尽量督促不能睡觉。高压氧舱治疗，每日 1 次。继续服用拜阿司匹林片、阿托伐他汀钙片、奥拉西坦片。治法：活血化瘀通络，清热化痰开窍。处方：天竺黄、僵蚕、土鳖、法半夏、牡丹皮、栀子各 10 g，茯苓、海风藤、石楠藤、鸡血藤、红景天、鬼箭羽、蔓荆子各 15 g，莲子心 3 g，全蝎、甘草各 6 g。服用 14 剂。每日 1 剂，水煎服。2018 年 4 月 10 日二诊：每晚睡眠 4~6 小时，睡眠颠倒大有改善，傻哭傻笑无常，大小便仍然不能示意，舌暗红苔黄滑，脉细滑实。继续高压氧舱治疗，睡前喂药右佐匹克隆片。由于患者不配合，家庭看护喂药困难，不愿意再用中药汤剂。改用院内制剂活血荣络片 4 片，每日 3 次。2018 年 10 月 22 日三诊：傻哭傻笑，大小便仍然不能示意，基本生活能力未见恢复。予高压氧舱治疗，每周 3 次；药物治疗同前。

按：《景岳全书·癫狂痴呆》指出，痴呆证"有可愈者，有不可愈者"，"待时而复，非可急也"。然而，年老久病成呆者，脏腑虚衰，髓减脑消，瘀浊胶结脑络，脑窍神机失用，脑萎结构改变。因此，百药尽试，一效难求。治呆无奇法，只有针对可控制的高危因素用药，预防并发症，对症处理，辨证施护，才是务实之举。

（三）脑小血管病并血管性帕金森综合征案

范某某，女，60 岁。2016 年 12 月 15 日初诊：患者自诉 2 年前因连续熬夜后突起双下肢震颤，当地县医院诊断为"帕金森病"，长期服用多巴丝肼片 0.25 g，每日 2 次，盐酸普拉克索片 0.25 mg，每日 1 次。仍然出现双下肢震颤症状加重。体重下降快，行动迟缓，走路欠稳，睡眠差，疲乏无力，汗多，大便 4 日一次。舌暗红苔薄黄黑干，脉沉细弱。血压 116/82 mmHg。查 TC 6.64 mmol/L，TG 3.93 mmol/L，LDL-C 4.57 mmol/L。颈部血管彩超：双侧椎动脉多发性软斑。头部 MRI＋DWI：脑萎缩，双侧基底核区未见明显异常信号灶。由于西药治疗中双下肢震颤症状仍然进行性加重，怀疑帕金森病诊断的正确性，考虑为脑小血管病并血管性帕金森综合征。中医诊断：脑萎、颤病。辨证为阴虚内热，阳亢化风，瘀痰阻络证。治法：滋阴清热，潜阳熄风，活血化痰，通络开窍。处方：红景天、鸡血藤、木瓜、生地黄、何首乌、炙龟甲、炙鳖甲各 15 g，黄精、秦艽、石斛、知母、黄柏、王不留行、远志、薄荷、生麦芽各 10 g，蜈蚣 1 条，甘草 6 g。服用 14 剂。每日 1 剂，水煎服。2016 年 12 月 30 日二诊：药后下肢震颤症状明显减轻，肢体活动好转，睡眠时间增加，出汗已止，大便正常，舌红苔薄黄，脉沉细弱。明确诊断为血管性帕金森综合征。继续予多巴丝肼片 0.25 g，每日 2 次；停用盐酸普拉克索片。加用拜阿司匹林肠溶片 100 mg，每日 1 次；瑞舒伐他汀钙片 10 mg，每日 1 次。上方去知母、黄柏，服用 30 剂。每日 1 剂，水煎服。2017 年 2 月 1 日三诊：患者平常状态时基本上没有震颤症状，激动时稍有震颤。舌红苔薄黄，脉沉细。嘱停中药汤剂，长期加用通心络胶囊（组成：人参、水蛭、全蝎、赤芍、蝉蜕、土鳖、蜈蚣、檀香、降香、制乳香、炒酸枣仁、冰片）3 粒，每日 3 次。2017 年 7 月 14 日四诊：患者精神好，行动自如，饮食可，较半年前体重增加 3 kg，舌红苔薄黄，脉沉细。停用多巴丝肼片，只服用拜阿司匹林肠溶片、瑞舒伐他汀钙片、通心络胶囊。

按：本案存在脑血管病的高危因素，突然起病双下肢震颤，考虑血管性帕金森综合征可能性大。血管性帕金森综合征对抗帕金森药物效果不佳。中医认为其病机为荣气虚滞，脏腑承制失衡，脑络失荣，筋脉失养，内热、亢阳、瘀血、痰浊、虚风诸邪变生。惟标本兼顾，复方图治，活血荣络为主，改善脑部供血，才能减轻震颤症状。

五、结语

脑小血管病作为高龄人群最常见的隐匿性脑血管综合征，是一种慢性病、复杂性疾病，存在疾病突变加重的危险性。有学者认识到脑小血管相当于络脉，络脉的气血有双向流动和满溢贯注的生理特点[18]，络脉病变多表现易滞易瘀的病机特点，脑小血管病多与瘀血有关，但是，临床上仅仅局限于化瘀通络治法[19]。我们从荣气虚滞病机特征探讨，着眼于恢复脑窍玄府气化，可以为中医防治脑小血管病的临床决策提供参考。

参考文献

[1] 王媛，孟然，宋海庆，等.脑小血管病的研究进展 [J].中华老年心脑血管病杂志，2018，20（03）：326－330.

[2] 周德生，陈湘鹏，胡华，等.脑梗死荣气虚滞病机特征之探讨 [J].中西医结合心脑血管病杂志，2014，12（12）：1560－1561＋1576.

[3] Gorelick PB，Scutefi A，Black SE，et al. Vascular contributions to cognitive impairment and dementia：a statement for healthcare professionals from the American Hcart Association/Amefican Stroke Association. Stroke，2011，42：2672－2713.

[4] 丁元庆.从"百病生于气"探讨络病病机与治法 [J].疑难病杂志，2006，4（06）：434－435.

[5] 周德生，张雪花，谭静.荣气虚滞论 [J].中医药通报，2005，3（02）：22－25.

[6] 于向东，崔军.络病的治法和用药特点 [J].中国临床康复，2003，7（09）：1456－1457.

[7] 黄森鑫，李雅婧，李鑫辉，等.《临证指南医案》诊治中风特色浅析 [J].中国中医急症，2016，25（04）：663－664，687.

[8] 周俊，周德生.现代输液与六经辨证 [J].甘肃中医，2009，22（08）：3－4.

[9] 江黎明，吴平，覃燕梅.125I-标记栓块溶解测定方法的建立与 32 种活血化瘀中草药溶栓活性的测定 [J].广东医学院学报，2004，20（03）：201－204.

［10］陈晓伟. 活血化瘀中药在抗凝治疗中的作用［D］. 广州中医药大学，2010.

［11］崔国祯，李惠民，李纳，等. 从活血化瘀中药中虚拟筛选 P2Y12 受体拮抗剂及其抗血小板聚集作用的评价［J］. 世界中西医结合杂志，2018，13（08）：1082－1085.

［12］杨薇，黎明全，李杨，等. 缺血性中风病急性期中西药群组模块探索［J］. 中国中药杂志，2018，43（03）：618－626.

［13］王开成，张莹，才迎春，等. 开窍法治疗中风病研究进展［J］. 中国中医药现代远程教育，2018，15（19）：157－160.

［14］何一川，高博文，于耀宇. 脑小血管病诊断及治疗现状［J］. 中国临床神经外科杂志，2018，23（04）：292－294.

［15］王丽娟，张玉虎. 中国血管性帕金森综合征诊断与治疗专家共识［J］. 全科医学临床与教育，2017，15（04）：364－367.

［16］倪俊，徐运. 脑小血管病转化医学研究中国专家共识［J］. 中国卒中杂志，2018，13（08）：853－870.

［17］脑小血管病诊治专家共识组. 脑小血管病诊治专家共识［J］. 中国临床医生，2014，42（01）：84－87，90.

［18］邱幸凡，陈刚. 络脉的气血流注特点［J］. 天津中医药，2003，1（04）：53.

［19］黄润超，李建婷，杨楠. 化瘀通络汤治疗脑小血管病致认知功能障碍的近远期疗效观察［J］. 现代中西医结合杂志，2017，26（3）：259－276.

第二十章　基于毒损脑络理论辨治中风病

中风病是古代四大难证之一，唐宋以前多以内虚邪中立论，宋元时期以内伤积损为主，明清时期强调瘀血病机。王永炎团队早在70年代采用传统的安宫牛黄丸开发出清开灵注射液Ⅰ号方治疗中风病[1]，因此，以"毒邪"和"络病"作为深入研究的切入点，1999年以来基于毒邪学说、病络学说提出了中风病毒损脑络学说[2]，认识到脑络瘀阻导致营卫失和，卫气壅滞而化生火毒，或风火兼夹内生瘀血、痰浊，进一步损伤脑络是中风病康复困难的病机关键[3,4]。中药解内毒，成为临床应用研究热点之一[5]。本章介绍笔者应用中风病毒损脑络理论辨治中风病的临床体会。

一、中风病毒损脑络证乃复杂证候

毒的本义，害也，厚也，聚也。外毒即六淫之毒，公元前722—前221年《素问·生气通天论》谓之大风苛毒，以及《素问·五常政大论》的寒毒、湿毒、热毒、清毒、燥毒。"内毒"最早见于《伤寒杂病论·平脉法》(219)瘾疹脉证："脉浮数，按之反平者，为外毒；脉数大，按之弦直者，为内毒"。《医学入门·小儿门》(1624)阐释痘症昏迷病机："盖痘虽内毒，运之者血，心主血藏神，今便血神昏，宜乎危矣。"可见，外毒内伏、内陷成为内毒，与后世所指内生之毒不同。吉益东洞1732年悟得"万病一毒"说，其《古书医言·伤寒论》曰：《伤寒论》"是三代疾医治万病一毒之法也……其视毒之所在，以处其方，何病患不治哉？"吉益东洞的门人鹤元逸整理其观点而成的《医断·病因》(1747)曰：气血水三者"毒乘此始为证"，在体内"留滞则为毒，百病系焉，诸证死焉。""命之曰郁毒，是即病也，故疾医为万病唯一毒而去其毒。"可见，内毒包括热毒、郁毒、浊毒等等。万病一毒说，包括中风病在内。

之后，浊毒与风、热、寒、燥、湿、痰、瘀等结合，成为反映整体反映状态的证素概念之一，当然也成为中风病的重要证素[6,7]，内毒蓄损脏腑脉络是神经系统疾病急危重症与慢性病的关键病机[8]。多种不同来源的毒邪作为网络结点错综复杂，内生毒邪之间时刻发生变化，相互转化，存在着此起彼伏、他消彼长的状态，不断变化的毒损脑络之证候，具有病邪非单一、病机非静止、病情非单维的特点，形成具有复杂性疾病特点的临床复杂证候[9]。

二、辨治中风病毒损脑络证的临床体会

笔者辨治中风病毒损脑络证的临床体会，从中风病机演变过程分析，急性期内毒乃内邪之亢盛，恢复期则内邪转化交氤，后遗症期为内邪胶着息结，全程存在邪正消长变化；内邪与内毒的治法均需要坚持辨证论治，但其区别在于治疗内毒更加强调广义解毒、全程解毒、复合治法、瘀毒为主、药达脑络、恢复玄府气化等方面，才能取得好的临床疗效。

（一）坚持中医思维，发挥整体优势

对于毒和解毒、入脑药物的研究等，还有待进一步深入探讨。中风病毒邪乃广义的内毒，因此，不可盲目的用温病学毒邪概念来诠释中风病毒邪的内涵。也不能肤浅的仅仅固守清热解毒方药，应当更加重视入络、活血、散结、化痰、攻下，兼以养络，方证相应。选择入脑药物，恢复脑窍玄府气化。如《本草纲目》记载白芷、薄荷、川芎、葛根、当归、丹参、菊花、石菖蒲、乳香、没药、莪术、天麻、钩藤、羚羊角、僵蚕、全蝎等入脑[10]，可供中风病临床处方选择应用。

毒损脑络直接病位在脑络、脑窍、脑室、脑髓，影响脑神-五脏神-诸体神的神机轴转运障碍，间接病位在精气、营血、津液、脏腑、官窍、全身形体。王永炎团队[4,11]主张中风病毒损脑络证采用调和营

卫，解毒和络治法。在辨证论治中的象思维指导下，联合应用解毒活血通络法，解内毒、护脑络。解毒以祛除损害因素，通络以畅通气血的渗灌，是中风病治疗的核心环节。辨证使用栀子、丹参、黄芪、天麻等配伍的解毒通络方剂。结合脑血管病的病理生理改变，引入现代中药药理研究成果，指导用药选择[12,13]。对于生大黄的应用，从用药剂量到炮制方法均细致入微，权衡其用药时机、所用通腑泄热与活血化瘀作用的具体侧重，精确用药。

（二）中风病从毒论治，治疗重在"通"、"调"

历代推崇的中风之主方小续命汤（组成：麻黄、桂枝、防风、防己、杏仁、黄芩、人参、甘草、大枣、川芎、白芍药、大附子、生姜），王焘《外台秘要》尊为"诸汤之最要"，谢观《中国医学大辞典》称"此为治中风之主方"。蒋宝素《医略十三篇》以其父蒋椿田创制的第一真黄风汤（组成：黄芪、防风、茯苓、炙甘草、制半夏、陈皮、当归、豨莶草、竹沥、生姜汁），作为中风之主方。陆渊雷《金匮今释》以侯氏黑散"为中风主方"，重用菊花为君清热熄风，合以归芎活血，牡蛎潜阳，芩桔矾石化痰，桂辛防风通络，参苓术姜扶正；何绍奇《读书析疑与临证得失》"由此而悟出此方乃抑木扶土，即泻厥阴、和阳明之法"。风引汤（组成：大黄、干姜、龙骨、桂枝、甘草、牡蛎、寒水石、滑石、赤石脂、白石脂、紫石英、石膏）重镇为主，即用大黄以通腑，引血下行。华佗《中藏经·论治中风偏枯之法》提出："在中则泻之"，"泻谓通其塞也"。刘完素倡火热论与玄府学说，之后有三化汤（组成：厚朴、生大黄、枳实、羌活），三一承气汤（组成：生大黄、芒硝、枳实、厚朴、甘草、生姜）等。《重订王孟英医案》记载以石菖蒲、胆南星、知母、天花粉、枳实、瓜蒌子、秦艽、旋覆花、火麻仁、竹沥，加大黄绞汁服，涤痰浊、清营热、泻腑实，兼以养阴，治疗中风手足不遂舌謇不语者。张锡纯《医学衷中参西录·论脑充血证可预防及其证误名中风之由》曰："凡脑充血证其身体脉象壮实者，初服建瓴汤一两剂时，可酌加大黄数钱。"焦树德《方剂心得十讲·第九讲焦树德经验方》载，在三化汤中加入化痰降浊、活瘀通络之品，而成三化复遂汤（组成：生大黄、枳实、厚朴、羌活、全瓜蒌、半夏、防风、桃仁泥、钩藤、芒硝）等等治疗中风。朱曾柏《中医痰病学·风痰闭阻卒中与脑血管疾病》创制化痰通腑开闭的豁痰通腑方（组成：全瓜蒌、胆南星、大黄、芒硝、枳实、川牛膝、丹参、竹沥），"可阻断风、痰、血、气、火五种病机之重要一环"。因此，笔者认为侯氏黑散之类正好契合中风病从毒论治之法。王永炎延续孟河医派和法宗旨，传承董建华脾胃学术思想[14]创制星蒌承气汤化痰通腑解毒作为中风病急性期主方，良有以也。

王永炎团队治疗上重在"通"、"调"，开窍疏玄，通络解毒；主方优势，辨证施治。开通玄府、运转枢机、调平虚实、疏利脉络。创制了清开灵（组成：胆酸、珍珠母、脱氧胆酸、栀子、水牛角、板蓝根、黄芩苷、金银花）；解毒通络方（组成：三七、栀子、灯盏花）；化痰通腑汤（又称星蒌承气汤，组成：全瓜蒌、胆南星、生大黄、芒硝）。大便通而黄腻苔不退者，少阳枢机不利，气郁痰阻，配大柴胡汤化裁；风动不已，躁动不安，加镇肝熄风之品，羚羊角、石决明、磁石之类；瘀血重者，加丹参、桃仁、红花以活血化瘀；黄腻苔呈斑块样剥脱，已见阴伤之势，减胆南星、全瓜蒌、芒硝、生大黄之量，加麦冬、玄参、女贞子、墨旱莲等味，育阴生津，有增液承气之意）等，开窍、通腑、化痰、泄热、通络法以解毒。

（三）复合治法解毒，重视化瘀解毒

脑血管病不仅与多种疾病共存，并且中风病毒损脑络证全程处于复合病机状态。应当重视临床症状、体征、实验室理化检查结果，基于常规西医规范治疗上联合中药治疗。根据热毒、火毒、水毒、湿毒、瘀毒、痰毒等内毒聚集交互用药，应用复合治法广义解毒；中风病瘀毒与其他内生毒邪结合较多，瘀毒化风，应当重视化瘀解毒为主[15]。并辨病辨证，注意各种亚治法的侧重点，不可以清热化瘀解毒为定式。如安宫牛黄丸、醒脑静清热开窍解毒；苏合香丸辛温开窍解毒；清开灵清热解毒；大承气汤通腑解毒；经验方星蒌承气汤化痰通腑解毒；天麻钩藤饮、镇肝熄风汤熄风解毒；通窍活血汤、解毒活血汤（组成：连翘、葛根、柴胡、当归、生地黄、赤芍药、桃仁、红花、枳壳、甘草）活血解毒；经验方理气通络饮（组成：大黄、枳实、厚朴、羌活、石菖蒲、桂枝、豨莶草、忍冬藤）调气解毒。

丁光迪[16]从《金匮要略》侯氏黑散和风引汤悟得中风病治法："病为中风、大风，那有纯内风，纯外风，纯寒纯热，纯虚纯实，可以截然分清，特别在急骤发作，或在发作之前及其以后，往往是寒热虚实错杂出现的。"裘沛然[17]也"在长期临床实践中，渐渐体会到多安药味的特殊作用，尤其是对一些疑难杂症，取效者为数不少。"复法复方，药证类从，叠用化裁，多维配伍，主次有序，重点用药，综合药效，药力更大。所以，复方绝不是各单味药功效的简单相加，它是一个具有临床疗效的复杂整体，临床使用复方时要灵活组方与约减，避免药物可能对机体造成的损害或者药物的浪费，合理用药，才能提高疗效[18]。针对共病的普遍性及病机的复杂性，从毒辨治中风病，秉承和缓持久之旨，往往集气血阴阳、寒热温凉、升降攻补于一方，药味繁多，杂合以治，既要有辨病辨证又不要为常法定方所禁锢。

（四）解毒贯穿中风体质、中风先兆、中风病全程

由于毒邪贯穿中风病的整个病变过程，内毒产生、聚集、交沍为病，脑络与全身脉络同病，因此，中风病是一种全身性疾病，解毒贯穿中风病全程。

1. 根据内毒性质，中风分期使用解毒法　其中，中风救急贵在赢得时间，用药务求其效，故基于西医规范治疗，重视使用针剂及中西医结合治疗。在溶栓、取栓、开颅等围手术期，气血循环变化急遽，或进入恢复状态，其病变属于风火内毒；火毒显现于中风进展恶化期，瘀毒痰毒多见于后遗症期。汤剂配伍不避泻火、峻下、逐水、破血、豁痰之品，兼以养阴益气；其他剂型多应用复方大方优势。

2. 根据病证性质，虚证灵活应用解毒法　《景岳全书·非风》曰："卒倒多由昏愦，本皆内伤积损颓败而然。"某些中风病患者正气虚损，虚弱性证候为主时，应当如何应用解毒法？

（1）扶正解毒：从五脏阴阳气血角度归类，扶正主要有补益肝肾、补益气血、健脾补肺、滋补肺肾、补血和营等。从内毒邪气角度立法，仍然坚持从瘀解毒，主要使用养阴活血、补血活血、补肾活血、益气活血、温通活血等药物，适当使用清热活血、行气活血、活血利水等药物，避免使用通下活血及活血破瘀药物，或者补益为主配伍少量通下破瘀药物。有学者[19]从文献整理分析基础上总结出中风病治疗，当以"补益肝肾为根本，益气活血为关键"的思路，可供临床借鉴。灵活运用扶正解毒法，就不至于困惑"邪损脑络"和"毒损脑络"是否有区别的理论问题[20]。

（2）平性中药解毒：药性平和，寒热证双向适用，体弱正虚者尤宜。选择平性中药配伍，处方整体药性平和，更容易达到调和脏腑脉络平衡及和解阴阳盛衰祛邪。如三七、血竭、王不留行、蒲黄、片姜黄、桃仁、红花、苏木、银杏叶、三棱、川牛膝等化瘀血，薏苡仁、茯苓、土茯苓、萆薢、白茅根等祛水湿，白僵蚕、蝉蜕、青礞石、杜荆汁、天竺黄、竹沥等化痰浊，牛黄、重楼、半边莲、白花蛇舌草、臭牡丹、蒲公英、金银花等清热毒，天麻、钩藤、羚羊角、龟甲、鳖甲、代赭石、琥珀等潜风阳，合欢皮、灵芝、酸枣仁、首乌藤、茯神等安神志。优化组合，用药相得，性平力峻，和合调平，无偏杂之害，亦不失解毒之旨。

（3）单纯中药补益：对于中风脱证、体弱正虚中风病、重要器官功能不全者等，采用中西医结合治疗方法，针对神经毒性损伤机制的某些西药治疗方法可以视为解毒；需要配合中药补益扶正治疗，充实正气以防邪气再伤，扶正固本以祛邪毒。现代药理研究表明，补虚药物可以调节免疫、抗应激、提高脑力活动、调节神经系统[21]，抗神经元细胞氧化损伤[22]等等，可以视为广义的解毒方法。

三、基于中风病毒损脑络理论辨治中风病医案

（一）原发性高血压脑干出血急性期案

张某，男，49岁。因头痛、失语、左侧肢体活动障碍1日，于2013年12月31日21:14由急诊以"急性脑干出血"平车收住院。患者自诉昨日7:30突然出现头痛剧烈、失语伴左侧肢体活动障碍，当地医院查颅脑CT示：脑桥基底部出血8 mL。予对症处理后，送上级医院。症见：神志清楚，失语，头痛、头晕、左侧肢体活动障碍，呃逆，喉间痰鸣，痰液难以咯出。既往有原发性高血压、慢性支气管炎病史，2年前因左肾重度积水，在当地医院行左肾全切术。体格检查：体温36.5 ℃，脉搏99次/min，呼吸28次/min，血压228/100 mmHg；无法伸舌，眼球活动正常，双侧瞳孔2 mm，对光反射灵敏；

腱反射正常，右侧肢体肌力、肌张力正常，左侧肢体肌力为 0 级且肌张力减低；脑膜刺激征（－），双侧病理征（＋）；舌红，苔黄厚腻，脉弦细数。肝功能：总蛋白 61 g/L，白蛋白 31 g/L，谷丙转氨酶 21 U/L，余项正常。肾功能：肌酐 225 μmol/L，尿素 9.80 mmol/L，尿酸 372 μmol/L，余项正常。电解质常规：钠 146 mmol/L，氯 112 mmol/L，余项正常。心肌酶谱：（－）。肌钙蛋白 I 定量：（－）。诊断：脑干出血急性期，原发性高血压 3 级极高危。予 20％甘露醇 125 mL 续滴 Q8h＋甘油果糖氯化钠 250 mL 续滴 Q12 h＋呋塞米 20 mg 续滴 Q12 h（与甘露醇交替）脱水降颅内压、头孢西丁钠抗感染、盐酸氨溴索化痰、泮托拉唑钠护胃、磷酸肌酸钠护心、氯化钾溶液补钾、硝普钠持续推泵静脉注射＋苯磺酸左旋氨氯地平片剂降低血压、单唾液酸四己糖神经节苷脂钠营养神经、营养支持及对症支持。辨证为风阳上亢，痰热腑实，毒损脑络。治法：潜阳熄风，化痰通腑，清热解毒。予天麻钩藤饮合星蒌承气汤加减：石决明（先煎）、煅龙骨（先煎）、煅牡蛎（先煎）各 30 g，天麻、钩藤、菊花、赤芍、茯苓、全瓜蒌各 15 g，川牛膝、益母草、栀子、大黄各 10 g，胆南星、甘草各 6 g，三七 5 g（分冲），服用 3 剂。每日 1 剂，水煎服。2014 年 1 月 2 日血压 143/73 mmHg，头痛、呃逆已止，喉间痰鸣减轻，每日大便 3 次，质稀，舌红，少苔少津，脉数。续予上方，大黄改为 6 g，服用 3 剂。每日 1 剂，水煎服。2014 年 1 月 6 日患者神志清楚，言謇，语音低微，左上肢呈强屈曲状，强握拳，舌红，苔黄厚腻，脉沉细。血压 138/87 mmHg，左侧肌力较前好转，左上肢肌力 0 级，左下肢肌力 3－级，肌张力降低，右侧肢体肌力肌张力正常。辨证为痰浊中阻证，予以解语丹合星蒌承气汤加减。用药：制白附子 3 g，石菖蒲、浙贝母各 20 g，钩藤、天麻、茯苓各 15 g，法半夏、黄芩、蜜远志、羌活、陈皮、僵蚕、苦杏仁各 10 g，木香、胆南星、全蝎、大黄各 6 g。服用 14 剂，每日 1 剂，水煎服。同时配合中医循经排痰、耳穴压豆、针刺、偏瘫肢体综合训练、运动疗法、关节松动训练。2014 年 1 月 19 日患者神志清楚，言语含糊，左上肢屈曲状较前好转，微握拳，咳嗽较前好转，饮水呛咳较前改善。血压 110/75 mmHg，左上肢肌力为 1 级，左下肢近端肌力为 3 级，远端肌力 3－级，左侧肌张力高，较前好转，左下肢能自行屈曲，双病理征（－）。患者病情稳定，带药出院。

　　按：本案出血中风乃三焦俱病，上有脑窍玄府络破，中有胃肠壅实阻遏，下有魄门糟粕不出。《圣济总录·三焦门》曰："三焦者，冲和之本。"病则升降失调，传导不利，营卫滞涩，清浊不分，以致风阳上亢内逆，痰热腑实聚结，攻注玄府，毒损脑络，络破血溢。"治调顺三焦，平匀气脉"，镇上、疏中、通下，留滞去则郁毒除，气脉宁则瘀血消。

　　（二）多发性腔隙性脑梗死并脑积水认知障碍案

　　程某某，男，75 岁。因左侧肢体欠灵活、健忘 2 年，进行性健忘加重 7 个月，于 2014 年 4 月 19 日 11:07 扶送入院。患者素体肥胖，2 年前左上肢外伤性骨折史，遗留左侧上肢活动稍障碍，左手肘关节呈屈曲位、腕关节外展、左侧上肢肌肉萎缩；并有多发性腔隙性脑梗死史，记忆力下降。2013 年 10 月以来，进行性健忘加重。患者吸烟，每日 1 包，否认原发性高血压、冠心病、糖尿病病史。入院症见：动作迟钝，语速缓慢，反应减慢，计算力下降，不能计算出 100－7＝？记忆力、定时力及定向力减退，有时小便失禁，大便干，舌红，苔黄厚腐滑，脉沉细实。体格检查：体温 36.5 ℃，脉搏 75 次/min，呼吸 18 次/min，血压 126/90 mmHg；右上肢肌力 5 级，右下肢肌力 5 级，左上肢近端肌力 5 级，握力 3 级，左下肢近端肌力 5 级、远端 4 级，左上肢、左下肢肌张力增高，左侧肢体腱反射较右侧腱反射活跃，痛觉、触觉、温度觉感觉正常，位置觉、振动觉正常，克氏征（－），左巴氏征（＋），共济检查：走 "一" 字步不能，呈跨阈步态，右指鼻试验（－）、左侧指鼻试验不能完成，左、右跟膝胫试验（－），闭目难立征（－）。简易智力状态检查量表（MMSE）18 分，指日常生活能力量表（ADL）27 分。经颅超声多普勒：双侧椎动脉血流速度增快。心电图：窦性心律，心电轴左偏。彩色超声：肝内小囊肿，胆囊壁稍毛糙，前列腺增生肥大，双侧颈动脉硬化并左侧颈动脉斑块形成。颅脑 MRI 平扫：右侧侧脑室扩张畸形，脑积水可能；双侧基底核区及脑干多发性腔隙性梗死灶；右侧额、顶叶软化灶；脑白质脱髓鞘，脑萎缩；双侧上颌窦炎。诊断：多发性腔隙性脑梗死，正常压力脑积水，认知障碍，左侧颈动脉斑块形成。予单唾液酸四己糖神经节苷脂钠冻干粉针、长春西汀注射液、丹参酮 IIA 磺酸钠注射液改善脑血液循环及代谢，及对症支持治疗。中医辨证气化不及，痰浊瘀阻，毒损脑络。治法：涤痰利窍，破血通络，化瘀解毒，振奋神机。处方：虎杖、山楂、土茯苓、炮甲珠各 15 g，三棱、莪术、片姜黄、王不留行、天竺黄、葶苈子、石菖蒲、法半夏、青皮各 10 g，胆南星、炙水蛭、甘草各 6 g。7 剂，每日 1 剂，水煎服。2014 年 4 月 27 日患者症状仍旧，舌红，苔薄黄滑，脉沉实。因经济原因予带药出院，中药原方去葶苈子，加茯神 15 g，桂枝、泽泻各 10 g，服用 30 剂。并予长春西丁片、美金刚片、清开灵胶囊、医院内制剂活血荣络片（组成：玄参、木瓜、赤芍、桃仁、忍冬藤、天麻、白芷、石菖蒲），嘱长期用药定期门诊。

按：本案脑积水认知障碍的原发病为缺血中风，病机乃经脉脑络痰浊瘀阻，脑窍壅滞郁闭，玄府气化不及，津液化水，脑府水瘀，瘀久为浊，积水成毒，痰、瘀、水、浊、毒交迮集结，加重脑髓脑络损伤，神机运转阻滞，元神萎弱发生健忘痴呆。惟深入走窜搜剔，大力破血涤痰，化浊解毒，驱逐郁结，疏利脑窍，才能流通气液，布展气化，振奋神机，保持府精神明。《类证治裁·健忘》曰："精能生气，气能生神，神定气清，自鲜遗忘之失。"

（三）高尿酸血症并脑梗死案

龙某某，男，65 岁。2014 年 8 月 26 日一诊：患者有原发性高血压、高脂血症 13 年，冠心病、高尿酸血症 4 年，一直规范服用拜阿司匹林、阿托伐他汀钙、依那普利等；离异独居，性格乖戾，嗜酒好油腻；因饮食不节，经常痛风发作，间断服用秋水仙碱治疗。2014 年 7 月 31 日晨起时突发左侧肢体活动障碍，左侧上肢僵硬曲屈，左侧下肢跛行，双侧踝关节及左侧第一跖趾关节红肿疼痛，夜晚疼痛为甚，疲倦乏力，恶心欲呕，小便浓黄频数，大便干结臭秽，2 日未解，舌暗红苔黄厚腻，脉沉滑实。血压 135/92 mmHg。头部 MRI：右侧基底核区脑梗死。肾功能：血尿酸 550 μmol/L，血尿素氮 7.5 μmol/L，血肌酐 112 μmol/L。血沉 47 mm/h。诊断：脑梗死急性期，高尿酸血症。辨证为瘀热蕴阻，腑浊结实，毒损脑络。治法：活血通络熄风，清热泻腑解毒。处方：白蒺藜、钩藤、生牡蛎、天竺黄、虎杖、萆薢、败酱草各 15 g，川牛膝、桃仁、干地龙、川楝子、秦艽各 10 g，芒硝（分冲）、熟附子、生大黄、甘草各 6 g。服用 7 剂，每日 1 剂，水煎服。并予医院内制剂消炎散（组成：生大黄、蒲公英、薄荷、生栀子、当归、姜黄、香附子、赤芍、羌活、金银花、白芷、黄柏、牡丹皮、制乳香、制没药、红花），清水调外敷，每日 1 次。2014 年 9 月 3 日二诊：药后左侧肢体活动好转，上肢僵硬减轻，关节红肿疼痛明显减轻，小便淡黄，大便稀薄臭秽，污物粘厕难冲，肛门灼热感，舌老红苔黄腻，脉沉细滑。复查血尿酸 423 μmol/L，去芒硝、熟附子、天竺黄、萆薢，加忍冬藤、蒲公英、野菊花、白菊花各 15 g。服用 14 剂，每日 1 剂，水煎服。2014 年 9 月 18 日三诊：左侧上肢活动范围增大，左侧下肢基本恢复正常，关节疼痛消失，小便清长，大便软成形，舌红苔薄黄腻，脉沉细滑。复查血尿酸 375 μmol/L，停中药汤剂，改用新癀片（组成：肿节风、三七、人工牛黄、猪胆汁膏、肖梵天花、珍珠层粉、水牛角浓缩粉、红曲等）、通塞脉片（组成：当归、牛膝、黄芪、党参、石斛、玄参、金银花、甘草）。

按：本案原发病痛风反复发作，乃瘀热浊毒滞留脏腑经脉，营卫气血寒热相博，发则攻注走窜，病及关节，累及胃肠；甚者，浊毒随气血流动，遍及全身。浊气不降，逆气上冲，上蒙脑窍，毒损脑络；清气不升，玄府郁滞，神机不利，发为中风。邪甚为毒，浊结成实，瘀血阻络，故活血解毒、通腑泻热为主治之。吉益东洞《药征·大黄》曰：大黄"各陪其主药，而不单用焉"；大黄"主通利结毒也"，毒去"以断其根"。汤本求真《皇汉医学》引述和田东郭《蕉窗杂话》曰："附子仅能激动其病根，故当更用大黄削取其摇动处而拔下之，又以附子加入于大黄中，互相扶持而上之，此药方之妙用也。"本案缺血中风与痛风异病同治，秉承大黄附子汤原旨，少量反佐附子激动其病根，与大黄同走不守，是处方特殊的地方。

（四）干燥综合征脑血管炎并多发性脑梗死案

李某某，女，68 岁。反复头晕、口眼干燥 1 年 4 个月，发作性右侧肢体抽搐、右眼视物模糊 20 天，右侧上肢活动障碍、语謇 1 日。2017 年 7 月 22 日 10:30 轮椅入院。头晕，疲乏无力，心烦，口眼干燥，右眼视物模糊，言语謇塞，找词困难，右侧上肢不能上抬平肩，右手活动不能，十指尖端麻木，大便干结，舌老红苔薄黄干，脉涩细弱。既往有慢性乙型病毒性肝炎、类风湿关节炎、干燥综合征、龋齿、胃部分切除术后病史。甲泼尼龙片 8 mg，每日 1 次；及雷公藤多苷片、丁苯酞胶囊、匹罗卡品滴眼液治疗中。头部 MRI：左侧基底核区、左侧枕叶多发性梗死灶，双侧侧脑室周围斑片状脱髓鞘病灶。风湿相关检查：血沉 56 mm/h，风湿因子 378 IU/mL，抗 SSA 抗体（＋），抗 SSB 抗体（＋）。诊断：干燥综合征脑血管炎，多发性脑梗死，痫性发作。予丹参多酚酸盐、桂哌齐特、泮托拉唑钠静脉注射。中医辨证为阴虚血瘀，毒损脑络。治法：滋补阴液，活血解毒。处方：制何首乌、熟地黄、墨旱莲、麦冬各 15 g，山茱萸、女贞子、黄精、石斛、玉竹、菊花、金银花、熟大黄、田三七（打粉处方）各 10 g，五味子、炙水蛭、甘草 6 g。服用 7 剂，每日 1 剂，水煎服。2017 年 7 月 30 日精神好转，右侧上肢活动及语謇改善，仍然口干，大便成形，舌老红苔薄黄干，脉涩细弱。治法：清真补虚，养脏荣悴。应患者要求，予荣泰膏方：东阿阿胶、龟甲胶、鳖甲胶、重楼、菊花各 200 g，西洋参、人参、五味子、鹿胶、紫河车各 100 g，熟地黄、制山茱萸、制何首乌、丹参、当归、天花粉、石斛、麦冬各 300 g，鸡血藤 1000 g，冬虫夏草 50 g，人工牛黄 10 g，蜂蜜适量。中药 1 料，由医院制剂科依法制成膏滋。每次 20~30 mL，每日 2 次。带药出院。

按：本案阴精亏虚，津液干涸，内燥毒邪为病，荣气虚滞，全身的清窍、膜腠、皮肤、肌肉、经脉、脏腑的玄府皆壅塞。津血同源，不通则干，不荣则干。五脏阴虚血瘀，阴虚往往兼气阴、阴血、阴精、阴阳亏虚，血瘀往往兼燥热、燥毒、燥实、风燥同病。《临证指南医案·燥》邵新甫曰："燥为干涩不通之疾"，"若气分失治，则延及于血。"多脏阴虚则血脉运行涩滞，脉络瘀阻，瘀血化燥，燥毒益甚，毒损脑络，瘀血燥毒互结，发为缺血中风。治宜养五脏之阴为主，多虚多实兼顾，扶正解毒，久以持之，玄府气化津液流通，则经脉增荣灌溉周身。

（五）左侧大脑中动脉栓塞支架取栓术后出血案

任某，男，70 岁。因突发意识障碍 5 小时，于 2019 年 6 月 7 日 13:43 入院。其子代诉：8 时其子外出时尚可，13 时其子回家发现患者瘫卧沙发上，人事不省，掐人中穴后可睁眼，很快又入睡，无言语呻吟，右侧肢体无活动，未见口角受损及血渍，未见二便失禁。急救中心通知接回我院，急诊颅脑 CT：左侧大脑中动脉高密度征，基底核区模糊征。既往有心房颤动病史 10 余年，长期服用拜阿司匹林肠溶片 0.1 g Qd；可疑冠心病病史，联合阿托伐他汀钙片 20 mg Qn，余无特殊。入院症见：神昏，面红，气粗，口臭，刺激有睁眼，左侧肢体可见活动，右侧肢体无活动，舌红，苔薄黄，脉促滑实。经过医院卒中小组评估，患者左侧大脑中动脉心源性栓塞可能性大，征得患者家属同意，于 14:50 入介入室行支架取栓术，术中见左侧大脑中动脉 M1 远端闭塞，取出长约 3 cm 长陈旧血栓，未见明显血管腔狭窄，16:10 结束手术。术毕患者神志好转，呼之能睁眼，无言语，右侧上下肢肌力 2 级，巴氏征阳性，NIHSS 评分：11 分（面瘫 2 分、言语 3 分、右上肢 3 分、右下肢 3 分）。复查颅脑 CT：左侧基底核区高密度影，性质待定；左侧额颞顶脑沟脑回模糊。予替罗非班维持。术后予患者盐酸替罗非班注射液 12.5 mg，静脉泵注［泵注速度为 0.1 μg/kg·min）］，泵注完毕后立即给予拜阿司匹林片 100 mg，Qd。治法：潜阳熄风，清热解毒。中药汤剂镇肝熄风汤化裁：牛膝、赭石、生龙骨、生牡蛎、醋龟甲、炒麦芽各 30 g，黄芩、牡丹皮、白芍、玄参、白茅根、泽兰各 10 g，川楝子、茵陈、栀子、甘草各 5 g。服用 3 剂，水煎，100 mL/袋，1 袋/次，每日 3 次，温服。当夜 22:15 复查颅脑 CT 见基底核区高兴号未消失，考虑片状渗出，查肢体功能未有下降，停用盐酸替罗非班注射液泵入。6 月 8 日、6 月 9 日连续复查颅脑 CT 见基底节区渗血轻微增加，左侧额颞顶广泛低密度灶，残存脑岛。患者嗜睡，面红，偶有呻吟，吞咽困难，大便未解，小便色黄，舌红，苔黄腻略干，脉促滑实。前方加用祛瘀通络之品：牛膝、赭石、生龙骨、生牡蛎、醋龟甲、首乌藤、忍冬藤、络石藤、炒麦芽各 30 g，白芍、玄参、白茅根、泽兰、黄芩、丹参、桃仁各 10 g，川楝、茵陈、栀子各 5 g。服用 3 剂，水煎，100 mL/袋，1 袋/次，每日 3 次，温服。6 月 12 患者精神逐渐转清，单音节发音，吞咽困难，右侧上肢肌力 2 级，下肢肌力 3 级，咳嗽，咳痰，痰量中，色白，舌淡红，苔白厚，脉结滑。复查颅脑 CT：较前出血无明显改变，左侧额颞顶广泛低密影较前好转。减轻熄风潜阳力度，加重通络。半夏白术天麻汤合桃红四物汤加减：首乌藤、忍冬藤、茯苓、生麦芽各 30 g，法半夏、炒白术、天麻、橘络、石菖蒲、远志、陈皮、桃仁、白芍、当归、川芎、田三七各 10 g，红花、甘草 6 g。服用 5 剂，水煎，100 mL/袋，1 袋/次，每日 3 次，温服。6 月 22 日患者简单言语表达，吞咽困难，洼田饮水试验 3 级，右侧上肢肌力 3 级，右下肢肌力 4 级，搀扶下地锻炼。继续以前方为基础加减。至 2019 年 7 月 15 日复查颅脑 CT：左侧基底核渗血已消失，左侧大脑半球无明显梗死灶。患者能短句标书，吞咽稍困难，洼田饮水试验 2 级；经口进食，洼田饮水试验 3 级；右侧上肢肌力 3 级，右下肢肌力 4 级（＋）。病情较前好转，予转社区医院康复治疗。

按：此案为脑梗死血管闭塞再通后，一方面血管壁破坏，另一方面血压过高，冲击力度过大，导致脑血管破裂，包括红细胞在内的所有血液成分溢出血管外，与脑出血病理生理过程则较为相似，少量渗血乃细微血管破裂所致，尚无大碍，严重则形成大的血肿，乃较大血管破裂，后者若不能自行压迫停止，需要积极开颅止血、减压治疗，以保全性命。从中医视角来分析病机，属肝阳爆亢，肝风内动，冲气上逆，迫血妄行，脑络痉挛，络破血溢，形成瘀血；经脉骤然疏通，血湍不宁，加重脑络痉挛，膜络血渗，瘀血增多；瘀血久久不去，化为瘀毒、痰饮、水浊之类。治疗上，养阴配阳，镇肝熄风，宁血止血，化痰化瘀，利浊解毒。因应病机，调整亚治法组合，用药随病程各有侧重。

四、结语

在意象诊疗模式下，中风病始发至极期，与病情发展变化同步出现的痰热、腑实征象，因其消长与疾病向愈、加重密切相关[23]。毒损脑络理论是对中风核心病机的高度概括，是对传统中医理论的升华和创新。它高度概括了中风病发生、发展和预后各阶段的病机实质和变化趋势[24]。综上可见，中风病毒损脑络理论的思想基础，有刘完素倡火热论与玄府学说、叶天士络病学说、王清任瘀血学说、张锡纯血气冲脑学说、吉益东洞万病一毒学说、朱曾柏痰病学说、董建华脾胃学说、脑血管病病理生理机制等理论传承和创新发展，集大成者也。尽管中风病毒损脑络理论在临床应用上有待完善，但中风病从毒论治，并与风火痰瘀相关联，已经成为学界的一种新思路和临床共识，拓宽了中西医结合的新领域。

参考文献

[1] 北京中医学院中药系安宫牛黄丸剂改专题研究小组.安宫牛黄丸新剂型的研究——清开灵的试制及其质量的检查 [J].新医药学杂志，1975，4（08）：12-13＋9.

[2] 雷燕，黄启福，王永炎.论瘀毒阻络是络病形成的病理基础 [J].北京中医药大学学报，1999，41（02）：9-12.

[3] 李澎涛，王永炎，黄启福.试论中风病"毒损脑络"机制假说的理论与实践意义 [C].见：全国中医药科研与教学改革研讨会论文集.中华中医药学会、中华中医药杂志社：《中华中医药杂志》编辑部，2000：21-24.

[4] 李澎涛，王永炎，黄启福."毒损脑络"病机假说的形成及其理论与实践意义 [J].北京中医药大学学报，2001，43（01）：1-6＋16.

[5] 黄丽萍，余林中.中药解"内毒"刍议 [J].基层中药杂志，2001，15（04）：53.

[6] 朱文锋.略论毒邪致病及毒药治病 [J].中国中医药信息杂志，2007，14（08）：7-9.

[7] 张志辰.基于主成分分析的缺血性中风急性期血压、体温联动变化与内毒损伤络脉证候特点相关性分析 [C].见：国家中医药管理局脑病重点研究室建设研讨会暨中风病科研成果推广交流会论文汇编.国家中医药管理局科技司、中华中医药学会：中华中医药学会，2010：59-64.

[8] 吴深涛，章清华，刘弘毅，等.内毒蓄损与"生生之气"失衡：现代病证的核心机制 [J].中医杂志，2016，57（23）：1985-1988.

[9] 郑宏，刘雪梅.中风病毒损脑络与复杂网络性 [J].中国中医基础医学杂志，2018，24（01）：24-25.

[10] 项育民，张清相.对《本草纲目》中入脑药物的探讨 [J].时珍国药研究，1992，3（04）：147-148.

[11] 李澎涛，王永炎.毒损络脉病机的理论内涵及其应用 [J].中医杂志，2011，52（23）：1981-1984.

[12] 陈剑梅，郭洁文，潘竞锵.中药治疗缺血性中风的药理研究进展 [J].今日药学，2011，21（03）：138-141.

[13] 罗全瑛.治疗脑出血的中药药理研究 [J].贵阳中医学院学报，2006，27（01）：47-50.

［14］王永炎，谢颖桢. 化痰通腑法治疗中风病痰热腑实证的源流及发展（一）——历史源流、证候病机及临床应用［J］. 北京中医药大学学报（中医临床版），2013，20（01）：1-6，+24.

［15］赵越，杨文明. 化瘀解毒法在中风病中的运用价值［J］. 中医药临床杂志，2012，24（03）：253-255.

［16］丁光迪. 谈侯氏黑散和风引汤的实用价值［J］. 江苏中医杂志，1983，28（01）：51-53.

［17］裘沛然. 甘苦出来试后知——论药味繁多复杂的方剂［J］. 上海中医药杂志，1985，31（07）：3-5.

［18］李娟，周德生. 复方简药的临床应用经验［J］. 中国医药导报，2019，16（04）：132-136.

［19］李红香. 基于中医文献的中风病研究［D］. 南京中医药大学，2011.

［20］吴永江. 对中风病"毒损脑络"假说的质疑［J］. 中医临床研究，2017，9（07）：45-46.

［21］张翕婷，王怡，李霖，等. 影响神经递质的补益中药药理学研究进展［J］. 环球中医药，2018，11（07）：1164-1169.

［22］司富春. 51种补益中药抗神经元细胞氧化损伤的药物筛选和组方研究［C］. 中华中医药学会第二届中医方证基础研究与临床应用学术研讨会论文集. 中华中医药学会，2008：185-192.

［23］王永炎，谢颖桢. 化痰通腑法治疗中风病痰热腑实证的源流及发展（三）——意象诊疗模式下中风病痰热腑实证的涌现特征［J］. 北京中医药大学学报（中医临床版），2013，20（03）：1-4.

［24］熊丽辉. 基于系统科学理论的王永炎学术团队治疗中风急性期痰热腑实证医案研究［D］. 中国中医科学院，2012.

第二十一章　基于脑气血循行理论辨治急性脑梗死溶栓及介入取栓术后并发症

2015 年将神经血管介入机械取栓治疗以最高等级推荐用于急性脑梗死救治[1]，介入取栓能够显著改善急性脑梗死的预后[2]，然而也存在诸多潜在并发症，如颅内出血或脑动脉夹层形成、过渡灌注脑水肿、正常压力血脑屏障突破、缺血再灌注损伤、脑血管痉挛或再闭塞等。中医传统的观点，脉包括血脉和经脉，脉奇恒府指血脉而言，血脉系统维持血液正常循行；中风病是一种脑血管循环障碍性疾病，属于血脉病之一种[3]。本章基于脑气血循行理论，急性脑梗死溶栓及介入取栓术后并发症也属于血脉病范畴。中医少见对急性脑梗死溶栓取栓围手术期的研究。本章探讨中医药在急性脑梗死溶栓及介入取栓术后并发症的辨证论治改善预后的临床难题。

一、脑气血循行理论

《灵枢·血络论》已经有血脉、血络的分别。《素问·脉要精微论》曰："夫脉者，血之府也。"《素问·痿论》曰："心主身之血脉。"《三因极一病证方论·五脏本脉体》曰："人之脉者，乃血之隧道也，非气使则不能行，故血为脉，气为息，脉息之名，自是而分。呼吸者，气之橐籥；动应者，血之波澜。"血脉奇恒府，脉道包括血管的内涵，对血液有约束、充盈、通利、循环作用。脉不自行，随气而动。血脉系统由脉及络，遍布全身。综合《黄帝内经》《针经指南》《释名》《医门法律》《读医随笔》等相关记载，血脉系统的分级规律：经脉-经别及别络即大络-系络-缠络-横络-丝络-孙络-膜络一体-玄府。《灵枢·邪气脏腑病形》曰："十二经脉，三百六十五络，其血气皆上于面而走空窍。"《证治准绳·诸痛门》曰："盖头象天，三阳六腑之精气，皆会于此；三阴五脏精华之血，亦皆注于此。"脑血管树的分级遵循血脉系统的分级规律，对于"营气之道"（《灵枢·营气》）的脑动脉系统，古今认识一致。特别是，古代对于络脉的认识深刻，如络脉输送气血津液、沟通上下内外，参与脏腑组成，是物质交换和信息传递的主要部位，以维持内环境稳定和正常生理活动[4]。此不赘述。然而，中医对于脑静脉系统的认识有限，如《灵枢·本输》记载始于络脉终于脏腑的向心性"十二经络之所始终"；《灵枢·营气》所谓营气"逆顺之常"；气机升降相因，升已而降，降已而升，脑为升降转折之处；清阳升浊阴降，清之浊者降，浊之清者升；是乎对脑静脉系统功能有所参照。

脑奇恒府包涵部分骨、髓、脉等奇恒府在内，功能特殊而强大，《阴符经·神仙抱一演道章》称之为神机奇器。《黄庭经·至道章》曰："泥丸百节皆有神，……脑神精根字泥丸。"《灵枢·九针十二原》释义："所言节者，神气之所游行出入也。"节是一个神机功能综合体，精气化神的场所。神经血管网络（VNN）是一种基本结构功能复合体[5]，相当于泥丸脑髓的"节"，包括脑髓、脑膜、孙络以及玄府。脑髓利用气血津液，通过脑窍玄府气化，产生神机，外显神明，调控脏腑及全身。气血循行，上走空窍，髓海平衡，元神生化，为精明之府。即指脑髓节产生脑神而言。

二、基于脑气血循行理论辨治急性脑梗死溶栓及介入取栓术后并发症

急性脑梗死溶栓及介入取栓术后并发症乃血脉、络脉、脑髓、玄府、营卫气血津液同病，气血循行失度，气血亏虚，兼夹水饮、浊毒、瘀血、逆气、亢阳、风火等诸邪内蕴，发为脑水肿、脑血栓、脑出血等，从再中风急性期辨治。

（一）急性脑梗死溶栓及介入取栓术后并发症的病机特征

《灵枢·平人绝谷》曰："血脉和利，精神乃居。"《素问·调经论》曰："血气不和，百病乃变化而生。"基于脑气血循行理论考察，急性脑梗死属于中风病，气机逆乱贯穿疾病的全过程，血脉痹阻，络脉不通，风、火、痰、瘀、滞等病理产物以脉络为载体又影响气机升降。急性脑梗死溶栓及介入取栓术后气血顺畅者诸邪自化，瘫病痉愈或病情好转；若通而不顺、通而有碍、通而复闭，血脉循行不畅；或者通而过激，水液渗出脉外、脉络破裂出血，则出现临床并发症，乃中风复起危重态势。术后并发症的病机特征仍然是气血失调，实质是血脉骤然复通以后大量气血涌入，荣敷之血转变为湍洑之血，冲和之气转变为厥逆之气，营卫生化失充、交会失纪、承制失衡、循行失度，脑部血脉之气血循行紊乱，产生种种以实为主的本虚标实病机。①血脉闭阻开通后，气血循行失度。如气血倾移、气血逆流、气血不同纪、气血郁滞、气血瘀积、气血凝塞等，容易产生瘀血、内热、内风、亢阳等等。有学者研究表明，溶栓及介入术后多为痰热瘀结之证[6]，术后远期多为气虚证、痰瘀证[7]。可见，溶栓及介入术有破血逐瘀之功，竣猛取效之后也有耗伤气血、扰乱气血、损伤脉络之弊。②血脉闭阻开通后，血脉形质损伤，络脉功能病变。如脉络痉挛，血流涩滞、湍洑，气血耗伤，因虚致瘀、因虚生风、因虚内热，容易产生高灌注综合征、短暂性脑缺血发作、再发脑梗死；冲气上逆，脉络渗泄、破裂，容易产生脑水肿、脑出血。③血脉闭阻开通后，因脉络损伤气血循行失度，又出现玄府气液宣通障碍，影响脑髓化生神机调控神机的功能。乃至产生新的水浊、痰饮、瘀血、滞气、风火等内邪，发为脑水肿、癫痫发作，或者再发血栓形成，或者再发脑出血、脑动脉夹层形成，可出现肢体功能障碍、脏腑功能障碍、神志障碍。

（二）急性脑梗死溶栓及介入取栓术后并发症的辨治经验

急性脑梗死溶栓及介入取栓有快速血管再通、更低的出血转化率、卒中介入治疗时间窗可延长的优点，但是，由于术后并发症的原因，有更高的死亡率倾向[8]。由此可见防治术后并发症的重要性。笔者认为，气机升降出入失调贯穿中风病及溶栓介入术治疗前后的全过程，介入术治疗前后的治疗原则应当一以贯之，在围手术期规范西医治疗的同时中医药同样大有作为。中风病的治疗，以上病下取、升清降浊为原则，兼以补虚泻实，杂合以治[9]；溶栓及介入术后并发症的治疗，补虚泻实，升清降浊，和利血脉，流通气血，才能恢复脑气血循环常度。

1. 顺气宁血为先，配伍开窍安神　《丹溪心法·中风》曰："治风之法，初得之即当顺气，及日久即当活血。此万古不易之理。"参照急性脑梗死溶栓及介入取栓围手术期的辨治经验，不得不佩服古人临床思维的缜密。《血证论·吐血》认为"血之所以不安者，皆由气之不安故也，宁气即是宁血"，通过调平脏腑气机达到"宁血"目的。因此，术后并发症以顺气宁血、潜阳熄风为治疗原则，根据脑奇恒府及脑窍玄府生理病理特征兼以开窍安神。①基础方药：顺气宁血如川楝子、沉香、枳壳、橘核、侧柏叶、牡丹皮、赤芍药、当归等，潜阳熄风如石决明、白蒺藜、钩藤、天麻等药物。如《卫生宝鉴·风中腑兼中脏治验》推演病机："予思《内经》曰：风寒伤形，忧恐忿怒伤气，气伤脏乃病，脏病形乃应；又曰：人之气以天地之疾风名之，此风气下陷入阴中，不能生发上行，则为病矣；又曰：形乐志苦，病生于脉，神先病也；邪风加之，邪入于经，动无常处。"再中风内外俱病者，以治气为本，加减冲和汤（组成：柴胡、黄芪、当归、升麻、半夏、黄柏、黄芩、人参、陈皮、赤芍药、生甘草）治虚为主，补中气，养卫气，益元气，兼治风、治郁、治血、治痰、治热，和利血脉；送服朱砂安神丸以治神。②配伍开窍药物：如人工麝香、人工牛黄、薄荷、白芷、石菖蒲、皂荚等。③配伍安神药物：如酸枣仁、首乌藤、远志、合欢皮、龙骨、琥珀等。

2. 临床分型论治，兼邪随证策应　急性脑梗死溶栓及介入取栓术后并发症，临床主要分为缺血再灌注损伤、脑水肿、脑血栓、脑出血等，需要根据兼邪确立具体治法。①缺血再灌注损伤者，活血利水，兼益气或养阴。选用乳香、没药、桃仁、鸡血藤、薏苡仁、萆薢、黄芪、生地黄等。补虚泻实，升清降浊，一般采取心、肝、肾等多脏燮理，乃至五脏整体调理，杂合以治，斡旋气机。如血府逐瘀汤、消栓通络方（川芎、丹参、黄芪、泽泻、三七、槐花、桂枝、郁金、木香、山楂、桔梗、冰片），活血荣络汤（组成：鸡血藤、石楠藤、生地黄、黄精、玄参、乳香、没药、川芎）。②过渡灌注脑水肿者，利水祛饮。选用茯苓、泽泻、土茯苓、泽兰、小通草等。脑积水者，峻下水饮。选用葶苈子、牵牛子、汉防己、人工天竺黄、猪苓、泽膝等。如涤痰汤，星蒌承气汤，通腑泄浊汤（组成：葶苈子、桃仁、牵牛子、生大黄、苏木、泽泻）。③新发血栓形成、脑血管再闭塞者，活血化瘀。选用三棱、莪术、大黄、川芎、水蛭、穿山甲等。和利血脉，流通气血，多选择鸡血藤、海风藤、石楠藤等藤类药物，以及土鳖、全蝎、蜈蚣等虫类药物。如通窍活血汤，补阳还五汤，破血汤加味方（组成：桃仁、红花、青皮、川芎、香附子、三棱、莪术、水蛭）。④并发癫痫者，熄风化痰开窍，畅通神机通路。选用人工天竺黄、皂荚、石菖蒲、胆南星、炙水蛭、天麻、钩藤等。如涤痰汤，礞石滚痰丸，祛风化痰通络汤（组成：天竺黄、白僵蚕、栀子、黄芩、瓜蒌壳、地龙、全蝎、酒大黄、防风、甘草）。⑤出血转化者，和血活血，利水化浊。选用川牛膝、蒲黄、益母草、地龙、小蓟、车前子等。如镇肝熄风汤，天麻钩藤饮，安脑平冲汤（组成：生龙骨、生牡蛎、川牛膝、黑栀子、牡丹皮、黄芩、嫩钩藤、白蒺藜、泽泻、白芍、生大黄、甘草）。

三、基于脑气血循行理论辨治急性脑梗死溶栓及介入取栓术后并发症医案

（一）急性多发性脑梗死并脑干梗死取栓术后原位血栓形成案

刘某某，男，53 岁，因右侧肢体无力 4 小时，于 2019 年 10 月 15 日 10：05 入院。患者入院 4 小时前起床时发现右侧肢体无力伴麻木不适，活动欠灵活，伴头晕、心慌不适，家属发现其言语稍含混，不伴吞咽困难及饮水呛咳。患者既往抽烟 20 余年，每日 20 支；无其他特殊病史。专科评估 NIHSS 3 分（面瘫 1，言语 1，右侧上下肢 0，感觉 1），发病前 MRS 0 分。舌淡，苔腻、脉弦滑。20：00 患者症状加重，NIHSS13 分（嗜睡 1、意识水平 1、言语 2、面瘫 2、右上肢 3、右下肢 3、感觉 1）。卒中小组评估患者系进展性卒中，大血管事件可能性大，有介入诊疗指征，22：05 急行头部 MR：脑干区、左侧枕叶、丘脑（北侧丘脑、下丘脑）多发急性脑梗死，DWI-FLAIR 不匹配，存在缺血半暗带，有挽救价值。10 月 15 日 22：30 行全脑血管造影见：左侧大脑后动脉 P1 段闭塞。给予支架取栓 1 次，取出米粒大小血栓。再次行全脑血管造影见：左侧大脑后动脉 P1 段动脉粥样硬化板块形成伴狭窄，考虑原位血栓形成。先后 2 次行球囊扩张，狭窄程度改善至 50%，考虑反复球囊扩张可能引起夹层，复查行全脑血管造影示脑血流维持，10 月 16 日 0：35 结束手术。明确诊断：急性左侧大脑后动脉区多发性脑梗死并左侧脑干梗死取栓术后，原位血栓形成。继续替罗非班注射液 5 mL/h 维持 24 小时防止血栓再形成。术后患者神清，言语含糊，对答切题，四肢可自主活动，NIHSS 5 分（面瘫 1、言语 1、感觉 1、右上肢 2）。10 月 17 日 15：00 右侧肢体无力加重，右上肢肌力 3 级，右下肢肌力 3 级。复查颅脑 CTA 见右侧大脑后动脉狭窄 70%。中医治法：祛瘀通络，促进新生，方用补阳还五汤加减：红芪、首乌藤各 30 g，党参、川芎、忍冬藤各 15 g，三棱、莪术、桃仁、红花、白及、赤芍、当归尾、地龙各 10 g，生甘草 6 g。3 剂，水煎，100 mL/袋，1 袋/次，每日 3 次，温服。后续阿司匹林肠溶片 0.1 g＋氢氯吡格雷片 75 mg，Qd 强化抗血小板聚集，阿托伐他汀钙片 40 mg，Qd×3 d，后 20 mg，Qd 维持，丁苯酞软胶囊 0.2 g，Tid，配合针灸康复理疗。10 月 17 日右侧肢体无力有好转感，查体评分如前，复查颅脑 CT 未见相应区域大面积梗死及出血转化，至 10 月 20 日患者右下肢肌力恢复至 4 级，余无明显改变。前方续守：红芪、首乌藤各 30 g，党参、川芎、忍冬藤、鸡血藤各 15 g，桃仁、红花、赤芍、当归尾、地龙、白及各 10 g，生甘草 6 g。服用 5 剂，水煎，100 mL/袋，1 袋/次，每日 3 次，温服。至 10 月 25 日，患者右上肢肌力恢复至 4 级，右下肢肌力恢复至 5-级，言语及口角㖞斜改善不明显。复查颅脑 CTA 见左侧大脑后动脉狭窄率约 60%。予转康复科治疗。

按：当血栓栓塞或原位狭窄并血栓形成行支架取栓或支架植入术后，局部血管内皮损伤，内源性凝血系统启动，血栓再次形成，血管闭塞。为避免术后出现再闭塞，给予替罗非班持续泵入，溶解新形成的血栓，维持血管腔存在；其后双联抗聚治疗 3 个月，等待内皮细胞修补好管腔内壁，是常用治疗手段。此类原位血栓形成（IST）采用常规内科保守治疗，很少需要开颅减压手术。颅脑影像学见大面积脑梗死，但肿胀不甚，一般无出血渗血表现。中医属于瘀血内阻为主要病机，应当益气活血为主，所谓

祛瘀生新，气行则血行。本案以补阳还五汤为方底，益气活血通络，加首乌藤、忍冬藤以藤类药物通络，三棱、莪术破血软坚，白及反佐以促血管新生。

（二）急性大面积脑梗死溶栓桥接取栓术后脑水肿案

杨某某，女，52 岁，体重约 55 kg，因突发意识丧失 2 小时，于 2019 年 10 月 09 日 23:53 入院。患者无明显诱因突发意识丧失，随即倒地，呼之不应，无言语抽搐，无其他异常，二便未失禁，舌淡，太稍腻，脉弦滑。既往有吸烟史，30 年，每日 10 支。专科查体 NIHSS 18 分（意识水平 2、提问 2、指令 1、凝视 1、上肢 4、下肢 4、感觉 1、言语 3）。急诊颅脑 CT 未见明显异常。收住神经重症监护室，经卒中小组评估，具有溶栓指征，给予阿替普酶 50 mg，10 月 10 日 00:17 溶栓开始，1 分钟内静脉注射 5 mg，余拟 1 小时泵完，溶栓半小时症状无明显缓解，行桥接治疗，完善术前准备后，1:03 在导管室性脑动脉造影，见左侧大脑中动脉 M1 段闭塞，行支架取栓术，拉栓 3 次，最红左侧大脑总动脉和大脑前动脉显影良好，3:45 手术结束，术毕 4:08 复查颅脑及胸部 CT 未见左侧大脑半球渗血，轻度水肿，双肺背底部少许炎性渗出。明确诊断：急性左侧大脑半球大面积梗死溶栓桥接取栓术后，高灌注性脑水肿。术后替罗非班注射液 5 mL/h 维持 24 小时，阿司匹林肠溶片 0.1 g＋硫酸氢氯吡格雷片 75 mg 鼻饲，首次与替罗非班重叠 6 小时；哌拉西林舒巴坦钠 5 g，Q8h 抗感染，并予雾化稀释痰液、鼻饲营养制剂、补液、维持大便通畅等，结合穴位放血疗法（百会、涌泉、十宣）、头针、普通电针、脑电生物反馈。9:22 复查颅脑 CT 较前左侧大脑半球大面积脑梗死，梗死范围扩大。考虑脑水肿形成，西医药给予人血白蛋白 20% 50 mL，Bid 联合甘露醇注射液 20% 125 mL 快滴 Q8h，整体辨证与局部辨证相结合，整体属于痰浊蒙窍，局部属于津液外泄，流饮占位。予涤痰汤加减：茯苓、太子参各 30 g，法半夏、炒白术、竹茹各 12 g，生晒参、石菖蒲、陈皮、炒枳实、白芷、薄荷各 10 g，甘草 6 g。服用 3 剂，水煎，100 mL/袋，1 袋/次，每日 3 次，温服。10 月 12 日患者神志逐渐好转，转昏睡，呼之睁眼到间断自主睁眼，右侧肢体无活动，左侧肢体自主活动微弱，前方续用 3 剂。复查颅脑 CT：较 10 月 10 左侧大脑半球大面积梗死，范围扩大。调整脱水强度，停用甘露醇，仅人血白蛋白 20% 50 mL，Qd 期间肺部感染变明显，发热咳嗽痰多，前方不变，10 月 14 日转出神经重症监护室，患者精神一般，沉默不语，能理解，右侧肢体刺激可屈曲，左侧肢体活动可，已能进迷糊，复查颅脑 CT 较前次脑组织肿胀程度略减轻，余同前。前方调整如下：茯苓、太子参各 30 g，法半夏、川牛膝、白术各 12 g，生晒参、石菖蒲、陈皮、炒枳实、竹茹、大黄各 10 g，甘草 6 g。人工体外培育牛黄 0.15 g，Bid，随中药冲服。3 剂，水煎，100 mL/袋，1 袋/次，每日 3 次，温服。10 月 16 日能够经口进食。10 月 17 日复查颅脑 CT 较前次脑组织肿胀程度进一步减轻。前方去大黄及人工牛黄，服用 5 剂。于 10 月 19 日停人血白蛋白。10 月 22 日加远志 15 g、桃仁 10 g、红花 10 g、地龙 10 g。服用 5 剂，水煎，100 mL/袋，1 袋/次，每日 3 次，温服。10 月 30 日已能言语，搀扶下地活动，肢体功能继续好转，右上肢肌力 1 级，右下肢肌力 4＋级，左侧无碍。遵医嘱出院。

按：术后高灌注性大面积脑水肿，即血管通畅后，脑血流供应恢复，但是血管壁本身因缺血时间较长后，血管壁内皮细胞相互衔接结构受损，如堤坝出现多处裂隙，血流因再灌注时，血液中的液体及小分子成分渗出管腔外，病灶周围脑组织发生水肿，称为正常灌注压突破（NBBP）。影像学表现为大面积脑水肿，而无出血及渗血类高信号表现。需要脱水降颅压，甚至去骨瓣加压术以保性命。中医病机属于津液外泄，流饮为病；治以益气固津，利水祛饮，化痰开窍。本案法半夏燥湿化痰为君，太子参、陈皮、茯苓、白术健脾理气化饮，枳实破中焦痰结，上药为臣，生晒参大补元气，健脾固摄，取气盛则气化饮消之妙，石菖蒲辛香燥烈开窍，竹茹清热化痰，合白芷、薄荷化痰祛饮，醒脑开窍。

（三）脑干梗死超窗溶栓并发原位出血案

周某，女，55 岁，因突发吐词含混 13＋h，于 2020 年 01 月 11 日 9:58 入院。患者于昨日 20 时无明显诱因出现吐词含混，伴头晕、行走不稳、吞咽障碍、进食饮水呛咳，自觉右侧肢体力量较左侧下降，但可持物及行走，无明显肢体麻木、复视，无二便失禁，舌淡红，苔白腻，脉弦滑。症状持续不缓解，遂至我院急诊，完善颅脑 CT 未见急性缺血灶，以急性脑梗死于 9:58 收住院。既往有 2 型糖尿病病史 16 年，自行口服血降糖药罗格列酮钠片 4 mg，Qd，苯甲酸阿格列汀片 25 mg，qd，盐酸二甲双胍片 0.85 g Bid＋门冬胰岛素 30 注射液早 18 U、中 10 U、晚 20 U ih 控制血糖，血糖控制可；有原发性高血压病史 10＋年，最高血压超过 180/110mmHg，平素服用氯沙坦片 100 mg，Qd 降压，血压控制差。5 个月前发生急性脑梗死，后遗左侧偏身麻木乏力，平素生活基本自理。已绝经。查体：神经系统查体：NIHSS 评分（言语 1＋颜面 1＋右侧上肢 1＋右侧下肢 1）4 分，意识清楚，吐词含混，右侧鼻唇沟稍浅，右侧上下肢肌力 5—级，Romberg 征（＋），右侧巴代征（＋）。平素 MRS 评分 1 分。治疗方案上阿司匹林肠溶片 0.1 g＋硫酸氢氯吡格雷片 75 mg，Po，Qd 抗栓，阿托伐他汀钙片 40 mg，Po，Qd 强化降脂稳斑，余活血化瘀、脑保护、针灸康复理疗等。1 月 12 日 11 时颅脑 DWI 见急性左侧脑干梗死。患者入院时病情暂稳定。1 月 12 日 14:50 患者吐词含混、右侧肢体乏力较入院时稍加重，查体见发声困难，双眼活动到位，未见眼震，右侧鼻唇沟稍浅，伸舌稍右偏，右侧上下肢肌力 4＋级，左侧上下肢肌力 5 级，右侧巴代征（＋）。经患方同意后 1 月 12 日 15 时许给予替罗非班注射液 5 mL/h 微量泵入抗血小板聚集，暂停阿司匹林肠溶片、硫酸氢氯吡格雷片。1 月 12 日 21 时重叠抗栓前复查颅脑 CT 见脑干点片状出血，查体症状未有加重，立即停用替罗非班注射液。中医治法：祛风化痰，活血止血。半夏白术天麻汤加减：钩藤（后下）30 g，首乌藤、忍冬藤各 20 g，血余炭、丹参、白蒺藜、天麻、白茅根各 15 g，三七（打碎）、法半夏、白术、茜草、石菖蒲、苦参、蝉蜕各 10 g。服用 2 剂，每日 1 剂，院煎，100 mL，Tid，鼻饲。1 月 15 日患者头晕不明显，吐词含混、行走不稳略好，查体上变化不大，纳寐尚可，二便调，舌脉同前。复查颅脑 CT 脑干出血灶较前略淡。针对脑水肿，前方加干地龙、茯苓 15 g，泽泻 10 g。服用 5 剂，每日 1 剂，院煎，100 mL，Tid，鼻饲。

2020 年 1 月 21 日患者无头晕，言语基本清晰，右侧肢体步行略差，查体右侧鼻唇沟稍浅，伸舌略右偏，肌力右侧 5—级，偶有头晕，纳寐一般，二便可。舌淡红，苔薄白腻，脉弦细。出院带药：1 月 12 日处方去泽泻，加黄芪、党参各 15 g。服用 10 剂，每日 1 剂，院煎，100 mL，Tid，鼻饲。

按：本案超窗溶栓并发原位出血，类似混合性中风。患者消渴阴虚燥热，风眩阳亢风动，溶栓后血流湍急，冲气随之上逆，脑络绌急，患脉行涩滞或破裂血溢，离经之瘀血与脉络之瘀血并存，活血止血，顺气宁血为先，活血勿动血，止血不留瘀；随肝风、痰浊、水瘀等兼邪调整策应。

（四）脑干梗死超窗溶栓并发重症脑出血案

张某某，男，65 岁，因突发右侧上下肢乏力 2 小时，于 2019 年 04 月 18 日 22:28 入院。患者 2 小时前无明显诱因突发右侧上、下肢乏力，伴有吐词不清，无头昏痛、复视、偏身麻木、肢体抽搐、二便失禁，症状持续不缓解。家属将其送至我院急诊，查颅脑 CT 提示：双侧基底核区、半卵圆中心及右侧丘脑去脑梗死；部分软化改变；脑白质变性，脑萎缩。既往有高血压病史 15 年，血压最高 230/112 mmHg，现复用厄贝沙坦片 0.15 g，qd＋琥珀酸美托洛尔缓释片 47.5 mg，qn，血压控制不佳。慢性肾脏病史 7 年；对"氯沙坦""大闸蟹"过敏；吸烟 50 余年，平均每日 20 支；饮酒 40 余年，以白酒为主，约 0.25kg/d，近 10 年饮酒量已明显减少。入院 NIHSS 评分（颜面 1＋言语 2＋右侧肢体 1）4 分。体重 75 kg。具有溶栓指征，经家属同意后 4 月 18 日 22:45 予 rt-PA 67.5 mg，静脉注射 6.75 mg，其余 1 小时输液泵注，溶栓后 15 分钟 NIHSS 评分 4 分，溶栓后 30 分钟 NIHSS 评分 3 分，溶栓结束后 NIHSS 评分 3 分。4 月 18 日 23:19 复查颅脑 CT 示：左侧基底核区、第三脑室高密度影，新发脑出血。支持溶栓后丘脑出血诊断。积极控制血压。4 月 19 日 1:15 患者出现恶心、呕吐，意识障碍较前加重，呈嗜睡状态，GCS 评分 E2V3M5＝10 分，查体不合作，再次复查颅脑 CT 见出血范围较前明显扩大，第三、第四脑室均有出血，形成脑室铸形。具有外科手术指征，术前谈话及准备，4 月 19 日 4 时许意识继续加深，刺痛睁眼，言语明显减少，GCS 评分 E2V2M5＝9 分，神志昏睡，右侧瞳孔直径 2 mm，左侧瞳孔 3 mm，光反射灵敏，颈软无抵抗，右侧肢体肌张力下降，左侧肢体肌张力正常，右侧肢体刺痛下未见活动，左侧肢体刺痛下可见活动。躯干及四肢浅深感觉不合作，右侧肢体腱反射减退，左侧正常；双侧霍夫曼征、巴氏征阴性。考虑梗阻性脑积水脑疝形成可能，立即给予甘露醇 125 mL 快速静脉滴注，立即行左侧脑室钻孔引流＋颅内压传感器植入术，即刻颅内压为 400 mmH$_2$O。溶栓后 9 小时，引流后 6 小时，GCS 评分 10 分，继续控制血压、抑酸护胃、营养神经等对症支持治疗。4 月 19 根据患者昏迷状态，肢体活动障碍，发热，面赤气促，无二便失禁，舌红，苔薄黄腻，脉浮滑。中医辨证为风阳上亢冲逆，颅脑血瘀水停。治法：平肝降冲，潜阳熄风，醒脑开窍，活血通利。予醒脑静注射液，汤剂予天麻钩藤饮加减：煅龙骨（先煎）、煅牡蛎（先煎）、石决明（先煎）、白芍、茯苓、炒麦芽各 30 g，天麻、钩藤、川牛膝各 15 g，栀子、熟大黄、三七、茜草、葶苈子、车前子、牛蒡子各 10 g。服用 5 剂，每日 1 剂，院煎，每次 100 mL，Tid，鼻饲。4 月 20 日复查颅脑＋胸部 CT 示：脑室内积血明显减少，梗阻性脑积水明显好转；肺部感染较前加重。予苯磺酸氨氯地平片 5 mg，Qd＋厄贝沙坦氢氯噻嗪片 150 mg，Qd 鼻饲控制血压，联合尼卡地平注射液静脉泵入解痉；曲克芦丁脑蛋白水解物注射液 10 mL Qd 改善脑循环；脑苷肌肽注射液 10 mg，Qd 营养神经；丙戊酸钠缓释片 0.5 g，Bid 预防癫痫；匹多莫德增强免疫力，他唑仙抗感染，氨溴索注射液、乙酰半胱氨酸祛痰；肠内营养混悬液营养支持；翻身拍背、加强机械辅助排痰、双下肢气压治疗预防血栓。中医特色治疗予十宣穴放血醒脑开窍、耳穴贴敷、皮内针平肝潜阳，低频脉冲治疗促清醒，隔物灸联合中频脉冲治疗促排尿，HYJ 联合激光治疗预防伤口感染。4 月 23 日行腰椎穿刺术，引流淡红色血性脑脊液，初压 230 mmH₂O，末压 200 mmH₂O，生理盐水置换脑脊液 30 mL。

2019 年 4 月 24 日患者嗜睡状态，GCS 评分 E3V5M6＝14 分，咳嗽，痰黄，量中，舌红，苔薄黄，脉细滑。双侧瞳孔直径 3 mm，对光反射灵敏，颈软无抵抗，右侧肢体肌张力下降，左侧肢体肌张力正常，左侧肢体肌力 5－级，右侧肢体肌力 3 级，右侧躯干及四肢浅感觉减退，右侧肢体腱反射减退，左侧肢体腱反射正常，双侧巴氏征阴性。复查颅脑 DWI：左侧丘脑少量亚急性脑出血，右侧小脑半球、双侧枕叶、左侧颞叶、基底核、额叶多发小急性梗死灶；桥脑、右侧丘脑、双侧基底核区、放射冠、半卵圆中及两侧额叶深部多发腔隙性脑梗死伴部分病灶软化。腰椎穿刺初压 200 mmH₂O，置换 10 mL 脑脊液，末压 80 mmH₂O。治法：清热化痰、活血通络。处方：党参、茯苓各 30 g，泽泻、黄芩、炒白术、瓜蒌、首乌藤、络石藤各 15 g，胆南星、陈皮、三七、赤芍、当归、莪术、砂仁、西洋参各 10 g。服用 4 剂，每日 1 剂，院煎，100 mL，Tid，鼻饲。4 月 25 日颅脑 CTA：主动脉壁钙化及软斑形成，局部溃疡形成，头臂干及双侧颈总动脉软斑形成，双侧颈总动脉分叉处官腔中度狭窄，左侧颈内动脉末段局部管腔重度狭窄，双侧大脑后动脉中远段显影欠佳，左侧额顶颞部颅骨内板下低密度影，硬膜下积液待排。

2019 年 4 月 30 日患者神清，对答切题，记忆力反引力下降，查体合作，可搀扶下床，站立不稳，行走困难，舌淡红，苔薄白，脉沉细弱。生命体征平稳，右侧肢体肌张力下降，左侧肢体肌张力正常，左侧肌力 5 级，右侧肢体肌力 4 级，右侧上肢肌力 3 级，右侧躯干及四肢浅感觉减退，右侧肢体腱反射减退，左侧肢体腱反射正常。病理征阴性。复查颅脑 CT：蛛网膜下腔、脑室积血及左侧基底核区域出血均已吸收。治法：益气养阴，活血祛瘀。处方：首乌藤 30 g，南沙参、麦冬、忍冬藤、络石藤各 15 g，川芎、三七、当归、法半夏各 10 g，干姜 3 g，五味子 5 g。服用 7 剂，每日 1 剂，院煎，100 mL，Tid，鼻饲。2019 年 5 月 3 日右侧上肢肌力 3 级，右侧下肢肌力 4 级，有脑血管支架植入指征，患方商议后拟行 DSA 检查。5 月 4 日 DSA 明确左侧颈内动脉虹吸段重度狭窄约 90%。5 月 11 日患者右侧肢体活动较前好转，站立不稳，可搀扶行走 50 m。签字出院。

按：本案严格遵照诊疗指南，超窗溶栓并发重症脑出血，中医病机为风阳上亢，冲气上逆，络破出血，颅脑水瘀，浊毒积聚；脑髓脏神机阻滞，脑室腑气化不利，脑脊液循环障碍，三焦气乱，腑气不通，玄府不利，神窍闭塞，形神同病。经介入术、外科手术、中西药物、理疗康复、中医特色治疗等综合治疗，最终取得满意疗效。

（五）急性脑梗死静脉溶栓桥接介入取栓术后继发性癫痫案

时某某，男，34 岁，头痛 4 日，突发不能言语 2 小时，于 2020 年 03 月 02 日 21:54 入院。患者 4 日前无明显诱因感左侧枕部间歇性疼痛，具体疼痛性质描述不清，夜间较为明显，无发热，无恶心呕吐，无肢体麻木及活动障碍，未诊治。2 小时前突发不能言语，不伴有肢体偏瘫麻木，急诊颅脑及胸部

CT 示：平扫未见明显异常。由急诊以"急性脑血管病"收住院。既往无原发性高血压、糖尿病病史，无外伤史。吸烟 12 年，每日 10 支。NIHSS 评分 3 分，发病前 MRS 评分 0 分。舌红，苔黄白厚腻、脉弦滑。经溶栓风险收益评估，患方同意后行溶栓治疗。体重 70 kg，拟 63 mg rt-PA，23:20 开始，1 分钟内静推 6.3 mg，余 56.7 mg 于 21 分开始泵入，溶栓过程中患者无头痛、黏膜出现。病情进展加重，3 月 3 日 00:21 患者右上肢无力，近端肌力 5−级，远端 3 级，NIHSS 评分 4 分。沟通手术事宜后桥接介入取栓，3 月 3 日 1:40 患者突发呼之不应，牙关紧闭，无目睛上吊，肢体强直，数次抽动，考虑继发性癫痫。予地西泮注射液 10 mg 缓推后逐渐好转，呼之可应，牙关紧闭及肢体强硬好转，右上肢乏力继续加重，近端 4＋级，远端 3 级，术前复查颅脑 CT 未见明显异常。3 月 3 日 3:20 在导管室性全脑血管造影术见：双侧颈内动脉 C1 段夹层伴重度狭窄，远端显影浅淡，TICI 2a 级，椎基底动脉显影良好，可见 Willis 环前向代偿，双侧大脑中动脉、大脑前动脉显影，TICI 3 级，结束手术。3 月 3 日 9:23 再发昏厥、抽搐，约 1 分钟缓解。复查颅脑 CT：左侧额顶叶少许片状高密度影，考虑渗血；未见确切缺血灶。予注射用丙戊酸钠 0.8 g 缓慢静脉注射后以 15 mg/kg 泵入维持 24 小时，其后口服丙戊酸钠缓释片 0.5 g，Bid，po 抗癫痫；丁苯酞胶囊 2 粒，Tid，Po 促神经功能恢复，低分子肝素钙注射液 4000 IU，Ih Qd 配合补液扩容。辨证为风痰闭窍，瘀血阻络。处方：钩藤（后下）30 g，川牛膝、天麻、茯苓各 15 g，石菖蒲、人工天竺黄、法半夏、桃仁、川芎、白蒺藜、郁金各 10 g，皂荚、胆南星、炙水蛭各 5 g。服用 2 剂，院煎，100 mL/袋，1 袋/次，每日 3 次，鼻饲。

2020 年 3 月 5 日患者服药后神志好转，嗜睡状态，少言少语，略含混不清，间断有右侧口角抽动，未见肢体抽动，舌脉同前。复查颅脑 CT：左侧额顶叶片状低密度影，其间高密度影变淡。调整抗凝方案，更换低分子肝素钙注射液 4000 IU，为利伐沙班 10 mg，Qd，Po。中医处方：钩藤（后下）、醋龟甲（先煎）、石决明（先煎）各 20 g，忍冬藤、鸡血藤、川牛膝各 15 g，石菖蒲、苏木、木瓜、赤芍、桃仁、川芎、白蒺藜、天麻各 10 g。服用 5 剂，院煎，100 mL/袋，1 袋/次，每日 3 次，鼻饲。

2020 年 3 月 10 日患者神清，精神可，未再抽搐，言语基本清晰，右上肢肌力近端 5 级，远端 4 级，能握勺进食。舌淡红，苔白，脉滑。处方：黄芪 45 g，党参、山楂、鸡血藤、忍冬藤、石楠藤各 15 g，当归、苏木、法半夏、桃仁、黄精、木瓜、川芎、木蝴蝶、蝉蜕、威灵仙各 10 g。服用 5 剂，院煎，100 mL/袋，1 袋/次，每日 2 次。3 月 13 日病情好转，续方带药 15 剂出院，3 月 29 日复诊，言语清晰，右上肢肌力 5 级，握力大致正常，能卧筷，动作慢。

按：本案急性脑梗死静脉溶栓桥接介入取栓术后继发性癫痫，类似于《金匮要略》"瘫痫"重症。中风瘀血阻络，气化不利，津液化生痰水，风痰瘀热，逆塞脑窍，继发癫痫。《丹溪心法·痫》阐释病机："痫证……无非痰涎壅塞，迷蒙孔窍。"《读医随笔·证治类》曰："癫痫之病，其伤在血，寒热燥湿之邪，杂然凝滞于血脉，血脉通心，故发昏闷，而又有抽掣叫呼者，皆心肝气为血困之象。"因此，本案先治以化痰开窍为主，继之以平肝熄风、活血化瘀为主。

四、结语

综上所述，术后并发症在规范西医治疗的同时中医药同样大有作为，中医药对介入术有加分效果[10]。但是，关于急性脑梗死溶栓及介入取栓术并发症的中医药研究少见[11,12]，加强中西医学科渗透优势互补方面的理论探讨和经验总结，可以拓展中医药在危重急症的临床应用，提高急性脑梗死溶栓及介入取栓术并发症的临床疗效，并彰显以中医理论驭现代技术的中医急危重症临床思维[13]，彻底改变慢郎中的落后形象[14]。

参考文献

[1] 中华医学会神经病学分会神经血管介入协作组急性缺血性脑卒中介入诊疗指南撰写组. 中国急性缺血性脑卒中早期血管内介入诊疗指南 [J]. 中华神经科杂志，2015，48（5）：356–361.

［2］ Berkhemer OA，Fransen PS，Beumer D，et al. The Mr CLEAN investigators. a randomized trial of intraarterial treatment for acute ischemic stroke ［J］. N Engl J Med，2015，372（1）：11－20.

［3］ 关乐. 血脉理论及其对"血脉病"的临床指导意义 ［D］. 辽宁中医药大学，2010.

［4］ 向丽华，张治国，陈彦静，等. 对络脉及其气血循行规律再探讨 ［J］. 辽宁中医药大学学报，2012，14（08）：118－119.

［5］ 潘之光，邱梅红，陈献华，等. 损伤脑内神经血管网络重构的细胞和分子机制的研究 ［J］. 中国药理学与毒理学杂志，2018，32（09）：674－675.

［6］ 吴宗艺，黄润超. 急性脑梗死溶栓及介入治疗后中医证候分析 ［J］. 北方药学，2016，13（06）：188＋156.

［7］ 陈茹. 回顾性分析支架与药物治疗症状性 ICAS 疗效与证候演变规律 ［D］. 广州中医药大学，2015.

［8］ 霍晓川，高峰. 急性缺血性卒中血管内治疗中国指南 2018 ［J］. 中国卒中杂志，2018，13（07）：706－729.

［9］ 周德生，隆献. 从阴阳升降探讨脑卒中的证治规律 ［J］. 中医药通报，2003，2（01）：10－12.

［10］ 苏暄. 王阶：冠心病介入术后的中药治疗有"加分"效果 ［J］. 中国医药科学，2017，7（23）：5－8.

［11］ 张海燕，邬伟魁，贺娅，李芳，郑琴，杨明. 支架血栓症及其中药防治研究 ［J］. 中国实验方剂学杂志，2011，17（22）：250－256.

［12］ 童晨光. 中药干预缺血性脑血管病介入术后再狭窄的研究进展 ［J］. 中西医结合心脑血管病杂志，2018，16（02）：186－189.

［13］ 黄坡，郭玉红，苏芮，等. 刘清泉谈中医急危重症思维的形成 ［J］. 中华中医药杂志，2019，34（11）：5262－5265.

［14］ 吴洁. 这是你所了解的中医吗? ［J］. 小康，2017，14（10）：62－63.

第二十二章　基于脑室腑理论辨治脑脊液循环障碍

　　脑是人体生命活动的主宰者，能维持人体内环境的平衡和控制外界各种刺激的反应。脑中具有脑髓，脑髓藏精髓而不泻，和脏的功能相同；脑为髓之海，其内精髓充盈，但满而不实，与脏的特点一致，因此，《素问·五脏别论》有"脑髓为脏"的说法[1]。笔者根据脏腑分类及临床经验，认为"脑室为腑"[2,3]。脑室腑与脑髓脏耦合，共同组成脑奇恒之府，成为一身神机之主枢。脑室腑理论广泛应用于脑室膜病变、脑脊液病变、脑屏障病变等辨证论治指导。本章基于脑室腑理论，阐述脑脊液循环障碍的临床辨治体会。

一、基于脑室腑理论认识脑脊液循环障碍

　　脑室指解剖学上脑内部的腔隙，包括脑室系统、脑间隙、蛛网膜下腔、脑细胞外间隙等结构。脑还是产生脑脊液的器官，它能够维持脑脊液循环，具有运输营养物质及代谢产物、缓冲震荡保护脑和脊髓、维持颅内压及脑组织渗透压等功能。脑细胞外间隙占脑容积的20%，填充的细胞间液与脑脊液成分类似，在认知神经活动过程中通过缓慢而持久的容积传导，形成脑细胞与血液之间的物质转运通道，保证脑细胞间信号传导的稳定性，与突触传导一起共同调节神经活动的水平。

（一）脑室腑理论

　　脑统五脏，为一身之主，故五行合一。不能简单地将脑的五行属性界定为火[4]，或者脑的五行归属为水[5]。《难经·二十五难》曰："心主与三焦为表里。"有学者认为[6]，心主是脑脊神经系统。心主与三焦系统是中枢神经通过周围神经、"神经纤维网"支配整个人体的关系[7]。脑髓为元神之脏，脑室为元神之腑。脑髓、脑室的功能分属于全身脏腑系统，属于心主与三焦的表里关系之一。

　　在中医典籍中，脑室又称为脑腑、脑宫、九宫、天宫、脑空处等等。脑室腑的生理特性为：①中空似腑、畅通上下。脑室神窍是精气津液通行之道路，也是精气神气化之场所。一方面，脑室内所含的脑脊液不断生成吸收，为脑髓输送精微物质，不断营养脑髓，促进脑髓的充盈与发育。另一方面，脑髓通过脑脉、脑络调节脑室内脑脊液的生成、吸收与循环。同时，脑室能为脑髓提供营养物质，二者互相作用、互扬其长，故以脑室腑与脑髓脏相耦合[8]。脑室腑与脑髓脏的功能分属于全身脏腑系统，共同组成脑奇恒之府，主宰泥丸九宫之神机化生，以统全身机体的生命活动。②内藏清净之液，实而不能满。水为至阴，阴气而生津液。津血互生，津液灌注于脑，阴阳和合平衡，补益脑髓使脑为精明之府。脑室腑内藏清净之液，实而不能满。津与液相合为用，津液共同充盈脑室腑、充养脑髓脏。《灵枢·卫气失常》曰："骨空之所以受液而益脑髓者也。"脑髓脏中含有丰富的脑脊，脑脊液隶属于津液的范畴。津液以水为主体，津能载气，富含多种精微物质，具有滋润、濡养、补益脑髓脏的作用。故此，脑室腑贮藏津液是"中精之府"、"津液之府"；脑窍气化生成精汁聚集脑室腑，转输浊物洁净脑室腑，故亦为"中渎之府"、"中清之府"。③循环流通为用，敷布气化为神。脑室系统是脑脊液循环的重要通道，津液环流不息，有流通、传输、气化作用，具有运输营养物质及代谢产物的功能。人体气化运转，脏腑协调，三焦主之，奇经旁通，升降出入。脑室腑贯通上中下三焦，籍三焦气化作用，脑脊液循环流通为用，敷布气化而为神。脑室腑是精气津液通行之道路，也是津液气化之场所，动而不静，以通为用，敷布于脑髓、脑脉、脑膜、脑窍等等，化生神机。

　　由于津液与精、气、血动态转化，对调节人体的阴阳平衡起重要作用。一般认为脑为元神之府，神以气血津液为物质基础。因此，神随着气血津液的升降出入而至于全身，从而使脑室腑与脑髓脏耦合的

整体的脑奇恒府成为一身神机之主枢，脑神与五脏相关。所以，三焦气化为脑神的基础，精气神及脑神赖三焦气化的气机而各就其所，脑神的整体神志观通过三焦气化体现[9]。

（二）脑室腑病变的临床特征

脑室腑病变有"体用同病"的临床特征。

1. 津液失和，性质变异　偏离中和，虚实、厚薄、驳杂不一。因先天禀赋不足、胎气怯弱、肾气亏虚，或者感受燥热之邪或者过用燥热之剂或者五志过极化火，耗伤机体阴液，或者久病气血不足津液不足，导致脑脊液生成不足或丧失过多，导致脑脊液数量减少。脑脊液不足则亏虚，太薄则失滋，过少则低压。脑脊液急性和慢性产生过多、吸收缓慢而致脑脊液在脑室和蛛网膜下隙内潴留淤滞，脑积水或者脑水肿，产生颅高压；除此之外，蛛网膜下隙出血、脑室出血或感染致脑脊液驳杂不纯时，往往伴有脑脊液数量过多。脑脊液停聚则淤滞，质厚则凝结，过多则高压[10]。

2. 清浊相干，腑气不通　脑室腑功用的正常发挥依赖于气血津液循环流通不休，而气血津液流通依赖于玄府通利。若风、火、痰、瘀、毒、浊等病理因素，导致脑窍玄府壅滞，脑室腑气不通，津液流通障碍，为满为滞，则神机转运失常。脑室腑气化通降，则清浊各走其道，清浊不相干；津血互换，津血相生，则清浊互相转化。脑窍宣通，神机转运正常。若脑室腑清浊相干，如浊邪黏滞，困阻气机；浊邪害清，蒙蔽清窍；浊邪多裹挟痰、湿、瘀、毒，缠绵难愈，病机变化多端[11]。

3. 形质异相，屏障受损　脑室先天禀赋不足，或者后天损伤，形质的完整性损坏。形质异相则津液生成不足，为虚为损，可能出现畸、漏、息积等，必然导致精微亏损、气化失常、机能障碍。脑室屏障包括脑膜机械屏障、脑窍腠理屏障、气化防御屏障、脑津液自稳机制屏障等，为抵御外邪的一道有力防护，脑室屏障受损，内稳失衡，神机耗乱，或者浊毒趁虚而入，壅滞于脑窍，气液玄通受阻，神机失用，皆可导致精神、神志、神识、全身功能的改变。

由于"三焦是指全身的膜原和腠理而言"[12]，脑室膜作为脑室腑存在的主体，属于三焦膜系统[13]。从三焦气化角度而言，焦膜属少阳，在脏腑疾病证候中通过三焦膜系各个层面实现相互影响和病机演变；外邪多首犯外通膜层，日久可侵入内通膜层，导致血运受碍，脑窍开阖失调，甚则神机闭郁。膜系损伤，常为疾病发生的开端，又为疾病发展的终点[14]。

（三）脑脊液循环障碍的病机特点

中医称脑脊液为脑汁、髓液、津液。脑脊液循环障碍可导致脑积水，小儿多见头颅增大、囟门扩大、紧张饱满、颅缝开裂愈期不合、落日目、呕吐、抽搐、语言及运动障碍、智力低下；成人多见间断性头痛、头胀、头沉、头晕、耳鸣耳堵、视力下降、四肢无力、肢体瘫痪、共济失调等。百病皆由玄府病变而生，玄府气化失司，三焦气液宣通不循常度，脑脊液循环必然产生障碍。无论是先天性或者退行性原因，或者出血后、外伤后、炎症后、肿瘤后、使用药物后，导致脑脊液的数量和质量发生病理改变。

1. 亏损不足　由于燥热之邪，或脏腑之火、五志过极化火灼伤，或因久病、精血不足；或过用燥热之剂，耗伤阴液，所致脑脊液生成不足与丧失过多，导致脑脊液数量上的减少。故脑脊液不足则亏虚，太薄则失滋，过少则低压。

2. 潴留淤滞　无论何种原因导致脑脊液急性或者慢性的产生过多和吸收缓慢，脑脊液在脑室和蛛网膜下隙内潴留淤滞，都能产生颅内高压；另外，脑脊液之致和则无滞、无滑，驳杂不纯时往往伴有脑脊液过多，故停聚则淤滞，质厚则凝结，过多则高压。

3. 驳杂不纯　脑脊液有清浊纯驳之分，以清纯冲和运转流通为常。过于清，则或寒或薄；过于厚，则或浊或滞。驳杂则不纯，或者出血入脑室，或者脑脊液组成成分改变，或者微生物、炎症细胞、炎症因子、肿瘤细胞、药物成分等入脑室，都导致脑脊液原本的形质发生改变。以阴阳五行原理视之，清纯者"如阴阳五行错综不失条绪"，驳杂者五行之气分布不均匀，"大凡物事禀得一边重，便占了其他底"（《朱子语类·性理》），其实是精气阴阳偏颇驳杂、五行亢害承制失序、气机紊乱冲克违度的矛盾体，故可产生种种形神失常症状。

二、脑脊液循环障碍的证治特点

神经系统对损伤的基本反应有脑水肿、脑积水、颅内压升高、脑疝等，都存在脑髓玄府闭阻，脑脊液循环障碍。轻则头痛健忘，重则昏迷痴呆，乱则癫狂痫。颅骨定型决定了脑组织的形状和体积，脑脊液循环障碍者颅内压改变；畸形者，如《外台秘要·小儿诸候》曰"脑长头大，囟开不合"。

（一）治求其属，亦求其本

辨治脑脊液循环障碍，求之脏腑。

1. 心主神明，脑为元神之腑；心主血主脉，上供于脑，血足脉畅则脑脊液充盈，临床上脑脊液循环障碍可从心论治，或心脑同治。

2. 肺主一身之气，朝百脉，通调水道，助心行血。气道通畅，宗气充沛，心血上达，或为脑脊液，三焦水道气化则津液平衡，髓海有余，故脑脊液循环障碍可以从肺论治。

3. 脾为后天之本，气血生化之源，主升清，五脏六腑之津液精微上注于脑，部分成为脑脊液。脾胃健旺，化源充足，五脏安和，九窍通利，则清阳出上窍而上达于脑，部分成为脑脊液中的相火或者少火。脾胃虚衰则九窍不通，清阳之气不能上行达脑而脑失所养。所以，李东垣倡"脾胃虚则九窍不通论"，以升发脾胃清阳之气或者补养脾胃冲和之津液，均可治疗脑脊液循环障碍。

4. 肝主疏泄，调畅气机，又主藏血，气机调畅，气血和调，则脑清神聪。若疏泄失常，情志失调，清窍闭塞致脑脊液不足或脑脊液潴留淤滞，或血溢于脑室致脑脊液驳杂，即产生脑脊液循环障碍；若肝失藏血，脑失所主，或神物两离，脑脊液循环障碍或变生他疾，如眩晕、心理疾病、精神疾病等。

5. 脑为髓海，精生髓，肾藏精，下通督脉，命火温养，故肾精充盛则脑脊液充盈营养脑髓，肾精亏虚则髓海不足以及脑脊液不足，而变生诸症。故精不足者，补之以味，皆上行至脑，以为生化之源，临床上补肾填精益髓为治疗脑脊液循环障碍的重要方法。以上五脏治法各有相应方法，论述颇多[15,16]，此不赘述。

6.《素问·灵兰秘典论》曰："三焦者，决渎之官，水道出焉"，水液在体内的运输、转化和排出，需要依靠三焦才能完成。《灵枢·营卫生会》所谓的津液"注入膀胱"，糟粕"下于大肠"，故脑脊液循环障碍特别是停聚郁滞、质厚凝结、过多高压病机时，必须决渎三焦，峻利膀胱之水或者通泻肠腑之实，包括放脑脊液、侧脑室引流、去骨瓣减压等。

7. 脑脊液循环障碍辨治求之奇恒之府，如脑髓、脑室、脑脉、脑络、脑膜，通过玄府化气，使气血津液流通顺畅。无论先天性脑脊液循环障碍、出血相关性脑脊液循环障碍、外伤性脑脊液循环障碍、退行性脑脊液循环障碍或者不明原因脑脊液循环障碍，亏损不足者治宜补益、升提、固摄。

（二）以通为补，虚实分治

治疗脑室相关疾病应以"通"字立法，脑脊液循环障碍上病下取，尤以通利为要。

1. 峻下利水　《醉花窗医案·水停不寐》曰"水停则逐水"。用于脑积水，血管源性、间质性、渗透压性脑水肿，颅高压综合征，脑疝等。如通腑决渎汤（葶苈子、牵牛子、桃仁、生大黄、苏木、泽泻）。

2. 活血利水　用于蛛网膜下腔出血，脑室出血，脑出血破入脑室，慢性硬膜下积液、血肿，脑外伤，颅内静脉窦血栓形成，全身瘀血性疾病等。血瘀水停，颅脑水瘀。如脑窍通方（丹参、川芎、赤芍、桃仁、红花、益母草、川牛膝、茯苓、白茅根、麝香），石菖蒲易麝香，加三七粉、水蛭。其中，蛛网膜下腔出血等脑室血瘀者，活血利水需要配伍熄风潜阳降冲、缓急解痉和络、利水活血宁血等。如天麻钩藤饮。

3. 化气利水　《丁甘仁医案·肿胀》曰："阳气所不到之处，即水湿灌浸之所。"应当通阳化气、内外分消。用于正常压力脑积水，脑缺血，脑缺氧和中毒性脑病引起的细胞毒性脑水肿，神经性水肿，脑过度灌注综合征引起的脑水肿。如疏玄化气散（三七、川芎、西洋参、白芷、炙麻黄、全蝎）。水停气阻，浊瘀成毒，化气利水促进容积传导，当与分清化浊等其他治法联合应用。如板虎灭毒汤（板蓝根、虎杖、露蜂房、紫草、重楼、白花蛇舌草、连翘、青黛）。

4. 分清化浊　《幼科条辨·解颅》曰："或感受湿热毒邪，上蒸于脑，与水湿搏击，壅滞不化而成本证。"宜分清化浊。用于脑脊液中蛋白量增高：多发性硬化、神经梅毒、慢性炎症、急性感染性多发性神经炎、视神经炎、浆液性脑膜炎、脑实质恶性肿瘤等，或脑脊液内酶量、糖含量、细胞数增加，或电解质含量改变等。如甘露消毒丹。

5. 滋阴养液　肾虚髓亏，阴液不充，气虚下陷，宜滋养升提。用于良性颅内低压综合征、慢性脱水、低血糖、恶病质等。如左归饮。

6. 补液升压　较滋阴养液力度更大。用于颅内低压综合征，低血压，颅脑损伤后脑脊液漏、短期内多次放脑脊液、持续性脑室引流，脑脊液分泌减少等。如固脉升压汤（红参、炙麻黄、黄芪、五味子、熟附片、鹿角霜、紫石英、葛根）。

（三）宣通玄府，体用同治

脑室腑病变体用同病，治宜体用并重、体用同调。脑脊液病变与脑屏障病变同治，选择性地引起某些物质通过，阻止另一种物质通过，以确保神经元的正常功能活动需要其周围的微环境保持一定的稳定性。一般而言，开通脑屏障，使治疗药物能够进入中枢，抵达病变部位，有助于提高临床疗效。临床使用辛香走窜药物如人工麝香、人工牛黄、冰片、苏合香、石菖蒲、白芷、辛夷、苍术、薄荷等。但是，中枢感染、脑卒中、神经变性、脑肿瘤、脑损伤等，引起脑室腑的屏障功能和结构受损，如脑血管内皮细胞间的紧密连接（TJ）密闭性损害成为卒中、神经炎性疾病、脓毒性脑病、人类免疫缺陷病毒（HIV）相关性痴呆、多发性硬化和 Alzheimer 病的血脑屏障炎症机制，并导致神经系统疾病进展加重[17]。临床针对血脑屏障炎症机制研发相应治疗药物。我们基于脑窍理论，选择使用宣通玄府药物[18]。

（四）奇恒治法与正治法

脑为奇恒之府，《素问·五脏别论》曰："或以脑髓为脏，……或以为腑，敢问更相反，皆自谓是。"这种矛盾现象自古以来就存在，我们临床上认识到"脑……名曰奇恒之府"应当包括脑髓为脏、脑室为腑两个方面，同时又综合了脏腑藏泻功能，并包括颅骨脑膜脑脉的奇恒功能[15]，脑脊液循环正常则神全，神全则气行，气行则有生机、感觉和运动，故应当兼顾补泻、动静、升降、开合等奇恒之治，使补而不滞，补而能升，补而能通；泻不伤正，泻而不散，泻而不脱。避免因补而气越、阳升、风动致脑脊液淤积，也要避免因泻而气陷、阳脱、阴滑致脑脊液不足[10]。因此，《素问·至真要大论》指出正治法要"适事为故"，"逆之，从之，逆而从之，从而逆之，疏气令调，则其道也"。

三、基于脑室腑理论辨治脑脊液循环障碍医案

（一）颅内低压综合征案

刘某某，男，42岁，2016年10月27日一诊：1年前感冒史，感冒愈后一直头晕头昏、坐起或站立时额部及枕部疼痛，双下肢乏力，不耐劳累，喜卧床不起，偶有恶心、呕吐，易汗出，食欲不振，睡眠不安，全身不适。多次腰椎穿刺，测脑脊液压力 45~65 mmH₂O，诊为"颅内低压综合征"，反复住院（用药不详），每次住院后症状缓解 10~15 日。舌暗黑苔厚腻，脉沉细弱。头部 MRI 未见异常。辨证为阳气下陷，阴津亏虚，玄府壅滞。治法：益气升阳，养阴化津，疏通玄府。处方：怀山药、黄芪、葛根各 30 g，鹿衔草、蓝布正、红景天、紫石英各 15 g，升麻、炙麻黄、柴胡、玄参、黄精、石斛、甘草各 10 g。服用 7 剂，每日 1 剂，水煎服。鼓励多进汤水及适量咖啡，多休息少活动。2016 年 11 月 4 日二诊：精神提振，头晕、头昏、头重、头痛均减轻，舌暗红，苔仍厚腻，较前略减，脉沉细。去柴胡、升麻，加藿香、佩兰各 10 g。服用 14 剂，每日 1 剂，水煎服。2016 年 11 月 19 日三诊：头部症状明显减轻，建议腰椎穿刺复查，患者拒不从。舌老红，苔腻不厚，脉沉细。去藿香、佩兰，加鹿角霜 15 g，山茱萸、乌梅各 10 g，五味子 5 g。服用 30 剂，每日 1 剂，水煎服。2016 年 12 月 21 日四诊：患者精神可，睡眠安，饮食增加，无不适症状，舌红，苔薄腻，脉细。守方 30 剂，以巩固疗效。

按：感冒后脑脊液分泌障碍，造成颅低压。古今补脑髓方药，不离肾精肝血，或及于脾胃，证之临床效缓不彰。本案法《脾胃论·湿热成痿肺金受邪论》助阳和血补气汤之旨，认为其病机为"此服苦寒药太过，真气不能通九窍也"。立论从玄府壅滞，气化不及，以致阴津亏虚，阳气下陷，髓海不足。考《素问·离合真邪论》曰："真气者，经气也。"故治以阴阳津气同补，疏通玄府气化，鼓舞经气流转，则精微真气不竭。

（二）血管性痴呆并梗阻性脑积水案

王某某，女，77 岁。因记忆力下降、行动迟缓半年，加重伴双下肢行走不能 3 日，于 2017 年 11 月 15 日入院。患者半年前脑梗死后出现记忆力下降，以近记忆减退为主，反应迟钝，间有言语错乱，双下肢乏力，动作笨拙，伴行动迟缓不稳，未予特殊处理，症状持续性加重。3 日前患者无明显诱因开始出现双下肢乏力，行走不能，主动性活动下降，伴有头晕、大小便失禁，饮食睡眠可。舌暗红干，少苔，脉弦细。既往有原发性高血压、糖尿病病史，血压、血糖控制可。体格检查：记忆力、计算力、定向力下降，对答切题。双上肢肌力 4 级，双下肢肌力 3 级，左侧肢体肌张力增高，病理反射未引出。走"一"字步、跟膝胫试验、闭目难立征不能配合。MMSE 评分：15 分。颈椎动脉彩超示：双侧颈动脉硬化并双侧斑块形成；双侧椎动脉局部走行扭曲，血流阻力指数增高。颅脑 MRI 示：双侧基底核区多发性腔隙性梗死；幕上脑室扩大，考虑梗阻性脑积水；脑白质病变，脑萎缩，大枕大池。行腰椎穿刺，测压力150 mmH$_2$O，脑脊液常规、脑脊液生化均正常。诊断：①正常颅压性脑积水，血管性痴呆；②脑梗死后遗症期。予脑蛋白水解物注射剂营养神经，乙酰谷酰胺注射液改善脑代谢，丹参川芎嗪注射液活血化瘀。中医辨证为气阴亏虚，颅脑水瘀。治以益气养阴，活血利水，方用参芪地黄汤加味：黄芪、生地黄各 20 g，党参、山药、川牛膝、鸡血藤、茯苓各 15 g，山茱萸、牡丹皮、泽泻、石菖蒲、苍术、苏木各 10 g，甘草 6 g。5 剂，每日 1 剂，水煎服。于 2017 年 11 月 21 日、22 日、24 日、27 日多次行腰椎穿刺，并放脑脊液 20～30 mL，复测压力 80～150 mmH$_2$O，患者无特殊不适。每次放脑脊液后，步态好转，小便控制能力增强。但因患者不配合，未行脑脊液分流术。加用乙酰唑胺片 0.25 g，每日 2 次。中药汤剂仍予原方加减。2017 年 12 月 4 日患者视物模糊，反应迟钝，记忆力、计算力下降，已能自行缓慢行走，仍然大小便失禁。舌暗红，苔薄黄，脉弦细。体查：双上肢肌力 4 级，双下肢肌力 4 级，左侧肢体肌张力增高，走"一"字步、跟膝胫试验、闭目难立征不能配合。虽然病情稳定，但非短期可复，予乙酰唑胺片、尼麦角林片，中药汤剂 30 剂，带药出院。

按：梗阻性脑积水是一种临床综合征，中医属于眩晕、痴呆、郁病等范畴。脑室腑在三焦范围内气化，水气不化则蓄积，故水饮同源同性。脑积水之水滞、水停、水瘀、水积，水之流缓滞积，血亦滞泣化水，是阴水证。《杂病广要·水饮》认为水液之属，"停积不行，是即所谓饮也"，水饮病机乃"三焦气涩，脉道闭塞，则水饮停滞，不得宣行"，与肺脾肾相关。因此，"治不当为诸证牵掣"，水停则逐水、利水、化水，"以治饮为先，饮消则诸证自愈"。病因缺血中风，故配伍苏木、川牛膝、鸡血藤活血通脉；病位在脑室腑，故配伍石菖蒲、苍术通窍泄饮。

《张氏医通·痰饮》曰：凡积水、积饮、留饮、伏饮之类，"必先团聚于呼吸大气难到之处"，如伏匿于"五脏藏神之地"，"留饮结气"，"聚于血分"，"堵塞窍隧"，水气血同病；乃至液浊瘀滞化热，水湿积饮成痰，更加壅塞脑髓玄府，宿积痰饮深藏脑室，久病正虚成为痼疾。"不得下行化令，由是津液凝滞"，脑脊液循环和吸收通路不畅，神机气化不利，正常颅压也是影响容积传导的病理状态。根据肾主髓司二便，正常颅压脑积水，认知障碍，大小便失禁，不宜峻下逐水，徒伤正气；腰椎穿刺放脑脊液，"直达其积饮"，有助于促进脑脊液循环，也要严格限量。本病气阴亏虚为本，故选方参芪地黄汤益气养阴；久以持之，方见效果。

（三）正常颅压性脑积水并痴呆案

罗某某，女，50 岁。进行性记忆下降 2 年余。2015 年 4 月 21 日首诊：精神迟钝呆板，记忆下降，说话含糊不清，右侧肢体不能自主活动，左上肢自主活动幅度小，左下肢不能自主活动，轮椅上坐姿不正，大小便能够示意，但常常小便不能自控，无痛性发作，舌红赤苔黄腻，脉沉弱。体格检查：脉搏

86 次/min，呼吸 24 次/min，血压 130/75 mmHg；体形肥胖，神志清，缄默状态，语言不清，构词障碍；右侧肢体肌力 2 级，左上肢肌力 4 级，左下肢肌力 2 级，四肢肌张力减弱，腱反射减弱，巴氏征（+/−）。MRI 示：未发现明显占位性病变，双侧侧脑室扩大，双侧侧脑室旁脱髓鞘改变，脑萎缩。腰椎穿刺检查：脑脊液压力 140 mmH₂O，蛋白质 420 mg/L，其余（−）。患者既往有"偏头痛"病史，长期使用"头痛粉"（成分不详）治疗；否认"原发性高血压"病史；于 2009 年步行障碍经常跌倒，疑诊为："脑血管病？前庭病变？"此后轮椅代步，2013 年后完全依靠轮椅生活；2014 年诊为"老年性痴呆"，多次住院治疗。诊断：正常压力脑积水，痴呆，脑萎缩。治疗：茴拉西坦片 0.2 g，每日 3 次，健脑补肾丸 15 丸，每日 2 次。中医辨证水湿阻滞，气化不利。治法：化气利水。方药：白花蛇舌草、垂盆草各 30 g，石菖蒲、白参、桂枝、附片（先煎）、白芷、薄荷、炒葶苈子各 10 g，煅青礞石（先煎）15 g，皂荚 3 g，蝼蛄 3 个。服用 14 剂，水煎服。2015 年 5 月 5 日二诊：患者家属诉，用药后似乎精神有好转，说话含糊不清，但愿意与人说话，小便多，饮水量明显增加，进食量亦有增加，舌红苔薄黄腻，脉沉弱。原方去葶苈子，加苏木、土鳖各 10 g，服用 14 剂，水煎服。2015 年 5 月 20 日三诊：患者精神好转，说话较含糊，沟通可，小便频数，舌红中尖部苔薄黄腻根苔厚黄腻，脉沉弱。原方去白参、桂枝、附片，加天竺黄 15 g、远志 10 g、黄连 6 g。服用 14 剂，水煎服。2015 年 6 月 4 日四诊：其后，患者断断续续 2～4 周就诊一次，至 2016 年 9 月 30 日共计 23 诊次，每次均在二诊处方加减，用药大抵为利湿化湿、化痰涤痰、化瘀化浊等。期间，有时因陪护原因及肺部感染再入院一次，停服中药汤剂 5～12 日不等。刻诊：患者神志清楚，能够与人交流，说话欠清晰，能够在平地行走 200 米左右，大小便自控，舌红苔薄黄，脉沉细。患者已经间断服用汤剂 17 个月多，希望口服西成药物治疗。予乙酰唑胺片 0.25 g，每日 3 次。连同茴拉西坦片、健脑补肾丸（组成：人参、鹿茸、狗鞭、肉桂、金牛草、炒牛蒡子、金樱子、蝉蜕、杜仲炭、川牛膝、炒酸枣仁、制远志、山药、当归、桂枝、豆蔻等）服用，每个疗程连用 4 周，停药 5～7 日后可以继续使用下一个疗程。

　　按：笔者认为脑脊液是流动着的精气神复合统一体，脑脊液与精血互根互通，经玄府气化产生及吸收，三焦宣通如雾如沤如渎，保证脑脊液常度循环以及新陈代谢，形质维持自稳态，阴阳平衡，发挥其灌注、充实、滋养脑髓，化生神机、神志、神智等作用。百病皆由玄府病变而生，玄府气化失司，三焦气液宣通不循常度，脑脊液循环必然产生障碍。无论是先天性或者退行性原因，或者出血后、外伤后、炎症后、肿瘤后、使用药物后，导致脑脊液的数量和质量发生病理改变。脑脊液循环障碍治疗离不开五脏、六腑、奇恒之府，并且应当兼顾补泻、动静、升降、开合之奇恒治法。使补而不滞，补而能升，补而能通；泻不伤正，泻而不散，泻而不脱。

　　原因不明确的正常颅压性脑积水，保守治疗方法效果不佳。本案从津液气化循环与津液代谢障碍论治，综合应用猪苓汤、解颅饮（组成：党参、白术、陈皮、黄精、何首乌、龟甲、生地黄、甘草）、附子汤、葶苈大枣泻肺汤、礞石滚痰丸等方意，利水、利湿、涤痰以去除脑脊液集聚，恢复津液气化常度；化气、化瘀、化浊以促进脑脊液循环，恢复神窍清空状态。①去除脑脊液集聚，选药宜猛宜峻而有度，不能损伤津液。如葶苈子、蝼蛄、白花蛇舌草、垂盆草、猪苓、茯苓、泽泻、薏苡仁、泽兰等利水渗湿药物，不用牵牛子、甘遂、大戟、芫花、商陆、轻粉等峻下逐水药。其临床用药要点，正如《素问·汤液醪醴论》所曰："平治于权衡，去宛陈莝，开鬼门……洁净府，精以时服，五阳已布，疏涤五脏。"②鬼门不开，颅脑水瘀，窍闭神匿，神不导气则病痴呆。配伍石菖蒲、皂荚、天竺黄、远志、白芷、薄荷、细辛等开窍药物开窍醒神。但是，气聚神充，气散神亡。《类经·摄生类》曰："人之有生，全赖此气。"故避免使用麝香、冰片、蟾酥之类开窍药物走窜耗气。③气血相关，虚实相因。本案病程长，配伍用药先气后血，先峻后缓，先泻后补。先用辛热化气、化浊，白参配伍桂枝或肉桂、附片；再用辛温化瘀、通络，当归配伍川芎、土鳖、乳香、没药；后用甘温益肾气、补阴精，熟地黄配伍山茱萸、何首乌、紫石英、鹿角胶。较多选择活血化瘀兼利水渗湿药物，如性凉之益母草、虎杖、半枝莲、穿山龙、小木通、落得打、蒲黄等，性温之泽兰、天仙藤、鬼箭羽、川牛膝、干地龙等，性平之北刘寄奴、王不留行等。《素问·至真要大论》曰："谨守病机，各司其属，有者求之，无者求之，盛者责之，虚者责之，必先五胜，疏其血气，令其条达，而至和平。"

（四）蛛网膜下腔出血并硬膜下血肿案

杨某某，女，71 岁，因突发头痛、呕吐 10 余日，于 2018 年 12 月 1 日 11:14 入院。患者体瘦急躁，既往有原发性高血压病史 17 年，有冠心病病史 6 年。于 2018 年 11 月 16 日下午 4 点突发剧烈头痛，伴恶心呕吐，呕吐物为胃内容物，无意识障碍、四肢无力、视物旋转不清等不适，立即送至市第某医院就诊，行颅脑 CT 发现蛛网膜下腔出血，右侧额、顶、枕部硬膜下积液、积血约 120 mL；大脑中动脉动脉瘤。予以对症支持治疗后（具体不详）症状较前稍缓解。2018 年 11 月 26 日转入某大学附属医院，予以脱水、营养神经、止呕、护胃、护脑、缓解脑血管痉挛止痛等对症支持治疗后，于 11 月 27 日转入神经外科 ICU，拟行手术治疗，患者及家属拒绝手术，遂转我科。现症见：患者精神较差，仍有头痛，呈持续性，程度可耐受，头部活动后稍有恶心欲呕，无意识障得、四肢无力、视物旋转不清等，无恶寒发热，饮食正常，夜寐安，大便秘结，小便正常。舌暗红，苔薄黄，脉弦细。体格检查：体温 36.5 ℃，脉搏 78 次/min，呼吸 20 次/min，血压 150/72 mmHg，神经系统体征（一）。予尼莫地平注射液（推泵控制 5 mL/小时开始，视血压调整）改善脑血管痉挛，甘露醇注射液、甘油果糖氯化钠注射液、七叶皂苷钠冻干粉针脱水降颅压，头孢他啶粉针剂抗感染，神经生长因子冻干粉针修复受损神经，能量支持及对症支持治疗。同时，口服苯磺酸左旋氨氯地平片控制血压，酒石酸美托洛尔片控制心率。中医治以平肝潜阳，疏肝通络，方用天麻钩藤饮加减：生牡蛎 30 g，天麻、钩藤、茯苓、首乌藤、连翘各 15 g，炒栀子、黄芩、川牛膝、益母草、蒲黄、盐泽泻各 10 g，生大黄、甘草 6 g。服用 5 剂，每日 1 剂，水煎服。2018 年 12 月 6 日患者病情好转，继续前治疗方案，续予天麻钩藤饮加减 14 剂。2018 年 12 月 18 日病情稳定，停甘油果糖氯化钠注射液、七叶皂苷钠冻干粉针脱水，予螺内酯片、氢氯噻嗪片利尿。停尼莫地平注射液推泵，另予尼莫地平片。患者偶发胸闷，予速效救心丸、复方丹参滴丸活血化瘀，理气止痛，阿托伐他汀片剂降脂。2018 年 12 月 22 日复查颅脑 CT，对比 2018 年 12 月 8 日 CT，双侧大脑半球对称，右侧额、顶、枕部颅骨内板下见弧片状水样密度，较前明显减少；右侧顶部颅骨内板下见少许条状高密度影；侧脑室稍受压变窄、左移。患者无明显头痛，偶有头部昏沉感，舌暗红中裂，苔薄黄干，脉弦细。调整处方：生牡蛎 30 g，天麻、茯苓、钩藤、槲寄生、生地黄、麦冬各 15 g，茯神、石斛、盐杜仲、炒栀子、黄芩、川牛膝、益母草、熟大黄各 10 g，五味子 3 g。服用 5 剂，每日 1 剂，水煎服。2018 年 12 月 27 日患者病情稳定，带药螺内酯片、氢氯噻嗪片、尼莫地平片、阿托伐他汀片、苯磺酸左旋氨氯地平片、酒石酸美托洛尔片，及 2018 年 12 月 22 日中药汤剂 14 剂出院。2019 年 1 月 15 日复查颅脑 CT，右侧额、顶、枕部颅骨内板下少量积液约 40 mL，停螺内酯片、氢氯噻嗪片、酒石酸美托洛尔片、中药汤剂。继续尼莫地平片、阿托伐他丁片、苯磺酸左旋氨氯地平片，加用医院内制剂安脑平冲片（组成：生龙骨、生牡蛎、川牛膝、黑栀子、牡丹皮、生大黄、黄芩、嫩钩藤、白蒺藜、泽泻、白芍、甘草）以镇肝熄风、平冲降逆、清肝宁血。

按：《金匮翼·中风统论》中风八法有开关、固脱、泄大邪、除热气、通窍隧、转大气、逐瘫痪、灸俞穴等，临床需要分阶段综合应用。本案蛛网膜下腔出血并硬膜下血肿，中医称为血证、脑中蓄血、脑室腑出血、出血中风等，血水相干，腑气不通，故利水通腑，并泄下通腑，通下窍而开上窍；与清热熄风、活血宁血、疏通经络、滋养阴液等配伍使用。

（五）脑积水行脑室腹腔分流术后感染案

林某，女，49 岁。因脑空腹腔分流术后 2 年余，间歇性发热 2 周，于 2013 年 1 月 19 日 11:15 由门诊拟"脑室腹腔分流术后感染"收入院。患者于 2010 年 6 月有"脑外伤开颅血肿消除术＋去骨瓣减压术"病史，术后遗留肢体活动障碍及智力障碍。2010 年 9 月发现"脑积水"，行脑室腹腔分流术，随后行康复治疗好转。2012 年 11 月头上伤口附近出现 2 个红色疖肿，予伤口换药后，疖肿破溃并少许流脓，2 周前出现间断性发热，体温最高达 38.5 ℃～39.2 ℃。症见：精神一般，发热，无寒战、腹痛、腹泻、抽搐等症状，饮食睡眠可，大小便正常。舌暗老红苔黄厚腐腻，脉滑大实。体格检查：体温 36.5 ℃，脉搏 80 次/min，呼吸 20 次/min，血压 112/70 mmHg；体格检查不合作，神志清楚，慢性病容，被动体位，反应迟钝，言语少、应答欠准确；可自动睁眼，双眼视力粗测正常，视野检查不能配合；头颅无畸形，右侧头顶部可见陈旧性手术瘢痕，瘢痕上端及右枕部分别可见 2 个约米粒大小红色丘疹，少许渗液，表面有脓皮，周围皮肤无红肿，无明显皮下积液，右侧顶部、颞部及右侧颈部可扪及皮下引流管；左眼上睑下垂，左侧眼球运动受限，右侧眼球活动可，结膜无充血及水肿，巩膜无黄染，角膜透明，双侧瞳孔直径 3 mm，双侧瞳孔对光反应灵敏；双侧颞肌无萎缩，双侧咀嚼肌无萎缩，唇无发绀，张口受限，张口无偏斜，咬合有力；双侧颜面部触觉未见异常，痛觉未见异常；鼓腮、示齿、伸舌不能配合；外耳道无溢脓，乳突无压痛，鼻旁窦区无压痛；颈抵抗（＋），四肢肌张力高，双下肢肌肉萎缩，双下肢屈曲畸形，左上肢屈曲畸形，双膝关节及左侧肘关节、左腕关节僵硬，不能活动，双下肢无水肿，双下肢皮肤无色素沉着；右上肢肌力正常，双下肢及左上肢肌力为 0，未见不自主运动；指鼻试验、指指试验、跟膝胫试验、Romberg 征检查不能配合，躯干及四肢浅感觉无异常，双侧腱反射正常，无髌阵挛及踝阵挛；双侧霍夫曼征阴性、双侧巴氏征阴性；右侧胸部 2～3 肋间锁骨中线附近约 2 cm×1.5 cm 大小表皮破溃，形状不规则，局部皮肤发红，无肿胀，少许渗液，脑室腹腔分流管部分外露。头部 CT：脑外伤术后改变，右侧枕叶局部脑组织及右侧枕部局部颅骨缺如，左侧额颞脑软化灶形成；脑室腹腔分流术后改变；双侧侧脑室扩大；间质水肿。诊断：脑室腹腔分流术后感染，脑积水，脑水肿。予拔除原有分流管，行腰椎穿刺术放取脑脊液。脑脊液常规：潘氏试验阳性（＋），白细胞计数 0.023×10⁹/L，红细胞计数 1000×10⁶/L。脑脊液生化：蛋白定量 563 mg/L，其余（－）。伤口予以彻底清创冲洗换药，头孢西丁钠冻干粉针抗感染。中医治以清热解毒、峻下利水。处方：葶苈子、生大黄、青黛、金银花、野菊花、露蜂房各 10 g，连翘、车前子、紫花地丁、白花蛇舌草各 15 g，龙胆、甘草各 6 g。服用 12 剂，每日 1 剂，水煎服。2013 年 2 月 5 日去葶苈子、车前子，生大黄改熟大黄，加土茯苓、茯苓各 15 g，清热解毒、通下利水。30 剂，每日 1 剂，水煎服。再次于 2013 年 3 月 15 日全麻下行美敦力分流管脑室腹腔分流术。患者无特殊不适，舌暗红苔黄厚腻，脉弦实。中医治以清热利湿、疏通玄府。处方：薏苡仁、虎杖各 30 g，制大黄、郁金、土茯苓、鬼箭羽各 15 g，柴胡、赤芍药、苏木、苍术、干地龙各 10 g，制乳香、制没药、甘草各 6 g。服用 21 剂，每日 1 剂，水煎服。2013 年 4 月 9 日患者神志清楚，未诉特殊不适。舌暗红苔黄腻，脉弦实。体格检查：颈抵抗（＋），四肢肌张力高，双下肢肌肉萎缩，双下肢屈曲畸形，左上肢屈曲畸形，双膝关节及左侧肘关节、左腕关节僵硬，不能活动，右上肢肌力正常，双下肢及左上肢肌力 0 级。复查头部 CT：脑外伤术后改变，脑室腹腔分流术后改变，双侧侧脑室稍扩大。中医治以益气活血、温阳化湿。处方：黄芪、党参、猪苓各 15 g，桂枝、苍术、石菖蒲、苏木、制大黄、制乳香、制没药、桃仁、红花、土鳖各 10 g，甘草 6 g。服用 30 剂，每日 1 剂，水煎服。应家属要求转康复理疗科继续治疗。

按：本案脑外伤、脑挫裂伤及手术致头部内伤，脑室腑屏障受损，玄府障碍，气血瘀滞，元神涣散；毒邪外侵，气化失司，清化为浊，清浊相干；水停水瘀，水湿蕴积，浊毒内生，淫佚侵害，故脑积水与脑水肿并存。脑室腑气不通，影响脑髓神机运转，在分流术后峻利、通利、渗利，逐水则压力顿减，然后疏通玄府，恢复气化，脑脊液循环才能恢复正常。

四、结语

国际脑积水及脑脊液循环障碍学会（ISHCSF）及中国微循环学会神经变性病专业委员会（CSMNDDC）热点关注脑脊液循环障碍的危险因素、发病机制、评估方法、诊断标准、治疗方法。但是，对脑脊液循环障碍的中医认识极为分散少见，并且基本上归属于水饮、水病、解颅等范畴，没有体现脑髓与脑脊液病变的重要性，没有纳入脑室腑病变的表现形式，没有联系到脑屏障损伤的病机因素，以至于临床思维和方药应用存在较大的局限性。我们基于脑室腑理论的学术发掘，为脑病的临床诊疗提供新思路与新方法，有助于提高脑脊液循环障碍的中医辨治水平和临床疗效，希望对完善中医脑病理论系统有所裨益。

参考文献

[1]　谢志胜，周德生，胡华，等. 脑髓为脏之理论探讨 [J]. 光明中医，2015，30 (11)：2308 - 2311.

[2]　周德生，钟捷，高晓峰，等. 安脑平冲汤治疗蛛网膜下腔出血临床研究 [J]. 新中医，2010，42 (05)：11 - 13.

[3]　郭雅玲，周德生. 论"脑室为腑" [J]. 环球中医药，2018，11 (08)：1219 - 1222.

[4]　李景祥. 论脑和女子胞的阴阳五行属性 [J]. 江西中医学院学报，2003，16 (2)：77 - 78.

[5]　万飞，王中琳. 立脑为脏的可行性分析 [J]. 云南中医中药杂志，2016，37 (05)：13 - 14.

[6]　高也陶.《黄帝内经》的心主是脑脊神经系统 [J]. 医学与哲学 (人文社会医学版)，2010，31 (11)：78 - 79.

[7]　周波. 三焦的实体、命名及与心主的表里关系 [J]. 辽宁中医药大学学报，2011，13 (04)：118 - 120.

[8]　周德生. 脑主神机论 [J]. 中国中医药现代远程教育，2011，9 (11)：2 - 4.

[9]　罗本华，于建春，成海燕，等. 论三焦气化是脑神的基础 [J]. 辽宁中医杂志，2010，37 (06)：1004 - 1007.

[10]　周德生. 辨证治疗脑脊液循环障碍 [J]. 实用中医内科杂志，2013，27 (10)：42 - 45.

[11]　赵进喜，庞博. 中医"浊"的涵义及其临床意义 [J]. 中医杂志，2009，50 (7)：581 - 584.

[12]　陈潮祖. 中医治法与方剂 [M]. 3 版. 北京：人民卫生出版社，1995：658 - 659.

[13]　王勇奇. 膜性三焦假说 [J]. 当代医学，2011，17 (06)：160，34.

[14]　孔光一，赵岩松，严季澜，等. 少阳三焦膜系病机探讨 [J]. 北京中医药大学学报，2011，34 (03)：149 - 150，158.

[15]　周德生. 脑主神机论 [J]. 中国中医药现代远程教育，2011，9 (11)：2 - 4.

[16]　周德生."脑为奇恒之府"理论的临床应用 [J]. 中国中医药现代远程教育，2011，9 (15)：8 - 9.

[17]　Praveen Ballabh，Alex Braun，Maiken Nedergaard，etal. 血脑屏障结构、调控和临床意义 [J]. 国际脑血管病杂志，2006，1 (02)：86，94 - 96.

[18]　周德生，吴兵兵，胡华，等. 脑窍理论及其临床应用 [J]. 中国中医药信息杂志，2015，22 (12)：96 - 98.

第二十三章 基于玄府气化理论辨治脑水肿及脑积水

玄府理论最早源于《内经》，《素问·水热穴论》曰："所谓玄府者，汗空也。"金元时期刘完素通过对玄府进行创新与发散，认为玄府是"精神、荣卫、血气、津液出入流行之纹理"，阐述了玄府是气血津液等物质在体内运行的通道。目前，基于玄府理论作为中医理论的基本内容之一，在指导中医临床诊疗实践中发挥着日益显著、不可或缺的作用，已经收到较好的临床疗效，体现出愈来愈重要的理论价值和临床意义。本章将玄府理论运用到脑水肿及脑积水的病机阐述与临床证治。

一、玄府气化理论

刘河间基于《黄帝内经》，构建了玄府气化理论。现代中医学发挥颇多，形成了独特的理论体系。

（一）玄府的概念

"玄府"一词，原指汗孔，《内经》多处提及。如《素问·水热穴论》曰"所谓玄府者，汗空也"；张介宾《类经·针刺》对"玄府"作注曰："汗属水，水色玄，汗之所居，故曰玄府。从孔而出，故曰汗空。然汗由气化，出乎玄微，是亦玄府之义"；金代刘河间借用"玄府"旧名，发展《金匮要略》"腠理"（"腠者，是三焦通会元真之处，为血气所注；理者，是皮肤脏腑之纹理也"）说，创造性地提出了一种全新的组织概念，其在《素问玄机原病式》曰："然皮肤之汗孔者，谓泄气液之孔窍也，一名气门，谓泄气之门也；一名腠理者，谓气液出行之腠道纹理也；一名鬼神门者，谓幽冥之门也；一名玄府者，谓玄微府也。然玄府者，无物不有，人之脏腑、皮毛、肌肉、筋膜、骨髓、爪牙，至于世之万物，尽皆有之，乃气出入升降之道路门户也。"其将玄府拓展为一种存在于人体五脏六腑、四肢百骸、血脉皮毛甚至世间万物的无处不在的细微结构，用以作为气机升降的门户以及精血津液出入的通路，这是中医学在人体组织结构认识上的一次深化。葛洪《抱朴子·内篇》中首列"畅玄"篇，曰"玄者，自然之始祖，而万殊之大宗也。眇昧乎其深也，故称微焉。绵邈乎其远也，故称妙焉"，将"玄"作为天地万物的总根源、总动力。又曰："玄之所在，其乐不穷。玄之所去，器弊神逝。"此处的"玄"已具有"气"的内涵，认为"气"的流转是万物生灭的根本原因。

（二）玄府特点与玄府气化

玄府作为广泛存在于人体各个部位的一种极细微的组织结构，承载着流通津液、渗灌气血、转运神机等重要的生理功能[1-3]。只有玄府开阖正常，才能保证气机升降出入的顺畅，从而维持人体的一切生命活动。《素问·六微旨大论》曰："非出入则无以生长壮老已，非升降则无以生长化收藏。是以升降出入，无器不有。"王明杰提出玄府具有以下3个特点。①分布广泛：不仅遍布人体内外各处，而且存在于各种生物中；②结构微细：所谓"玄微府"，即言其形态之玄冥幽微，殆非肉眼所能窥见；③贵开忌合：玄府以开通为顺，闭阖为逆[4]。基于玄府这三个特性，恰好为"无器不有"的出入升降气化活动提供了形态学基础。五脏六腑通过其内玄府的气行津运，构建和维持其功能，发挥对津液的代谢输布作用。玄府之窍隙，流通气津，津液因气而运，气因津运而载，运行于人体的每个部位，津液在脏腑内玄府伴随气的升降布散，本身就是津液整体布散的重要组成部分。正是玄府气机推动津液的不断运行，气津和匀，才维持相应脏腑的阴阳和平，体用如一，使得脏腑功能正常，从而推动脏腑在水液代谢、津液运行输布过程中发挥相应的作用。倘若气运不能，必然气滞，气滞则津液运行不畅，而津停为"水"，在津液具体输布过程中，三焦犹如江河，起着主流作用；腠理犹如支流，起着溪流作用；玄府犹如遍布各处的腔隙，起着渗灌作用。一言以蔽之，没有玄府就没有渗灌濡润；没有玄府，就没有各脏腑的气行津运，从而也就没有各脏腑的阴平阳秘。最终脏之不脏，腑之不腑，功能失常，也就无从谈起输布津液了。刘河间认为"夫气者，形之主，神之母，三才之本，万物之元，道之变也。"因此，玄府不但是气机升降出入之门户，精血津液输布流通之道路，而且是神机运行通达的共同结构基础，是"精神、荣卫、血气、津液出入流行之纹理"，玄府是"神气"通利出入之处，"神气"的运转是建立在气血宣通的基础上的。玄府维持正常生理现象的机制称为"玄府气液宣通"，且受到人体"神机"的调节和控制。有学者提出玄府气化学说[5]，意义不仅在于深刻把握玄府的流通气液功能，而且对认识和揭示一些临床病理现象，指导临床实践，具有重要意义。

（三）络脉玄府与脑髓玄府气液宣通

玄府涵义另一重大发展是清周学海明确指出"细络"即玄府的论断[6]。其《形色外诊简摩·舌质舌苔辨》曰："刘河间极论玄府之功用，谓眼耳鼻舌身意，皆借玄府以成其功用者也。上言舌体隐蓝，为浊血满布于细络，细络即玄府也。所谓浊血满布，是血液之流通于舌之玄府者，皆夹有污浊之气也。或寒气凝结，或痰涎阻滞于胃与包络之脉中，致血液之上潮者不能合乎常度，即污浊之气生矣"。在中医藏象学说中，"络"具有延续、贯通、承接、交互之意，即络脉会聚气血，具有贯通营卫、环流经气、渗透气血、互化津血的生理功能，脏腑的表里皆靠经络维系，从而实现整个机体的自稳状态。玄府与络脉不同之处在于玄府司开阖，络脉主通运，故两者在结构上相互补充，功能上协同渗灌气血于组织器官，完成神机运转的作用，可归纳成玄府为气之门，络脉为血之道[7]。文献表明[8]，络脉可能是运行血液的微循环系统，玄府可能属于中医学经络系统中细小的孙络的进一步分化，进而形成的一种细络系统，是迄今为止中医学有关人体结构层次中最为微小的单位。其直接渗灌气血于组织器官，且能双向流动。现认为玄府是存在于人体各个组织器官的一种最细微结构，是身体各大系统之间沟通和交换的物质场所，它存在于人体的各个组织器官当中，包括脑部组织，是气血流通、津液输布和气机升降出入的枢纽。

王永炎提出"五脏六腑皆有玄府，脑亦不例外"。《灵枢·海论》曰："脑为髓之海。"《素问·五藏生成》曰："诸髓者，皆属于脑。"《内经》将脑归属于"奇恒之府"者，乃指颅腔而非脑髓。颅腔中有脑膜、脑髓、脑窍、脑室、脑脉、脑络、脑汁、脑津液、脑之气血等；颅腔外有脑骨、筋肉、皮毛等。《黄帝内经》中关于脑、髓的来源主要包括4个方面[9]。一源于先天之精气："人始生，先成精，精成而脑髓生"（《灵枢·经脉》）；二源于通过脑髓玄府调节气血运行濡养脑髓。三源于脏腑及经脉的精气："五脏六腑之精气，皆上注于目而为之精……裹撷筋骨血气之精而与脉并为系，上属于脑，后出于项中"（《灵枢·大惑论》）；四源于肾精："肾藏精，精充骨而生髓，髓聚而为脑，髓满而脑髓充，精脱而脑髓消"（《素问·奇病论》），"肾不生，则髓不能满"（《素问·逆调论》），"肾生骨髓"（《素问·阴阳应象大论》），"骨之属者，骨空之所以受益，而益脑髓者"（《灵枢·卫气失常》）。脑虽无自己的经脉，但有多条经脉都通于脑，《灵枢·邪气藏府病形》曰："十二经脉，三百六十五络，其血气皆上行于面而走空窍。"

前面言及玄府属于中医学经络系统的最小的分支，脑与全身多条经络相通，脑内通过玄府化气，使气血津液流通顺畅，脑之神机借此不断地升降出入，上下纵横，多维传递，促进人体全身各处气血津液循环运行，在源源不息的气液流通、血气渗灌的过程中，灌注气血于四肢九窍百骸[10]，脑内玄府甚丰，玄府开阖有权才能保证脑内正常的水液运行，滋养脑窍。我们发现，周身气血津液通过脉络玄府滋养人体孔窍，上达脑窍，与脑之玄府相通，既能助生脑髓，亦能濡养脑海，而脑窍亦通过其细微且广泛分布的脑髓玄府渗灌气血津液，化身神机，推动全身脉络玄府的气液宣通，形成络脉玄府 $\xrightarrow{\text{气液宣通}}$ 脑髓玄府的梯度变化、循环与平衡，推动脑内神机转运。

（四）玄府与血脑屏障

脑之玄府与血脑屏障存在相关性[11,12]。研究发现[13,14]，玄府与离子通道水通道蛋白在很多方面存在一致性，而血脑屏障作为脑内各离子通道及水通道蛋白的整合体，是玄府在脑中的一种形态体现，验证了脑之玄府与血脑屏障在形态结构上的相似性。现代进一步研究显示血脑屏障与微血管是脑微环境的重要组成部分，极其微小的组织结构且肉眼不可见，血脑屏障调节有毒大分子的侵入及脑内杂质的代谢。微血管输送血液及营养物质到达大脑的各个位置达到濡养的作用。血脑屏障及微血管的结构稳定才能保证正常的大脑活动。这说明玄府与脑微环境从结构与功能的认识上相一致。由于血脑屏障的破坏是缺血性脑水肿的重要病理机制，血脑屏障的内皮细胞间的紧密连接，而血脑屏障作为脑内各离子通道及水通道蛋白的整合体，是玄府于脑的一种表现，郑国庆等[13]研究认为玄府与离子通道有许多共性内涵，具体体现在：存在的普遍性；结构的微观性；进行离子交换；信息交流特征；通道开放和关闭，用于阐释中风病的病机和治则，并强调指出，以离子通道理论和膜片钳技术探索玄府的实质可能有助于玄府的科学阐释，同时有可能为多种疑难病尤其是与其有密切联系的心脑血管等重大疾病的防治，找到突破口及为中西医结合找到切入点。

二、脑水肿及脑积水的病机特点

通过玄府气化理论，可以很好地阐释脑水肿及脑积水的病机特点。

（一）玄府气化障碍

流通津液作为玄府的一个重要生理功能之一，可谓之"津液之关"，津液乃为机体赖以滋养的物质基础，其来源于水谷精微，既可直接充养机体，也可通过玄府的开阖通利作用，使血脉中的血液向外渗灌，亦可生成部分津液，补充津液之源。玄府内流通的津液，也源源不断渗灌于血脉中，以滋润脉络管壁，补充血容量。最终实现了津血互化，津血环流不息，支持着人体复杂的新陈代谢。"气液昧之"是疾病发生的基本病机。"气液昧之"，即气液不通，气滞则津液不行，津停必化为水，因而水淤玄府，造成玄府开阖通利不能，必然引起神机运转失常，导致种种病证的发生。若玄府开阖通利过度，所谓开之有余，通之无度，血中津液外渗大量增多，增多之"津液"无以在人体中正常运行，积而为害，酿生水邪或水浊。故《读医随笔·气血精神论》曰："四者之在人身也，血为最多，精为最重，而津之用为最大也。"水浊愈积愈多，造成水浸玄府，进而瘀滞玄府，使玄府的自身调节作用明显降低，此时持续加重玄府通利障碍，形成恶性循环，使得人体津液运行不畅，气血津液不能正常流转于五脏六腑，造成脏腑功能失调。亦有因水浊瘀滞，使玄府的开阖通利失调由太过状态转变为不及或失用，即玄府郁闭，造成气的升降出入障碍，气不畅则水运不行，津液渗灌不能，玄府内血水积浊被裹，压迫周围的玄府，进一步影响气液流通，从而使病变范围呈扩大蔓延之势，最终形成了以水浊为主体的复杂病邪交沍，产生复杂的临床病证。

（二）诸邪蕴结脑髓玄府

在中医学理论框架内，肺脾肾作为人体津液生成、运行、排泄之重要脏腑，只要称之为水肿，总脱离不开肺脾肾三脏功能失调的主导病机，所谓"其本在肾，其末在肺，皆积水也"（《素问·水热穴论》），"脾病则不能制水"（《诸病源候论》）。明代医家王肯堂曰："瘀则成水，瘀则液外渗，则成水也。"说明津血同源，瘀血为恶血，瘀血不祛则新血不生，津液不足；瘀血阻络，津血运行失常，则为瘀为痰也。唐宗海在《血证论》中曰："瘀血既久，化为痰水；血病不离水，水病不离血。"瘀血内阻可致气血运行不畅，气机不利，不能正常输布津液，以致津液外渗于脉道而生痰化水。例如出血中风，CT 显示脑内血肿灶周边低密度水肿带可视为浊水留滞于脑腑的辨证依据。关键的问题是，水肿由生的深层次病机是什么，在人体中更为细微的解释是什么，这是当前中医学应当回答的重要问题。从宏观的层次来讲，肺、脾、肾三脏功能失调和三焦水道不利，的确是水液代谢障碍的重要病机。但这种病机所导致的水液代谢障碍，多表现为严重的水肿，或是望诊可察、触诊可及的水肿。脑水肿是由于脑髓玄府开阖通利功能障碍，津液渗灌失常，导致津停为水，瘀滞玄府，水积成浊，引起脑内组织器官功能减退或丧失，用传统四诊手段难以察觉的水肿。正是由于脑髓玄府与脉络玄府气液相通，这与刘河间所提出的玄府理论，有着巧妙而密切的联系，玄府作为深层次的结构假说，承认结构的微观性，并不是否定中医学的整体观念和系统指导思想，而是进一步从结构层次的微观角度，从病变范围的局限角度，来解释一些临床病理现象。脑为"清窍之府"，贵在清灵通利，脑位最高，玄府密布，不仅血灌最多，津注也最丰，脑复杂的生理活动，依赖于不断地血气渗灌和津液流通。脑内玄府甚丰，一旦玄府郁滞，则气不利而滞，津不布成痰，血不行成瘀，痰瘀为津血之变，浊为痰瘀之渐，毒实为浊之甚，浊毒泛淫玄府，碍神害脑，则变生诸症。

三、开通玄府法治疗脑水肿及脑积水

基于开通玄府法治疗脑水肿及脑积水，可以提高临床疗效。具体来说，玄府闭塞是指玄府功能失司，引起人体组织器官出现诸多疾病，如"目郁则不能视色，耳郁则不能听声，鼻郁则不能闻香臭，舌郁则不能知味。至于筋痿骨痹，诸所出不能为用"。且玄府的特性是以开为顺，因此治疗闭塞的玄府重在开通。刘完素首先提出，运用"辛散"之法，开通玄府，如理气开玄、活血开玄、运水开玄等。总结前人经验，开通玄府的关键是开发郁结。脑髓玄府与络脉玄府气液相通，脑窍气血上冲，则气血逆乱，脑髓玄府瘀滞，通过脉络玄府渗入脑髓玄府之气血不能畅通，气血瘀滞脑髓玄府，此时脑内环境高度胀满，气津内外交流失司，卫气不能助血运行，营津外泄过度，形成水溢四傍，瘀血驻留的水淫脑之玄府，瘀水阻滞日久，浊毒泛生，临床选用或辛温芳香，或温化或利窍，或温补或通阳，主要借助辛散宣通之品的辛宣通利作用尽快恢复玄府开阖通利，亦能通过活血祛瘀、利水胜湿、化浊解毒、开窍醒神恢复玄府开阖。大量的研究证实，以开通玄府为法，对中风病急性期的脑水肿有可靠的干预效应，选择血脑屏障作为枢纽点，通利玄府，开结散郁，瘀滞得解，水淫之邪则去，气血津液输布乃归于正道，水肿自消，神机运转得以改善[15-17]。

四、基于玄府气化理论辨治脑水肿及脑积水医案

（一）脑出血后脑水肿案

寻某，男，62岁。以言语謇涩、左侧半身不遂6小时于2016年11月7日入院。该患者6小时前无明显诱因出现上述症状，不伴头晕头痛、恶心呕吐、四肢抽搐，为求中西医结合治疗，来我院就诊。刻诊：言语謇涩，左侧半身不遂，痰涎壅盛，纳呆，舌质红，苔黄腻，脉弦滑。体格检查：血压180/100 mmHg，神清，构音障碍，双侧瞳孔等大正圆，直径3.0mm，对光反射存在，左侧中枢性面舌瘫；左侧上下肢肌力3-级，肌张力低，腱反射减弱，右侧上下肢肌力5级，肌张力正常，腱反射正常，共济运动检查及感觉系统检查不配合；巴氏征L（＋），R（－）。颅脑CT：右侧基底核区可见椭圆形高密度病灶，病灶周围可见环状低密度水肿带，提示右侧基底核出血。西医诊断：脑出血。中医诊断：出血中风痰热瘀阻证。治法：降气化痰，逐瘀开窍。清降活血方：蒲黄、桃仁、红花、川牛膝、川芎各10 g，生牡蛎20 g，地龙、泽泻、鸡冠花、小通草各12 g，全蝎、川朴、黄连各8 g；服用7剂，每日1剂，煎服2次，配合西医脱水降颅压、改善脑部循环，促进和改善脑代谢等治疗。2016年11月15日查房：药后症状有所改善，左侧上下肢肌力较前好转，言语较前流利，舌质暗红，苔白腻，脉滑。在原方的基础上去黄连、桃仁、红花；加木香10 g，桂枝3 g，黄芩6 g，酌情减少活血药，在清热化痰利水的基础上配合增强辛宣通利作用尽快恢复玄府开阖通利。继服14剂。并嘱患者饮食宜清淡而富于营养，适度活动，以利康复。

按：患者为中老年男性，平素过食肥甘厚腻，脾失健运，聚湿生痰，痰湿郁久化热，痰热动风；舌质红、苔黄腻、脉弦滑均为痰热瘀阻之象。痰热内盛，络损血溢，瘀阻脑络，玄府不通则不能渗灌气液，进而脑髓玄府开阖不利，津液停聚于脑府，形成脑水肿，痰、热、瘀、水为其主要病理产物，故在遣方用药时整体攻破，既注重运用桃仁、红花、蒲黄等活血化瘀之品，亦重清热化痰、舒筋活络之法，尤其加泽泻、小通草以利水消肿之药，先从基础上促进水液流通，综合恢复玄府开阖，更借助桂枝辛散宣通之品的辛宣通利作用恢复玄府开阖通利，则脉络玄府和脑髓玄府之气液宣通。

（二）交通性脑积水案

付某，女，63岁。反复头晕头痛1年，加重3个月。2017年3月14日收入脑病科。患者1年前无明显诱因出现头晕、头痛，遂于我院门诊，行颅脑CT，提示四脑室可疑结节灶并幕上脑室扩张，考虑交通性脑积水可能，轻度脑萎缩。现症：头晕、头痛，呈阵发性胀痛，时有搏动样跳痛，以颞部、枕后、双耳后为主，平躺时头痛明显，无视物旋转、肢体麻木、走路不稳、复视等症状。体格检查：血压132/84 mmHg，神志清楚，精神不振，反应略迟钝，淡漠少语，无中枢性面舌肌瘫，四肢肌力正常，舌尖红、苔黄白腻，脉沉弦，精神欠佳，纳可，二便正常。西医诊断为交通性脑积水。中医诊断：伏饮证。治以通窍逐饮。予以菖蒲猪苓汤加减，处方：茯苓、石菖蒲、蔓荆子各15 g，桂枝、猪苓、泽泻、当归、半夏、川楝子、郁金各10 g，木香、炙甘草各6 g。服用7剂，每日1剂，煎服2次，配合西药脱水、护脑、改善头晕等对症支持治疗，2017年3月23日患者头晕头痛较前好转，肢体麻木减轻，偶有头沉，舌淡红、苔白，脉沉弦，原方的基础上去郁金、猪苓、泽泻，加肉豆蔻15 g，天麻、川芎各10 g，续服14剂。2017年4月10日患者首诊所述诸症均已消失，自觉已无不适，舌淡红、苔白，脉沉弦。

按：《金匮要略心典》曰"伏饮亦即痰饮之伏而不觉者，发则始见也"。患者发病时值"小雪"节气，天气上升，地气下降，阴阳不交，天地闭塞。天人合一，患者脑脊液循环代谢障碍加重。脑为奇恒之府，藏脑髓而多室窍。上气不足，水饮积泛，停滞脑室，乘而为病。头为诸阳之会，而饮为阴邪、有质之物，积滞脑室，清阳郁闭，脑气不畅，水淫泛溢脑髓玄府，阻滞气液运行，气血津液尚不能濡养脑窍，则头痛神昏、眩晕脑鸣；饮溢四肢，络脉玄府亦失其畅行津液之效，则身懒倦怠，肢体麻木，且由于脉络玄府失其功效，不能与脑髓玄府宣通气液，更加重脑气积滞。中医从伏饮证论治，控制脑脊液在脑室系统内不断积聚，运用茯苓、猪苓、木香等理气利水渗湿药的同时，配合石菖蒲、蔓荆子、川楝子开窍行气等药物宣通脑窍，石菖蒲、天麻、川芎、甘草等药物有透过血脑屏障、调节脑脊液代谢、减轻脑水肿的作用。辅以桂枝温阳，加速脑髓玄府宣通，则气液运行，促使脑室恢复，解除临床症状。

（三）特重型颅脑损伤后脑积水案

林某，女，54岁。因脑外伤后继发脑积水3年于2017年5月12日入院。患者诉3年前因脑外伤后出现昏睡不醒，精神差，遂于外院行"开颅血肿清除术＋去骨瓣减压术"，术后至康复医院行康复治疗，2年前因反复头晕头痛，精神委靡，来我院行脑部CT检查，结果：侧脑室中度扩大、第三脑室扩大，纵裂池增宽，诊断为梗阻性脑积水。经近半年服用乙酰唑胺、双氢克尿噻利尿治疗，甚至前囟穿刺放液，效果不明显。刻诊：精神委靡，时有昏睡，双下肢乏力，头颅偏向一侧且无力下垂；双目闭之，呼之能睁眼；能张嘴但不能言语。体格检查：血压138/94 mmHg；精神不振，反应略迟钝，淡漠少语；无中枢性面舌肌瘫，双下肢肌力3+级，双上肢肌力4级，舌僵直；舌质暗紫、无苔，脉细而弦；精神欠佳，纳可，二便正常。西医诊断：脑外伤后脑积水。中医诊断：留饮证。治法：益气活血，通窍逐饮。逍遥活血散化裁：黄芪30 g，鸡血藤、泽泻、茯苓、猪苓各20 g，石菖蒲、大枣、川芎、赤芍各15 g，桃仁、红花各6 g，小通草3 g。服用4剂，水煎服，每日1剂，早晚分服。诸药共煎，先武火后文火。2017年5月17日服药后患者稍有好转，呼之能伸舌头，不语，舌质暗紫、苔薄白，脉细弦；仍睁眼昏迷。上方去通草、赤芍、鸡血藤、泽泻、茯苓、猪苓，加枸杞子、菟丝子、补骨脂各20 g，生半夏、鲜生姜各15 g，白芥子、巴戟天各10 g，蜈蚣（去头足）2条，全蝎5 g，甘草3 g。服用7剂，煎服方法同前。2017年5月24日患者自述服上方后神志日渐清醒，记忆力好转，能言语、对话、吐词清楚、表达完整，与常人无异，唯睡眠稍差。其舌质淡红正常、苔薄白，脉和缓。上方加酸枣仁、合欢皮各15 g，续服7剂。后复诊患者恢复可，稍有四肢乏力，纳稍差，舌质淡红、苔薄白，脉细，予以补气健脾祛湿等药，嘱患者平时注意休息，适当康复锻炼。

按：唐容川《血证论》曰"一切不治之症，皆由不善祛瘀所致"；同时有"瘀血化水"之说。外伤后瘀血阻滞脑髓玄府，玄府宣通气液功能障碍，故拟王清任之逍遥活血散为治。重在化瘀，配合加茯苓、泽泻、黄芪，利尿行水补气，气旺则水行。石菖蒲醒神开窍。二诊时依据肾主骨、生髓，脑为髓之海，同时痰生百病、怪病多痰，痰随气升降，无处不到。故在活血化瘀的基础上加补肾药和祛痰药。生半夏、炒芥子、燥皮里膜外之痰，用以治疗脑积水确有疗效；至于虫类药，"入络披剔湿痰死血"，亦不可缺。患者脑外伤，而成"瘀血化水"停于脑内，而成脑积水。唐容川曰："血积既久，亦能化为痰水。瘀血化水，亦发水肿。"脑内玄府甚丰，一旦玄府郁滞，则气不利而滞，津不布成痰，血不行成瘀，痰瘀为津血之变，浊为痰瘀之渐，毒实为浊之甚，浊毒泛溢玄府，碍神害脑，遂在治疗的过程中，活血化瘀贯穿始终，活血以利水，利水则不留痰，水行血散则玄府通。

（四）脑积水脑室腹腔分流术后案

李某，男，66岁。主因"头痛头晕，伴嗜睡、视力下降进行性加重3个月"于2017年12月28日入院。患者患者脑室-腹腔分流术后3个月，头痛头晕不能起坐，嗜睡，视力下降进行性加重，伴纳呆，吞咽困难，尿频，右侧肢体麻木，近记忆力及计算力明显下降。曾再入院查分流管通畅，将脑室腹腔分流压力由120 mmH$_2$O调整至110 mmH$_2$O后症状仍无明显缓解。体格检查：神清，面色白，反应迟钝，表情呆板，言语迟缓，无中枢性面舌肌瘫，四肢肌力Ⅳ级。简易智能状态检查表（MMSE）评分22分，头颅CT检查示脑积水术后改变，双基底核-丘脑区腔隙性脑梗死病灶，脑白质脱髓鞘病变，脑萎缩。舌淡红胖大、苔黄白腻，脉沉弦滑。西医诊断：脑积水脑室腹腔分流术后。中医诊断：留饮证。治以通窍逐饮。予以菖蒲猪苓汤加减，处方：茯苓、白蒺藜、石菖蒲各15 g，蔓荆子、法半夏、砂仁、白术各10 g，桂枝8 g，猪苓、泽泻、川芎各10 g，炙甘草6 g。水煎取汁，每日1剂，分2次温服，共14剂。西药予胞磷胆碱钠胶囊口服。2018年1月11日患者诉头晕头痛较前好转，嗜睡减轻，纳呆好转，仍觉双下肢无力，右侧肢体微麻木，尿频，舌淡红、苔黄白，脉沉弦。予以上方去白蒺藜、法半夏、砂仁、白术，加黄芪30 g，巴戟天、牛膝各15 g，菟丝子、益智仁各20 g，服用7剂，煎服方法同前。2018年1月19日诸症减轻，可在室内独立行走，步态欠稳，仍好忘，舌淡红、苔白，脉沉弦。在原方的基础上加鹿角胶、菟丝子、黄精各15 g补肾填精益髓。后患者诸症明显好转，治疗1年未复发。

按：患者为老年男性，脑室-腹腔分流术后3个月症状复发。头颅CT片示脑室系统扩张严重，《临证指南医案·痰饮》邹滋九按："痰饮之作，必由元气亏乏及阴盛阳衰而起，以致津液凝滞，不能输布。"该患者脑积水病史3年有余，年逾花甲，术后调养不慎，元气亏乏，气虚则不能推动络脉玄府正常的水液输布，使得周身气血瘀滞，津液输布不利；饮积脑室，颅内压增高及水肿加重压迫脑髓玄府，不能运行气液，脉络玄府亦阻滞不能与脑髓玄府气液宣通，则水淫泛溢脑窍则更甚，以致头痛头晕、神昏不能起坐，尿频纳呆，视力下降；脑实质受压日久，髓减脑消，出现认知障碍、下肢痿弱等症状。遂初诊时予以行气利水渗湿之品先恢复水液运行，配合清利头目、升阳助气之药。《素问·阴阳应象大论》曰："少火以气壮"、"少火生气"，待恢复玄府气液运行之时，再从本而治，予以补肾益精填髓之品，从根本上顾护元气，促进周身玄府气化功能。此患者病史较长，脑脊液循环压力在脑室长期扩张的条件下已形成相对动态平衡，积重难返。西医单纯调低脑室腹腔分流压力却不能抑制脑脊液分泌、增加吸收，改善脑脊液循环代谢，故症状不减。中药填精补髓、益脑醒神之品以利水逐饮，培元固本，可改善脑脊液循环，消减脑积水。

五、结语

玄府作为气机升降出入的结构基础，在人体各组织器官生命活动中居于重要的枢纽位置。从微观层次上来说，气、血、津、液、精、神的病变，都可以归结为玄府这个最小层次的病变。而玄府的主要生理功能是流通气液，三焦腠理作为水液运行之宏观道路，玄府则为津液运行之微观道路，玄府的流通气液功能与三焦的运行水液功能，是相辅相成的，二者是辩证统一的。五脏通过其内玄府的气行津运，构建和维持其功能，发挥对津液的代谢输布作用；脑之玄府作为人体中最为重要的结构基础，在脑内气血津液的运行中发挥着尤为关键的作用，脑髓玄府与络脉玄府气液宣通，在临床上对于脑水肿及脑积水的诊疗思维中，充分深入挖掘玄府气化理论与脑水肿及脑积水的关系，有助于临床上能全方面、深层次、多途径地解决颅内压增高的相关问题。

参考文献

[1] 常富业，王永炎，高颖，等. 玄府概念诠释（四）——关于玄府为气之升降出入道路门户的探讨 [J]. 北京中医药大学学报，2005，28（3）：10-12.

[2] 常富业，王永炎，高颖，等. 玄府概念诠释（五）——关于玄府流通气液功能的探讨 [J]. 北京中医药大学学报，2005，28（4）：13-15.

[3] 常富业，王永炎，杨宝琴. 玄府道论 [J]. 现代中西医结合杂志，2005，14（16）：2114-2115.

[4] 王明杰. 刘完素"玄府"说浅识 [J]，河北中医，1984，6（4）：7-9.

[5] 茅晓，王永炎，高颖，等. 玄府概念诠释（六）——玄府为神机运转之道路门户 [J]. 北京中医药大学学报，2005，28（5）：12.

[6] 周学海. 形色外诊简摩 [M]. 北京：人民卫生出版社，1987：89-90.

[7] 王小强，白雪，唐红梅. 基于玄府理论的中西医结合诊疗思维模式的构建. 中医杂志，2018，59（2）：192-193.

[8] 王永炎，杨宝琴，黄启福. 络脉络病与病络. 北京中医药大学学报，2003，26（4）：1-2.

[9] 阎英杰，王彦平.《内经》脑理论探析 [J]. 辽宁中医学院学报，2006，8（3）：13-14.

[10] 罗再琼，黄文强. "玄府"：藏象理论的微观结构 [J]. 中医杂志，2011，52（16）：1354-1355.

[11] 陈易，王明三，任健，等. 从玄府理论探析脑血管病 [J]. 天津中医药大学学报，2016，35（6）：373-375.

[12] 董丽，李波，白雪，等. 脑之玄府与血脑屏障的相关性 [J]. 中医杂志，2013，54（22）：1969-1971.

[13] 郑国庆，黄培新. 玄府与微循环和离子通道 [J]. 中国中医基础医学杂志，2003，9（4）：13-15.

[14] 张天娥，罗再琼，张勤修，等. 玄府与水通道蛋白的比较 [J]. 辽宁中医杂志，2009，36（7）：1110-1111.

[15] 常富业，王永炎，高颖，等. 开通玄府对大鼠实验性脑出血水肿的效应研究 [J]. 中医药学刊，2005，23（10）：1784-1787.

[16] 常富业，张云岭，王永炎. 浅谈中风病急性期脑水肿之玄府郁滞、浊毒损脑的病机假说 [J]. 江苏中医药，2008，40（6）：12-14.

[17] 潘洪，叶丽莎，罗钢，等. 运用"玄府"理论指导马钱子制剂治疗急性脑梗死的临床观察 [J]. 吉林中医药，2011，31（6）：531-533.

第二十四章　基于脑窍理论辨治非意识障碍神经病

从解剖和生理意义来讲，脑窍属奇恒之府[1]，头面上七窍通于脑系，与脑髓、经脉、脑室、脉络等均可归属脑窍范畴。《医林改错·脑髓说》曰"灵机记性在脑"，有赖"卫总管"和"荣总管"通脊入脑[2]，化而为髓，髓充于内，气液流通，神机由生，主导一身之活动，临床上应用脑窍理论治疗脑病已屡见不鲜，以脑髓神志病变较为多见，对非意识障碍神经病缺乏系统论述，本文探讨基于脑窍理论辨治非意识障碍神经病的临床体会。

一、脑窍的概念

《说文解字》中脑有二义，一指脑髓，二指颅腔。窍有孔、隙、穴之义。脑为清空之窍，元神之府，脑窍为神机出入之隙[3]，《灵枢·邪气脏腑病形》曰："十二经脉，三百六十五络，其血气皆上于面而走空窍。"明确提出了脑窍（空窍）的概念。中医学有"九窍"之说，将耳、目、鼻、口之上七窍归为清窍，属广义脑窍范畴，如《临证指南医案·眩晕门》曰："头为诸阳之首，耳目口鼻皆系清空之窍。"而狭义脑窍一般指神窍，总统神志、意识、思维等活动，包含脑髓、脑室、脑膜、脑脉、脑络及玄府神窍等内部结构，中空似腑，藏精似脏，属奇恒之腑[3]。根据解剖特点，神窍属内窍，化生神机，为气机升降之所主，官窍为神窍之外显，乃气机升降出入之门户，诸窍皆为脑主司，正如俞琰《周易参同契发挥·鼎器歌》曰："脑为上田，乃元神所居之宫。人能握元神，栖于本宫，则真气自升，真息自定，所谓一窍开而百窍齐开，大关通而百关尽通也。"神窍化生之神机，凭借气血津液精髓的升降出入运动，司诸窍之开阖，通过脊髓经脉调控各脏腑官窍生理机能，而临床又可以通过官窍的外显征象来推测神窍的生理病理状态。

二、脑窍的生理功能

《类经·摄生类》曰："人之一生，全赖乎气。"脑窍出纳神气，外显神明，与脏腑相联，官窍相通，玄府脑窍气液流通，神机运转不失常度，化生神识，总统众神。

（一）脏窍相联，脑窍相通，以通为用

官窍乃神气出入之所，脑神生理功能之外显，经络是传导之路，脑元神为总司，五官七窍与经络相联，内应脏腑，皆通于脑，脑窍通过五官七窍来感知事物，此即脑主神明。如王清任在《医林改错·脑髓说》曰："两耳通于脑，所听之声归于脑；两目系如线长于脑，所见之物归于脑；鼻通于脑，所闻香臭归于脑。"说明五官七窍为脑所主，神之使然。

脑窍化生之神机，统御五脏神，官窍脏腑表里相联，气血经络相通，藏窍调和，则五脏神生理机能得以正常运作，方可通过七窍实现任物、处物的感知功能，《灵枢·脉度》曰："五脏常内阅于上七窍也。"《灵枢·本脏》曰："视其外应，以知其内脏，则知所病矣"。皆说明脏窍紧密相联，五脏之精气通过气化功能、经脉系统运输至头面，使脏窍、脑窍相通应，发挥正常的生理功能，故目能视物辨色，鼻能通气嗅味，耳能听声辨音，口舌辨味发声。而"五脏失和，则七窍不通。"又简述了窍脏整体相关，以通为常，一窍非独一脏所主，《杂病源流犀烛·鼻病源流》曰："鼻为肺窍，外象又属土。"亦是此意，七窍虽各有所主之脏，但并非简单的一一对应的关系，还包含了其他脏腑的信息和部分功能，脏窍间存在着广泛复杂的联系，整体相关，不可分割，脑窍通过经络、气血、津液等与脏腑相联、官窍相通，实现神明之用。

（二）玄府脑窍气液流通，化生神机，统领诸神

脑窍玄府开阖有序，气液通利而产生神机，神机的化生，一方面依赖髓液之充养（髓液来源于先后天之精）；另一方面由神窍内气液阴阳互相摩荡产生，故"脑散细微动觉之气。"[4]而玄府作为气液流通的必经之路，伴随气液的升降出入和血气的不断渗灌于神窍，才能使神机源源不断的化生，息息运转，出入通利，形神相合，从而调控各脏腑、神识、思维、情志等活动。五脏藏五神，脑之元神通过散细微动觉之气与五脏神交会，五神受此气，发为动觉，而生魂、神、魄、意、志，故脑窍之元神，亦称泥丸宫之神，是统帅五神之主，人体的各项神明活动皆由其主宰，如《道藏·太上老君内观经》曰："太乙帝君在头，曰泥丸君，总众神也。"无论是广义之脑窍，抑或狭义之脑窍，玄府开阖有度、气液宣通是神机运转的基本条件，在此过程中，脑窍玄府之神机才能不断升降出入，多维传递，形成"神机化"；流贯全身，化为诸神。

三、脑窍病变与非意识障碍神经病的病机特征

从脑窍病变认识非意识障碍神经病的病机特征，窍闭为百病之由[5]，玄府脑窍气化升降失和，阴阳失调，官窍闭塞，气液不畅，则病证丛生。脏腑虚实、经络壅阻、气血逆乱、津液亏虚等各种因素，都能使脏窍失和，脑窍失养，机窍壅塞，气化失常，产生脑窍病变。如刘河间在《素问玄机原病式·六气为病》中曰："人之眼、耳、鼻、舌、身、意、神识能为用者，皆由升降出入之通利也，所有闭塞者，不能为用也。"

1. 髓海空虚，脑窍失充，筋脉失养　《灵枢·海论》曰："髓海不足，则脑转耳鸣，胫酸眩冒，目无所见。"髓海赖于气血津液滋养，若髓海空虚，脑窍失充，神机无从化生，官窍失司而有耳鸣、视物旋转、眼花等症状；髓海不足，筋脉失养又可表现为痿病、颤病、痹病等。

2. 痰瘀阻滞，脑窍闭阻，清道壅塞　脑为清灵之脏，外邪侵袭或内邪壅盛如风、火、痰、瘀、浊、毒均可导致脑窍闭阻，神机运转不灵，风邪上犯脑窍，易夹他邪，气机不利而出现头痛、头风、目痒或痛等症状，风火相兼，木郁化火，火气闭郁，则见眩晕、耳鸣、颤病、舌麻等多种疾患。如林佩琴在《类证治裁·肝气肝火肝风论治》中曰："风依于木，木郁则化风，为眩，为冒，为舌麻，为耳鸣，为痉，为痹，为类中，皆肝风震动也。"痰浊闭阻，脑窍被扰，清窍受蒙，可见于各种瘿瘕、头痛、眩晕、痉挛、抽搐等证；瘀阻于脑，气血凝滞，脑气与脏腑气不相顺接，神机失用则易头晕、健忘、失眠、惊悸不安；瘀血留着脑窍、经脉，不通则痛，痛处固定不移，跌扑损伤于脑如脑外伤多有留瘀之患。病久浊毒内生，壅滞脑窍玄府，气液不行，水瘀浊毒内停则脑窍不利而见头痛、头晕、郁病、颅脑水瘀等。

3. 脏窍不和，阴阳失调，官窍不灵　《医贯·眼目论》曰："脾胃虚弱……浊阴不能下降，清阳不能上升，天明（霾）则日月不明，邪害孔窍，令人耳目不明"。脏窍整体相联，内外相关，若脾胃亏虚，五脏阴阳失调，气机升降失常，目睛玄府闭郁，气液不通则生目盲，耳窍不通则耳鸣耳聋，阻于鼻窍则嗅觉失灵，口舌窍闭阻则言语不利。

4. 脑神受扰，气机失常，机窍不通　脑神易受动扰，肝失疏泄，气机升降失常，气血逆乱，上冲清窍，脑气震荡，神明内扰而出现不寐、眩晕、健忘、耳鸣、情志改变等非意识障碍神经病。

四、基于脑窍病变的用药思路

基于对脑窍生理病理的认识，探讨非意识障碍神经病的治疗原则，须谨守病机，以通为用，开郁宣闭，调神导气，虚实分治，形神窍同治，同时配合调治奇经，以恢复脑窍玄府开阖常度，神机得使。

（一）专开官窍，通开脑窍

官窍病，当通利各窍[6]，各个官窍均有其相应的专开官窍药物，眼窍闭用蒺藜、犀角（水牛角代）、羚羊角（山羊角代）、熊胆粉、谷精草、密蒙花、蔓荆子、蝉蜕、珍珠母等；耳窍闭用天麻、石菖蒲、磁石等，口舌窍闭用薄荷、竹沥、皂角刺、木蝴蝶、威灵仙，鼻窍闭用辛夷、鹅不食草、藿香、苍耳子、细辛、白芷等[2]，各药常配伍使用；脑窍通则诸窍皆通，通利本窍的同时应开通脑窍，临床上常用

的开通脑窍药包括麝香、冰片、苏合香、樟脑、石菖蒲、丁香、山木通、辛夷、白芷、泽兰、牛黄等，或用人工麝香、人工牛黄等。专开官窍药与开通脑窍药相互为用，共同增强其辛开走窜之力，应用于各种非意识障碍神经病。

（二）开郁宣闭，调神导气

玄府郁闭，气液宣通不利，神不导气而生病变，无论因于气、血、风、火、痰、瘀、浊毒，均以开郁宣闭，调神导气为治疗大法，根据其致病因素采取不同亚治法综合论治，气郁者治宜理气开郁，药用柴胡、郁金、青皮、佛手、槟榔、丁香、九香虫、相思子等；血热者治宜清热凉血，药用生地黄、玄参、牡丹皮、地骨皮、紫草、水牛角等；风邪阻络者治宜疏风通络，药用防风、荆芥、藁本、苏叶、羌活、淡豆豉等；火郁者治宜清火开闭，药用栀子、黄芩、黄连、黄柏、石膏、知母、龙胆、莲子心、竹叶等；痰蒙者治宜涤痰清窍，药用法半夏、石菖蒲、天竺黄、胆南星、白附子、陈皮、皂荚等；瘀结者，治宜活血破瘀散结，药用三棱、莪术、桃仁、红花、当归、川芎、苏木、赤芍、水蛭、土鳖等；水停者治宜利水通腑，药用牵牛子、葶苈子、泽兰、车前、茯苓、猪苓、木通、黄荆子等；毒壅者治宜解毒祛浊，药用苦参、枳实、大黄、虎杖、山豆根、半枝莲、白花蛇舌草等。多种病理因素相兼致病者，药物可联合应用。

（三）以滑养窍，补益五脏精气

髓海失养，脑窍失充，五脏亏虚，阴阳失和，则官窍不灵。《周礼·礼运》曰："凡药……以滑养窍，凡和……调以滑甘"，疏曰："凡诸滑物，通利往来似窍，故以滑养之也。"脑窍失养者，宜滋阴养窍，填精益髓，以养为通；药以甘味为主，多汁为用。药用熟地黄、鹿角胶、枸杞子、山药、紫河车、胡桃肉、蛤蚧、海马、海参、鹿茸、龟甲、鳖甲、猪髓等；脾胃虚弱者则健脾益气，以补中益气汤、四君子汤、参苓白术散等化裁治疗，药用黄芪、党参、白术、鸡内金、茯苓、莲子肉等；心血亏虚者养血安神，以四物汤、归脾汤、甘麦大枣汤等化裁治疗，药用酸枣仁、柏子仁、五味子、龙眼肉、当归、阿胶、大枣等，肺气亏虚者补益肺气，以补肺汤、平喘固本汤等化裁治疗，药用黄芪、白术、人参、黄精等。

（四）形神窍脏同治

人体脏腑、形体、官窍功能的正常发挥和协调平衡，离不开神之所主，形神窍之间以气相维系，神不受扰则形窍俱安，如《素问·灵兰秘典论》曰："主明则下安……主不明则十二官危。"神失守位而精伤神损，神失感应，五脏动摇，形损窍闭，而形损则神失所附，形窍神机相互为用，一损俱损，故治疗上当形神窍同治，以熟地黄、山茱萸肉、阿胶、当归、百合、紫河车、茯神等补神以养形滋窍，以柴胡、香附、佛手、枳壳、绿萼梅、川芎等调神开郁启窍，形窍气液升降得常而发挥正常功能，配合针灸、推拿、拔罐、刮痧等因势利导，治形窍以治神，同时注重调畅情志，疏导气机，则神安形全窍通。

（五）通调奇经，渗灌髓海

奇经八脉与脑窍相联，亦是神气通行之道，与脑窍病变关系密切，通调奇经来治疗非意识障碍神经病，以恢复奇恒之腑阴阳气机升降，神明渐复。督入脑络，诸阳之纲，转输机体精髓津液，以藁本、蔓荆子、鹿角胶、杜仲、枸杞子、细辛、鹿衔草、黄芪等通补督脉，填精益髓[7]；冲为诸经之海，冲脉不和，气血上逆犯脑，神明受扰，官窍失灵，以沉香、法半夏、紫石英、伏龙肝、沙苑、五味子、代赭石、吴茱萸等平冲降逆，通调气血；阴阳跷脉上行至咽喉，通于眼目，系于脑络，主左右之阴阳，以肉桂、狗胫骨、法半夏、菖蒲、木瓜、防己等通调跷脉，可治疗中风后喑痱；阴阳维脉主一身之表里，收持经筋，以桂枝、当归、川芎、赤芍等舒缓并疏通维脉。配合附子、柴胡、香附、通草、乳香、没药、秦艽、威灵仙等通行十二经脉药物，使经筋脑络气液通畅而病证自除。

五、基于脑窍理论辨治非意识障碍疾病医案

（一）皮层下动脉硬化性脑病假性球麻痹案

杨某某，女，65岁。因双下肢乏力、肌肉萎缩1月余，于2017年01月21日入院。患者家属代诉患者于 1 个月余前负重劳力后出现双下肢乏力疼痛，就诊于当地医院未明确诊断，后逐渐出现头晕、头痛、言语謇涩、流涎、吞咽困难，饮水呛咳，为求进一步诊治，门诊拟"脑干梗死？"收入我科。入院症见：双下肢乏力，肌肉萎缩，足跟冷，头晕、头痛，言语謇涩，流涎，吞咽困难，饮水呛咳，无恶寒发热、胸闷胸痛、视物模糊，上肢持物无力，饮食欠佳，睡眠差，二便调。舌暗红，苔黄厚腻干，脉沉细促。体格检查：体温 36.0 ℃，脉搏 80 次/min，呼吸 18 次/min，血压 110/90 mHg；神清，言语謇涩，反应迟钝；瞳孔等大等圆，直径约 3 mm，对光反射灵敏；双侧鼻唇沟对称，伸舌左偏斜，无震颤；颈软，心、肺、腹（一）；右上肢肌力 5 级，右下肢肌力 5－级，左上肢肌力 5 级，左下肢肌力 5－级，四肢肌张力正常，双下肢肌肉萎缩，四肢腱反射（＋＋），克氏征（一），巴氏征（一）。颈椎＋颅脑 MRI 平扫：轻度脑萎缩；左侧上颌窦下方囊肿；双侧上颌窦炎；颈椎退行性变并椎间盘变性；C3/4～C5/6 椎间盘向后突出。双侧颈动脉系彩超：双侧颈动脉硬化并斑块形成；双侧椎动脉走行扭曲。诊断：皮质下动脉硬化性脑病假性球麻痹。予以前列地尔改善血液循环、唾液酸四己糖神经节苷脂营养神经、复方氨基酸＋三磷酸腺苷二钠＋水溶性维生素＋脂溶性维生素补充能量及对症支持治疗。中成药予灯盏花素活血通络、天麻素祛风定眩，配合耳穴压豆等中医特色治疗。中医辨证为肝肾亏虚证、痰瘀痹阻证，治以补益肝肾，活血通络，化痰开窍，方以活血荣络方化裁：鸡血藤、石楠藤各 30 g，生地黄 15 g，山茱萸、王不留行、秦艽、木蝴蝶、桃仁、升麻、柴胡各 10 g，黄芪、葛根、党参各 20 g，石菖蒲、甘草各 6 g，五味子 3 g。5 剂，水煎服。2017 年 01 月 24 日患者昨夜双下肢肌肉热痛，乏力改善，头晕头痛好转，言语謇涩好转，流涎，无吞咽困难、饮水呛咳，上肢可持物，饮食一般，睡眠差，二便调。专科查体同前。予罗通定对症处理止痛，余情况好转，继续当前治疗。2017 年 01 月 26 日患者双下肢热痛、乏力改善，无明显头晕头痛，无言语謇涩、流涎及吞咽困难，上肢可持物，纳寐一般，二便调。舌红，苔黄厚腻干，脉沉细促。病情好转，守方加乳香、没药各 6 g，7 剂；配合脑蛋白水解物片护脑，甲钴胺片营养神经，瑞舒伐他汀钙片调脂稳斑以及医院内制剂活血荣络丸养阴活血通络，带药出院。

　　按：假性延髓麻痹属中医学"暗痱""类噎膈""痿证"等范畴，"暗"指舌强不能言语，"痱"即足废不能行走。《素问·宣明五气篇》曰："五邪所乱……搏阴则痱。"此处阴指五脏之阴，本病因肝肾亏于下，精血不足，筋脉失养，水不涵木，气机失调，痰、瘀、气沍结流窜，致使窍闭神匿，官窍闭阻，阻于神窍则头晕头痛，阻于口、舌窍则言语謇涩、流涎，阻于咽喉则吞咽困难，阻于经络则下肢乏力疼痛，口所以能言，体所以能动，皆为神之外现，治当补益肝肾，抑阳缓阴，复神机生化之源，开窍启闭，活血化痰通络，通神机传导之路，以活血荣络方滋通脑窍经脉，玄府神窍气机宣通，经脉得养，神机得使，症状好转。

　　（二）视神经脊髓炎案

　　杨某某，女，19 岁。因双下肢麻木乏力伴左眼视物模糊 3 个月余，加重 3 日于 2018 年 09 月 29 日入院。患者于 3 月余前感冒后出现左眼视物模糊，双下肢麻木乏力，不能行走，于某附属医院就诊，查胸段脊髓 MRI 平扫＋增强＋血管成像：T2～T9 胸髓改变，考虑脊髓炎可能；胸段脊髓动脉 MRA 未见明显异常。眼眶、头颅平扫＋增强：左侧视神经异常信号并强化：炎性病变可能，结合脊髓 MR 改变，疑视神经脊髓炎，建议进一步检查。右顶部脑膜增厚并强化：脑膜瘤？视觉诱发电位＋听觉诱发电位示：双侧 BAEP 检查未见异常；双侧 VEP 提示左侧视神经或眼部有受累。血和脑脊液检查抗 NMO/AQP4 抗体 IgG 阳性；抗 MOG 抗体、抗 MBP 抗体 IgG（一）。诊断为视神经脊髓炎，予甲泼尼龙琥珀酸钠大剂量冲击，同时予营养神经、护胃及对症支持治疗后病情好转出院，出院后继服醋酸泼尼松、硫唑嘌呤 50 mg Qd 免疫抑制，但因患者自行停药，3 日前感症状再次加重伴有僵硬感，为进一步治疗收住我科。症见：双下肢麻木乏力、僵硬，左眼视物模糊，头晕，无视物旋转、重影，无头痛、恶心呕吐，纳可，夜寐差，小便可，大便结。舌淡紫，苔薄黄腻，脉沉涩。体格检查：双侧瞳孔等大等圆，直径 3mm，左眼直接、间接对光反射迟钝，双眼活动自如，无眼球震颤，四肢肌力 5 级，肌张力正常，腱反射（＋＋），克氏征（一），双侧巴氏征（＋），共济（一）。诊断：视神经脊髓炎。予以醋酸泼尼松片、人免疫球蛋白注射液调节免疫，单唾液酸四己糖神经节苷脂钠注射液营养神经，泮托拉唑钠胶囊护胃、碳酸钙胶囊补钙及对症支持治疗。中医诊为痿病，辨为气虚湿热、痰瘀阻络证，治以益气活血，清热利湿，化痰通络，方以黄芪虫藤饮化裁：黄芪30 g，薏苡仁、牛膝、鸡血藤、忍冬藤、海风藤、盐车前子各15 g，炒地龙、秦艽、当归、炒僵蚕、菊花、青葙子各10 g，黄柏、甘草各6 g，麸炒苍术5 g，全蝎3 g，蜈蚣1条，5付，水煎服。2018年10月05日患者双下肢麻木乏力、僵硬好转。左眼视物模糊缓解，无头晕头痛，纳寐可，二便调。体格检查大致同前。人免疫球蛋白注射液疗程足予停用，复查腰椎穿刺：脑脊液常规、生化、NMO抗体（－）。守方10剂，于次日带药出院，出院继续递减法服用醋酸泼尼松片、甲钴胺片、泮托拉唑钠肠溶胶囊。

按：视神经脊髓炎作为一种自身免疫性脱髓鞘病变，早期激素冲击疗法治疗有效，但副作用较大，易于复发，中医治疗具有优势。本病属"痿病"、"视瞻昏渺"、"青盲"等病证范畴，多因气血亏虚，或肝肾不足，精血不能上荣而脑窍失养，筋脉失濡而麻木乏力弛缓甚至瘫痪。本案患者素体脾虚，气血生化乏源无力推动血行，血行不畅而成瘀，脾虚易生痰湿，湿阻气机，气化不利，内蕴生热，故痰浊湿热瘀血交结阻滞脑窍筋脉，脑窍失充，官窍失养，气液宣通不利，神机失用，如《素问·玉机真脏论》所曰："脾不及则令人九窍不通。"以黄芪虫藤饮益气活血，清热利湿，化痰舒筋活络，脾胃健，气血充，湿热除，瘀去络通，脑窍得利而取得良效。

（三）混合神经性耳聋案

朱某某，女，54岁。因双耳听力下降伴耳鸣4月余，于2018年07月17日入院。患者于4月余前无明显诱因出现双耳听力下降伴耳鸣，劳累后加重，未予重视，症状持续无缓解，今为进一步治疗来我院门诊，纯音听阈示：右耳呈混合神经性聋，HL为80－75－85－90－100，气导、骨导差距＞20 dB；左耳呈感音神经性聋，HL为40－35－35－45－40。声阻抗检测：双耳呈A型曲线。入院症见：双耳听力下降伴耳鸣，劳累后加重，偶感头晕，无视物旋转及头痛，无畏寒发热、恶心呕吐等其他症状，精神一般，饮食正常，夜寐欠安，大小便正常。舌暗红，苔薄黄干，脉细。查体：耳廓无畸形，耳道干洁，无新生物，鼓膜稍混浊，标志尚清，无穿孔，乳突无压痛，耳廓无牵拉痛，耳屏无压痛。诊断：混合神经性耳聋。予以丹参川芎嗪注射液活血通络，改善循环，甲钴胺片、维生素B_1片营养神经，高压氧舱减轻内耳水肿，配合针灸、耳穴压豆等治疗。中医辨证为肝肾不足、气虚血瘀证，治以滋肾益气，化瘀开窍为法，方以左磁丸化裁：磁石、熟地黄、山药、山茱萸各15 g，川芎、赤芍、桃仁各12 g，茯苓、牡丹皮、黄芪、升麻、石菖蒲各10 g，柴胡、甘草各6 g。5剂，水煎服。2018年7月23日查房患者自觉耳鸣缓解，听力较前稍好转，无头晕头痛，纳寐可，二便调，故守方7剂。2018年7月30日患者自觉无明显耳鸣现象，听力较前好转，无其他不适，复查纯音听阈：双耳神经性聋，与2018年07月17日对比，双耳高频听力平均提高13 dB。出院后继服甲钴胺片、维生素B_1片，门诊针灸治疗巩固疗效。

按：中医学认为肾开窍于耳，耳鸣耳聋可由外邪侵袭、实火上扰、痰浊蒙窍、瘀血痹阻、脏腑虚损等多种因素所致[8]，本案患者因年老肝肾亏乏，气血衰弱，脑窍失养，运转不灵，耳窍失聪。故《灵枢·海论》曰："髓海不足则脑转耳鸣"。而气虚则血行不畅，精血不足则脉道涩滞，经脉闭塞，加重耳鸣耳聋。以左慈丸加减来滋肾益气，化瘀开窍，标本同治，脑髓得充而耳窍得养助耳听觉。

（四）脑外伤后嗅觉、味觉障碍案

张某，女，42岁，因头部外伤鼻不闻香臭2月余。2019年03月14日初诊：患者2月前头部外伤后晕厥，醒后嗅觉、味觉丧失伴间断性头痛，无头晕、视物旋转，言语流利，无舌头僵硬、发麻等，于省某医院就诊，查MRI示：左侧额叶、颞叶皮层区软化灶及胶质瘢痕灶；左侧颞骨骨折后改变。双上颌窦及筛窦炎。鼻咽镜示中甲稍肥大，鼻中隔稍不规则偏，双侧鼻腔清，嗅裂区、鼻咽部未见明显新生物。诊断为脑外伤后嗅觉、味觉障碍。予改善脑代谢、促进血液循环、营养神经及对症支持治疗后（具体用药不详）头痛症状好转，味觉较前好转，但嗅觉至今未恢复。刻诊：嗅觉丧失，鼻不闻香臭，味觉较前稍恢复，偶有前额昏痛感，纳寐一般，二便调，舌淡暗红苔薄黄干，脉细弦浮。诊断为脑外伤后嗅觉丧失，予维生素B_1片、甲钴胺片营养神经，血府逐瘀胶囊活血行气止痛，十八味杜鹃丸（组成：烈香杜鹃、草果、诃子、檀香、毛诃子、降香、余甘子、山矾叶、藏茜草、红花、紫草茸、肉豆蔻、秦艽花、丁香、豆蔻、沉香、石灰华、甘草膏）祛风活血通络。中医辨证为痰瘀阻窍，治以行气活血，清热豁痰开窍。方药：苏木、三棱、莪术、白芷、王不留行、乌梅、黄连各 10 g，细辛、炙水蛭各 3 g，丹参、甘草各 15 g，乳香、没药各 6 g，人工牛黄（冲服）0.1 g。7 剂，水煎服。2019 年 03 月 22 日复诊：嗅觉似乎有改善，鼻部感觉舒适，有时能感觉强烈气味，味觉较前恢复，无明显头晕头痛，舌暗苔薄黄干，脉细浮促。守 2019 年 03 月 14 日方去人工牛黄、细辛，加炙麻黄、佩兰、藿香、九香虫各 10 g，14 剂，水煎服。

按：头部外伤患者有 12.8%～30.0% 会发生嗅觉障碍，主要表现为嗅觉丧失[9]。原因在于外伤导致从鼻腔嗅区黏膜至脑次级嗅中枢的嗅通路都有可能发生损伤，引起嗅觉障碍。中医对本病有"鼻不闻香臭""鼻齆""鼻聋""鼻中风"等各种病名。病机涉及肺、脾、肝、肾、心、脑多个脏腑。《灵枢·脉度》曰："肺气通于鼻，肺和则鼻能知香臭矣。"《难经·四十难》曰："心主嗅，故令人知香臭。"本案患者嗅觉丧失与脑部外伤密切相关，病机为外伤脑络而致气血不通，气化升降失常，使道壅塞，脑失充养，神机不生，官窍失灵，故以苏木、三棱、莪术、王不留行、炙水蛭配合乳香、没药行气活血，逐瘀通络，细辛、白芷宣通鼻窍，黄连、乌梅合用清心火、敛肺阴，人工牛黄清热豁痰开窍，诸药合用通达气机，宣通鼻窍而嗅觉功能改善。复诊增加芳香化浊之品辛香走窜，通窍醒神，与炙麻黄、九香虫合用宣肺理脾，疏肝理气，调畅气机而使官窍渐复。

（五）脑外伤综合征并颈椎病舌体感觉异常案

李某某，女，66 岁。因舌麻 3 月余于 2018 年 12 月 6 日入院。患者 3 个月余前无明显诱因出现夜间舌体麻木感，味觉可，舌体活动正常，言语流利，无明显头晕头痛，无肢体乏力，一直未予特殊治疗，后逐渐出现持续性舌体麻木感，昼夜均感麻木，为求系统诊治以"舌麻查因"收住院。症见：舌体麻木感，自觉右侧口水偏多，味觉可，舌体活动正常，言语流利，颈部胀痛，无明显头晕头痛、肢体乏力、胸闷气促等不适，病人精神状态良好，饮食正常，夜寐安，小便可，大便结。舌暗，苔薄黄干，脉弦细。既往有颅脑外伤致蛛网膜下隙撕裂史，遗留嗅神经损伤，多发性脑梗死、原发性高血压等病史，血压控制可。颅脑＋颈椎 MRI：右侧基底核区腔隙性脑梗死；脑白质脱髓鞘改变。颈椎退行性变；$C_{3/4}$～$C_{6/7}$ 椎间盘突出，继发同层面椎管狭窄；棘间韧带水肿。西医诊断：脑外伤综合征，颈椎病舌体感觉异常。中医诊断：舌痹，心经火热、气滞血瘀证。予乙酰谷酰胺注射液营养神经，阿托伐他汀钙片调脂稳斑，盐酸乙哌立松薄膜衣片缓解肌紧张，苯磺酸左旋氨氯地平片降压，丹参川芎嗪注射液改善脑供血，脑心通胶囊（组成：黄芪、赤芍、丹参、当归、川芎、桃仁、红花、醋乳香、醋没药、鸡血藤、牛膝、桂枝、桑枝、地龙、全蝎、水蛭）益气活血、化瘀通络。中医治以清心养阴，理气活血通络。方以清心导赤散合活络效灵丹加减：生地黄、甘草、淡竹叶、当归、桃仁、五灵脂、牡丹皮各 10 g，灯心草、小通草、醋乳香、醋没药、红花各 6 g，黄连 5 g，服用 5 剂，水煎服。2018 年 12 月 11 日患者舌体麻木感缓解，自觉右侧口水偏多好转，味觉可，舌体活动正常，言语流利，颈部无明显胀痛，纳寐可，二便调。舌暗，苔薄黄干，脉弦细。守方 15 剂次日带药出院。

按：《素问·阴阳应象大论》曰"心主舌，在窍为舌"。舌痹可因血虚、血瘀、心肝火旺、五志过极、阴虚阳亢等多种因素所致。本案患者考虑为心经火热、心火上炎所致，火热燔灼津血，血脉凝涩成瘀，瘀阻经脉，升降失常。脑窍气化不利，舌窍痹阻，故以清心导赤散合活络效灵丹加减清心养阴，活血理气通窍。除此以外，情志因素对本病影响较大，秦伯未《中医临证备要·舌麻》认为本病多由"心绪烦扰，忧思暴怒，气凝痰火而成。"治疗时尤应注重调畅情志。

六、总结

脑窍玄府气液流通，化生神机，司诸窍之开阖，通过脊髓经脉系统调控各脏腑官窍生理机能，灵动全身，发为神识。脑窍病变不仅与意识障碍密切相关[10]，与非意识障碍神经病也密切相关，临证上应谨守病机，以通为用，形神窍同治，方能提高疗效。

参考文献

［1］赵冰，张晨，杨秀捷，等. 谢海洲运用开窍法论治脑髓神志病的经验［J］. 北京中医药，2010，29（11）：821-822.

［2］周德生，吴兵兵，胡华，等. 脑窍理论及其临床应用［J］. 中国中医药信息杂志，2015，22（12）：96-98.

［3］周德生，刘利娟. 脑藏象理论解析及分形构建探讨［J］. 湖南中医药大学学报，2018，38（10）：1099-1103.

［4］任继学. 脑髓述要［J］. 中国中医基础医学杂志，2003，9（3）：1-4.

［5］王春梅，汤利红，汪雪睛. 张仲景"勿令九窍闭塞"治疗思想探微［J］. 时珍国医国药，2005，16（09）：815-816.

［6］仝小林，刘文科，赵天宇. 窍药分类及功效概述［J］. 上海中医药杂志，2015，49（03）：3-6.

［7］周德生，谢清. 基于督脉理论辨治脊髓疾病——中医脑病理论与临床实证研究（八）［J］. 湖南中医药大学学报，2019，39（08）：929-936.

［8］尹金磊.《黄帝内经》耳鸣耳聋与五脏相关性理论分析［J］. 中国中医基础医学杂志，2015，21（07）：781-782.

［9］GUDZIOL V，HOENCK I，LANDIS B，et al. The impact and prospect of traumatic brain injury on olfactory function：a cross-sectional and prospective study［J］. Eur Arch Otorhinolaryngol，2014，271：1533-1540.

［10］陈炎，谢秋幼，何艳斌，等. 意识障碍中医研究概况［J］. 辽宁中医药大学学报，2015，17（08）：81-83.

第二十五章　基于风邪理论辨治免疫性神经病

免疫性神经病包括抗体介导的免疫性神经病和细胞介导的免疫性神经病。抗体介导的免疫性神经病有重症肌无力（MG）、副肿瘤综合征（PNS）等。细胞介导的免疫性神经病有急性炎性脱髓鞘性多发性神经根神经病（AIDP）、亚急性炎性脱髓鞘性多发性神经根神经病（SIDP）、急性运动轴索性神经病（AMAN）、慢性炎性脱髓鞘性多发性神经根神经病（CIDP）、多灶性运动神经病（MMN）、Miller-Fisher综合征（MFS）、脑干脑炎（BBE）、自身免疫性脑炎（AE）、自身免疫性脑脊髓炎（EAE）、多发性硬化（MS）、视神经脊髓炎（NMO）、视神经炎（ON）等等；其发病机制复杂，与固有免疫细胞、适应性免疫细胞、免疫因子异常及自身抗体攻击有关，但导致异常免疫状态的诱发因素仍不明确；只能局限于抗炎和免疫抑制药物，尚未找到特异性的治疗靶点。中医对免疫性神经病的认知方法和临床思维，是把这类疾病发生和传变的空间，诠释成"风"现象的自然哲学观念寻因方法[1]。《素问·六微旨大论》曰："气有往复，风所由生。"风乃天地正气，称为风气；失宜则为百病之长，称为风邪。风之为病，甚为广泛。基于风邪理论辨治免疫性神经病，《内经》有风痿、风痹、风消、风厥、骨繇、脑风、脑髓消、肉苛等病名；《圣济总录》有风不仁、风曳、风痉、风癔、风痱等病名。从风论治免疫性神经病有良好的临床疗效，彰显了中医临床特色。

一、从风邪理论认识免疫性神经病病因病机

基于风邪致病的特点，从风邪理论认识免疫性神经病病因病机，不外乎邪之所凑，其气必虚。正气不足，风邪致病。风邪侵入后，气分出现"壅、郁、结、闭"的关键病机。气病而后形病，形气病均可见神病。风邪壅滞气机继发水分病变、血分病变；郁滞不畅则化热、化浊、化燥，或与有形之邪相结；结必聚形且有热、有瘀、有水；闭阻不通发为风痹、胞痹、血痹[2]。总之，"风之伤人……其病各异"（《素问·风论》）。

（一）风邪致病特点

1. 风邪多兼夹为病　"风者善行而数变"（《素问·风论》）。风无定体，风邪主动，发病快，变化多，病位游移。风兼五气，多兼夹为病，如风邪兼夹寒邪、热邪、燥邪、湿邪等。

2. 风邪过盛即毒，或者风兼外毒，或者化生内毒　"夫毒者，皆五行标盛暴烈之气所为也"（《素问·五常政大论》王冰注），风邪暴烈即为外毒。又有风毒之说，较风邪更加急速，更加容易与有形之邪相结，实质为风兼外毒。外毒如"阴阳毒"（《金匮要略·百合狐惑阴阳毒病证治》），《医贯》断言为时行疫毒。另说，"毒者，邪气蕴蓄不解之谓"（《金匮要略心典·百合狐惑阴阳毒病证治》），风邪如油入面成为内毒，产生热毒、湿毒、浊毒、瘀毒等。一般而言，风性开泄。但是，风邪侵袭，郁而不散，胶结不开，气血抑室，即为"风郁"（《景岳全书·杂证谟》）。风邪蕴结不解，邪气亢盛剧烈为病；导致正气损伤，风毒流注各处为病。

3. 风邪传变，由浅入深　①风邪入络、中经，经络痹阻，扰动血络。风毒流灌经筋，流注经脉；传入脏腑，伤及脑髓。②风邪入血。"风邪入血，使人阴阳二气虚实不调，若一实一虚，则令血气相并"（《普济方·诸风门》）。风邪入血，与营血相搏结。风毒内伏，变生诸邪。病久则"三焦无所御，四属断绝"（《金匮要略·中风历节病脉证并治》），即三焦生化功能受到影响。气机不利，水液代谢紊乱，化生郁热、痰浊、瘀血等等。③风邪入脏。"风邪入脏，寒气客于中不能发，则喑哑喉痹舌缓。风逐脉流入脏，使人卒喑缓纵噤痉致死"（《备急千金要方·诸风》）。"风毒流灌脏腑，及至骨肉"（《外台秘要·风

毒方五首》）。风邪经经脉入脏腑，留而不行，脏腑移热，母子相传，元精内损，正气耗伤，神乱不安。久病风邪，造成多虚、多实、虚实并存的复杂病机。

（二）免疫性神经病病因病机

脑与众多经脉相连，与脏腑相通。风邪上犯巅顶，内外诸邪皆兼风邪上扰。风邪致病，阳先受之，头面四肢相对于躯体为阳位，经筋脉络相对于脏腑为阳位，神经髓鞘相对于轴突为阳位，故风邪每每损伤脑髓、脊髓及神机通路。风邪可以直接犯脑，或者间接传入伤脑。《灵枢·疟论》曰："风气循风府而上，则为脑风。"《灵枢·大惑论》曰邪气"随眼系以入于脑"。《素问·气厥论》曰："胆移热于脑。"当然，风邪兼夹，流连经脉，郁结成毒，化生内邪，同时损伤神机通路。如《圣济总录·脑风》曰："风邪循风府上至脑户，为脑风头痛。"损伤"督脉阳维之会"及"督脉足太阳之会"。

免疫性神经病临床表现特点：①大多有发热、腹泄等前驱症状。急性病程者更为明显。②有一定的潜伏性，往往找不到确切的发病原因；常发病突然，反复发作。③临床症状广泛，可表现为精神心理症状、神经功能缺损症状、全身躯体症状等，也可能有发作性症状。④症状有波动性、迁延性，原有症状再发或出现新的症状，反复缓解复发后，病情积累加重。

其临床特点与风邪致病主动、兼邪、数变、传变等特征相似。①以肺卫病变为门户。风毒袭体，肺热叶焦。如 AIDP 发病前有前驱感染占 31/60 例，CIDP 占 3/30 例，平均达 37.78%；有前驱感染预后良好 22 例，预后较差 12 例[3]。②以脾胃病变为根源。子病及母，气血乏源。如肠内营养降低危重症性多发性神经病（CIP）的发生风险[4]，可以佐证脾胃在周围神经髓纤维密度减少、轴索变性、脱髓鞘、轴索再生等病理变化方面的保护作用。③以肾元病变为归宿。CIDP 后期，脾病传肾，精血损伤。邪毒侵髓，脾肾同病。髓海被扰，骨肉不安；肾髓不足，骨肉尽废[5]。MS 因外感湿热之毒，或内生痰、瘀、湿浊之毒，损伤脑髓、脊髓、肝、肾，导致肾气不足脑髓失养发病[6]。④以虚实夹杂为常态。如大黄酸补泻兼施调节炎症反应和免疫功能的作用，可以治疗自身免疫性脑脊髓炎（EAE），同样佐证自身免疫性神经病虚实夹杂的病机特征[7]。脏腑功能紊乱，气血阴阳失调，产生内邪，胶结成毒。如湿、热、痰、瘀等病理产物以"毒邪"形式继发和加速 CIDP 的发展[5]。⑤以风邪引动伏邪为趋势。风邪与浊毒内伏，一者侵及络脉、经筋、肌肉、脊髓、脑髓等，病位广泛，症状组合复杂，变化多端，免疫性神经病发作期因外邪引发或者加重，以气分壅郁结闭为关键病机，稳定期邪气伏藏，往往没有风邪为病的症状。二者损伤津液、气血、阴精等，必然脏腑正气亏虚。虚实夹杂，正邪交争，反复发作，病久缠绵，积累损伤，脏腑、经络、形神、体用等等俱病，临床症状有波动性、迁延性，使免疫性神经病成为痼疾、久病、难症、重疴。因此，风入脏腑之后，其性质已非外风，也不同于内生之风[8]。而是风邪"之化之变"（《素问·至真要大论》），免疫性神经病已经不同于传统意义的"风病"。

二、基于风邪理论辨治免疫性神经病方药特色

基于风邪理论辨治免疫性神经病，随病种、病因、病位、证候、病性、病势、病程、症状等不同，结合发病机制认识，合理选择应用风药，辨病辨症，补泻兼施，从风论治。

（一）从风论治，兼备众法

有学者认为，狭义风药指张元素"风升生"类药物，如"味之薄者，阴中之阳，味薄则通，酸、苦、咸、平是也"，即防风、羌活、升麻、柴胡、葛根、威灵仙、细辛、独活、白芷、牛蒡子、桔梗、藁本、川芎、蔓荆子、秦艽、天麻、麻黄、荆芥、薄荷、前胡等药。《脾胃论》将这类质轻气清疏解宣透的药物命名为"风药"。风药治风邪，如《本草正义》曰"防风通治一切风邪"。广义风药包括治疗风邪的风药及具有风特征的风药，分为祛风、疏风、搜风、逐风、熄风 5 类[9,10]。即川乌、羌活、独活、五加皮等，防风、桂枝、白芷、薄荷等，麝香、僵蚕、蕲蛇、鳖甲等，全蝎、蜈蚣等，山羊角、石决明、龙骨、牡蛎、地龙、天麻、钩藤、白蒺藜等药物。风药多辛味，归肺经、肝经、膀胱经、胆经、督脉等，主动主散，通达表里，通行上下，疏利玄府，无所不及，无所不融。从风论治，兼备众法，此风药不同于传统意义的"风药"。风邪为病，风药以蠲之。风毒蕴蓄，风药搜涤、逐除、散通。用于风邪特征的免疫性神经病，乃同气相求。巅顶之上，惟风药可到。脑髓、经筋、膜络同病，以风药顺承逆转。外风多兼夹寒邪、热邪、燥邪、湿邪等，内风多兼夹亢阳、逆气、郁热、痰浊、瘀血等蕴蓄成毒，或者阴血亏虚，阳气不足，往往外风引动内风，虚实同病。临证时针对种种病机，按病程论治，补泻兼施，方药随治法而出。应用广义风药配伍，风药治风邪为病，如《医林纂要》山羊角"功用近羚羊角"，平肝熄风镇惊，清热散血解毒，以治自身免疫性脑炎风毒血热证之头痛眩晕，神昏痉默，谵语发狂，惊痫搐搦等。

现代药理研究表明，风药从多途径多环节阻断免疫性神经病的发病机制：①秦艽、荆芥、细辛、汉防己、青风藤、青蒿、豨莶草等风药具有类皮质激素样作用，可抑制自身免疫反应[11]。稳定内环境，双向调节。②桂枝、白芷、荆芥、防风、葛根、僵蚕、全蝎、天麻、当归、川芎等风药，促进血液循环，抗血栓形成，可以增强活血化瘀作用[12]。故风药活血，治风先治血。③独活、葛根、鸡血藤、当归、淫羊藿、全蝎、祖师麻、苦参、木瓜、牛膝、地龙等，促进神经髓鞘再生[13]。恢复神经结构，以恢复神经功能。④柴胡、细辛、雷公藤、三七、当归、淫羊藿、人参等，调节免疫性神经病的慢性应激损伤，改善其情感和行为异常[14]。⑤柴胡、姜黄、雷公藤、冬凌草、龟甲、鳖甲等，减轻免疫调节西药引起的副反应[15]。但是，部分风药如草乌、青木香、寻骨风、雷公藤、天仙藤等有较大毒性，应当避免使用。

（二）病证同治，须兼风药

正所谓"治杂病老病，风药行药相辅而行"；"治病须要兼风药，不兼风药不合作"（龙绘堂《蠢子医·卷三》）。对于复杂性疾病，治病风药断不可少，但只能佐以风药，或者引经报使。由于解表药、清热药、泻下药、祛风湿药、利水渗湿药、止血药、活血化瘀药、安神药、平肝熄风药、补虚药、收涩药、攻毒杀虫止痒药等均具有提高机体抗病能力，改善体质，祛除邪气，恢复健康的作用[16]。

基于风邪理论，应用风药治疗免疫性神经病，合理选择药物配伍，可以兼顾到风邪致病的各种病机变化。因此，中西药联用成为免疫性神经病的治疗常规。①急性炎性脱髓鞘性多发性神经根神经病表现为急性或亚急性肢体软瘫，同时有不同程度感觉障碍，并且伴有自主神经症状及呼吸衰竭情况。以风毒热壅脉络为主，兼有阴津损伤、气阴两虚，或有湿、浊、痰、瘀等内邪壅滞。用药如柴胡、防风、苦参、土茯苓、鸦胆子、垂盆草、忍冬藤、蕲蛇舌草、天竺黄、苏木、石决明等。②慢性炎性脱髓鞘性多发性神经根神经病表现为慢性进展或复发性肢体软瘫，感觉缺失，或有脑神经及中枢神经系统障碍。以脾肾亏虚为主，病位在脉络，兼有热、湿、浊、痰、瘀等内结毒邪，少数情况为燥、寒等邪，或者燥湿同体，寒热并存。用药如山药、党参、山茱萸、何首乌、熟地黄、五加皮、秦艽、豨莶草、海桐皮、青礞石、胆南星、三棱、莪术、鸡血藤等。③多灶性运动神经病表现为慢性、非对称性远端肢体无力，伴或不伴感觉障碍，受累肢体可见痛性痉挛和肌束震颤，肌萎缩。以风痰瘀阻脉络为主，虚实同病，兼有热、浊，或者燥湿同体。用药如忍冬藤、石楠藤、白僵蚕、全蝎、白附子、王不留行、蛇床子、蜈蚣、蕲蛇、乳香、没药等。④Miller-Fisher综合征表现为双侧眼球活动受限，双侧腱反射减低或丧失及共济失调，不伴肢体无力。用药如王不留行、秦艽、防风、白菊花、桑叶、威灵仙、蓝布正、鹿衔草、钩藤、白蒺藜、青葙子、全蝎、僵蚕等。⑤自身免疫性脑炎表现为急性或亚急性起病，痫性发作，认知功能损伤及精神行为异常，或有局灶性中枢神经系统障碍；进展迅速，乃至意识障碍。以风毒热壅脑窍为主，兼有痰、浊、水、瘀，或有阴津损伤、气阴两虚。用药如牛黄、连翘、金银花、龙胆、莲子心、黄芩、苦参、皂角刺、水牛角、山羊角、川牛膝、葶苈子、牵牛子、猪苓等。⑥多发性硬化表现为急性起病，反复缓解发作，四肢软瘫，脑神经损害，或有呼吸功能不全。病位在脑髓、经筋、脉络，基本病机以肝肾亏虚为本，以痰、湿、瘀、热内伏为标，以风邪为诱因；具体病机复杂。用药如白芷、薄荷、山茱萸、生地黄、制何首乌、天竺黄、赤芍药、牡丹皮、桃仁、王不留行、苍术、地龙、萆薢、虎杖、青黛等。⑦视神经脊髓炎表现为急性或亚急性起病，眼球活动受限，视力下降或丧失，视野缩小，截瘫或四肢瘫。病位在脊髓、督脉、目系、经筋，基本病机与多发性硬化相似。用药如附子、苍耳子、细辛、藁本、青葙子、芫蔚子、白蒺藜、沙苑子、黄精、石斛、鬼箭羽、鹿衔草、白菊花、决明子等。

三、基于风邪理论辨治免疫性神经病医案

（一）慢性炎性脱髓鞘性多发性神经根神经病案

陈某某，男，68岁，2018年4月25日初诊：患者因进行性四肢肌肉萎缩、感觉减退2年余，确诊吉兰-巴雷综合征2个月余。患者自诉2016年2月一次外感史后突感双下肢乏力，当时未予在意，发病1月后逐渐出现四肢乏力，感觉减退，伴进行性四肢肌肉萎缩。2018年2月在北京某医院诊为"慢性吉兰-巴雷综合征"，未行激素及静脉内免疫球蛋白治疗。刻诊：四肢乏力明显，走路不稳，握筷不能，感觉减退，双手震颤，小便无力，尿不尽，大便干结，有滋水流出。舌暗红，苔黄干，脉沉细弦。神经肌电图检查：双侧正中神经、尺神经、胫神经和腓总神经运动神经传导速度减慢，感觉神经传导速度减慢。脑脊液检查：蛋白质1.02 g/L，白细胞6个/μL，100%淋巴细胞，葡萄糖水平正常，存在脑脊液蛋白-细胞分离现象。诊断：慢性炎性脱髓鞘性多发性神经根神经病。中医诊断为痿病，阴气亏虚、瘀血阻络证。治宜滋肾养阴，活血通络。予自拟方：山茱萸、黄柏、黄精、乳香、没药、苏木、桃仁、红花各10 g，忍冬藤、络石藤、石楠藤、鸡血藤、熟何首乌、鬼箭羽、墨旱莲、桑椹、木瓜、丹参各15 g，蜈蚣1条，甘草6 g。服用14剂，每日1剂，水煎服，早晚分温服。并予维生素 B₁ 片、甲钴胺片、丁苯酞胶囊口服。2018年5月10日二诊：双下肢乏力，足趾麻木，药后偶有胃脘部不适，舌暗红，苔黄黑干，脉沉细弦。处方：忍冬藤、络石藤、石楠藤、鸡血藤、天冬、生地黄各15 g，炙麻黄、黄柏、苏木、黄精、玄参、知母各10 g，蜈蚣1条，乳香、没药、甘草各6 g。服用14剂，每日1剂，水煎服，早晚分温服。2018年5月25日三诊：药后症状好转，仍偶有胃脘部不适，继予前方加减，处方：二诊处方去乳香、没药，加虎杖15 g，北沙参15 g。服用30剂，每日1剂，水煎服，早晚分温服。2018年7月7日四诊：双下肢活动障碍加重，下午双下肢浮肿1月余，双上肢活动障碍较前好转，二便自控，舌暗中裂，苔薄黄干少，脉沉细弱。处方：炙麻黄、玄参、黄柏、知母、女贞子、墨旱莲、山茱萸、秦艽各10 g，桑寄生、独活、黄精、红景天、木瓜、茯苓各15 g，蜈蚣1条，小通草、甘草各6 g。服用30剂，每日1剂，水煎服，早晚分温服。2018年8月28日五诊：确诊吉兰-巴雷综合征8个月余，经治疗至今明显好转，使用中药汤剂近4月以来双下肢症状逐渐好转，不浮肿，四肢活动好转，双上肢活动明显好转，已能持筷，右下肢较左下肢症状改善明显，双下肢站立欠稳，左下肢较差。舌老红偏暗，无苔，脉沉细弱。四诊处方去小通草、独活、炙麻黄、木瓜，加乳香、没药各6 g，鸡血藤20 g，天冬15 g。服用30剂，每日1剂，水煎服，早晚分温服。2018年10月25日六诊：据五诊处方使用2个月，患者病情继续向好，肢体运动功能已无大碍，惟双手肘关节以下感觉减退，麻木不适，舌红偏暗，苔薄黄干，脉沉细弱。应患者要求停汤剂，改为通塞脉片（组成：当归、牛膝、黄芪、党参、石斛、玄参、金银花、甘草），每次5片，每日3次。

按：本案为老年患者，久病痿瘫，脾肾亏虚，瘀热内结，脉络阻滞。病久皆生郁，无虚不成郁，阴血亏虚，津液迟滞，气失流畅，脉络涩滞；滋阴药物又碍气行。治以滋阴活血为主，配伍风药独活、炙麻黄、鬼箭羽、秦艽、蜈蚣等，及藤类药物。取风药行达四末，通行脉络，运行药力，开发腠理，化气布津，是气至水亦至也。又，慢性病需要久服汤药，风药有预防腻补呆补之弊。

（二）Miller-Fisher综合征案

李某某，男，54岁。因头晕、视物重影、行走不稳1个月余，于2015年9月11日入院。入院症见：患者有胃下垂病史10余年，高脂血症、高尿酸血症病史2年，未系统治疗。近期无明显感染病史，1月前开始无明显诱因出现头晕，起、卧位改变稍加重，无恶心呕吐、胸闷、大汗，无明显耳鸣，视物模糊，重影，凝视障碍，行走不稳，左侧肢体稍感麻木，无饮水呛咳，纳寐一般，二便可。舌暗红有瘀斑，苔黄厚腻，脉细滑。体格检查：眼球活动外展受限，无眼球震颤，四肢肌力、肌张力正常，四肢腱反射（-），克氏征（-），巴氏征（-），闭目难立征阳性，跟膝胫试验弱阳性，指鼻试验弱阳性，左侧肢体痛觉减退。腰椎穿刺检查：压力110 mmH₂O，蛋白质0.547 g/L，白细胞5个/μL，脑脊液寡克隆区带阳性，GQ1b抗体未查。头部MRI未见异常。诊断：Miller-Fisher综合征。予静脉注射用人免

疫球蛋白 [0.4/(kg·d)×5 d] 冲击治疗。并予维生素 B$_1$ 片、甲钴胺片、艾地苯醌片、华佗再造丸。中医辨证为痰热壅阻，痰瘀互结证。治法：清热化痰，活血通络。验方黄芪虫藤饮加减：黄芪 30 g，海风藤、忍冬藤、鸡血藤、薏苡仁、川牛膝、青葙子各 15 g，炒地龙、当归、炒僵蚕、秦艽、白菊花各 10 g，胆南星、炒苍术、黄柏、甘草各 6 g，全蝎 3 g，蜈蚣 1 条。服用 10 剂，每日 1 剂，水煎服。2015 年 9 月 22 日查房：无头痛，偶有头晕，左侧肢体麻木并有踩棉花样感觉，双眼视物模糊，无视物重影，行走自如，无胸闷、胸痛，无咳嗽咯痰，纳寐一般，二便可，舌暗红有瘀点，苔黄腻，脉细沉。上方去薏苡仁、炒苍术，加三棱、莪术各 10 g。服用 14 剂，每日 1 剂，水煎服。2015 年 9 月 25 日因经济原因出院。2015 年 11 月 27 日门诊：患者诉已经无头痛头晕，视物仍然模糊不清，四肢活动正常，左侧肢体麻木，舌暗红，苔薄黄干，脉沉细。予 2015 年 9 月 22 日处方去炒地龙、胆南星、当归、蜈蚣，加桂枝、苏木各 10 g，白蒺藜、钩藤各 15 g。服用 30 剂，每日 1 剂，水煎服。2016 年 5 月 15 日二诊：患者诉 2015 年 12 月 29 日后，上次 30 剂中药汤剂服完，间断自购原方，每次服用 7～14 剂，除视物模糊以外，无其他不适。舌暗红，苔薄黄腻，脉沉细弱。改予石斛夜光丸（组成：石斛、人参、山药、茯苓、甘草、肉苁蓉、枸杞子、菟丝子、地黄、熟地黄、五味子、天冬、麦冬、苦杏仁、防风、川芎、麸炒枳壳、黄连、牛膝、菊花、盐炒蒺藜、青葙子、决明子、羚羊角、水牛角浓缩粉）6 g，每日 2 次。

按：患者中年男性，嗜食肥甘厚味，痰湿内生，郁久成瘀，痰瘀互结，气血运行不畅，脑失所养，则见头晕，瘀阻经脉、经筋、系络，则见眩晕、视物模糊、行走不稳。辨证为痰瘀互结证，本病病位在脑髓、目系、经脉，病性属实。瘀源于血，痰本乎津，津血同源，同为阴邪，锢结不解，必生痰瘀互结之变。风药诸藤类、诸虫类药物，及秦艽、胆南星、炒苍术、蜈蚣、桂枝、白蒺藜、白菊花等等，痰瘀同治之时，宣泄气机，条达血脉，借风药以动行散动透。

（三）自身免疫性脑炎案

王某某，女，55 岁。因"行走不稳 10 日"于 2018 年 8 月 13 日入院。入院症见：行走不稳，自觉右下肢沉重、乏力感，行走时右腿抬高明显，上下楼梯时行走不稳加重，定向不准。颈部酸胀，不伴颈部活动受限，间发头痛，尤以劳累后明显，休息后可缓解。记忆下降，无痫性发作，胆小易惊恐，纳食可，夜寐可，二便正常。舌暗红，少苔，脉细。既往有鼻窦恶性淋巴瘤切除术史。体格检查：体温 36.6 ℃，脉搏 73 次/min，呼吸 19 次/min，血压 91/67 mmHg；右下肢肌力 4+级，其余肢体肌力、肌张力正常；脑膜刺激征（-），走"一字步"不能，双手指鼻试验（±），右侧指鼻试验不准较左侧明显，右跟膝胫试验（+）；闭目难立征试验，睁眼时尚稳，闭目时阳性；走路时呈现稍宽基底步态。颈椎+颅脑 MRI：颈椎退行性变；C5/6、C6/7 椎间盘后突。脑内多发异常信号灶，考虑感染可能。颅脑 MR 增强：双侧额叶、顶叶，右侧颞叶异常信号灶，考虑脑水肿。双侧筛窦及上颌窦炎，左侧中耳乳突轻度炎症。腰椎穿刺检查：脑脊液压力 270 mmH$_2$O，蛋白质 1.015 g/L，白细胞 4 个/μL，100% 淋巴细胞，葡萄糖 3.19 mmol/L，优生优育全套（-）。脑脊液自身免疫性脑炎检测：抗谷氨酸受体抗体 LGI1（++）1∶3.2，脑脊液寡克隆区带阳性，血清自身免疫性脑炎检测：阴性。血清副瘤综合征检测：均阴性。诊断：自身免疫性脑炎。予静脉注射用人免疫球蛋白冲击治疗。中医辨证为肝肾阴虚，荣气虚滞证。治法：补益肝肾，通经活络。方药：独活寄生汤加减。党参、虎杖各 20 g，盐杜仲、当归、怀牛膝、生地黄、独活、槲寄生、麦冬各 15 g，北沙参、秦艽、川芎、赤芍各 10 g，木香 8 g。服用 5 剂，每日 1 剂，水煎服。2018 年 8 月 19 日查房：病情明显好转，予胞二磷胆碱注射液、灯盏细辛注射液。中药汤剂仍然上方 14 剂。2018 年 9 月 4 日查房：患者健忘，双下肢乏力、行走不稳较前明显好转，走路较前平稳，无须搀扶可自行缓慢下楼梯，但仍表现出恐惧感，右下肢沉重感较前减轻，仍觉定向欠稳准，走路时稍宽基底步态，走平路时速度较前明显增快，转身较灵活，无明显头痛、头晕，无恶心欲呕感，颈部酸胀，不伴颈部活动受限，纳食、夜寐可，二便正常。舌红干，苔薄黄，脉沉细数。体格检查：体温 36.2 ℃，脉搏 64 次/min，呼吸 18 次/min，血压 108/68 mmHg，右下肢肌力 5-级，其余肢体肌力、肌张力正常。2018 年 9 月 6 日复查腰椎穿刺检查：压力 185 mmH$_2$O，蛋白质 0.658 g/L，白细胞 9 个/μL。颅脑 MRI 平扫＋增强：颅脑 MRI 示原双侧额叶、顶叶，右侧颞叶异常信号灶基本消失。中医辨证为阴虚髓亏，脑窍不利证。治法：滋补肝肾，清利脑窍。方用杞菊地黄汤加减：枸杞子、酒山茱萸、白菊花、盐泽泻、川芎、牡丹皮各 10 g，怀牛膝、独活、茺蔚子、槲寄生、生地黄、山药、茯苓各 15 g，甘草 6 g，人工牛黄 0.2 g。服用 14 剂，每日 1 剂，水煎服。2018 年 9 月 21 日予杞菊地黄汤加减 30 剂带药出院。

按：本案前驱症状及临床症状欠典型，但是，实验室检测是金标准。中医辨证为肝肾阴虚，荣气虚滞，脑窍不利证。《医述·杂证汇参》曰："此肝血失养，肾水不荣……治宜滋补肝肾，少佐风药，以使上达。"处方以滋补肝肾为主，配伍风药有独活、秦艽、川芎、人工牛黄、白菊花、虎杖等。规范使用静脉注射用人免疫球蛋白冲击，中西医结合治疗以为范式。

（四）缓解-复发型多发性硬化并慢性炎症性舌神经病案

罗某某，女，35 岁。因"反复复视 10 年，视物模糊 2 年，头痛半个月，左侧肢体乏力 4 日"，于 2014 年 6 月 12 日 09:12 入院。患者体胖，有多发性硬化病史 10 余年，2009 年行气管切开术。有糖尿病史 3 年，服格列吡嗪控释片、二甲双胍控释片，血糖控制不佳。2010 年有割脉自杀史。现症见：头痛，顶枕项部痛甚，呈针刺样痛，复视，视力下降，言语欠流利，吐词含糊，左侧肢体乏力，左上肢麻木，不能自己单独行走，不头晕，易汗出，无胸闷、胸痛，纳食可，夜寐可，小便不能自控，大便干，舌萎暗红，苔黄腻，脉弦细。体格检查：左眼颞侧视野缺损，舌体萎缩，左上肢肌力 3⁻级，左下肢肌力 3 级，四肢腱反射（＋＋），左侧腱反射较右侧强，走一字路不能，左侧巴氏征（＋＋），右侧巴氏征（＋）。头颈部 MRI：颈椎退行性变伴椎间盘变性，C3/4～C4/5 椎间盘向后突出，双侧侧脑室周围旁异常垂直点线状影，考虑多发性硬化治疗后改变，右侧基底核区软化灶伴胶质纤维增生，右侧上颌窦枯萎、膜增厚。血液：白细胞 14.23×10⁹/L，中性细胞数 8.54×10⁹/L，血小板 310×10⁹/L，淋巴细胞 4.59×10⁹/L，乳酸脱氢酶 125 IU/L，葡萄糖 14.38 mmol/L，糖化血红蛋白百分率 8.40%。脑脊液：氯 127 mmol/L，腺苷脱氨酶 2.1 IU/L，蛋白定量 343 mg/L，葡萄糖 5.27 mmol/L。诊断：缓解-复发型多发性硬化发作期、慢性炎症性舌神经病、2 型糖尿病、颈椎病并椎间盘突出症。予维生素 B₁ 片、甲钴胺片、尼莫地平缓释片、普通胰岛素、注射用甲泼尼龙琥珀酸钠、单唾液酸四己糖神经节苷酯钠冻干粉针、灯盏花素针。中医辨证为肾虚血瘀证。治以活血通络，补肾强髓。予自拟方：黄芪、紫石英、白蒺藜、石莲子、山药、红景天、益智、金樱子各 15 g，女贞子、墨旱莲、鹿角霜、山茱萸、桑螵蛸、黄精、防风各 10 g，五味子 3 g。5 剂，每日 1 剂，水煎服。2014 年 6 月 16 日患者诉稍有头痛，左侧肢体乏力，左上肢麻木，病情稳定。复查葡萄糖 7.12 mmol/L。继续守方治疗，上方 10 剂。2014 年 6 月 19 日改甲泼尼龙片递减疗法。2014 年 6 月 26 日患者病情缓解，仍感左侧头痛，左侧脸部皮肤有针刺感，左侧肢体乏力稍减轻，左上肢麻木，纳食可，夜寐一般，二便可，舌淡暗，苔黄厚干，脉弦沉细。根据舌脉，治以补气强筋，安神益智。处方：天麻 20 g，白蒺藜、石莲子、金樱子、山药、黄芪、红景天、益智各 15 g，防风、桑螵蛸、山茱萸、墨旱莲、女贞子、鹿角霜各 10 g，甘草 5 g，五味子 3 g。10 剂，每日 1 剂，水煎服。2014 年 6 月 24 日复查颅脑 MRI 未见新发病灶。2014 年 7 月 3 日患者病情稳定，准予出院。嘱其避风寒，预防感冒。出院后反复多次门诊，遵医嘱服药，谨慎调理，至 2018 年 10 月 13 日仍然未见复发。

按：本案患者久病，多发性硬化缓解复发，积累损伤脑髓、脊髓、脑神经、周围神经等。其头痛如针刺样剧烈，痛引脑巅及枕部，病位广泛，然而不若真头痛病情危重。《医碥·头痛》曰：因虚致实，"内之浊阴上干"，"因而血瘀痰滞"，"或蔽覆其清明，或壅塞其经络"，均能令人头痛。肾者主髓，元气、元阳、元阴、真火之源。肾亏则脑髓虚损，荣气虚滞，瘀血内伏，不荣则痛久复发；又外邪引发，清空被扰，影响到经脉、血络，不通则痛甚急暴。治法以补虚通瘀，佐以祛风，则元真通畅，元神自安。

（五）多发性硬化并抑郁症案

欧阳某，女，40 岁，因一过性视物模糊、反复全身乏力、肢体麻木 7 年，再发加重 11 日，于 2014

年 8 月 14 日 15:55 入院。患者 2007 年确诊为"多发性硬化",长期使用干扰素,间断使用激素治疗。有"抑郁症"病史 2 年,目前服用百忧解、阿普唑仑片治疗。现症见:抑郁状态,全身乏力,无肢体麻木,无肢体活动障碍,食欲减退,嗳气,恶心欲呕,精神不振,夜寐欠安,大便数日未解,小便可,体重无明显变化。舌暗红,苔薄白,脉细。体格检查:四肢腱反射(＋＋),双巴氏征(＋),未引出其他病理体征。头部及颈段脊柱脊髓 MRI 平扫＋增强:双侧侧脑室旁脑白质多发性脱髓鞘灶,左颞叶深部病灶较前增大;颈段脊髓白质多发性脱髓鞘灶;颈椎轻度退行性变,$C_{3/4}\sim C_{5/6}$ 椎间盘向后方突出,C6/7 椎间盘向左后方突出。血糖 5.6 mmol/L。性激素:雌二醇 128 pg/mL,促黄体素 2.63 mIU/mL。予以胞磷胆碱钠胶囊剂、奥拉西坦改善脑血液循环及代谢、百忧解抗抑郁,灯盏花素活血通络,醋酸泼尼松片剂免疫抑制及对症支持治疗。中医辨证为气血亏虚、肝郁气滞证,治以疏肝解郁,益气养血。处方:珍珠母 30 g,生地黄、连翘、石楠藤、首乌藤、白花蛇舌草各 15 g,雪莲花、淡竹叶、菊花、玄参、黄精、山茱萸各 10 g,熟大黄、甘草各 6 g。服用 5 剂,水煎服,每日 1 剂,早晚分服。2014 年 8 月 21 日查房:患者自诉手掌偶尔发热,入睡慢,睡眠较浅,足底部觉冷,精神可,睡眠可,饮食正常,大小便无异常,舌红,苔少,脉弦。由血亏而阴伤,阴虚则血不能行,病变由气滞及血瘀。治法:补气滋阴,安神活血。处方:生地黄、丹参、酸枣仁、首乌藤、连翘各 15 g,女贞子、墨旱莲、黄精、雪莲花、玫瑰花、玄参、菊花、山茱萸各 10 g,西洋参、甘草各 6 g。服用 5 剂,水煎服,每日 1 剂,早晚分服。2014 年 8 月 25 日患者自诉手掌发热好转,无其他不适,舌红,苔少,脉弦。病情好转,予百忧解、九味镇心颗粒(组成:去芦人参、酸枣仁、五味子、茯苓、远志、延胡索、天冬、熟地黄、肉桂),带药出院。嘱加强心理调适,预防感冒,长期坚持用药,定期门诊复查。

按:本案患者脑髓玄府病变日久,气液宣通障碍,郁滞、蕴积、结聚产生内邪,神机失司,五神不调,脏腑失和,变生多端。此因病致郁也,"主治宜苦辛凉润宣通,苦能泄热,辛能理气,凉润能濡燥,宣通能解结,用剂必气味相投,乃可取效"(《类证治裁·郁症论治》),故以疏通气机为先。因长期使用激素,耗伤气血阴液产生燥热,故初期加用清热解毒、养血润燥,后期加用凉血散血、益气滋阴,均佐以祛风。如此平调正气,则神归守位。《景岳全书·郁证》曰:"苟不平调正气,使各安其位,复其常,于治郁之余,则犹未足以尽治法之妙。"

四、结语

神经系统通过下丘脑激素对免疫的调节作用,通过下丘脑神经元对免疫调节的定位。神经、免疫、内分泌系统在整体条件下,以比较完整的环路为单位,构成复杂的网络。免疫性神经病的发生和发展与神经免疫和内分泌系统间的交互作用密切相关[17]。目前,免疫性神经病发病率呈上升趋势,免疫疗法是免疫性神经病的主要治疗方法,包括激素疗法、免疫球蛋白疗法、免疫抑制药、血浆置换等,但是对具体疾病选择单独应用还是联合应用,激素使用剂量和用药时机尚无定论[18]。对免疫性神经病发作期临床疗效肯定,对非发作期临床疗效有限,不能控制反复发作,也不能阻断神经系统积累损伤,不良反应较多。中医药治疗免疫性神经病有明显优势[19]。另外,改变生存条件和社会交往,对免疫性神经病起到有益作用[20]。因此,建立以预防为主中西医结合防治模式,旨在进一步推动免疫性神经病的防治研究和实践提高。从风论治免疫性神经病,风药在免疫性神经病的治疗中有确切疗效和重要地位。然而,风药多用或久用耗气伤津,使方药从热化或从寒化,因此,临床使用风药不可孟浪,必须辨证审因精准配伍。

参考文献

[1] 林振邦,张其成.《黄帝内经》及涉医简帛中的"风"相关病名病因比较研究 [J]. 中医药导报,2018,24(12):42-45.

[2] 唐仁康,曹鹏,刘茜,等. 汉唐时期壅郁结闭病机认识的研究 [J]. 中医药学报,2018,46(01):32-35.

［3］杨丽. 炎性脱髓鞘性多发性神经根神经病分型与预后的相关因素研究［J］. 航空航天医学杂志，2015，26（02）：188-190.

［4］张津华. 肠内营养对重症脑卒中患者并发危重症性多发性神经病的研究［D］. 郑州大学，2018.

［5］赵凰宏，韩冠先，关东升，等. 从脾肾入手论治慢性炎性脱髓鞘性多发性神经根神经病［J］. 辽宁中医杂志，2018，45（02）：275-277.

［6］周哲屹，蔡业峰，徐宏，等. 补肾解毒法治疗多发性硬化的临床疗效及对细胞因子的作用［J］. 辽宁中医杂志，2019，46（05）：984-986.

［7］姬军风，袁有才，王伟卓. 大黄活性成分对实验性自身免疫性脑脊髓炎相关基因蛋白表达以及炎性因子的影响［J］. 中国免疫学杂志，2018，34（10）：1501-1505.

［8］李刘生，司远，张昱. "风入脏腑"病机理论探讨［J］. 中华中医药杂志，2018，33（04）：1258-1260.

［9］吴曦，叶瑜，冯全生. 风药理论探赜［J］. 中国中医基础医学杂志，2018，24（09）：1200-1203.

［10］吴曦，冯全生，刘尚义，等. 国医大师刘尚义风药分类及运用经验［J］. 中华中医药杂志，2018，33（08）：3385-3389.

［11］闫朋宣，杜宝俊，罗然. 中药类激素样作用研究进展［J］. 中华中医药杂志，2014，29（02）：531-534.

［12］黄文强. "风药"活血作用的实验研究［D］. 成都中医药大学，2013.

［13］程翠翠. 多发性硬化治疗中的补泻方法和补泻成分配伍对髓鞘修复的作用研究［D］. 北京中医药大学，2018.

［14］刘燕，丁秀芳，严志祎，等. 应激与胶质细胞功能的关系及中医药的调节作用［J］. 世界科学技术-中医药现代化，2017，19（09）：1580-1585.

［15］王玉琳，尹祖贤，韩玉生，等. 中医药治疗实验性自身免疫性脑脊髓炎研究进展［J］. 亚太传统医药，2016，12（06）：55-57.

［16］韩飞，彭珍，周志渝，等. 功效性分类中药对提高机体免疫功能的研究进展［J］. 中草药，2016，47（14）：2549-2555.

［17］李志勇，李彦文，张嫚，等. 神经免疫内分泌网络学说在中医研究中的应用［J］. 中央民族大学学报（自然科学版），2010，19（04）：68-72.

［18］王俊玲，杨勇，卜碧涛，等. 神经系统自身免疫性疾病的免疫疗法［J］. 中国临床康复，2005（37）：115-117.

［19］彭小燕，马金昀，程晓东. 神经系统自身免疫病中西医结合疗法 Meta 分析［J］. 世界中医药，2018，13（10）：2637-2646.

［20］范荣，江滢. 丰富环境对神经免疫的影响［J］. 国际神经病学神经外科学杂志，2018，45（01）：91-94.

第二十六章　基于毒邪理论辨治感染性及代谢性神经病

　　神经感染性疾病包括病毒、细菌、真菌、寄生虫、螺旋体、立克次体等引起神经感染，在临床上主要表现为脑炎、脑膜炎、脑脓肿、脑肉芽肿及感染性周围神经病等。代谢性脑病是由心、肺、肾、肝、胰及内分泌腺等疾病所致，不同代谢产物如血氨、血糖、电介质、有机酸、氨基酸、尿素等引起全脑功能紊乱的一种临床综合征，在临床上主要表现为肝性脑病、尿毒症性脑病及透析性脑病、有机酸代谢障碍性脑病、电介质紊乱性脑病、可逆性大脑后部白质脑病、线粒体脑病、过氧化物酶体病等。尽管代谢性脑病与脑部各种感染性疾病的西医诊疗方法差异甚大，但是，从中医学的观点看，其共同的病因及病理因素是毒邪。《内经》将颅内感染称为脑烁，《华佗神方》将发于泥丸宫者命为脑痈；《内经》对代谢性脑病认识不多，可以参考谵妄、神昏、厥逆等辨治。本章基于毒邪理论，结合脏腑学说、络病学说、玄府学说探讨代谢性脑病与脑部各种感染性疾病的病因病机特征，并阐述其辨治体会。

一、从毒邪理论认识脑病病因病机

　　基于毒邪理论认识毒致脑病病因病机，认为主要是内外之毒，毒损脑络、脑膜、玄府，伤及脑髓；毒邪壅滞，损伤津、血、精、髓等，脑髓失养；由脑府神机受损致全身脏腑功能失调，神机失用。

（一）毒邪理论

　　根据现代汉语释义，毒泛指在正常生命过程中机体内不存在的物质破坏机体组织结构和生理功能，或原本适应机体生命活动的物质超过了生命机体的需求而对机体形成危害的物质。中医学中毒的含义非常广泛，主要包括病名（阴阳毒、丹毒、脏毒等）、病因（火毒、浊毒、瘀毒等）、药物属性以及治法（解毒、排毒、攻毒等）几个方面。

　　毒邪有内外之分。外毒主要是指外感六淫之毒，如《素问·五常政大论》中所提到的"寒毒"、"湿毒"、"热毒"、"燥毒"、"大风苛毒"等。王冰注曰："夫毒者，皆五行标盛暴烈之气所为也。"六淫之毒具有六淫的特征，又有别于六淫的特征。六淫之毒较六淫致病能力强，故称为六淫邪盛化毒、邪毒、病毒等等。当然，外毒还包括传染性强的疫毒，如《金匮要略》"阴阳毒"，《医贯》断言为时行疫毒。《寓意草·辨黄鸿轩臂生痈疖之证并治验》曰："外因者，天时不正之时毒也，起居传染之秽毒也；内因者，醇酒厚味之热毒也，郁怒横决之火毒也。"时毒及秽毒皆属于疫毒，与六淫之毒有区别，不在本文讨论范围。内毒据其毒源不同分为附生之毒和本原之毒[1]，附生之毒附生于火、痰、湿、瘀等，本原之毒由内而生，多因人体正气亏损，脏腑功能失调，气血失和，导致气血逆乱、经络阻滞、水液代谢失常，湿甚蕴结为浊，浊甚蕴结日久酿致内毒。《金匮要略心典·百合狐惑阴阳毒病证治》曰："毒，邪气蕴结不解之谓。"浊邪秽浊、黏滞、胶着，如脂毒、糖毒、蛋白毒、微量元素毒、尿酸毒等，在体内蓄积日久可转化为浊毒[3]，毒邪伏藏于人体成为伏毒[2]，人体正气尚可耐受制约毒邪，待正气衰弱之时，遇感而发，损伤机体。浊毒与痰饮、瘀血同为病理产物性病因，三者之间既可相互兼夹，又可互为因果、相互转化[3]。除此之外，药毒[4]或者毒性物质[5]也属于毒邪范畴，为致病因素之一。

　　内外之毒致病时往往互为因果，相互影响。外毒侵袭人体致脏腑功能失调，气血津液运化失职而生内毒；内毒的生成又可耗伤正气，使机体易感外毒，内外之毒往往兼夹致病，共同损害人体。

（二）毒致脑病的病因病机

　　大脑是一个独立的稳定的生态系统，拥有与众不同的防御体系和独特的废物清除程序。一般情况下，由于血脑屏障的完整性，毒邪不容易侵入颅脑。《素问·刺法论》曰："气出于脑，即不邪干。""神游失守……或有邪干。"只有气血亏虚，形体损伤，经脉闭塞，髓海至阴起亟失常，神窍玄府生化障碍，元神衰弱不聚失其守位，即使毒邪不亢盛，也有可能为邪气所凑。

毒邪在神经感染性疾病及代谢性脑病中的致病特征：①六淫之毒，对脑髓的侵犯程度不一致。《素问·太阴阳明论》曰："伤于风者，上先受之。"《素问·奇病论》曰："所犯大寒，内至骨髓，髓者以脑为主，脑逆故令头痛。"《素问·至真要大论》曰："诸躁狂越，皆属于火。"《经方实验录·大承气汤证》曰："毒者，因热而生也"，"有易犯脑者，有不易犯脑者。"容易侵犯神经的病毒现代称之为嗜神经病毒。正气不足，邪毒上犯，毒损脑络[6]；通过"膜络一体"（《释名·释形体》），由脑络侵及脑膜，损伤"太一真元之气"以及"幕络一体之形"（《素问病机气宜保命集·原脉论》）；毒邪侵"溃入血分，与血液合为一体"，"毒在血脉"，菀毒滞着，即"邪气入脏入腑"（《读医随笔·病在肠胃三焦大气流行空虚之部与淫溢滞经脉膜络曲折深隐之部其治不同》），损伤脑髓玄府，热伤神明[7]，发为脑炎、脑脊髓炎、脑膜炎、脑脊髓膜炎等神经感染性疾病，出现神志症状。如果神昏者，"确为至危至急之候"。如急性重症感染后，病程中产生的毒性物质引起脑功能障碍或造成继发性病理改变，发为感染中毒性脑病。②内毒蓄积，上犯巅顶，阻抑清阳，蒙蔽神窍[8]；或者损伤脑府的津、血、精、髓等，影响中枢系统[9]，神机失用而出现神志改变，发为代谢性脑病。当然，代谢性脑病属于危重症，机体气血阴阳失调产生的内毒和外来之毒，共同导致疾病的恶化。疾病不是简单的停留在单脏器、单部位上，病情也不是简单的虚实、寒热，更多地表现为多脏器、多部位及寒热虚实夹杂之象[10]。如肝性脑病病位在脑，病变脏腑主要责之肝、脾、肾，病性有实证、虚证之别。肝性脑病急性期的病机是湿热、痰浊、瘀血、邪毒内蕴，弥漫三焦，上扰清窍，神明逆乱；肝性脑病慢性期则以正虚邪实为主，因阴阳气血衰败，精神竭绝而致神明不用[11]。

二、基于毒邪理论辨治神经感染性疾病及代谢性脑病治法方药特色

在中西医结合实践中，基于毒邪理论辨治神经感染性疾病和代谢性脑病病机特征，中药特异解毒方法非常有限；但是，辨明具体疾病种类的病因、病位、病性、病邪、病势、病程分期，分清邪正虚实，病证结合，多法兼施，随症治之，祛邪即解毒，排毒即解毒，扶正即解毒。

（一）辨证用药同时，注重选择配伍芳香或者苦寒入脑药物

毒致脑病是一个复杂动态变化的过程。辨证应用中药解毒，大约分为4类。①祛邪解毒法：针对毒邪种类性质解毒，热毒者清热解毒，常用药如金银花、连翘、栀子、青黛、龙胆、野菊花、黄连、黄芩、黄柏、白花蛇舌草、半枝莲、绵马贯众、重楼等。风毒者祛风解毒，常用药如荆芥、防风、蔓荆子、藁本、羌活、独活、威灵仙、天麻、钩藤、海风藤、忍冬藤、前胡等。痰毒者豁痰解毒或化痰开窍解毒，常用药如天竺黄、石菖蒲、胆南星、莱菔子、夏枯草、皂角刺、青礞石、全蝎、蜈蚣、僵蚕等。瘀毒者活血化瘀解毒，常用药有苏木、川芎、红花、桃仁、川芎、虎杖、王不留行、鬼箭羽、三棱、莪术、乳香、没药等。气结成毒者理气散结，宣郁解毒，常用药为柴胡、枳壳、香橼、佛手、青皮、槟榔、郁金、香附、川楝子等。②排毒解毒法：包含解表、攻下、利尿三种方法，发汗解表使毒邪随汗解或透毒外出，常用药为麻黄、桂枝、金银花、连翘、薄荷、牛蒡子、蝉蜕、葛根等；攻下法是通过通腑下积的方法而达到祛毒外出的目的，常用药为大黄、芒硝、枳实、厚朴等；利尿法是用淡渗利尿之品如车前子、泽泻、茯苓、萹蓄、小通草、滑石使毒随小便而解。③扶正解毒法：机体正气亏虚无力祛毒外出，以益气、养血、滋阴、助阳之品如黄芪、党参、白术、丹参等、当归、熟地黄、阿胶、枸杞子、大枣等、麦冬、天花粉、石斛、南沙参、肉桂、附子、干姜、细辛等扶助正气，解毒外出。④特异解毒法：如单纯疱疹病毒性脑炎用秦皮、防风，新型隐球菌脑炎用马鞭草、紫丁香，尿毒症脑病用生大黄、积雪草，桥本氏脑病用枯矾、黄药子，肝性脑病用茵陈、人中黄等等。应用中药特异解毒疗效有限，但根据方证病机，针对毒邪特征用药，方法灵活选择范围大。

六淫之毒，以风毒为主，或兼寒、热、湿邪。内生之毒，以浊毒为主，或兼痰湿、水饮、瘀热。由

单毒酿化多毒，诸毒沤结，毒邪侵入颅脑，为入腑入脏之病，往往由气分伤及营血，多虚多实，虚实夹杂，虚实消长随病程变化，治疗上需要辨明标本虚实，扶正祛邪，多法兼施，杂合解毒。针对毒邪的六淫特征或者附生内邪特征辨证用药的同时，针对毒邪的自身特征"邪盛暴烈"或"蕴结不解"，必须注重选择配伍芳香或者苦寒入脑药物。①芳香药物解毒：白芷、艾叶、桂枝、石菖蒲、藿香、佩兰、青蒿、草果、苍术等等，辛香疏散风毒，或香燥芳化浊毒，宣展脑窍玄府气机。②苦寒药物解毒：连翘、牛蒡子、黄连、栀子、莲子心、山豆根、苦参、虎杖、大黄等等，潜降清泻热毒，或苦燥清利湿毒，湿与热分则浊化毒除。

（二）辨病用药方面，注重多法杂合兼施

神经感染性疾病及代谢性脑病病情复杂，必须注重脑部病位特殊性，多法兼施，杂合用药。同时，代谢性脑病还必须注重原发病的治疗。

1. 醒脑开窍法　神经感染性疾病及代谢性脑病无论有无神志障碍，都需要首先应用醒脑开窍法，选择醒脑静、清开灵、至宝丹、紫雪丹、安宫牛黄丸、苏合香丸、行军散（组成：姜粉、冰片、硼砂、硝石、雄黄、珍珠、牛黄、麝香）、安脑片（组成：人工牛黄、猪胆汁粉、朱砂、冰片、水牛角浓缩粉、珍珠、黄连、黄芩、栀子、雄黄、郁金、石膏、赭石、珍珠母、薄荷脑）、醒脑开窍丹（组成：天麻、牛黄、法半夏、菖蒲、竹茹、胆南星、瓜蒌、黄连、熊胆、麝香、远志、益智等）等等，或者复方中配伍疏通玄府醒脑开窍药物，如石菖蒲、冰片、苏合香、麝香、牛黄、天竺黄、人工麝香、人工牛黄、人工天竺黄等透过血脑屏障以发挥其醒脑开窍功效[12]。如脓毒症相关性脑病首先使用醒脑静注射液，因其病位在心脑清窍，由热毒、痰浊、瘀血而致气机逆乱，蒙蔽清窍，或气血虚耗，阴阳衰竭，清窍失荣，与肝、脾、肾关系密切，病性以实邪致病居多[13]。

2. 组合多种亚治法　由于毒邪的兼夹性，病位的广泛性，病情的复杂性，针对疾病发生发展的各个环节，必须组合多种亚治法，杂合以治。研究表明，抗病毒中药药性组合规律为寒温皆用，辛苦兼施；功效类别规律为多法共举，不拘清法；药性功效关联规律为药性为启，功效相承[14]。如单纯疱疹病毒性脑炎为风毒、湿热、痰浊、瘀血、气虚相挟致病。药用野菊花、薄荷、土茯苓、乳香、没药、天麻、白术、炒蒺藜、炒蔓荆子、虎杖、茯苓、全蝎等。

3. 治疗原发病　代谢性脑病是一种危重的并发症，积极治疗原发病与并发症，祛除诱因，才能有效清除代谢性脑病的各种毒素。如尿毒症性脑病为阳虚水泛，浊毒上逆，溺毒入脑，损伤脑络，表现为头晕、嗜睡或胡言乱语，动作迟缓，肢体抽动等神志症状。针对毒症及毒症性脑病同时用药治疗，扶正祛邪与解毒排毒并用，既病防变，急治其标[15]，一者补肾培本、健运脾胃，二者通泻浊毒、痰瘀同治。甚至配合中药灌肠、中药透析等等，采用中西医结合治疗方式以提高疗效[16]。药用山茱萸、杜仲、太子参、桂枝、陈皮、苍术、山药、大黄、土茯苓、萆薢、泽兰、小通草、玉米须、鬼箭羽、忍冬藤、络石藤等。

三、基于毒邪理论辨治脑病医案

（一）病毒性脑膜炎案

罗某某，女，60岁。因反复头痛发热20余日，加重2日，于2018年10月5日11:16入院。患者诉于20日前无明显诱因感头痛，以巅顶、右侧颞部、枕部明显，呈搏动性跳痛，痛时畏声，无畏光流泪，休息后无缓解，自觉发热，未监测体温，头痛时呕吐胃内容物，无咖啡色物，非喷射性，伴头晕，晕时感天旋地转，视物模糊，时有右耳鸣及闷胀感，右耳听力下降，2018年9月19日于当地县医院住院，颅脑CT示脑内多发性陈旧性腔隙性梗死，脑白质脱髓鞘病，脑萎缩，左侧上颌窦黏膜下囊肿。住院期间三次发热，最高达40.0℃，诊断为"多发性陈旧性腔梗死"，予扩血管、抗血小板聚集、调血脂、降血压、活血通络及对症支持治疗（具体用药不详）后症状减轻，于2018年9月24日出院。2018年10月3日病情反复，患者又出现上述症状，未测体温，在家未行特殊处理。入院症见：头痛，以巅顶、右侧颞部、枕部明显，呈搏动性跳痛，痛时畏声，无畏光流泪，休息后无缓解，痛时呕吐胃内容物，无咖啡色物，非喷射性，发热、无恶寒，伴头晕，晕时感天旋地转，视物模糊，时有右耳鸣及闷胀感，右耳听力下降，右侧肢体麻木，精神不振，纳差，寐欠安，大便 2 日未解，小便正常。舌红赤，苔黄干，脉弦数。既往有原发性高血压病史 5 年，规律服用施慧达 2.5 mg，Qd，血压控制可；有冠心病病史，未规律服药。体格检查：体温 37.8 ℃，呼吸 20 次/min，脉搏 90 次/min，血压 131/84 mmHg；神清，言语流利，反应迟钝，对答部分切题；颈稍硬；左侧巴氏征（±），余病理征（-）。血常规＋CRP：（-）。肝功能：球蛋白 32.80 g/L。肾功能：GFR 76.13 mL/min。电解质常规：（-）。血脂常规：高密度脂蛋白胆固醇 1.12 mmol/L。颈部＋颅脑 CTA：主动脉硬化，左锁骨下动脉、椎基底动脉迂曲，右侧胚胎型大脑后动脉，右侧颈外动脉钙化斑块，管腔轻微狭窄，左侧上颌窦黏膜下囊肿。腰椎穿刺检查：脑脊液压力 190 mmH$_2$O，氯 115.60 mmol/L，蛋白质 965.00 mg/L。余项正常。脑脊液涂片：多量淋巴细胞。血中优生优育 8 项：巨细胞病毒 IgG 抗体 25.660 U/mL，单纯疱疹病毒 1 型 IgG 抗体 6.00COI，余正常。诊断：颅内感染，病毒性脑膜炎。予阿昔洛韦抗病毒，兰索拉唑护胃，热毒宁清热解毒。阿司匹林抗血小板聚集，阿托伐他汀调脂稳斑，苯磺酸左旋氨氯地平降压及对症支持治疗。中医辨证为风热浊毒上扰证，治以祛风通络，清热解毒，方以银翘散化裁：连翘、金银花、白菊花、栀子、黄芩、牛蒡子各 10 g，薄荷、淡竹叶、荆芥穗、生大黄、淡豆豉、生甘草各 6 g。服用 3 剂，每日 1 剂，水煎服，早晚温服。2018 年 10 月 8 日患者头痛较前减轻，午后及晚上低热（体温未超过 38 ℃）时头痛可加重，跳痛较前缓解，头晕视物模糊缓解，精神较前好转，舌红赤，苔黄腻，脉滑数。中医辨证为肝胆湿热阻络，治以清利湿热，解毒通络。方以龙胆泻肝汤化裁：炒栀子、黄芩、盐泽泻、赤芍、车前草、川芎、柴胡各 10 g，生地黄、白芷、蔓荆子、当归、银柴胡各 15 g，龙胆、小通草、甘草各 6 g，服用 3 剂，水煎服，每日 1 剂，早晚温服。2018 年 10 月 11 日患者午后及晚上仍发热，但体温较前下降，波动在 37.5 ℃左右，头痛较前减轻，无明显头晕。神清语利，对答切题，反应较前灵敏。颈软。复查腰椎穿刺：脑脊液压力 115 mmH$_2$O，白细胞 359.00×10^6/L，氯 119.0 mmol/L，蛋白定量 604.00 mg/L。血常规＋CRP、结核抗体、电解质、脑脊液优生优育 8 项、自身免疫性检测指标均（-）。脑脊液蛋白下降，白细胞较前上升，予莫西沙星加强抗感染。中医辨证为湿遏热伏，浊毒壅盛，治以利湿化浊，清热解毒，方以甘露消毒丹化裁：茵陈、广藿香、连翘、石菖蒲、黄芩、川芎、银柴胡、秦艽、白芷、射干各 10 g，滑石粉、葛根各 20 g，薄荷 6 g。服用 5 剂，每日 1 剂，水煎服，早晚温服。2018 年 10 月 13 日患者无发热，无头痛头晕、恶心呕吐，无耳鸣及闷胀感，精神可，纳寐可。舌红，苔薄黄，脉滑数。病情明显好转，尚未达到出院指征，但患者及家属要求出院，反复告知患者及家属病情反复应及时住院并复查腰穿，守方甘露消毒丹化裁，带药 7 剂出院。

　　按：病毒性脑膜炎常急性或亚急性起病，以发热、头痛、肌痛等为主要表现，西医抗病毒治疗为常规手段。本病由病毒感染所致，因外感风邪，兼挟湿热浊毒，湿热交蒸，上扰清窍，侵犯脑络、脑膜，故从毒邪论治，以银翘散、龙胆泻肝汤、甘露消毒饮等芳香、苦寒药物贯穿病程始终，祛除毒邪。

　　（二）化脓性脑膜炎案

　　刘某某，男，51 岁。突发意识障碍，抽搐 9 小时余，于 2018 年 9 月 5 日 18:16 入院。代诉 9 小时前患者无明显诱因出现意识障碍，神志模糊伴有抽搐，言语謇涩。当地医院急诊，查快速血糖 15.2 mmol/L，颅脑 CT 示颅脑未见明显异常。鼻咽部黏膜增厚、右侧为甚，鼻咽部肿瘤？右侧上颌窦黏膜下囊肿。予静脉用药治疗（具体不详）后，意识障碍未见好转，且阵发性抽搐次数增加，为进一步治疗，转入我科。入院症见：意识障碍，谵妄躁动，无法言语，右侧肢体持续性抽搐，发热，大便未解，小便失禁。舌未查及，脉弦数。既往有高血压病史，未系统监测血压，最高血压达 200/140 mmHg，血压控制一般，有长期酗酒吸烟史。体格检查：体温 39.1 ℃，脉搏 136 次/min，呼吸 30 次/min，血压 128/76 mmHg，急性面容，嗜睡状态，表情痛苦，瞳孔等大等圆，直径约 2mm，对光反射灵敏，颈软无抵抗，四肢肌力 4-级，右上肢肌张力亢进，神经系统病理征（-）。血气分析：pH 7.496，PCO$_2$ 45.1 mmHg，PO$_2$ 69.2 mmHg，SO$_2$ 95.5%，BE 6.7mmoL，HCO$_3^-$ 34.9mmoL，K$^+$ 2.5 mmol/L，Ca^{2+} 1.06 mmol/L。血常规：CRP 167.70 mg/L，WBC 11.64×10^9/L，NE 83.80%，RBC 4.08×

10^{12} L。电解质：钾 2.71 mmol/L，钙 1.90 mmol/L，降钙素原 0.52 ng/ML。腰椎穿刺：脑脊液压力 >320 mmH$_2$O，红细胞 0.001×10^6/L，白细胞 543.00×10^6/L，氯 116.20 mmol/L，葡萄糖 4.90 mmol/L，蛋白定量 1084.00 mg/L。头部 MRI：双侧豆状核短 T1 信号灶。诊断：①意识障碍、抽搐查因：颅内感染？化脓性脑膜炎可能性大；②原发性高血压 3 级，极高危；③2 型糖尿病；④低钾血症。予甘露醇＋甘油果糖降颅压，美罗培南抗感染，喹硫平镇静，丙戊酸钠抗癫痫，阿卡波糖降糖，补钾、退热、护肝、护胃及营养支持等治疗。中医辨证为痰热胶结，上蒙清窍证。治以清热解毒，涤痰开窍，予安宫牛黄丸清热解毒开窍，方以生铁落饮化裁，处方：生铁落（先煎）30 g，牡蛎、龙齿各 20 g，浙贝母、茯苓、玄参、钩藤、丹参各 15 g，天冬、麦冬、石菖蒲、化橘红、连翘、茯神各 10 g，胆南星、珍珠粉、砂仁各 6 g，3 剂，水煎，每日 1 剂，分两次温服。2018 年 9 月 8 日仍昏睡状态，呼之不应，躁动，发热，大便未解。体温 38.9 ℃，体格检查欠配合，颈稍抗，颏胸距 2 横指，四肢肌力 4 一级，右上肢肌张力亢进，余肌力正常。复查血常规：WBC 6.03×10^9/L，N74.5％，RBC 3.12×10^{12} L，PLT 135×10^9/L。CRP 19.68 mg/L。PCT 0.49％。空腹血糖 10.78 mmol/L。电解质：K$^+$ 2.93 mmol/L 。予双氯芬酸钠退热，开塞露通便，加用莫西沙星联合美罗培南抗感染，氨溴索化痰，痰热清、醒脑静清热解毒开窍，中药治疗同前。2018 年 9 月 9 日患者意识转清，偶有右侧肢体抽搐，持续 10 秒左右。体格检查：体温 38.0 ℃。复查腰椎穿刺：脑脊液压力 180 mmH$_2$O，红细胞 0.001×10^6/L，白细胞 63.00×10^6/L，氯 129.00 mmol/L，葡萄糖 4.93 mmol/L，蛋白定量 742.00 mg/L，液基培养抗酸杆菌（一），隐球菌（一）。复查 K$^+$ 3.9 mmol/L。床旁胸片：双肺纹理增多；心影增大。颅脑＋胸部 CT：脑白质脱髓鞘变性；双侧筛窦、蝶窦、右侧上颌窦炎症；右侧上颌黏膜下囊肿；双肺少许炎症；双侧少量胸腔积液伴双下肺受压膨胀不全，肺大疱形成；纵隔淋巴结稍肿大。继续抗感染治疗，增加地塞米松抗炎，减少脱水降颅压药物剂量。2018 年 9 月 11 日患者 5：30 再次抽搐，予地西泮 10 mg 静脉注射后缓解，现镇静状态。舌苔无法查及，脉弦数有力。颅脑 MRI＋增强＋DWI：左侧枕、顶部中央沟旁异常信号灶，并左侧半球脑膜线状强化改变，考虑化脓性病灶；左侧背侧丘脑异常信号影，考虑炎性病灶；脑白质脱髓鞘病变；副鼻窦炎，右上颌窦囊肿；双侧中耳乳突炎。明确诊断：化脓性脑膜脑炎，加强抗癫痫药剂量，丙戊酸钠由 0.75 g 调整为 1 g，Bid。继予中药汤剂 7 剂。2018 年 9 月 14 日至 9 月 12 日未发作抽搐，大便已解。体格检查：体温 36.5 ℃，血压 108/60 mmHg，颈较前转软，肺部呼吸音粗，未闻及干、湿啰音。停甘油果糖，余治疗同前。

2018 年 9 月 17 日患者神志较前模糊，昏睡状态，呼之不应，时有不自主苦笑，无发热、躁动、抽搐等。体格检查：体温 37.9 ℃，呼吸 26 次/min，脉搏 105 次/min，对光、压眶、角膜反射迟钝，颈尚软，余欠配合。血气分析：pH 7.499，PCO$_2$ 33.5 mmHg，PO$_2$ 81.1 mmHg，SO$_2$ 97.3％，HCO$_3^-$ 26mmoL；K$^+$ 3.9 mmol/L，Ca^{2+} 0.94 mmol/L。提示呼吸性碱中毒。血常规：WBC 17.21×10^9/L，N 81.9％，RBC 3.25×10^{12} L，PLT 246×10^9/L。CRP 25.48 mg/L。PCT 0.49％。予面罩上氧，患者再次发热考虑感染控制欠佳，停美罗培南，遵临床药学科建议莫西沙星联合万古霉素加强抗感染，另予白蛋白和葡萄糖酸钙纠正低血钙。2018 年 9 月 18 日神志较前好转，可进行简单问答。腰椎穿刺检查：脑脊液压力 200 mmH$_2$O，红细胞 0.001×10^6/L，白细胞 6.00×10^6/L，氯 119.6 mmol/L，葡萄糖 4.78 mmol/L，蛋白定量 478.00 mg/L。颅脑 MRI：大脑纵裂池及小脑幕脑膜炎较前减轻；大脑纵裂池后部及左侧小脑幕处硬脑膜下异常信号，考虑硬膜下脓肿可能性大，病灶范围较前增大；余大致同前。再予甘油果糖降颅压，减少抗惊厥药用量。2018 年 9 月 20 日患者神志清楚，生命体征平稳，口干，舌红少苔脉数。体格检查：对光、压眶、角膜反射灵敏，颈软，右上肢肌力 3 一级，余肌力 4 一级，余神经系统体格检查欠配合。中医辨证为余热未尽、气阴两伤证，治以清热生津，养阴透热，遵方青蒿鳖甲汤化裁：青蒿、醋鳖甲、盐知母、淡竹叶各 10 g，生地黄、生石膏各 20 g，牡丹皮、法半夏各 10 g，灵芝、麦冬各 15 g，铁皮石斛、甘草各 5 g。服用 7 剂，每日 1 剂，水煎服。2018 年 9 月 25 日患者病情明显好转，记忆力减退，偶有低热，舌红少苔脉数。复查腰椎穿刺：脑脊液压力 100 mmH$_2$O，红细胞 0 个/L，白细胞 6.00×10^6/L，氯 119.6 mmol/L，葡萄糖 4.78 mmol/L，蛋白定量 478.00 mg/L。

血常规：WBC 4.7×10^9/L，N 54.2%，RBC 3.25×10^{12}/L，PLT 219×10^9/L。CRP 20.83 mg/L。停莫西沙星、万古霉素，予抗生素降阶梯治疗，改为头孢米诺 1 g，Q8h，另予奥拉西坦改善脑代谢。中药守 9 月 20 日方继进 7 剂。2018 年 9 月 28 日患者精神可，未诉特殊不适，体格检查无明显异常。MMSE 评分 20 分。拔除 CVC 管，予天麻醒脑胶囊（组成：天麻、地龙、石菖蒲、远志、熟地黄、肉苁蓉）。患者病情稳定，于 2018 年 10 月 1 日准予出院。

按：中医将化脓性脑炎归为"脑痈"、"疔疮走黄"范畴。由毒邪入侵，邪热炽盛，火热之邪炼液为痰，熬血成瘀，痰瘀火热之邪胶着，上扰清窍，阻遏清阳，毒入脑髓，故见神昏、抽搐；阻滞气机而肺失宣降，脾失健运，肾失开阖，故见咳嗽、纳差、小便失禁。毒邪壅甚，无从发泄，或受药物攻击，上下攻注，诸症并起，入血入脏，神志失常；毒邪贯穿病程始终，兼夹内邪为病，诸邪蕴结黏滞相融，使毒邪蓄积顽恶难化，削残耗伤脑髓气阴，故病情危重，淹缠反复，日久难愈。

（三）尿毒症脑病案

王某某，男，67 岁。规律透析 2 年，动作迟缓 1 周，胡言乱语 1 日。于 2018 年 1 月 15 日 10:23 入院。代诉 2016 年 1 月确诊为"慢性肾衰竭尿毒症期"后，即开始规律血液透析治疗，目前血液透析方案为"每 2 周 5 次血液透析，每月血液灌流 1 次"。症见：1 周前出现头晕，偶有胡言乱语、咳嗽、咳白色黏痰、无恶寒发热、胸闷气促，动作迟缓，双下肢不自主抽动，无浮肿，失眠，纳差，腰部疼痛，小便 1~2 次/d，小便量 200 mL/d，大便正常。舌红，苔黄厚腻，脉弦滑。既往有高血压病，糖尿病病史，降压降糖药服用不规律。体格检查：体温 36.6 ℃，脉搏 74 次/min，呼吸 20 次/min，血压 156/69 mmHg，左侧巴氏征弱阳性。实验室检查：C 反应蛋白 25.65 mg/L；血常规，淋巴细胞百分比 19.30%，红细胞 2.83×10^{12}/L，血红蛋白 85.00 g/L；凝血功能，凝血酶原时间 10.4 秒；甲状腺功能，游离三碘甲原氨酸 267 pg/mL，游离甲状腺素 1.04 ng/dL，TSH 1.3905 μIU/mL；糖化血红蛋白 7.5%；肾功能，肌酐 1054.00 μmol/L，尿素 23.70 mmol/L，肾小球滤过率 4.03 mL/min；电解质，钙 2.14 mmo/L，镁 1.11 mmol/L，二氧化碳结合力 17.00 mmol/L；心肌酶谱，肌红蛋白 612.00 μg/L；脑钠肽，10927.00 pg/mL；甲状旁腺素，376.60 pg/mL。诊断：①尿毒症脑病；②高血压肾病，慢性肾功能不全尿毒症期。行血液透析治疗，予单唾液酸四己糖神经节苷脂钠营养神经，左卡尼汀、磷酸肌酸钠、二丁酰环磷腺苷钙护心，醒脑静开窍醒脑。2018 年 1 月 16 日颅脑 MRI＋DWI：双侧半卵圆中心基底核区、脑桥、双侧侧脑室前角旁多发性陈旧性腔隙性梗死灶，大致同前；右侧小脑半球异常信号灶，考虑软化灶；脑白质脱髓鞘病变，脑萎缩；双侧筛窦炎。中医辨证为脾肾亏虚，浊毒上犯证，治以补益脾肾，化痰解毒开窍，方以黄连温胆汤化裁，处方：天竺黄、石菖蒲各 15 g，黄芩、陈皮、炒神曲、炒谷芽、茯苓、白茅根、泽兰各 10 g，黄连、桂枝、竹茹、乌梅各 5 g，甘草、小通草各 6 g，服用 3 剂，每日 1 剂，水煎服。2018 年 1 月 18 日患者头晕、咳嗽缓解，近两日未出现胡言乱语，仍动作迟缓，双下肢不自主抽动，舌红，苔黄腻，脉弦细。血压 156/80 mmHg。中餐后 2 小时血糖 16.8 mmol/L。尿沉渣示：隐血试验（＋＋），尿白细胞脂酶（＋），尿蛋白（＋＋＋），葡萄糖（＋＋＋），红细胞总数 57.20 个/μL，白细胞总数 170.28 个/μL。行血液透析治疗，予卡维地洛、拜新同降压，瑞格列奈降糖，琥珀酸亚铁、叶酸纠正贫血，甲钴胺穴位注射营养下肢神经，中药原方去乌梅、白茅根、小通草，加山茱萸、杜仲、忍冬藤、络石藤各 15 g，服用 5 剂，每日 1 剂，水煎服。2018 年 1 月 23 日患者病情好转，复查血常规：红细胞 3.27×10^{12}/L，血红蛋白 98.00 g/L；血生化：总蛋白 60.90 g/L，白蛋白 36.00 g/L，肌酐 1014.00 μmol/L，尿素 15.40 mmol/L，尿酸 507.00 μmol/L，镁 1.12 mmol/L，二氧化碳结合力 18.40 mmol/L，肾小球滤过率 3.85 mL/min。行规律血液透析，守 2018 年 1 月 18 日方 7 剂，带药出院。

按：由于尿毒症脑病的临床症状复杂，中医可归属于"不寐""痴呆""厥证""颤证""癫证"等范畴，为正气虚极，邪毒内炽而生之变证。本案患者由于年老体衰，气血亏虚，加之肾病久治不愈，溺毒蕴结，攻伐耗损，气血阴阳俱损而脑髓筋脉失养，故见运动迟缓、双下肢抽动，同时脏腑功能衰惫，气血津液运行不畅，玄府开阖不利，从而酿生痰热浊毒，损伤脑络，上扰神明或因痰热浊毒挟风走窜，犯脑冲心而令神明无所主，故见胡言乱语。本病病位在脑，病性属本虚标实，辨证为脾肾亏虚，浊毒上犯证，故处方以山茱萸、杜仲、麦芽、谷芽补益脾肾，黄连、黄芩、白茅根之类清热解毒，并天竺黄、石菖蒲化痰开窍醒神，桂枝与茯苓、泽兰、小通草合用以通利降浊，后加用藤类药物祛风通络，去所兼之热毒、痰毒、风毒，如此便能使浊毒渐去，气血流畅，脑络得养，玄府得通，神明渐复。

（四）肺性脑病案

王某某，男，68岁。因反复咳嗽咯痰、气促2年余，加重伴嗜睡2日，于2016年1月31日09:56入院。2014年开始无明显诱因出现咳嗽咳痰、气促，于市某医院诊断为"慢性阻塞性肺疾病"，予止咳化痰及对症支持处理（具体用药不详），症状好转后出院，后未规律使用吸入特布他林，病情常反复发作。2日前受凉后，上述症状进一步加重，并出现嗜睡。症见：咳嗽咯痰，痰多难咯出，色黄，气促，动则加重，坐位时缓解，疲乏无力，夜间阵发性呼吸困难，食纳一般，二便调。舌红，苔黄腻厚，脉弦数。体格检查：桶状胸，双侧呼吸活动度降低，语颤减弱，双肺呼吸音低，双肺可闻及散在湿啰音，神经系统病理征（一）。血常规：白细胞$6.37×10^9$/L，中性粒细胞百分比87.7%。血气分析：pH 7.40，PCO_2 54.6 mmHg，PO_2 48 mmHg，SO_2 82.3%，BE 6.7 mmol/L，HCO_3^- 32.7 mmol/L。肺功能检查：FEV1/FVC 43.5%。胸部CT：慢性支气管炎、肺气肿并左上肺及右下肺感染；双上肺结核大部纤维化；脊柱侧弯，颈椎退变C2/3～C3/4椎间盘向后突出。诊断：①肺性脑病；②慢性阻塞性肺疾病急性加重；肺源性心脏病；Ⅱ型呼吸衰竭。予间断无创辅助通气，哌拉西林他唑巴坦抗感染，痰热清、氨溴索化痰清肺热，特布他林、布地奈德扩张呼吸道并抗炎，多索茶碱平喘，泮托拉唑护胃，川芎嗪活血通络，及对症支持治疗。中医辨证为痰热、浊毒上蒙神窍证，治以清热解毒，燥湿化浊，涤痰开窍，方以菖蒲郁金汤合涤痰汤加减。处方：石菖蒲、天竺黄、茯苓、浙贝母各15 g，郁金、法半夏、枳实、竹茹、苦杏仁、桔梗、黄芩、虎杖、瓜蒌皮各10 g，陈皮、甘草各6 g，服用3剂，每日1剂，水煎服。2016年2月4日患者神清，精神好转，咳嗽咳痰，痰增多易咯，色黄白，量多，活动后仍有气促，夜间仍感低热，头部发热，无明显口干，活动耐量较前增加，纳食增，寐可，小便多，大便黄软成形，无发热、胸痛等不适。舌红，中根部苔白腻厚，舌边尖少苔，脉细滑。体格检查：测体温夜间波动在37.0 ℃～37.6 ℃，双肺呼吸音低，双肺可闻及干、湿啰音，以右肺干啰音及左下肺少量湿啰音为主。复查血常规：白细胞$4.51×10^9$/L，中性白细胞百分比70.50%，淋巴细胞百分比18.00%，红细胞$3.87×10^{12}$/L，血红蛋白浓度117.00 g/L。提示感染较前好转，轻度贫血。复查肺功能检查：FEV1/FVC 67.0%。中医根据舌脉症，辨为痰浊阻窍证兼有肺肾阴虚之象，治法：化痰浊开脑窍，辅以养阴清热。处方：浙贝母、法半夏、竹茹、川芎、胡黄连各10 g，茯苓、地骨皮、石菖蒲、虎杖、红景天、天花粉、麦冬、南沙参各15 g，桔梗、陈皮、甘草各6 g，服用3剂，每日1剂，水煎服。2016年2月6日精神可，胸闷气促乏力明显缓解，咳嗽时有，痰白易咳出，量少，无夜间阵发呼吸困难。体格检查：双肺呼吸音低，双下肺可闻及湿啰音。复查血气分析：pH 7.418，PCO_2 62.3 mmHg，PO_2 77.3 mmHg，SO_2 96.3%，BE 15.7 mmol/L，HCO_3^- 37.8 mmol/L。提示呼酸并代碱Ⅱ型呼吸衰竭，缺氧较前改善。患者自觉症状好转，要求出院，但仍有二氧化碳潴留，需继续无创辅助通气治疗，嘱其自备呼吸机家庭无创辅助通气，守2016年2月4日方7剂带药出院。

按：中医称肺性脑病为"肺厥"或"肺胀神昏"。本案患者年老体虚，病程日久，因反复咳喘，肺气不足累及脾肾，气血津液代谢失常，水湿聚而成痰，痰浊蕴结成毒，阻滞气机，故见咳嗽咯痰、胸闷；上蒙清窍，故见神志改变，甚至嗜睡、昏迷。治以菖蒲郁金汤合涤痰汤加减，清热燥湿涤痰，化浊解毒开窍。随着出现肺肾阴虚之象，故加地骨皮、胡黄连、竹茹、天花粉、麦冬、南沙参养阴清热。

（五）一氧化碳中毒迟发性脑病案

刘某某，女，16岁。因神志模糊10日，加重伴躁动不安3日，于2015年3月8日16:41入院。代诉10日前发现患者昏倒在家，屋内弥漫浓烈煤气刺鼻味，急送至某县中医院。颅脑MRI＋CT（2015年3月2日外院）：双侧小脑半球、颞叶、基底核及顶叶水肿。诊断为"一氧化碳中毒性脑病"，予脱水、营养神经、高压氧治疗后症状逐渐缓解，3日前症状复发伴躁动不安，拒绝打针，甚至咬人，为进一步治疗来我院就诊。入院症见：神志模糊，表情淡漠，面色晦滞，四肢乱动，躁动不安，有咬人、拔针等伤人自伤行为，无发热、咳嗽咯痰，饮食一般，近3日呕吐胃内容物1次，无咖啡渣样物，无鲜血及酸臭味。大便10日来解1次，近2日未解，有排气，睡眠差。舌暗红，苔薄黄，脉沉细。体格检查：欠配合，体温36.0 ℃，脉搏75次/min，呼吸18次/min，血压110/80 mmHg，神经系统病理征（一）。血常规：白细胞14.60×10^9/L，中性粒细胞12.59×10^9/L，中性细胞比率86.31%，嗜酸性粒细胞0.02×10^9/L，淋巴细胞比率7.22%。诊断：一氧化碳中毒迟发性脑病。予甲钴胺、维生素B_1、单唾液酸四己糖神经节苷脂钠营养神经，七叶皂苷钠轻度脱水，长春西汀改善循环，B族维生素和门冬氨酸钾镁，临时予苯巴比妥镇静及对症支持治疗。中医诊断：狂病，辨证为瘀热扰神，毒结腑实证。治法：重镇安神，通腑泻实，活血解毒。自拟方：生龙骨、生牡蛎、赭石各20 g，连翘、虎杖、白花蛇舌草各15 g，生大黄、桃仁、红花、丹参、黄连、朱茯神、薄荷各10 g，莲子心3 g，生甘草6 g，服用3剂，水煎，服药时兑入人工牛黄0.15 g，每日1剂，早晚温服。2015年3月12日患者意识模糊，能简单作答，频繁出现颈部右侧强直痉挛，无狂躁，无伤人自伤行为，纳可，寐差。颅脑MRI＋DWI：双侧苍白球、颞叶、枕叶符合一氧化碳中毒改变。予地塞米松抗炎，地西泮、奥卡西平抗癫痫及对症支持治疗。主症改变但病机未变，中医诊断：痫病，守方3剂。2015年3月15日患者精神状态一般，意识稍模糊，表情淡漠，无痉挛发作，纳一般，大便未解，小便失禁，舌暗，苔黄腻，脉数。辨证为痰火扰神，腑气不通证，治以镇惊醒神，清热排毒，方以柴胡龙骨牡蛎汤合大承气汤加减：生地黄30 g，煅龙骨、煅牡蛎、党参、川芎、石菖蒲各15 g，柴胡、桂枝、法半夏、姜厚朴、黄芩、玄明粉、茯苓各10 g，生大黄、胆南星、生甘草各5 g，服用5剂，水煎服，早晚温服。2015年3月20日患者意识较前好转，能简短说话作答，无痉挛发作，纳寐可，二便调。舌红，苔薄黄腻，脉弦细。辨证为痰阻清窍，治以化痰开窍，解毒通络，予化痰通络汤化裁：生龙骨、生牡蛎、首乌藤各30 g，茯苓15 g，石菖蒲、郁金、法半夏、枳实、竹茹、天麻、僵蚕、陈皮各10 g，远志、甘草各6 g，全蝎3 g，服用7剂，每日1剂，早晚温服。2015年3月28日神清，无其他不适，准予出院。

按：一氧化碳中毒迟发性脑病属于中医"狂病"、"痫病"、"痴呆"等神志病范畴。本案一氧化碳中毒患者经治疗恢复意识后，经过一段假愈期，再次出现神经精神症状，其病机为腑实、瘀热、毒邪蕴结不解，玄府神窍不通，气化不及则神机失用，升降不利则神机错乱。治疗原则是，上病下治，回环中土，疏利枢转，解毒排毒，神机运转才能恢复。

（六）带状疱疹案

李某某，女，59岁。因左侧头痛5日，于2017年4月23日收住入院。患者5日前因劳累后出现左侧头部刺痛，痛处固定，牵扯头皮，呈针刺样灼痛，夜间显著疼痛剧烈，影响睡眠，自行服用感冒药物（具体不详）后无明显缓解。无畏寒发热、恶心呕吐、肢体乏力麻木等，饮食可，夜寐差，二便调。舌暗红苔薄黄，脉弦滑。既往有"带状疱疹"病史。体格检查：血压160/80 mmHg，神经系统病理征（一）。颅脑CT：未见明显异常。TCD：双侧颞窗关闭；双椎-基底动脉血流增快。颈动脉彩超：双侧颈动脉内中膜欠光滑，右侧椎动脉起始部抬高，左侧椎动脉局部走行扭曲。诊断：带状疱疹。予阿昔洛韦抗病毒，加巴喷丁止痛，单唾液酸四己糖神经节苷脂钠、维生素B_1、甲钴胺营养神经，配合天麻素祛风定眩，热毒宁清热解毒。中医辨证为风湿毒蕴结。治法：利湿解毒，祛风止痛。方药：葛根30 g，白芍20 g，天麻、白术、法半夏、白芷、甘草各10 g，川芎、陈皮、茯苓、炒蒺藜、炒蔓荆子各15 g，全蝎3 g。服用5剂，每日1剂，水煎服。另外，用针挑破疱疹水疱，再药用青黛、黄柏各5份，龙血竭2份，冰片1份，共研细末，加生理盐水调成稀糊状，外涂患处，每日1次。2017年4月27日患者左侧耳后出现大片疱疹，仍针刺样头痛，活动加重，夜间显著，影响睡眠，舌暗红苔薄黄，脉弦滑。停单唾液酸四己糖神经节苷脂钠，予灯盏花素活血化瘀止痛，原方加牡丹皮、生地黄各15 g，服用7剂，每日1剂，水煎服。2017年5月5日患者左侧耳后疱疹较前好转，无新发疱疹水疱，间歇性头痛亦较前明显缓解，舌红苔薄黄，脉弦滑。停阿昔洛韦。中药守2017年4月27日方去蔓荆子，加山药、薏苡仁各15 g，服用5剂，每日1剂，水煎服。2017年5月10日患者未再发头痛，左侧耳后疱疹基本愈合，予维生素 B₁、甲钴胺、西黄胶囊带药出院。

按：带状疱疹性属于"缠腰火丹""蛇串疮""甑带疮"等范畴。《诸病源候论·疮病诸候》曰："甑带疮者，缠腰生，状如甑带，因以为名。"这是由于侵犯胸腰部位的带状疱疹占 60％以上，事实上本病还易侵犯头、面、耳、上下肢等部位。本案患者年老体胖，风湿毒蕴，损伤脉络。《疮疡经验全书·火腰带毒》曰："火腰带毒，受在心肝二经，热毒伤心，流滞于膀胱不行，壅在皮肤，此是风毒也。"治以利湿解毒，祛风止痛。处方以天麻、葛根配伍蔓荆子、白芷祛风除湿，通络止痛，川芎与炒蒺藜合用以活血祛风通络，全蝎增其搜风通络之效，法半夏、白术、陈皮、茯苓、甘草以健脾燥湿，益气和中。毒邪郁而生热，又易伤津耗气，故加牡丹皮、生地黄养阴清热，后以山药、薏苡仁益气养阴、健脾渗湿。在祛除毒邪的同时又补益正气，祛邪不伤正，补虚不留邪，故疾病向愈。

（七）中毒性神经病案

易某某，男，38 岁，因语謇 1 年余，双手无力半年，于 2016 年 3 月 30 日第一次入住我科。患者自诉于 2015 年 8 月自驾车 30 余小时后出现发热，自服"安乃静"，第 2 日出现语謇、意识障碍，于当地某医院门诊予以输液治疗（具体不详），症状改善，但仍遗留有语謇，2015 年 9 月无明显诱因出现左手活动不利，逐渐进展至右手活动不利，2016 年 1 月开始出现吞咽困难，无饮水呛咳，4 月份之前出现颈胀不适，低头后明显。入院症见：语言謇涩、吞咽困难、舌抖动，头昏重，双手活动不利、双手关节屈曲，无头痛呕吐，无视物旋转，四肢肌肉无跳痛，纳食可，夜寐安，二便调。既往在修车厂接触汽油、柴油等 2 年左右，近半年有装修材料接触史。体格检查：神志清楚，语言謇涩，双侧瞳孔等大等圆，直径约 3 mm，直接、间接对光反射灵敏，双眼活动自如，无眼球震颤，双侧鼻唇沟对称，伸舌居中，舌体萎缩、颤抖，双手肌力 5－级，双手第一骨间肌萎缩，左手拇指、双手小指屈曲；四肢腱反射（＋＋）；克氏征（－），巴氏征（－），深、浅感觉正常，位置觉、振动觉正常，生理反射正常，病理反射未引出；走"一"字步正常，指鼻试验（－），跟膝胫试验（－），闭目难立征（－）；舌萎缩质淡红，苔黄腻，脉弦细。颈动脉彩超（外院，2015 年 11 月）：未见明显异常。头颈部 MRI（外院，2016 年 3 月）：颈椎退行性病变，C3～C6 椎间盘后突出；左侧筛窦炎及双侧筛窦黏膜囊肿；椎动脉走形迂曲。中医诊断：痿病脾虚湿盛证；西医诊断：语謇、双手无力查因：①运动神经元病？②中毒性神经病变？入院后查肝功能：球蛋白 19.10 g/L，谷丙转氨酶 43 IU/L，谷草转氨酶 52.40 IU/L。肌酸激酶：3182.00 IU/L，肌红蛋白：269 μg/L。D-二聚体：1365 ng/mL。肌电图：右正中神经运动受损；广泛神经源性损害。患者诊断不明确，根据患者临床表现，考虑运动神经元病可能性大，但患者既往修车厂接触汽油柴油等 2 年左右，近半年有装修材料接触史，故中毒性神经病亦不能排除。嘱患者脱离中毒源，治疗上暂予醋酸泼尼松片，每日 20 mg 改善症状；利鲁唑片，每日 50 mg 抑制谷氨酸在突触前释放及激活、改善延髓麻痹，单唾液酸四己糖神经节苷脂钠注射液＋奥拉西坦注射液营养神经；泮托拉唑片，每日 30 mg 预防应激性溃疡等对症支持治疗。2016 年 4 月 15 日经治疗后双手手指关节稍可屈曲，活动不利明显好转，语言謇涩、舌抖动等症状均改善，明确诊断：中毒性神经病。予以停服利鲁唑片。中医治疗以归脾汤加减健脾益气，化痰祛湿：白术、茯苓、当归各 15 g，黄芪 25 g，白参、法半夏、蜜远志、龙眼肉、陈皮各 10 g，炒酸枣仁 20 g，木香 6 g，炙甘草 6 g，服用 10 剂，每日 1 剂，早晚温服。服药后症状好转，双手手指关节稍可屈曲，活动不利明显好转，语言謇涩、舌抖动等症状均改善，余无特殊不适，纳食可，夜寐安，二便调。于 2016 年 4 月 23 日出院，嘱患者出院后继续盐酸泼尼松片治疗。

出院后按医嘱继续服药后，语言謇涩、吞咽困难、舌抖动已逐渐好转，头偶有昏重、双手活动不利、手指关节仍屈曲，为求进一步治疗于 2016 年 5 月 24 日第二次入住我科。入院症见：语言謇涩、吞咽困难、舌抖动，头偶有昏重、双手活动不利、手指关节仍屈曲，无头痛呕吐，无视物旋转，四肢肌肉无肉跳，饮食可，夜寐安，二便调。体格检查：神志清楚，言语謇涩，反应灵敏，记忆力正常，双侧瞳孔等大等圆，直径 3 mm，直接、间接对光反射灵敏，双眼球活动自如，无眼球震颤，双侧鼻唇沟对称，伸舌居中，舌体萎缩、颤抖；颈软，双肺呼吸音清，双肺未闻及干、湿啰音，心率 75 次/min，心律整齐，未闻及明显杂音，腹平软，无压痛反跳痛，双下肢不肿，四肢肌力 5 级，四肢肌张力正常，四肢腱反射（＋＋）；克氏征（一），巴氏征（一），深、浅感觉正常，位置觉、振动觉正常，生理反射正常，病理反射未引出；走"一"字步正常，指鼻试验（一），跟膝胫试验（一），闭目难立征（一）；舌萎缩质淡红，苔黄腻，脉弦。入院后完善血常规、肝肾功能、电解质、心肌酶、心电图等未见明显异常。治疗上予鼠神经生长因子注射液、甲钴胺片、维生素 B_1 片营养神经，奥拉西坦改善脑代谢，醋酸泼尼松改善症状等对症支持治疗。中医治疗予健脾化湿，清热化浊，化痰通络，用自拟方：石菖蒲、苍术、僵蚕、胆南星、法半夏各 10 g，黄连 6 g，天竺黄、芦根、青礞石各 15 g，白花蛇舌草、土茯苓各 30 g，细辛、全蝎各 3 g。服用 7 剂，每日 1 剂，煎服。服药后患者语言謇涩、吞咽困难、舌抖动较前好转，头昏沉，双手活动不利、手指关节屈曲较前好转，于 2016 年 6 月 2 日予以带药出院。黄芪桂枝五物汤加减以益气温经，和营通痹。处方：黄芪、党参、仙鹤草、薏苡仁、煅青礞石各 15 g，当归、白芍、陈皮、豆蔻、苍术、柴胡、升麻、炒僵蚕各 10 g，全蝎 3 g，桂枝、胆南星各 6 g，蜈蚣 1 条。30 剂，每日 1 剂，煎服。

患者为进一步治疗 2016 年 9 月 5 日第三次入住我科，入院症见：语言謇涩，吞咽困难，舌抖动，头昏重，双手活动不利，手指关节屈曲，无头痛呕吐，无视物旋转，四肢肌肉无肉跳，四肢肌力由 5-级恢复为 5 级，饮食可，夜寐安，精神状态一般，舌红苔黄脉弦。入院体格检查：言语謇涩，反应灵敏，记忆力正常，双侧瞳孔等大等圆，直径 3 mm，直接、间接对光反射灵敏，双眼球活动自如，无眼球震颤，双侧鼻唇沟对称，伸舌居中，舌体萎缩、颤抖；腹平软，无压痛反跳痛，双下肢不肿，四肢肌力 5 级，四肢肌张力正常，四肢腱反射（＋＋）；克氏征（一），巴氏征（一），深、浅感觉正常，位置觉、振动觉正常，生理反射正常，病理反射未引出；走"一"字步正常，指鼻试验（一），跟膝胫试验（一），闭目难立征（一）；舌红苔黄，脉弦。入院后复查肌酶：磷酸肌酸激酶 328.00 IU/L，肌红蛋白 106.00 IU/L，钙 1.02 mmol/L，铜 47.09 μmol/L。肝胆胰脾彩超：脂肪肝声像。中医诊断：痿病，脾虚瘀阻证。西医诊断：中毒性神经病，脂肪肝。入院后予单唾液酸四己糖神经节苷脂钠注射液、甲钴胺薄衣片、维生素 B_1 片营养神经，中成药舒心宁注射液活血化瘀，并以通经解肌汤加减健脾益气、清热化浊、活血化瘀：黄芪 30 g，桂枝、炒僵蚕、麸炒苍术、黄柏、白芷各 10 g，白花蛇舌草、鸡血藤、山楂、虎杖、木瓜、土茯苓、绵萆薢各 15 g，服用 5 剂，每日 1 剂，早晚温服。服上药后语言较前流利，吞咽困难、舌抖动、头昏重、双手活动不利、手指关节屈曲等症状较前明显好转。2016 年 9 月 12 日改中药健脾益气、清热化浊、活血化瘀之自拟方：玄参、秦艽、麻黄、桑枝、防风、甘草各 10 g，黄芪 20 g，蜈蚣 1 条，醋柴胡、升麻、青黛各 6 g，红景天、土茯苓、煅紫石英、白茅根各 15 g，服用 14 剂，每日 1 剂，早晚温服。配合甲钴胺、维生素 B_1 及通心络胶囊出院带药调理。出院时患者语言较前明显流利，吞咽困难、双手活动不利、手指关节屈曲减轻，无舌抖动、头昏重，因患者中年，病程日久，无基础疾病，积极治疗可改善症状，但远期愈后一般。

按：中毒性神经病乃周围神经病中常见的类型，是毒物引起周围神经损害的疾病，表现为单神经病和多发性神经病。常见的引起中毒性周围神经病的物质有重金属和类金属类、有机溶剂、有机磷化合物、窒息性气体、生物毒素、药物等。本病例患者突然出现不明原因的发热，随后出现语謇、意识障碍、双手无力，屈伸不利，继而出现吞咽困难。头颈部血管彩超及 MRI 均未提示明显异常，肌电图：右正中神经运动受损；广泛神经源性损害。初步怀疑运动神经元病，运动神经元病是一组病因未明，选择性侵犯脊髓前角细胞、脑干运动神经元、皮质锥体束的慢性进行性神经系统变性疾病。其临床特征为上下运动神经元同时或先后受累，主要表现为广泛分布的肌肉萎缩、肌无力和锥体束征，合并构音障碍和吞咽困难，感觉和括约肌功能一般不受影响。但患者发病前有 2 年汽油、柴油接触病史，半年前有装修材料接触史，其中含有大量的神经毒素，比如铅、甲醛、水银、正乙烷等。比如成人铅中毒导致的周围神经病，其特征是伸腕或伸指障碍、无感觉缺失、偶尔出现足下垂或近端肌无力。这些表现与 ALS 的下运动神经元受累相似，长期大量接触铅者有上肢肌无力和肌萎缩，伴束颤和痉挛，可有上运动单位改变或延髓性麻痹表现。故结合患者临床表现及既往接触史，考虑为中毒性神经病。

中毒性神经病主要表现为肢体乏力、麻木，活动障碍，肌肉萎缩、颤抖、强直等，根据临床表现不同，可归于中医学"痹证""麻木""痉病""痿病""药毒""虚劳"等范畴，基本病机均乃机体正气亏损，热毒浊邪闭阻，气血运行不利，脏气不宣，玄府气化障碍，肌肉、筋脉失于濡养所致。玄府者，气血运行之通道也，支持着气血津液、营卫精神的转运流通，《素问玄机原病式·六气为病》曰："玄府者，无物不有，人之脏腑、皮毛、肌肉、筋膜、骨髓、爪牙，至于世间万物，尽皆有之，乃气之出入升降之道路门户也。"痿证指的是肢体筋脉迟缓，软弱无力，不能随意运动，或伴有肌肉萎缩的一类病证。痿病的产生与脾胃虚弱、玄府闭塞密切相关，并与五脏均有关系。《素问·痿论》曰："阳明者，五脏六府之海，主润宗筋，宗筋主束骨而利机关也。冲脉者，经脉之海也，主渗灌谿谷，与阳明合于宗筋，阳明摠宗筋之会，会于气街，而阳明为之长，皆属于带脉，而络于督脉，故阳明虚则宗筋纵，带脉不引，故足痿不用也。"明确提出了"治痿独取阳明"的治疗原则。本病案属于中医痿证范畴，乃脾胃虚弱，痰浊、毒邪闭阻于玄府而成。患者脾胃虚弱，运化失司，气血生化乏源，足太阴脉上行夹咽，连舌本，散于舌下，气血亏虚则舌体失去濡养，且脾虚生湿，湿聚生痰，而又外感浊毒之邪，痰浊、毒邪浊闭，故语言謇涩，吞咽困难，舌抖动，脾在体合肉，气血生化乏源则四肢乏力，肌肉萎缩。故在治疗时以健脾益气为主，化痰活血通络为辅。第一次入院予归脾汤加减，方中白术、黄芪、炙甘草、白参、当归益气健脾补血而治其本，陈皮、茯苓、法半夏健脾燥湿，理气化痰而治其标，蜜远志、龙眼肉、炒酸枣仁补心血，木香理气醒脾。服药后患者病情有所改善。第二次入院以黄芪桂枝五物汤以益气温经，和营通痹。方中黄芪、党参益气，仙鹤草补虚，当归、白芍养血活血，桂枝和营通络，陈皮、薏苡仁、豆蔻、苍术理气化湿，柴胡、升麻升举阳气，在此基础上加炒僵蚕、全蝎、蜈蚣等虫类药通经活络，土茯苓、白花蛇舌草清热化浊，胆南星、煅青礞石加强化痰之效。患者虽中年体健，但久病体虚，不能久服此类质重有毒之品，以防正气更虚，且久病必瘀，故至患者第三次入院，予中药以健脾益气、清热化浊、活血化瘀之通经解肌汤加减，方以桑枝、秦艽、虎杖、鸡血藤、木瓜等通络，配合红景天健脾益气、活血化瘀，瘀久化热，故在前方基础上加玄参、青黛、白茅根养阴清热，加土茯苓、绵萆薢清热化浊，全方共奏健脾益气养阴，活血化瘀通络之效。

（八）右侧手掌跟部锐器开放伤并重症破伤风案

谭某某，男，64岁。因四肢抽搐、强直2日，于2017年5月13日入院。患者2日前出现四肢抽搐，伴牙关紧闭、角弓反张，神志清楚，无大小便失禁，持续约1分钟后缓解，但仍有角弓反张、四肢强直，以下肢强直为主，伴腰背部疼痛，家属送至某人民医院就诊，查头颅CT示未见明显异常，腰椎CT示L3/4～L5/S1椎间盘突出，胸部CT示双肺结核灶可能，以纤维增殖灶为主，肺气肿，右下肺感染。予对症处理后症状无明显改善，为进一步治疗转入我院。入院症见：神清，语言清楚，角弓反张，吞咽困难，呼吸急促，间断发热，痰多，间断性抽搐，伴汗出，大小便未解。舌红苔黄腐，脉弦细。追问病史可知，患者10日前右侧手掌跟部有锐器开放伤，未处理。体格检查：体温37.8 ℃，脉搏106次/min，呼吸30次/min，血压136/76 mmHg；嘴唇发绀，桶状胸，肋间隙增宽，呼吸音粗；颈强直，双上肢肌张力增高，双下肢肌强直，深浅感觉无异常，腱反射正常，双侧椎体束征阴性。血气分析（鼻导管吸氧）：pH 7.41，$PaCO_2$ 31 mmHg，PaO_2 2.64 mmHg，HCO_3^- 20.1 mmol/L，SO_2 93%。血常规：WBC 19.28×10⁹/L，PCT 2.1 μg/mL，BNP 414 μg/mL，CRP 214 mg/L，D-二聚体 28780 μg/L，抗结核抗体阴性，人结核分枝杆菌T细胞感染试验阴性。胸部X线摄片：考虑支气管肺炎，主动脉硬化。诊断：右侧手掌跟部锐器开放伤，重症破伤风。予右侧手掌跟部伤口清创缝合，气管切开呼吸机辅助通气，破伤风抗毒素＋破伤风人免疫球蛋白、青霉素钠、头孢曲松钠、美罗培南、甲硝唑氯化钠、地西泮（80 mg静脉泵入＋10 mg Q6h静脉滴入）、苯巴比妥、美托洛尔、低分子肝素钙等处理。中医诊断：痉病。辨证为。治法：搜风定痉，开散结滞，舒筋通络。予经验方存命汤加减：川乌（先煎2小时）、草乌（先煎2小时）、羌活、防风、僵蚕、蝉蜕、天麻、白芷、陈皮、百部各10 g，金银花、川芎各15 g，全蝎、白附子、甘草各6 g，蜈蚣1条。服用7剂，每日1剂，水煎，早晚鼻饲。2017年5月22日病情好转，已停呼吸机辅助通气。复查胸片：右肺感染。胸部CT：支气管疾患并肺气肿、双肺感染；考虑双上肺纤维、硬结灶，部分病灶形态欠规整；双侧胸腔少量积液，右下肺膨胀不全；主动脉及冠状动脉硬化。中药汤剂 7 剂，继续原方案治疗。2017 年 5 月 31 日患者全身肌肉较前明显松弛，镇静状态可，舌胖少苔，脉细濡。右侧手掌跟部伤口愈合良好。复查胸片：双肺纹理增强。胸部 CT：肺部感染复查，较 2017 年 5 月 23 日双肺渗出性病变明显吸收减少，提示感染较前好转；双侧胸腔积液明显吸收减少，右下肺复张；双上肺纤维硬结灶较前相仿；双下肺斑片状高密度影，建议继续复查除外结核播散；余同前。双下肢静脉彩超：双下肢深静脉主干血流通畅，瓣膜功能良好，未见血栓形成；双大隐静脉通畅，根部未见扩张；双小腿未见明显扩张交通静脉。复查血常规：WBC 5.25×10^9/L。CRP 32.24 mg/L。血气分析：pH 7.45，$PaCO_2$ 42 mmHg，PaO_2 211 mmHg，HCO_3^- 28.2 mmol/L，SO_2 100％。停青霉素钠、头孢曲松钠、美罗培南，改予头孢哌酮钠舒巴坦钠。辨证为气阴两虚证，予益气养阴法，参麦散加减：麦冬、龟甲、槲寄生、桃仁、柏子仁、甘草、生地各 10 g，五味子 6 g，白芍 15 g，当归 20 g，黄芪 30 g。服用 5 剂，每日 1 剂，水煎服。2017 年 6 月 25 日患者可缓慢步行，双下肢肌张力正常，双上肢肌张力稍高，颈稍强直，带药出院。

　　按：本案破伤风，《诸病源候论·金创诸病》称为金疮痉，《仙授理伤续断秘方·医治整理补接次第口诀》命名破伤风，病机乃"水与风入脑"。本案疮口不合，风毒侵入，壅闭皮肤、腠膜、肌肉、经脉、经筋、脏腑、脑窍之玄府气化，神机紊乱，以致脑神-五脏神-诸体神的神机轴隧道不利，故并见神志病变、脏腑病变与形体病变。《古今医统大全·破伤风门》曰："破伤风或始而出血过多，疮口早闭，瘀血停滞，俱是血受病。血属阴，五脏所主，故破伤风始虽在表，随即传脏，故多死也。"宜治以辛热发散，开冲郁结，搜风定痉，舒筋通络。经验方存命汤药用大剂量川乌、草乌祛风胜湿，散寒止痛，防风、羌活、白附子、白芷、天麻、川芎祛风化痰，定搐止痉，以全蝎为引，引风药达病所以扫其跟，配合蝉蜕、僵蚕、蜈蚣息风止痉，诸药皆温，金银花中和药性，清热解毒，降低川乌、草乌毒性，陈皮、百步健脾润肺，甘草调和诸药。

四、结语

　　六淫之邪无毒不犯人，浊毒与风、热、寒、燥、湿、痰、瘀等结合，成为反映整体病机状态的证素概念之一。吉益东洞《类聚方·凡例》曰："医之处方也，随证以移，唯其于同也，万病一方；唯其于变也，一毒万方。"汉方医学基于气血水理论，确立了去毒为治病的唯一法则。万病一毒说[17]虽然言过其实，但从毒邪理论辨治神经感染性疾病及代谢性脑病，中医解毒治法已经大大超越了前人的思维模式[18]，解毒治法仍然是中西医结合精准治疗的临床原则之一。

参考文献

[1] 吴深涛. 内毒论 [J]. 中医杂志，2017，58（15）：1265-1269.

[2] 叶吉晃. 周仲瑛教授伏毒学说初探 [J]. 中国中医药现代远程教育，2006，4（10）：4-7.

[3] 邢玉瑞. 中医浊毒概念问题探讨 [J]. 中医杂志，2017，58（14）：1171-1174.

[4] 左强，吴伟，黄颖，等. 从毒、痰、瘀、虚辨治乌头碱中毒初探 [J]. 中国中医药信息杂志，2016，23（06）：113-115.

[5] 郜春龙. 毒鼠强中毒的防治探讨 [J]. 基层医学论坛，2004，7（02）：155，190.

[6] 张利东. 毒损脑络病因病机源流研究 [D]. 长春中医药大学，2017.

[7] 李滨. 试论脑与神志疾病的辨证论治 [J]. 中医文献杂志，2002，47（02）：24-26.

[8] 周晶，张觉人. 中医辨证分型治疗肺性脑病经验探讨 [D]. 湖北中医药大学，2011.

[9] 苟文伊，甘洪桥，叶乃菁. 从津血精髓分层论治糖尿病脑病 [J]. 四川中医，2018，36（08）：18-20.

[10] 周岁锋，郭应军，汤双齐. 毒邪学说在危重病患者中的应用 [J]. 中国中医急症，2007，16（04）：437-438.

[11] 刘燕妮. 肝性脑病中医谈 [N]. 中国医药报，2018-01-19.

[12] 王利萍. 芳香开窍中药对血脑屏障通透性的调节作用及其机制研究进展 [J]. 中国中药杂志，2014，6（39）：949-954.

[13] 王雪飞，李彬，刘清泉，等. 脓毒症相关性脑病的发病机制及治疗探讨 [J]. 世界中医药，2014，9（3）：281 -
    284，287.

[14] 李加慧，陈仁寿，李陆杰. 抗病毒中药的药性与功效及其关联性文献研究 [J]. 中医杂志，2019，60（01）：67 -
    71.

[15] 孙劲秋. 尿毒症脑病中医辨证与治疗 [J]. 实用中医内科杂志，2011，25（06）：95 - 96.

[16] 张立净. 肾脑相关理论辨治尿毒症脑病的临床研究 [D]. 黑龙江中医药大学，2013.

[17] 蒋永光. 吉益东洞及其万病一毒说 [J]. 山东中医学院学报，1989，13（02）：30 - 32.

[18] 叶振东. 中医解毒治法内科临床应用综述 [J]. 亚太传统医药，2013，9（10）：50 - 51.

第二十七章　基于经筋理论辨治运动障碍疾病

人的运动是很复杂的，包括简单的移位和高级活动如语言、书写等。广义的运动系统由中枢神经系统、周围神经、神经肌肉接头、骨骼、肌肉、心、肺和代谢支持系统组成。锥体系与锥体外系汇聚于前角运动神经元，任何随意运动都与锥体系及锥体外系有关。运动障碍疾病主要由锥体外系结构及功能障碍所致，习惯上又称锥体外系疾病。运动障碍疾病主要表现为随意运动调节功能障碍，临床分为肌张力降低-运动过多和肌张力增高-运动减少两大类，前者表现为异常不自主运动，后者则以运动贫乏为特征，肌力、感觉及小脑功能均不受影响。肌张力降低-运动过多类疾病如风湿性舞蹈症、亨廷顿病、抽动症、迟发性运动障碍综合征、不宁腿综合征、发作性运动障碍、肝豆状核变性、特发性震颤、心因性运动障碍等；肌张力增高-运动减少类疾病如痉挛性斜颈、帕金森病、继发性帕金森综合征、帕金森叠加综合征、步态障碍、僵人综合征等。中医对运动障碍性疾病缺乏明确的认识[1]，临床分散在颤振、瘛疭、痉挛、痉证等病证中，强调辨病证、辨纲目，分型论治[2]。有学者[3]认为经筋的实质就是筋肉系统与神经系统，广义来说包括神经、肌肉、筋膜、附属组织如肌腱、韧带等；经筋结聚于关节九窍，具备联缀筋骨关节、维持脏器稳定、维持身体运动平衡的作用，脑通过经筋实现对运动系统的支配功能[4]。因此，经筋系统与运动系统相关，运动障碍疾病属于经筋病范畴。本章介绍基于经筋理论辨治运动障碍疾病的临床体会。

一、经筋理论与运动协调功能

锥体外系分为皮质-纹状体-黑质系统和皮质-小脑系统，包括大脑皮质、基底核（尾状核、壳核、苍白球等）和脑脚核（红核、黑质、丘脑底核等），以及小脑和脑干网状结构、下橄榄核、前庭神经核等，及其纤维联系。皮质-纹状体-黑质系统是稳定增益系统，与控制肌肉紧张度与防止出现不自主运动有关，皮质-小脑系统是控制增益系统，与运动的自由度及协调、校正、补偿有关，二者在功能上存在对立统一的关系[5]。在皮质-皮质环路中有直接通路（纹状体-内侧苍白球/黑质网状部）和间接通路（纹状体-外侧苍白球-丘脑底核-内侧苍白球/黑质网状部），环路是基底核实现运动调节功能的解剖学基础，皮质-皮质环路、黑质-纹状体环路（黑质与尾状核、壳核的往返联系纤维）、纹状体-苍白球环路（尾状核、壳核-外侧苍白球-丘脑底核-内侧苍白球）诸神经通路的活动平衡，以及本体觉、内耳前庭平衡觉、视觉等感觉系统的控制，才能维持正常肌张力及姿势、运动协调功能。基底核递质生化异常和环路活动紊乱是产生各种运动障碍症状的主要病理基础[6]。

筋为五体之一，或直接指肌、肉、膜、腱以及气筋，或与肌、肉、脉、骨、髓相分别而关连。筋为肉之力，腱为筋之本，五体相互协调又互相制约。《类经·经筋》曰："筋有刚柔，刚者所以束骨，柔者所以相维。"诸筋皆循一定部位排列和起止行走，此即所谓筋位。《太素·经筋》曰"筋为阴阳气之所资"，又将筋分为大筋、小筋、膜筋等组织结构，以及大筋分为维筋、缓筋，或宗筋、膂筋、背筋、腹筋、舌本、目上纲等，诸筋构成筋部；可能相当于肌肉、肌腱、韧带、筋膜、神经等。五体与五脏相连，肝合筋。《灵枢·九针论》曰："肝主筋。"《素问·痿论》曰："肝主身之筋膜。"《素问玄机原病式·六气为病》热类有曰："在筋部，属肝木。"《类经·十二经筋结支别》曰："一身之筋，又皆肝之所生，故惟足厥阴之筋络诸筋。"

经筋理论认为，经筋属于筋部，联属骨节，维络周身，各有定位，刚柔相济。经筋有保护脏器，主司运动的功能。①经筋伴行经脉。《内经》十二经筋内行胸腹廓中，不入五脏六腑，伴行经脉，联系五官；均分为主筋、支筋或络筋，说明经筋、筋膜与经脉的结构关系，及其与运动功能的整体关系。经筋与经脉分立，但经筋与经脉在机体的阴阳分布定位、循行起止及所经过的部位基本一致，但不完全同步，十二经脉之气结、聚、散、络循行于筋肉之中，多条经筋相交相合，《素问·阴阳离合论》曰"气里形表，而为相成"，实现脏腑、经脉、经筋与脑髓神机的连接。《灵枢·大惑论》曰"筋与脉并为系"。《三因极一病证方论·痉叙论》曰："夫人身之筋，各随经络结束于身。"有研究者[7]将经筋分为中枢经筋与外周经筋的说法，中枢者维筋相交，外周者筋肉一体；均有脑髓神窍玄府化生的神机所主导。②筋膜遍布玄府。筋之包膜或膜性经筋遍及全身，属于腠理三焦；经脉伏行分肉之间，即筋膜间隙组织；腠理、络脉共同构成玄府气道，为气血津液的运行通道与代谢场所[8]。肝体阴用阳，合刚柔之德，刚劲与柔韧相兼。《素问·经脉别论》曰："食气入胃，散精于肝，淫气于筋。"《灵枢·决气》曰："谷入气满，淖泽注于骨，骨属屈伸……是谓液。"督脉可转输机体的阴精、髓液，上可以补益脑髓脊髓，下可以濡养皮肉筋脉骨节。维筋相交，筋骨联动。因此，肝主筋，并主筋膜。经筋的弛张收缩活动依赖于阴阳精气的交互作用，特别是肝气的疏泄、肝阳的温煦气化推动、肝血肝阴的濡养，也需要脾胃、心、肾、三焦的输注保障，脑髓、脏腑、经络与筋膜玄府开阖气化神机的正常调控，才能维持肌腱、韧带、筋膜系统的坚韧柔和之性。③经筋在神机主导下司运动。《医学入门·脏腑条分》曰："人身运动，皆筋力所为，肝养筋，故曰罢极之本。"随意运动体现经筋的整体功能，与神机主导及气机升降出入密切相关。《素问·生气通天论》曰："阳气者，精则养神，柔则养筋。开阖不得，寒气从之，乃生大偻。"《黄庭经·至道章》曰"泥丸百节皆有神"，此即元神，化生于泥丸脑髓，乃全身玄府神窍关连之神机。根于中者命曰神机，征于外者名曰神明。《易筋经·总论》曰："筋……为精神之外辅。"《易筋经贯气诀·十二节屈伸往来落气内外上下前后论》已经认识到周身筋骨关节转动之通灵敏捷者，"为神明所流注"。《杂病源流犀烛·筋骨皮肉毛发病源流》曰："筋……为一身之关纽，利全身之运动者也。"神主导气，神主形从，形气相济，阴阳开阖自如，产生动静变化。肝主谋略，胆主决断，体阴用阳，神魂司筋的收缩与舒张。所以，运动是经筋开阖的结果。经筋与筋膜的运动功能不仅依赖神机的主导，也必须依赖玄府气液宣通。《素问·生气通天论》曰："有伤于筋，纵，其若不容。"《素问·逆调论》曰："荣卫俱虚，则不仁且不用。"骨骼肌占体重的40%，随意运动由骨骼肌完成。现代研究表明[6]，肝藏血功能与骨骼肌细胞能量代谢密切相关，肝脏功能受损在一定程度上会影响机体的运动能力。躯体关节的功能活动既需要筋膜组织结聚固定，也需要肌肉的收缩动力；内脏筋膜和躯体筋膜之间的互相影响。因此，经筋理论立足于整体观念，与藏象学说、经络学说、气血津液学说等密切相关，《灵枢·经筋》对经筋的重视与现代解剖学对肌肉的重视不同[9]。

二、经筋病与运动障碍疾病

运动障碍主要指自主运动的能力发生障碍，动作不连贯、不能完成，或完全不能随意运动。先天遗传因素、环境因素、感染、脑缺氧、脑外伤、代谢性疾病、药物不良反应等均可成为运动障碍疾病的致病因素。运动障碍疾病患者的随意运动协调功能发生异常，出现姿势及肌张力异常、不自主动作、投掷动作、振颤抽搐、抽动障碍、舞蹈病样动作、动作缺失或缓慢而无瘫痪症状等，不同病种的临床表型和病理生理学具有很大的异质性。无论药物或外科治疗，运动障碍性疾病的治疗原理都基于对递质异常和环路活动紊乱的纠正。

（一）从经筋理论认识运动障碍疾病的病机特点

经筋病是神经、肌肉、肌腱、韧带及肌筋膜等组织病变的复合性形态表现，在临床上多表现为筋脉的牵引、拘挛、弛缓、转筋、强直和抽搐等。胎禀或者内外病因引起经筋病，有寒热虚实之别。《灵枢·经筋》曰："经筋之病，寒则反折筋急，热则筋弛不收，阴痿不用。阳急则反折，阴急则俯不伸。"从经筋理论认识运动障碍疾病的病机特点：

1. 脑髓神机统摄无权，经筋拮抗失衡　脑窍闭阻，脑髓神机通路不畅，神机调控滞塞、失衡、紊乱、反转[10]。魂魄妄越，形神相失，神不导气，经筋失去脑神支配，伴有精神、心理、行为和智能损害。手足三阳筋、阳跷脉分布于躯干背部与四肢外侧，多与肢体的伸展活动相关；手足三阴筋、阴跷脉分布于躯干腹部与四肢内侧，多与肢体的挛曲收缩活动有关[11]。十二经脉、奇经、阴阳经筋拮抗失衡，机关不利，从而发生运动障碍。

2. 筋路受阻痹闭，筋障筋结并存　灌注或伴行经筋的络脉或经脉阻滞，津液涩渗，气滞血瘀，水浊毒聚，内邪停集，排迫挤压，黏连牵拉，经筋扭错，筋路受阻，某些局部则表现为筋障，甚则经筋自身有筋结灶点，局部或全身活动受阻。《素问·长刺节论》曰：“病在筋，筋挛节痛，不可以行，名曰筋痹。”《灵枢·邪气脏腑病形》曰：“筋痹不已，复感于邪，内舍于肝。”《素问·四时刺逆从论》载：“少阳有余，病筋痹，胁满。”《中藏经·论筋痹》释义：“筋痹者，由怒叫无时，行步奔急，淫邪伤肝，肝失其气，因而寒热所客，久而不去，流入筋会，则使人筋急而不能行，步舒缓也，故曰筋痹。”正虚邪侵，筋路受阻，气血不畅，经筋急缩，步行缓慢，屈伸不利皆发为筋痹。因此，《灵枢·经筋》将经筋病均命名为筋痹。

3. 经筋刚柔异性，筋缓筋急无度　运动障碍疾病因局部的、系统的筋急，肌张力增高表现为不同部位或全身的一过性或持续性的拘急、痉挛、扭转、强直等，或者震颤、抽搐、瞤动等。经筋强直的疾病或症状均可称为痉病[12]，以震颤并伴有经筋强直的诊断为颤痉并病[13]。筋脉相引而急，病名曰瘛。肌张力降低指经筋驰纵，又称为疭；往往筋缓与筋急交替发生，筋惕肉瞤，故瘛疭并称。病久则髓亏脑萎、神窍不利、玄府壅窒、经隧阻塞，神机障碍，气化失司，经筋不荣，筋膜干涩，筋燥筋枯，刚柔异性，肌肉痿废。

4. 经筋维稳功能失常　经筋系统的静力平衡和动力平衡，维持脊椎的内源性稳定和外源性稳定，维持内脏的相对位置和活动范围，才能有利于脏腑正常功能的运转。运动障碍疾病的精神心理症状、自主神经症状、内脏功能失调症状等非运动症状，以及某些中医特征证候群，与经筋维稳功能失常，累及脏腑经络的气血循行，发生的筋性腔病[11]以及筋源性内脏病[14]有相关性。如“手心主之筋……其病……前及胸痛，息贲”；“手少阴之筋……其成伏梁，唾血脓者，死不治”等，均为脏腑失稳、气机失常、内邪结聚所致的伴随症状。

（二）从经筋理论认识运动障碍疾病的证治特点

目前已知与基底核功能有关的递质有多巴胺（DA）、γ-氨基丁酸（GABA）、乙酰胆碱（Ach）、兴奋性氨基酸（Glu）、5-羟色胺（5-HT）和组胺（H）等；主要调质有脑啡肽（ENK）、生长抑素（SST）、P物质（SP）、缩胆囊素（CCK）等。其中DA、Ach、GABA、Glu与运动障碍疾病的关系研究较多。优化及增强脑内代偿机制越来越多地被认为是运动障碍疾病的一种重要的治疗方法。这些方法包括药物治疗、不同形式的物理治疗，构音及听觉康复方法，甚至是多种职业训练。内侧苍白球脑深部电刺激术（DBS）可用于治疗药物难治性全身型肌张力障碍，但尚未用于治疗其他形式的肌张力障碍[15]。

1. 治本　从经筋理论认识运动障碍疾病的证治特点：运动障碍疾病肌张力降低或增高，运动过多或减少。治疗上，必须涵养阴阳冲和之气，滋养全身脏腑筋脉。如文子《通玄真经·道原训》曰：“持养其神，和弱其气，平夷其形，而与道浮沉俯仰。”脏腑承制平衡，阴阳跷脉及阴阳经筋平衡，达到《素问·生气通天论》所言“骨正筋柔，气血以流，腠理以密”。

（1）持神机：凡脑髓、筋路或经筋本身病变，或气血津液病变，均可引起经筋神机紊乱，形神并病，产生运动障碍。实证者醒脑开窍，开通神窍玄府，用药如人工牛黄、人工麝香、石菖蒲、皂角刺、白芷、薄荷等，才能化生、运转神机。虚证者健脑生髓，或滋补精血，缓急柔筋；或温补肾命，强筋壮骨。用药如制何首乌、熟地黄、山茱萸、益智、杜仲、骨碎补、桑寄生、狗脊等。筋急甚者，病在中枢经筋神机紊乱，镇静安神，止颤止痉，用药如朱砂、磁石、龙齿、细辛、川乌、草乌、天南星等；病在周围经筋神机紊乱，或通筋路达脉气，或熄肝风调刚柔。

（2）通筋路：经脉镶嵌于经筋之中而行，开通筋路在于疏通经脉，通调奇经，开通络脉，《太素·经筋》所谓“依脉引筋气”。如络石藤、海风藤、防风等祛邪宣痹，白蒺藜、钩藤、天麻等调肝熄风，桂枝、细辛、附子等温通解结，川楝子、橘核、紫苏梗等调理气机，胆南星、天竺黄、白附子等化痰通络，王不留行、苏木、鸡血藤等活血化瘀等等。鹿角胶、附子、肉桂、细辛、黄芪、鹿衔草、枸杞子等通补督脉，肉桂、狗胫骨、半夏、木瓜、防己等通调跷脉，人参、附子、柴胡、香附、防己、通草、乳香、没药、威灵仙等通行十二经，均为经筋病常用药物。

（3）调刚柔：刚筋坚强有力，柔筋纤软和缓。经筋之刚柔不能相济，经筋疾病由生。失其筋柔则筋僵筋粗，失其筋刚则筋弛筋纵。调和荣卫，柔肝疏肝，多脏燮理，复法补泻。如腰脊不可以俯仰屈伸者滋养肝肾精血，配伍疏肝理气、柔肝熄风、滋阴活血，笔者用大定风珠、一贯煎合《普济本事方》木瓜煎（木瓜、生地黄、乳香、没药）加减。肝气虚衰，生阳不振，故肝血不能荣筋，筋缓不能自收持，滋生肝血、温发肝阳，佐以壮筋骨、舒筋络，用《杏苑生春》补血荣筋丸（肉苁蓉、怀牛膝、天麻、木瓜、熟地黄、菟丝子、五味子、鹿茸）加减。

2. 临床需要重视经筋病的内外治标方法，运动障碍疾病的对症治疗可以改善症状。

（1）熄肝风：一切经筋病皆由肝所主，动风是运动障碍疾病的共性，传统多以内外之"风"统之。《素问·阴阳应象大论》曰："风伤筋。"《素问·至真要大论》曰："诸暴强直，皆属于风。"《证治准绳·颤振》曰："颤，摇也；振，动也。筋脉约束不住而莫能任持，风之象也。"故《医学入门·脏腑条分》将筋挛、转筋、筋弛纵等均归于"肝所主"。《张氏医通·挛》曰："挛皆属肝，肝主筋故也；有热有寒，有虚有实。"临床上，熄肝风以持神机，熄肝风以调刚柔，熄肝风以通筋路。重视治风，但不可胶着于治风。肝肾亏损则虚风内动，可予熄风止痉药、矿石介贝类药及虫类药，取其善走窜通达，搜风剔络，善深入经隧驱邪外出，如海风藤、石楠藤、威灵仙、川芎、羌活、白蒺藜、钩藤、石决明、龙骨、牡蛎、龟甲、鳖甲、木瓜、白芍、地龙、白僵蚕、全蝎、蜈蚣等。《医学衷中参西录》定风丹（乳香、没药各 9 g，蜈蚣 1 条，全蝎、朱砂各 3 g），共研细末，每次汤药送服 0.3 g。用于各种运动障碍疾病的辨证论治方药中，可以提高临床疗效。

（2）重外治：经筋起于四肢，上行头面胸腹背部体表，通过八溪、其他微关节、筋结点一起实现经筋"束骨利机关"的联接功能[16]。经筋病的外治原则，如《素问·调经论》所言："病在肉，调之分肉；病在筋，调之筋；病在骨，调之骨。"运动障碍疾病为阴筋阳筋协调失衡导致的病症，经筋扭错，横络移位，久治不愈，需要杂合以治，内外同治，强调综合治疗，解除引起经筋气血痹阻的器质性因素[17]。《灵枢·经筋》曰："足少阴之筋……治在燔针劫刺，以知为数，以痛为输，在内者熨引饮药。"提示整体观念基础上，应用方药以外的中医特色治法调理局部经筋病变，必须重视外治，如理疗、针刺、灸法、按摩、导引、膏熨、敷贴、刺络、拔罐、针刀等等，在筋守筋，理筋舒筋，解结散结；调节气血，疏利经脉。虽然推拿长于治筋肉，针刺长于疏通经络，整脊长于治骨节[18]。但是，如何整合好这些治疗方法，目前仍然处于经验阶段。

三、基于经筋理论辨治运动障碍疾病医案

（一）特发性震颤案

肖某某，男，31 岁。因"四肢震颤 3 年余，加重半年"，2016 年 9 月 23 日入院。症见：3 年前因受到突然精神刺激，发生四肢震颤，以右上肢为甚；之后紧张状态时四肢震颤尤为明显，双上肢扑动，右上肢更加明显，口唇震颤，发声震颤，睡眠正常。不影响日常生活及工作。近半年因夫妻关系紧张，病情加重。体格检查：脉搏 105 次/min，呼吸 21 次/min，血压 157/90 mmHg；体胖，四肢肌力、肌张力正常，四肢腱反射（＋＋），病理征（－）；舌淡红有齿痕，苔薄黄滑，脉洪细数。询病史，患者无烟酒嗜好，平常胆小，性格不急躁。否认脑外伤史、中毒史、高热惊厥史；其祖父、叔叔均有类似症状，但未做诊治。实验室检查：TC 4.43 mmol/L，TG 1.55 mmol/L，HDL 0.86 mmol/L，LDL 3.05 mmol/L，T_3 1.38 ng/mL，T_4 8.60 μg/dL，FT_3 3.58 pg/mL，FT_4 1.13 ng/dL，TSH 3.078 μIU/mL，A-TPO 0.19 IU/mL，A-TG 0.97 IU/mL，铜蓝蛋白测定 0.19 g/L。动态心电图：窦性心律，多发性室性早搏，无 ST-T 段改变；心率变异性分析正常范围。头部 MRI 及增强回报：基底

核区未见异常信号改变。诊断：特发性震颤，原发性高血压，室性早搏。治疗：阿罗洛尔片 10 mg，Bid，艾司唑仑片 1 mg，Bid，中午及睡前各 1 次；静脉滴注天麻素注射液、痰热清注射液、神经节苷脂注射液等。中医辨证为痰热内蕴，风阳上扰。治法：清热化痰利湿，兼潜阳祛风。方药：薏苡仁、生牡蛎各 30 g，石菖蒲、人工天竺黄、青皮、法半夏、泽泻各 10 g，茯苓、煅青礞石、海风藤各 15 g，大皂角 3 g，黄连、胆南星、甘草各 6 g。服用 5 剂，水煎服。2016 年 9 月 29 日查房，血压 135/82 mm-Hg，四肢略有震颤，患者要求出院，嘱继续予阿罗洛尔片 10 mg，Bid，龙胆泻肝软胶囊 3 粒，Tid。同时加强心理调适，适当控制体重。2016 年 10 月 14 日症状控制较好，可以停用药物治疗。

按：特发性震颤有家族史，常常因精神刺激加重，β-肾上腺素能阻滞药为治疗首选，但易致抑郁和阳痿。该患者形体胖实多痰，精神刺激化火，属于痰热体质。痰热内蕴，风阳上扰，瘀塞脑窍则神机不通，气机逆乱则运动失常，发为颤病。脾为升降出入之枢纽，四肢及口唇为脾所主，故从局部起病。化裁涤痰汤及礞石滚痰丸方意，清之、化之、利之、泻之、降之，去除痰、热、火、湿、浊之胶结，推荡逐邪，邪有通路，气道得通则脑窍清空灵动，气化枢机运转，脾复主司之职矣。此运枢机通经络之法也。

（二）帕金森病案

赵某某，男，69 岁。运动迟缓，头部不自主运动 5 年余，加重 7 个月。2018 年 10 月 12 日首诊：5 年前诊为帕金森病，开始多巴丝肼片治疗；7 个月前症状加重，加用吡贝地尔缓释片协同治疗。刻诊时全身僵硬，语言低沉，断断续续，双上肢静止性震颤，有时手指痉挛，左侧腰腿疼痛，持杖走行，步态异常，动作缓慢。便秘，唇紫舌暗，苔薄黄腻，脉沉涩弱。头部 MRI 示脑萎缩，未见明显异常信号灶。中医辨证为荣卫不和，阴虚风动，兼有血瘀，经筋失养。治法：熄肝风，通筋路，调刚柔。定风丹合木瓜煎加减：石决明（先煎）30 g，木瓜、山茱萸、生地黄、海风藤、山楂、槟榔各 15 g，威灵仙、青黛、桃仁、白芍各 10 g，乳香、没药、龙胆、甘草各 6 g，蜈蚣 1 条。服用 14 剂。并配合理疗、按摩。2018 年 10 月 27 日二诊：全身僵硬减轻，手指痉挛未发，左侧腰腿疼痛消失，持杖走路欠稳，仍然便秘，舌脉同前。蕴热已祛，滞气疏通，然风阳未除，瘀积仍在，阴虚难复，经筋失约，刚柔不济。一诊方去威灵仙、山楂、槟榔、青黛、龙胆，加炙鳖甲（先煎）、炙龟甲（先煎）、钩藤各 15 g，熟大黄、天麻各 10 g，服用 14 剂。2018 年 11 月 12 日三诊：身体仍僵硬，大便正常，舌暗红，苔薄黄腻，脉沉弱。守前方 30 剂。

按：《扁鹊心书·手颤病》曰"手足颤摇，终身痼疾"。本案慢性久病进展加重，中医诊断为颤痉并病，脑髓神机与经筋神机紊乱，乃多条经筋多维病变，本证责之于荣阴亏虚经筋失养，标证责之于肝风、亢阳、蕴热、滞气、瘀血、实积。因应证候，复法补泻，也必须辨别主次轻重。本案养肝柔肝为主线，先祛蕴热、滞气，后除风阳、瘀积。《何氏虚劳心传·虚劳总论》曰："滋其阴……须制大剂长久服之，盖益阴之药，必无旦夕之效，以阴无速补之法也。"征之临床，诚为经验之谈。

（三）不宁腿综合征案

易某某，女，13 岁。下肢疼痛不适 2 年 5 个月。2013 年 7 月 23 日首诊：患者形体较胖，诉入睡时或者睡眠期间下肢不适，以腓肠肌为主，酸胀疼痛，或有灼热疼痛，以致在床上屈曲伸展下肢，或者辗转反侧，有时需要母亲揉按才能入睡。白天无上述症状。舌红苔白黄腻，脉沉细。体格检查：未见神经系统阳性体征。神经肌电图示：双侧腓肠肌运动单位动作电位正常，双下肢运动神经传导速度正常，双下肢感觉神经传导速度轻度异常。头部 MRI 未见异常。动态脑电图正常。诊断：不宁腿综合征。治疗：维生素 B₁ 片 10 mg，Tid，弥可保片 500 μg，Tid，加巴喷丁片 0.3 g，Bid。中医辨证为风湿痹阻筋络。治法：祛风缓急，化湿通络。方药：四妙散加味。首乌藤 30 g，秦艽、白芷、黄精、黄柏、路路通、苍术、白茅根、白僵蚕各 10 g，石楠藤、木瓜、灵磁石（包煎）、生麦芽各 15 g，甘草 6 g。服用 10 剂，水煎，每 3 日服 1 剂。2013 年 8 月 25 日二诊：用药第 6 日晚上开始未再发生腓肠肌疼痛，第 11 日晚上开始未再发生下肢酸胀不适，睡眠较好，舌红苔白黄腻，脉沉细。西药治疗同前，停中药汤剂，加服羚羊角胶囊 2 粒，Bid。2013 年 9 月 30 日三诊：患者睡眠安宁，大便不成形，偶尔次数较多，每日 3～

4 次，舌淡红苔薄白，脉沉弱。嘱停药观察，规律生活，保证充分睡眠。

按：不宁腿综合征属于发作性疾病，是发生于下肢的一种自发的、难以忍受的异常感觉，犹如蚂蚁爬或虫子咬、瘙痒感、疼痛、刺痛、烧灼感、撕裂感、蠕动感等不适，有时患者自我感觉难以形容，为此会有一种急迫的强烈要运动的感觉，并导致过度活动如翻来覆去、到处走动。属于《灵枢·百病始生》记载的"足悗"范畴。中医认为发生在睡眠阴阳相交之时，乃阳不能入阴。《内科摘要·元气亏损内伤外感等症》曰："夜间少寐，足内酸热，若再良久不寐，腿内亦然，且兼腿内筋似有抽缩意，致两腿左右频移，展转不安，必至倦极方寐。"古人多以虚论之，本案乃实证。脾主四肢，肝主躁动。小儿纯阳之体，当为邪气扰动阳气，风湿痹阻肝脾经络，筋肉失荣。《金匮要略·血痹虚劳病脉证并治》曰："夫尊荣人骨弱肌肤盛，重因疲劳汗出，卧不时动摇，加被微风，遂得之。"急当祛除外邪，开通筋隧，切不可补益壅滞。配伍灵磁石、首乌藤者，营卫气血周流，形神相守，身心合一，才能达到《素问·上古天真论》所谓的"独立守神，肌肉若一"的最佳状态。

（四）肌张力障碍综合征案

殷某某，女，40 岁。2010 年 3 月 3 日初诊：眼睑痉挛，口角右㖞，头颈部左歪 5 月余。患者由于务农长期接触"有机磷杀虫剂"，2009 年 5 月 20 日出现眨眼增多，逐渐频繁，当地诊所予"卡马西平片"治疗无效。2009 年 10 月 13 日因阵发性睁眼困难，瞬目次数增多，流泪，抬头困难，吞咽有梗阻感，外院行"肉毒毒素注射液"局部穴位注射治疗，未见明显好转。接着予阿普唑仑片 0.4 mg，Qn，黛力新 1 粒，Qd，羚羊角滴丸 10 丸，Tid，症状逐渐减轻。1 个月后中止治疗，停药后症状又反复加重。刻诊：发作时口角右㖞，不自主张口、闭口、噘嘴、缩唇，下颌及颈部肌肉痉挛，颈部不适，颈部不自主扭转致头颈部左歪，难以维持正常头位，吞咽梗阻感明显，双侧耳前下方酸痛，呵欠后下颌及颈部痉挛一过性减轻，讲话或者吞咽时下颌及颈部痉挛加重，睡眠时上述症状消失。舌红苔薄黄，脉沉细滑。体格检查：颈软，活动不受限，深反射无改变，无病理反射，深浅感觉正常。诊断：肌张力障碍综合征。治疗：苯海索片 10 mg，Tid，巴氯芬片 5 mg，Tid，安脑丸 1 丸，Tid，羚羊角滴丸 10 丸，Tid。中医诊断：痉病，辨证为风痰阻络。治法：熄风止痉，化痰通络。定风丹合化痰开窍汤加减：去白芷，加淡竹叶、龙胆、土茯苓、鬼箭羽。天竺黄、白蒺藜、钩藤、土茯苓、鬼箭羽各 15 g，蜈蚣 2 条，石菖蒲、僵蚕、淡竹叶各 10 g，全蝎、炒龙胆、甘草各 6 g，人工牛黄（冲服）0.2 g。服用 7 剂，水煎服。2010 年 3 月 10 日二诊：下颌及颈部肌肉痉挛缓解，全身疲倦乏力，常欲睡眠，大便稀溏，舌红苔薄白，脉滑细。停用巴氯芬片。中药方去龙胆、人工牛黄，加红景天 15 g，防风、苍术各 10 g，山药 30 g。服用 14 剂，水煎服。2010 年 3 月 25 日三诊：不自主运动未再发作，颈部酸痛不适，疲倦乏力，二便正常。舌红苔薄白，脉沉细。予停苯海索片、安脑丸（组成：冰片、薄荷脑、黄连、黄芩、人工牛黄、石膏、水牛角浓缩粉、雄黄、郁金、赫石、珍珠母、朱砂、猪胆汁粉）、羚羊角滴丸。中药原方再进 14 剂，水煎服。

按：肌张力障碍综合征主要表现包括扭转痉挛，角弓反张，斜颈，手足徐动，舞蹈样动作等。需与面肌痉挛、Meige 综合征、眼肌痉挛-口-下颌肌张力障碍型、痉挛性斜颈、扭转痉挛等类似不自主运动症状的肌张力障碍疾病鉴别。本案患者有毒物接触史，是一种特殊而持久的锥体外系反应，属于药毒范畴，继发性肌张力障碍病变部位包括纹状体、丘脑、蓝斑和脑干网状结构等处。脾主肌肉，口部肌肉属脾，眼部肌肉、头颈部肌肉、指趾筋肉又属肝。《医学衷中参西录·论脑贫血痿废治法》曰："人之全体运动皆脑髓神经司之。"表里如一，上下相交，五脏调和，脑窍才能化生神机。毒邪侵袭，邪壅经络，脑窍神机紊乱，肌肉筋脉失神，肝风内动乘侮脾土，风胜则动，游走上行，表现为眼部、口部、头颈部肌肉痉挛之症。因此，痉病为脑神机、心脉络、肝筋膜、脾肌肉之病。《金匮要略方论本义·痉病总论》曰："脉者人之正气正血所行之道路也，杂错乎邪风、邪湿、邪寒，则脉行之道路必阻塞壅滞，而拘急蜷挛之证见矣。"《素问·至真要大论》曰："诸痉项强，皆属于湿"；"诸暴强直，皆属于风。"本案用药，在西药治疗的同时，中药针对脑窍、肌肉、筋膜、脉络诸病位，针对风、痰、湿、热、毒诸病邪，综合论治，祛邪为主，故能取效。

（五）针刺后右下肢不自主运动案

李某某，男，9岁。头痛9日，右下肢不自主运动4日。2009年10月30日入院。患者因头痛，诊为"寰枢关节半脱位"，于2009年10月21日手法复位后，颈托固定，并针刺百会、四神聪、风池穴，2009年10月25日第5日针刺后出现头顶皮肤、背部、双上肢、臀部痛觉过敏，右下肢不自主运动。患者监护人提出不合理意见并诉诸医疗纠纷调解。查颈椎X线照片：寰枢关节半脱位复位良好。头部MRI＋MRA：脑血管无畸形，脑实质未见异常信号灶。医院组织儿科、神经内科、针灸科、骨伤科等会诊，考虑为针刺后续反应，疑诊为"功能性病变，脑血管痉挛"。停止针刺治疗；静脉滴注用天麻素注射液、桂哌齐特注射液；予谷维素片5 mg，Tid，清脑复神液10 mL，Tid。用药后次日，右下肢不自主运动仅偶有发作，臀部痛觉基本正常，头顶皮肤、背部、双上肢痛觉仍然过敏。用药后3日即2009年11月8日，右下肢不自主运动未再发作，各痛觉过敏部位亦恢复正常。仅遗留头晕，疲乏，呵欠频仍，常欲寐。2009年11月10日因气温骤降14 ℃，患者感冒风寒，又出现头顶皮肤麻木，四肢末端麻木，头痛头晕加重，右下肢乏力，行走欠平稳，呕心欲呕，疲倦，不欲睁眼。舌红苔薄黄干，脉沉细弱。中医诊断：脑风，辨证为邪气外袭督脉，脑络拙急。治法：疏风解痉，升阳通络。加用自拟汤药：鹿衔草、蓝布正、连翘、蔓荆子、黄芪、葛根各15 g，防风、荆芥、钩藤、白术、黄精、白蒺藜各10 g，柴胡6 g，全蝎3 g。服用3剂，水煎服。诸症除，精神好转。2009年11月10日出院带药：原方去防风、荆芥，5剂，水煎服。后随访得知，患者于2013年12月24日至2013年12月28日，2016年3月10日至2016年3月15日，因"上呼吸道感染"二次入院，每次都有头痛头晕症状，但能够耐受，予清脑复神液有效，上呼吸道感染解除后，头痛头晕症状消失。

按：针刺专科医师在严格掌握针刺的适应证，其针刺操作的规范性和每个穴位操作的禁忌，或者出现循经感传现象，以及紧张、恐怖、惊吓、疼痛等强烈刺激引起精神心理障碍，不在本案讨论范围。《灵枢·官能》曰："缓节柔筋而心和调者，可使导引行气。"寰枢关节半脱位引起椎基底动脉供血不足，表现为眩晕、头痛、恶心、呕吐、失眠、四肢疲乏、步态失稳等后循环缺血症状，背伸旋转定点复位手法以恢复正常解剖结构，颈托牵引以消除症状。

本案针刺后不良反应，临床表现为头晕，头顶皮肤、背部、双上肢、臀部痛觉过敏，右下肢不自主运动。从神经内科角度考虑，不排除寰枢关节半脱位手法复位后有后循环缺血症状基础，针刺百会、四神聪、风池穴，可能引起椎基底动脉痉挛，导致后循环缺血加重，基底核区供血障碍出现锥体系和锥体外系症状。中医把椎基底动脉痉挛归属于"头痛""眩晕""风证"等范畴；因外邪引发者，更加适合用"脑风""脑风头痛""脑风眩晕"病名辨证论治。《圣济总录·脑风》曰：脑风病机为"邪气留客"在督脉、阳维脉、太阳经脉，或者"邪客于脑"；因此，"脑风头痛，连眼目紧急，肢体拘急疼痛"；痛久不瘥，时瘥时发，"久成眩晕"。本案用药鹿衔草、蓝布正、防风、荆芥散风寒，连翘、蔓荆子、柴胡散风热，全蝎、白蒺藜、钩藤熄肝风，祛内外之风以解除经脉拙急、络脉痉挛、筋膜玄府郁闭；黄芪、葛根、白术、黄精补而不燥，痉挛稍缓即去防风、荆芥，盖因为正虚邪袭，邪客伤正，虚实互为因果。清脑复神液（组成：人参、黄芪、当归、鹿茸去皮、菊花、薄荷、柴胡、决明子、荆芥穗、丹参、远志、五味子、枣仁、莲子心、麦冬、百合、竹茹、黄芩、桔梗、陈皮、茯苓、甘草、制半夏、枳壳、干姜、石膏、冰片、大黄、木通、黄柏、柏子仁、莲子肉、知母、石菖蒲、川芎、赤芍、炒桃仁、红花、山楂、牛膝、白芷、藁本、蔓荆子、葛根、防风、羌活、钩藤、地黄）清心安神，化痰醒脑，活血通络，用于神经衰弱，失眠，顽固性头痛，脑震荡后遗症所致头痛、眩晕、健忘、失眠等症。其配方药味丰富，阴阳气血，内外补泻，调和平衡，面面俱到，对于本病正好适用。

（六）破伤风案

熊某某，男，70岁，农民。全身肌肉强直痉挛8日，发现颅内占位病变4日，于2018年11月26日入院。患者家属代诉8日前患者无明显诱因出现张口受限，右侧下肢僵硬，吞咽疼痛。2018年11月22日当地医院查头部CT提示为蝶鞍占位，垂体瘤可能。未做特殊处理。4日前患者出现双下肢僵硬并渐加重，出现行走不稳，当天因行走时不慎跌倒致头面部及左膝关节受伤，立刻送至当地卫生院就诊，查左膝照片提示左髌骨骨折，予以清创、包扎等对症处理后送来我院。入院症见：神志清楚，张口受限，吞咽困难，饮水呛咳，颈、颌面部肌张力增高，颈项强直，全身疼痛不适，左膝关节疼痛伴活动受限，可扪及左侧髌骨分离，唇部伤口结痂，无恶心、呕吐、高热寒战、肢体抽搐等症，舌未查及，脉弦数。体格检查：体温 36.7 ℃，心率 109 次/min，呼吸 23 次/min，血压 150/90 mmHg；血氧饱和度 97%；神志清楚，问答切题，可自动睁眼，双侧瞳孔 3mm，对光反应灵敏。颈项强直，牙关紧闭，张口受限；下口唇正中裂伤，左膝关节肿胀，大腿外侧皮肤青紫，活动受限，石膏外固定在位，留置导尿状态；双上肢肌力 5 级，未见不自主运动，双下肢背曲强直，四肢肌张力高，角弓反张，躯干及四肢浅感觉无异常，病理反射未见引出。既往 6 年前有狗咬伤史，自诉伤后注射狂犬病疫苗，余无特殊。血常规：正常。尿常规：红细胞（镜检）1～2 个/HP，白细胞（镜检）3～6 个/HP，隐血试验（＋＋＋），尿蛋白（＋＋），酮体（＋＋）。生化检查：谷草转氨酶 66.30 IU/L，肌酐 112.00 μmol/L，肾小球滤过率 56.63 mL/min。心肌标志物：CK 1499 IU/L，CK-MB 38.7 IU/L，乳酸脱氢酶 370 IU/L，肌红蛋白 1212 μg/L。超敏 C 反应蛋白 39.50 mg/L。结核抗体：阴性。凝血功能、输血前四项、垂体相关激素检查、甲状腺功能大致正常。肿瘤标志物：未见异常。腰椎穿刺：脑脊液压力 120 mmH₂O，脑脊液常规正常。脑脊液生化：氯 122.30 mmol/L，葡萄糖 4.00 mmol/L，蛋白 214 mg/L。液基夹层杯找抗酸杆菌未找到；脑脊液真菌徐片阴性；细菌涂片阴性；优生优育 8 项：巨细胞病毒 IgG 抗体 500.000 U/mL（阳性）、单纯疱疹病毒 1 型 IgG 抗体 53.070 U/mL（阳性）；自身免疫性脑炎检测：阴性。脑电图：轻度异常。入院诊断：肌张力障碍查因：脑炎？狂犬病待排？破伤风？予替扎尼定片剂缓解肌肉痉挛、盐酸乙哌立松薄膜衣片改善肌紧张、丙戊酸钠缓释片、地西泮片剂镇静、泮托拉唑钠冻干粉针护胃、丙氨酰谷氨酰胺粉针剂、复方氨基酸及肠内营养混悬液营养支持以及对症处理等。中医辨证肝肾阴虚，筋脉失养证，滋养肝肾，缓急止痉，治用杞菊地黄丸合葛根本瓜汤加减：醋龟甲、山药、葛根、白芍各 30 g，熟地黄、钩藤各 20 g，枸杞子、茯苓、麦冬、白蒺藜、木瓜各 15 g，菊花、山茱萸、羌活各 10 g，炙甘草 3 g。3 剂。第 3 日患者诉全身疼痛，予以塞来昔布止痛；继续予以降压、缓解肌肉痉挛、营养神经、镇静、营养支持以及对症处理等。第 4 日再次反复追问病史，患者回忆起 11 月 1 日曾有外伤史，右足底曾被铁钉刺伤，当时未引起重视，未做特殊处理，未打破伤风疫苗。结合患者病史、症状、体征，患者既往有外伤史，伤后 10 余日出现张口受限、肌张力升高，明确诊断：破伤风。患者大便数日未行，处方大承气汤合葛根本瓜汤加减以通腑泻下，舒筋止痉：大黄、枳实、厚朴、羌活、地龙、玄明粉各 10 g，木瓜、白芍、威灵仙各 15 g，全蝎 3 g，葛根 30 g。服用 3 剂。第 5 日患者仍肌张力高，停替扎尼定片剂改为苯巴比妥粉针剂加强镇静止痉作用；加用甲硝唑片剂抑制破伤风梭菌增殖；予以破伤风人免疫球蛋白注射液 3000 IU，1 次性肌内注射，中和破伤风毒素；余治疗暂同前，继续密切观察病情。第 6 日患者症状较前好转，肌张力较前下降，可自主张口以及靠坐床边。继续原方案治疗。第 7 日神志清楚，精神尚可，张口稍受限，无吞咽困难及饮水呛咳，可自主进食，颈软，仍口干咽痛，大便结。除左下肢石膏固定制动外，余三肢可正常活动。准予带药出院，增液承气汤合葛根本瓜汤加减：葛根 30 g，玄参 20 g，大黄、玄明粉、枳实、厚朴、僵蚕、栀子各 10 g，连翘、木瓜、生地黄、麦冬、威灵仙各 15 g，蜈蚣 1 条，黄连 6 g。服用 10 剂。12 月 13 日电话回访，诸症已痊愈，正在行髌骨手术治疗。

　　按：本案有右足底曾被铁钉刺伤史，10 余日后出现全身肌肉强直痉挛，症状持续 8 日后入院，住院第 4 日确诊为破伤风。《杂病源流犀烛·破伤风源流》确定病名为"痉倅"，"痉者，筋劲强直而不柔和；倅者，口噤而角弓反张"。中医病机辨为阴虚失养，风毒入里，引动内风；风从火化，阳明燥热，则有实积。《玉机微义·论破伤风表里中治法》曰："破伤风者同伤寒证治，通于表里，分别阴阳。有在表，有在里，有在半表半里者；在里宜下，在表宜汗，在表里之间宜和解，不可过其治也。"治宜滋阴养筋，缓急止痉，清热解毒，通腑泻实。

四、结语

　　基于经筋理论辨治运动障碍疾病，从临床上落实了先天精气神与后天精气神的统一观，脏腑阴阳承制生化的平衡观，以及脑髓、脏腑、经脉、骨骼与经筋筋膜之间神机调控的整体观。运动系统与神经系统、循环系统等密切相关，运动障碍疾病主要源于基底核功能紊乱。在中国医学大趋势下，"经筋系统-运动系统"可作为串连中、西医学的桥梁[19]。现代解剖学的筋膜概念指皮肤与肌肉之间及肌肉内部的纤维结缔组织，全身筋膜构成一个支持储备及自体监控系统，从筋膜角度研究经筋有一定的解剖学基础[20]。但是，将对应的组织结构或复合结构当作经筋来研究，实质上经筋理论的发展并未得到推动，反而出现了停滞[21]。经筋理论的内涵宽广丰富，是组成中医话语体系的合理内核之一，笔者不赞成将经筋理论与筋膜理论等同。

参考文献

[1] 陈生弟，王刚. 融入、交流、提升——我国运动障碍疾病研究的历史、现状和展望 [J]. 内科理论与实践杂志，2010，5 (5)：361 - 362.

[2] 王刚，陈生弟. 浅析中医对运动障碍性疾病的认识 [J]. 上海中医药大学学报，2013，27 (05)：17 - 19.

[3] 程永. 经筋实质、经筋病机与治法探讨 [J]. 湖南中医杂志，2011，27 (5)：97 - 99.

[4] 杜新宇，许军峰，石学敏. 试论脑与经筋的关系 [J]. 江苏中医药，2018，50 (10)：7 - 9.

[5] 杨天祝. 临床应用神经解剖 [M]. 北京：中国协和医科大学出版社，2002：188.

[6] 史丽萍，胡利民，马东明，等. 不同程度肝损伤小鼠肝脏和骨骼肌能荷的变化及养肝柔筋方对其的影响. 天津中医学院学报，2000，19 (3)：36.

[7] 程永，王竹行，唐成林，等. 经筋病中医病理机制理论探讨 [J]. 辽宁中医药大学学报，2014，16 (06)：101 - 108.

[8] 谢浩然. 经络气道论 [J]. 针刺研究，2008，33 (2)：142 - 144.

[9] 魏子耿，高佳丽，李晓红，等. 《内经》"经筋"篇中十二经筋主筋、支筋探析 [J]. 河北中医，2015，37 (12)：1880 - 1885.

[10] 周德生，刘利娟. 论志心神机轴的双向调控作用 [J]. 湖南中医药大学学报，2018，38 (05)：520 - 523.

[11] 刘农虞. "筋脉系统"假说 [J]. 中国针灸，2017，37 (01)：79 - 83.

[12] 郭彪，周德生. 从经筋理论探讨痉病的临床特点 [J]. 河南中医，2017，37 (09)：1583 - 1585.

[13] 李爱辉. 颤痉并病一证七候疗法辨治帕金森病非运动症状的疗效研究 [D]. 北京中医药大学，2013.

[14] 董宝强，吴景东，李东子，等. 经筋理论对损容性疾病针灸治疗的指导作用 [J]. 中国美容医学，2010，19 (01)：108 - 109.

[15] 刘敏，孙芳玲，田欣，等. 脑深部电刺激在神经系统疾病治疗中的研究进展 [J]. 医学综述，2018，24 (11)：2170 - 2174，2180.

[16] 林星星，董宝强，马铁明. 对经筋理论中若干"点"概念的辨析与整合 [J]. 中国中医基础医学杂志，2018，24 (05)：584 - 585，626.

[17] 董宝强，林星星，王树东，等. 经筋刺法与针至病所理论的关系 [J]. 中医杂志，2017，58 (3)：187 - 189.

[18] 黄胜杰，王和鸣. 刍议"筋骨并重"治筋痹 [J]. 中医杂志，2012，53 (12)：1072 - 1074.

[19] 颜富雄. 经筋系统—人体十二条运动力线的探讨与临床应用 [D]. 山东中医药大学，2016.

[20] 吴金鹏. 中医"经筋"及"膜原"实质的筋膜理论探讨 [J]. 北京中医药，2007，28 (05)：283 - 285.

[21] 刘斌. 经筋定义及特性之启发 [J]. 中华中医药杂志，2019 (03)：888 - 891.

第二十八章　基于五体理论辨治痿病

　　肌肉筋脉失养以致肢体弛缓、软弱无力，甚至日久不用，引起肌肉萎缩或瘫痪的一种病证。痿病是五体的共同病变，五脏皆令人痿，故有痿躄、筋痿、脉痿、肉痿、骨痿之分类。并有痿厥、痿痹、痿易、风痿、体惰、解㑊、肉烁、肉苛、弹等病名[1]。多见于运动神经元病、脊髓病变、多发性硬化、吉兰-巴雷综合征、周围神经病、重症肌无力、多发性肌炎、肌营养不良、周期性麻痹、副肿瘤综合征等神经肌肉疾病。兹从笔者临床诊疗的运动神经元病、慢性吉兰-巴雷综合征、重症肌无力、周期性麻痹4个医案经验，从神经元、神经干、神经肌肉接头、肌肉病变，探讨应用五体理论指导痿病的辨治体会。

一、从五体理论认识痿病的病因病机

　　《黄帝内经》五体理论强调，在神机、精气血津液的作用下，五体结构之间的关系以及经络脉系的联络，彼此之间或与其他结构乃至和全身脏器产生广泛的联系。五体相联，体脏合一。例如骨部，颅骨包围脑髓，脊骨内藏脊髓，督脉贯脊，化生神机，调控体脏；骨骼支撑形体，附着筋肉，联缀运动；储存骨髓，精髓化血，养营筋肉。肉部，肉附于骨，赤白相分，保护脏器，屏障外邪，主司运动；有肉䐃、筋肉、分肉、肌腠、肌皮、肉节，以及肉之大小会的谿谷。筋部，经筋系于关节，联于肌肉，络缀形体，著藏经络，协助运动；经筋之外的宗筋、维筋、缓筋、筋膜、筋节、筋余。五体相关是实现人体运动功能的生理机制[2]。《证治准绳·痿痹门》曰："由是论之，凡神机气血或劣弱，或闭塞，即脏腑经络四属，若内若外，随处而不用。"

　　因此，基于五体理论辨治痿病，痿病因病种不同，病因不一。但是，湿邪侵袭，情志不调，精气亏损，是其共同病因。病位在于脑髓、经筋、筋膜、玄府，与脏腑、经脉、五体均有相关，痿病是全身性疾病。病性属于虚实夹杂，但有侧重。内虚包括气虚、血虚、气血两虚、阴虚、阳虚、阴阳两虚、元气虚、精气不足、气血阴阳俱虚等。实邪包括湿热、燥热、痰湿、浊毒、血瘀、食积等。病理乃气化不利，神机障碍，脏腑失和，五体失用，形气同病。

二、基于五体理论的痿病治法方药特色

　　在神机气化学说指导下，以五体理论为基础，联系脑髓、脏腑、经络、玄府理论，以神机轴为通路，以强肌汤为主方，配伍补肾强筋、疏经通络、补脾益气、清热解毒、理气化痰、活血化瘀等，疏通筋经络脉、开通玄府气机，体脏合一，五体合一，才能有效治疗痿病。

　　（一）以气化调神为治则

　　精化气，气化神，神气游行出入于脏腑骨筋肌肉，故痿病以气化调神为治则，在于恢复五体与五脏神机合一，促进脑髓神机对五脏神机及五体的调控。

　　（二）辨证复方用药

　　治疗痿病，已经有学者认识到"补益经络气血，调节神机功能"为大法[3]。但是，由于神经元、神经干、神经肌肉接头、肌肉病变所致不同病种的发病机制差异，明确诊断和规范治疗是痿病辨治的临床基础。根据西医病种、分型、病程、西药治疗状况，有选择地结合中药治疗。坚持中西医结合思维，拓广临床辨病辨证用药的选择范围。

　　1. 结合西医病种及发病机制参考现代中药药理研究成果指导用药选择　①对中枢神经有兴奋作用

的中药：人参、五味子、黄芪、太子参、党参、刺五加、苦丁茶、马钱子、艾叶、白芷、薄荷、连翘等等。②正性肌力作用的中药：西洋参、山茱萸、何首乌、豨莶草、黄芪、葛根、附子、干姜、杜仲、菟丝子、巴戟天、肉苁蓉、淫羊藿、白芷、茴香、川芎、枳实、毛冬青、牛黄、黄连、仙鹤草等等。③调节免疫作用的中药：细辛、荆芥、防风、白芷、芦荟、大黄、天花粉、刺五加、附子、茵陈、山豆根、苦参、秦皮、半枝莲、白花蛇舌草、罗布麻、海风藤、威灵仙、雷公藤、川乌、天麻、忍冬藤、地龙、蜈蚣、斑蝥、莪术、川牛膝、三七、松香、柴胡、路路通、川楝子、天仙藤、枳实、枳壳、九香虫等等。

2. 根据中医病因、病位、病性、病理用药　权衡补益、祛邪、疏通各种亚治法侧重组合用药，调其虚实，和其逆顺，以脾胃为主，辨证复方用药，但不可执于独取阳明。根据不同病情，组合亚治法成方，选择相应药物配伍。①补益精气：补精、补气、精气同补，或者补肾强筋、补脾助运、补肺生津。用药如熟地黄、山茱萸、黄芪、女贞子、墨旱莲、黄精、麦冬、紫河车等等。②疏畅气道经隧：疏肝理气、活血化瘀、化痰开窍、清热散结、化浊解毒、祛风解痉、润燥通络等等。用药如郁金、鸡血藤、川牛膝、山羊角、连翘、木瓜、皂角刺、天花粉等等。③调平气机紊乱：升清降浊、调和荣卫、升降气机、重镇潜阳、升陷固脱等等。用药如葛根、桂枝、升麻、柴胡、川芎、龙骨、仙鹤草、黄芪等等。④辨别五脏痿病：痿躄用金毛狗脊、地骨皮、知母、黄柏、川防己、川牛膝等，以肺热为目标，兼清肝热；筋痿用五加皮、石斛、钩藤、白蒺藜、山茱萸、五味子等，以肝火为主，兼顾肺金；脉痿用橘络、秦艽、桑枝、炙水蛭、远志、虎杖等，以心火为目标，兼清相火、五脏游火；肉痿用党参、白术、茯苓、黄芪、陈皮、山楂等，以健脾为主，兼以祛风湿，调营卫，通经络；骨痿用牛膝、熟地黄、肉苁蓉、菟丝子、杜仲等，以滋阴清热，阴损及阳时，阴阳并补。同时，考虑到脏腑相互作用，必须全面兼顾[4]。

三、应用强肌汤基础方加减治疗痿病

本人临床经验，应用强肌汤为基础方，对各种痿病都有较好的临床疗效。强肌汤疏利玄府，温阳化气，通行三焦，强力振痿。药物组成：炙麻黄10 g、白参10 g、紫石英15 g、蜈蚣2条。临床应用时，须配伍少量开窍中药如人工牛黄、人工麝香、石菖蒲、白芷、薄荷、天竺黄、竹沥、冰片等等。每日1剂，水煎服。注意炙麻黄兴奋中枢神经系统，对横纹肌具有正性肌力，用于肌痿无力、拘急痉挛、麻木不仁，不能用生麻黄代替。

1. 根据具体病种加减　用药方法：①神经源性痿病，如运动神经元病、脊髓病变、多发性硬化、吉兰-巴雷综合征，配合使用正力散（制马钱子0.3 g、鹿茸1.0 g、冬虫夏草0.7 g）。每次1 g，每日2次，冲服。《医学衷中参西录》曰："马钱子能润动神经，使之灵活。"制马钱子方法，取砂子置锅内，用武火加热，加入净马钱子，拌炒至褐色，鼓起，内部红褐色，并起小泡时，取出，筛去砂子，放凉，研细末备用。由于马钱子炮制加工难度大，难于严格掌握有效剂量与中毒剂量，也可以使用中成药风湿马钱片（每片0.17 g），每次2片，每日2次。②肌源性痿病，如多发性肌炎、肌营养不良、周期性麻痹、副肿瘤综合征，选择使用西洋参、黄芪、党参、红景天、葛根、山药、薏苡仁、干姜、甘草等补脾胃作用的正性肌力中药。③神经肌肉接头性痿病，如重症肌无力，选择使用露蜂房、蜈蚣、乌梢蛇、白僵蚕、全蝎、土鳖、穿山甲、鹿茸等虫类中药，或者羌活、独活、荆芥、防风、细辛、威灵仙、桂枝、川乌等风药。

2. 根据发病原因加减　用药方法：①有遗传性背景者，配合使用紫河车粉：紫河车粉3 g，每日1次，冲服。或者豨莶草、山茱萸、何首乌、覆盆子、五味子、刺五加、杜仲、菟丝子、附子、巴戟天、肉苁蓉、淫羊藿等等补肝肾作用的正性肌力中药。②有感染史者，《症因脉治》称为外感痿，选择使用苍耳子、海风藤、川防己、苍术、木瓜、萆薢、土茯苓、龙胆、黄柏等祛湿化浊中药。③有重金属及毒素中毒史者，选择使用白花蛇舌草、土茯苓、青黛、大黄、玄参、附子等等解毒中药。④有肿瘤病史者，选择使用重楼、苦参、山慈菇、臭牡丹、白花蛇舌草、石见穿、土贝母等抗癌中药。配合使用中成

药西黄胶囊（每粒 0.25 g），每次 1 g，每日 2 次。

四、基于五体理论辨治痿病医案

（一）慢性萘中毒性运动神经元病案

左某某，男，52 岁。2016 年 9 月 14 日首诊：进行性构音障碍、饮水呛咳 4 年余，加重 9 月。患者长期从事汽车修理工作，无防护条件下接触工业油类。4 年前开始出现声音嘶哑，偶尔有吞咽梗阻感；近 9 个月来，因新购汽车坐垫有异常香味，渐渐饮水呛咳、吞咽困难，声音低沉、言辞不清；双手及左足肌力稍差，走路欠稳，肌肉稍有萎缩，无感觉障碍。舌暗红苔黄厚腻，脉细弦。头部 MRI＋MRA 无异常发现。肝肾功能、电解质、肌酶、甲状腺三项、肿瘤标志物等生化指标正常。苦于无特殊实验室检查方法，询问专业人员得知，工业油类中含有正己烷、环烷（萘）等有急性、亚急性、慢性神经毒性，可以累积性或蓄积性中毒，形成迟发性多发性神经损害。据此推理，本病疑诊为慢性萘中毒性运动神经元病、真性球麻痹。中医诊为痿病痦痹、痰湿瘀毒、神窍阻滞证。治法：利湿化浊，清热活血，滑痰开窍。强肌汤加减，处方：大青叶、虎杖各 15 g，桃仁、制乳香、制没药、青黛、白参、苏木、炙麻黄各 10 g，白花蛇舌草 30 g，人工牛黄 3 g，炮附子、甘草各 6 g。14 剂，每日 1 剂，水煎服。安脑丸（组成：人工牛黄、猪胆汁粉、朱砂、冰片、水牛角浓缩粉、珍珠、黄芩、黄连、栀子、雄黄、郁金、石膏、赭石、珍珠母、薄荷脑），清热解毒，醒脑安神，豁痰开窍，镇惊熄风。每次 2 丸，每日 2 次。利鲁唑片，每次 50 mg，每日 2 次。2016 年 9 月 28 日二诊：患者信心大增，诉用药后构音障碍、饮水呛咳、吞咽困难、走路欠稳等症状明显好转，舌暗红苔黄厚滑，脉沉细滑。效不更方，加大化痰力度。原方加人工天竺黄、法半夏各 10 g，胆南星 6 g。服用 14 剂，每日 1 剂，水煎服。配合风湿马钱片（每片 0.17 g），每次 2 片，每日 2 次。2016 年 10 月 12 日三诊：患者声音较前清晰，声调变高，仍然嘶哑，饮水稍呛咳，吞咽正常，肢体活动正常，舌暗红苔黄薄滑，脉沉细弱。治法：清热利湿，化浊解毒，利咽开窍。清开利咽汤加减，处方：石菖蒲、黄芩、秦艽、炒栀子、牡丹皮、白茅根、川牛膝、防风、木蝴蝶各 10 g，红景天、天花粉、白花蛇舌草、益智、土茯苓各 15 g，蜈蚣 1 条，甘草 6 g。服用 14 剂，每日 1 剂，水煎服。随后，以清开利咽汤为主方出入，调理半年而愈。

按：慢性萘中毒以脑神经远端小纤维神经损伤为主，延髓以下Ⅸ、Ⅹ、Ⅺ、Ⅻ对脑神经轴索与髓鞘共同发生病变，是真性球麻痹的发病机制。选择人工牛黄、白花蛇舌草、青黛、栀子、黄芩、土茯苓、白茅根、甘草等解毒中药配方。中医认为声音嘶哑的原因，乃内外邪气阻遏肺窍，宗气鼓动乏力，声道滞涩，会厌开合不利，故先期以强肌汤加减疏通玄府神窍，后期治以清开利咽汤（组成：人工牛黄 0.3 g，白花蛇舌草 30 g，木蝴蝶、栀子、桃仁、苏木、玄参各 10 g，桔梗、甘草各 6 g）加减利咽开窍。

（二）慢性吉兰-巴雷综合征案

肖某某，女，79 岁。2017 年 2 月 15 日首诊：四肢乏力、感觉减退 5 月，双手肌肉萎缩，轮椅代步，二便自控，基本生活需要专人护理。2016 年 8 月 22 日开始，出现急性进行性四肢瘫痪 9 日，当地县人民医院住院，确诊为急性吉兰-巴雷综合征，使用大剂量丙种球蛋白静脉注射冲击治疗，泼尼松片 30 mg，每日 1 次；以及维生素 B_1 片、维生素 B_{12} 片营养神经，艾地苯醌片保护线粒体，病情好转，但基本生活能力丧失。期间反复使用过中药汤剂（不详）治疗，疗效欠佳。刻诊诉头晕，全身乏力，四肢末端乏力明显，四肢冷酸麻木如束，双手肌肉萎缩，不能捂固，吞咽无障碍。天气变化前后，腓肠肌及前臂酸胀疼痛。舌紫暗苔薄黄腻，脉细弦促代。查四肢近端肌力Ⅴ级，末端肌力Ⅲ＋级，腱反射对称性减弱。EMG 检查：双正中神经、双桡神经、双尺神经、双腓浅神经、双腓肠神经运动及感觉神经传导速度（NCV）减慢，远端潜伏期延长，诱发动作电位波降低。患者拒绝行腰椎穿刺检查。诊断为慢性吉兰-巴雷综合征。中医诊断为痿病痿痹、肝肾亏虚、瘀血阻络证。治法：平补阴阳，活血通络。强肌汤加味，处方：威灵仙、秦艽、黄柏、苏木、白芷、炙麻黄、白参、女贞子、墨旱莲、制乳香、制没药各 10 g，紫石英、忍冬藤、鸡血藤、石楠藤各 15 g，蜈蚣 2 条。服用 30 剂，每日 1 剂，水煎服。并予活血荣络片 4 片，每日 3 次；泼尼松片 30 mg，每日 1 次，晨起顿服；维生素 B₁ 片、维生素 B₁₂ 片、艾地苯醌片等常规治疗。2017 年 3 月 19 日二诊：患者精神可，四肢乏力及麻木紧束感均有减轻，酸胀疼痛已除。舌暗苔薄黄腻，脉细弦促。西成药如前法，中药继续上方加减调理，去制乳香、制没药，加丹参、红景天各 15 g，蜈蚣改 1 条。服用 30 剂，每日 1 剂，水煎服。2017 年 4 月 21 日三诊：患者信心增加，四肢乏力及麻木紧束感明显减轻，手指活动范围及力度增大。查手指末端肌力Ⅳ级。舌略暗苔薄黄，脉细促。泼尼松片每周递减 5 mg，至 10 mg 时，长期维持 10 mg 治疗；其余西成药如前法；中药继续使用二诊处方，每月服中药 3 周，停中药 1 周。加强肢体功能训练，特别是双手精细活动训练。2017 年 12 月 10 日开始弃轮椅，2018 年 3 月 22 日双手可以持筷，基本生活能力恢复。

　　按：本案痿痹并见，有其特殊性。《诸病源候论·虚劳病诸候》中有"虚劳风痿痹不随候"，与本案相类似。《儒门事亲·指风痹痿厥近世差玄说》曰：四末之疾"不仁或痛者为痹，弱而不用者为痿"，亦有"肌痹传为脉痿"。病久则精血虚耗，荣卫行涩，留而不行，在骨则重而不举，在筋则屈伸不利，在肉则不仁，在脉则血凝而不流，在皮则寒。五体的结构与功能同病，多虚重损，多实交洇，虚实并存。《证治汇补·痿》曰："其痿症亦有作痛者，必挟火挟痰挟湿挟瘀而起，切不可混同风治。"强肌汤加味方用紫石英、白参、女贞子、墨旱莲平补阴阳，从阴引阳；以及诸多活血通络药物，养血活血，疏通经络；佐以祛风、理气、清热等等，祛除多种内邪。医院内制剂活血荣络片（组成：玄参、生地黄、黄精、鸡血藤、石楠藤、川芎、乳香、没药、冰片）滋阴活血为主，兼益气、补血、理气、开窍，适合长期用药。《儒门事亲·指风痹痿厥近世差玄说》曰："治肾肝之病最远，用药剂不厌顿而多。"反观本案病程长，患者及患者家属配合努力，尤为重要。

　　（三）重症肌无力眼肌型案

　　张某某，男，46 岁。2017 年 9 月 8 日首诊：反复双眼上睑下垂、复视 1 年余，有晨轻暮重规律，不耐久视，胸部 MRI 示胸腺增生，血清 AchR-Ab（＋），诊断为重症肌无力眼肌型，服用溴吡斯的明片 60 mg，每日 3 次。刻诊诉看电脑 1 小时以上就出现眼疲劳，偶尔出现双眼上睑下垂、视物模糊、复视，需要休息 10～20 分钟才能缓解，不敢久视，常欲闭眼，以致影响工作。舌暗红苔薄白腻，脉沉弱。中医诊断为痿病睑废，气虚不化、神机障碍证。治法：温阳疏利，化气调神。强肌汤加减，处方：炙麻黄、白参、柴胡各 10 g，黄芪、紫石英、红景天、薏苡仁各 15 g，山药 30 g，蜈蚣 1 条，甘草 5 g。服用 14 剂，每日 1 剂，水煎服。2017 年 9 月 23 日二诊：药后眼部症状消失，精神好转，继续服用溴吡斯的明片 60 mg，每日 3 次；加服补中益气丸（组成：黄芪、党参、白术、当归、升麻、柴胡、陈皮、甘草）1 个月。

　　按：脾胃气虚，气化不利，神机失用，目纲失司，故痿病睑废；动则耗损阳气，卧则阳入于阴，故症见晨轻暮重。参照《原机启微·附方》治疗方法，"主以群队升发，辅以和血补血，导入本经，助以相协收敛"。在补脾升阳同时，注意气血兼顾，升降协调。本案三焦同治，上下并调，开阖有度。先以温阳疏利，化气调神；再以补中益气、升阳助运。

　　（四）低钾性周期性麻痹案

　　奉某某，男，79 岁。2016 年 9 月 14 日首诊：四肢乏力、反复下肢瘫痪 3 月。患者于 5 个月前行胃大部分切除术，3 个月前开始腹泄，呈水样，时有白冻状黏液，每日 6～10 次。精神萎靡不振，四肢乏力冷麻，反复下肢瘫痪，3～5 发作一次，每次瘫痪持续时间 15 分钟至 1 小时不等，休息后或者进食后可以缓解。舌淡红苔薄黄干，脉沉细弱。5 个月来体重下降 8 kg。多次急诊住院，诊断为低钾性周期性麻痹，留观补钾及对症支持治疗好转。中医诊断为虚损痿病劳泄，脾肾亏损、阳气不固证。治法：温补脾肾，止泻固脱。强肌汤加减，处方：炙麻黄、白参、黄连炭各 10 g，山药 30 g，炒麦芽、炒谷芽、车前子、诃子、紫石英、鹿角霜、赤石脂、乌梅炭各 15 g，炙甘草 6 g。服用 3 剂，每日 1 剂，水煎代茶频频饮用，不可一二次服完。并嘱营养饮食，少食多餐。2016 年 9 月 17 日二诊：精神略微好转，腹泄，每日 4～6 次，3 日来竟然没有发作下肢瘫痪症状，患者及其家属均认为佳兆。舌淡红苔薄黄，脉沉细弱。效不更方。服 7 剂，每日 1 剂，水煎代茶频频饮用。2016 年 9 月 25 日三诊：精神一般，大便溏，每日 1～4 次，7 日中下肢瘫痪症状亦无发作。舌淡红苔薄黄润，脉沉细弱。续予原方 20 剂，每日 1 剂，水煎代茶频频饮用。2016 年 10 月 10 日之后，其子多次电告病情稳定。

按：《医宗金鉴·虚劳总括》曰"脾损食少肌消泻"。脾肾亏损，阳气不固，清浊不分，内消脏腑之真，外损五体之形。劳伤日久，肉痿羸瘦，乃至肉极。因此，止泻为第一要务，同时必须脾胃水谷生化荣卫，才能拯阳理劳，筋骨肌肉皆有气以生。

五、结语

综上所述，基于五体理论辨治痿病，可以最大限度地拓展临床思维。治疗神经元、神经干、神经肌肉接头、肌肉病变所致的各种痿病，不再囿于传统的独取阳明[6]或者泻南补北[7]之说，而是根据不同病种的辨病辨证及发病机制，分辨虚实，权衡补泻，气化调神，综合药象功能和药理作用处方。一般而言，痿病病程较长，不宜使用燥烈、滞腻、毒性药物，或者使用中成药剂型，以便守方满足疗程时间。

参考文献

[1] 陈士玉.《黄帝内经》神经、精神疾病研究 [D]. 辽宁中医药大学，2012.
[2] 陈羽楠，林丹红，陈立典. 试析五体理论与中医运动功能 [J]. 中医杂志，2018，59（04）：276－280.
[3] 许军峰. 石学敏. 经筋刺法学术思想解析 [J]. 天津中医药，2017，34（10）：649－651.
[4] 熊江华，倪寅，李艳.《医方考》论痹痿病 [J]. 中医药临床杂志，2016，28（01）：36－38.
[5] 吴菲，李阿荣，郭洁文. 毒性中药马钱子炮制方法的历史沿革 [J]. 今日药学，2017，27（05）：355－357.
[6] 素问·痿论. 见：程士德，王洪图，鲁兆麟. 素问注释汇粹 [M]. 北京：人民卫生出版社，1982：627－638.
[7] 张景岳. 质疑录·论泻南补北不可以治痿取阳明. 见：李志庸. 张景岳医学全书 [M]. 北京：中国中医药出版社，1999：1855.

第二十九章　基于督脉理论辨治脊髓疾病

脊髓疾病指脊髓及脊神经的损伤和病变，并引起其支配的有关组织器官呈现感觉和运动异常，如肌肉萎缩、跛行、偃卧和麻痹等，包括急性脊髓炎、脊髓血管疾病、运动神经元病、亚急性联合变性、脊髓空洞症、脊髓压迫症等病种。《素问·骨空论》将"数髓空"分为"脊骨上空"与"脊骨下空"、其他"骨空"，已经认识到脑脊髓与骨髓的功能差异，以及中枢神经系统有脑髓与脊髓的解剖区分。《素问·五脏生成论》曰："诸髓者，皆属于脑。"《十四经发挥·十四经脉气所发》记载手少阴之脉循经，首提"脊髓"概念。中医将脑髓与脊髓、骨髓统称为髓，脊髓疾病也统属于脑病、髓病或脑髓病之中。《医学衷中参西录·论脑贫血痿废治法》曰："督脉者，又脑髓神经之根也。"由于督脉贯脊，循行脊髓之内，现代研究认为督脉反映或代表了脊髓的部分或绝大部分功能[1]，有学者结合脊髓的解剖、生理和病理相关知识，提出了脊髓与督脉具有密切相关性[2]。本章探讨基于督脉理论辨治脊髓疾病的临床体会。

一、脊髓的生理特征

脊髓位于椎管内，呈扁圆柱状，包有软脊膜、蛛网膜、硬脊膜 3 层被膜，是中枢神经的一部分，是脑与周围神经之间的双向联系通路。脊髓上端在枕骨大孔处与延髓相连，下端平第一腰椎下缘。脊髓节段与椎体的位置关系有一定的规律。在蛛网膜和软脊膜之间有一宽大的间隙即蛛网膜下隙，内含脑脊液。脊髓两旁有脊神经分布到全身皮肤、肌肉及内脏器官。来自四肢和躯干的各种感觉冲动，通过脊髓的上行纤维束包括脊髓丘脑束、薄束、楔束、脊髓小脑束等，传导浅感觉和本体觉，将各种感觉冲动传达到脑，进行高级综合分析；脑的活动通过脊髓的下行纤维束包括皮质脊髓束即锥体系、锥体外系等，调整脊髓神经元的活动。脊髓本身能完成许多基本反射活动，但均受脑活动的调控影响。

（一）脊髓的功能

中医认识的脊髓功能是一种整体功能态，包括部分脑髓功能、脊神经及脑脊液循环功能在内。

1. 脊髓充贯椎骨管腔　《素问·六节脏象论》曰："肾者……精之处也……其充在骨。"《素问·解精微论》曰："髓者骨之充也。"《医林改错·脑髓说》认为有赖"卫总管"和"荣总管"通脊入脑，化而为髓。因此，《杂病源流犀烛·胸膈脊背乳病源流》曰："脊以髓满为正。"骨骼是人体的支架，依赖津液、精血、髓膏的营养，肾精充足则髓海充盈。

2. 脊髓传导脑髓神机　脑髓藏元神，玄府神窍精气流通为神机生化之源。《难经本义·四十五难》"骨会大杼"曰："髓自脑下注于大杼，大杼渗入脊心，下贯尾骶，渗诸骨节。"脑髓与脊髓在风府穴水平相连，脊髓是脑的延伸，脑髓神机直接通过脊髓输注全身。《医易一理·脑脏论》曰"脊髓、脑气筋为脑之余，承脑驱使"，才能完成运动和感觉功能，故均属于脑。脑总众神，脊髓次之，脊髓是属于中枢神经的一部分。所以，传统文化认为脊髓为阴阳水火升降之通道、精髓升降之道路。

3. 脊髓调控躯体神机　高下相召，升降相因，脊髓精气升降出入产生神机，脊髓神机受脑髓神机的主宰。《素问·五常政大论》曰：阴阳大化"各有制、各有胜、各有生、各有成"。正如《周易参同契·阴阳精气》所言："偕以造化，精气乃舒。"神明则脊髓气化，脏腑经脉流注，精气相交相生。《皇极经世·观物外》曰："今视藏象，其脊骨中髓，上至于脑，下至于尾骶，其两旁附肋骨，每节两向，皆有细络，一道内连腹中，与心肺缘及五脏相通。"脑髓-脊髓-细络系统，已经触及神经系统的大致解剖结构。《存真环中图》中人体解剖图谱已有颅骨、脊柱椎体、椎板及椎管等，颅腔中有脑（髓海），椎管中有脊髓（髓），而且显示心、肺、肾与"脊膂细络相连贯通脊髓"。脊髓神机对全身的调控方式，金幢教内丹养生学著作《传道图》内层之内景组图也明确地描述了下元之阴海、脊髓之髓海之象，及其与脏象、经脉、关窍及真气运转的意象图式，所谓"天罡运转三元静，地脉通来万物生"[3]。

4. 脊髓濡养全身躯体及脏腑 《素问入式运气论奥·论六病》曰："内有五脏六腑为生气之源，外有百骸四肢为神机之用。"髓之生成皆由肾精所化，脾胃所养，脊髓上行于脑，泌其津液以润养脑髓[4]。脊髓为传输阴精髓液的河车之路，通过经脉脉气的作用，渗诸阳灌诸精，升降弥散变化，以濡养全身骨节筋肉及脏腑，枢机开阖正常[5]。故脊髓充实则内脏坚固，身体轻劲多力。

5. 脑脊液循环代谢自有常度 《道德经·第二十一章》认识到精气的存在，"其中有象"，"其中有物"，"其中有精"，"其中有信"。中医将脑脊液属于精气、津液范畴，脑脊液藏于脑髓与脊髓之间，脑脊液与精血互根互通，经玄府气化产生及吸收，三焦宣通如雾如沤如渎，保证脑脊液常度循环以及新陈代谢，形质维持自稳态，阴阳水火平衡，发挥其灌注、充实、滋养脑髓，因气而运行、流通、渗灌和转运，化生神机、神志、神智等作用[6]。

（二）督脉理论与脊髓的相关性

督脉反映了脊髓的大部分功能，但不能将脊髓等同为督脉[7]。

1. 督脉循行脊髓与任冲带脉有关 《类经·任冲督脉为病》曰：督脉"其直行者，自尻上循脊里上头"。"任脉循背谓之督脉，自少腹直上者谓之任脉，亦谓之督脉"。冲脉"入脊内注于伏冲之脉"，"属于带脉而络于督脉"。"三脉本同一体，督即任冲之纲领，任冲即督之别名耳。"又《奇经八脉考·八脉》曰：督脉为"阳脉之海"，任脉为"阴脉之海"，冲脉为"十二经脉之海"。冲任督一源三歧，均循行脊髓之内，在脊髓内三脉一体，并且与带脉联系，带脉围身一周"总束诸脉使不妄行"；脊髓通过奇经连接脑髓与全身脏腑形体，从而实现脊髓与全身脏腑、经脉、躯体、气血津液的关联。

2. 督脉反映脊髓的大部分功能 《灵枢·九针十二原》曰："所言节者，神气之所游行出入也，非皮肉筋骨也。"《灵枢·背腧》倪冲之注曰"在脊背骨节之交，督脉之所循也"。《医易一理·脑脏论》曰："脑气筋，入五宫脏腑……脊髓者，由脑直下，为脑之余，承脑驱使，分派众脑气筋之本也。"督脉贯脊络脑，沿着脊柱内外循行，督脉穴位主治有神经节段特性[8]。通过督脉"神气"灌注游行，脊髓之节段内应于脏腑，外络于形体，实现 31 对脊神经与脊髓神经节段支配及其经络脏腑效应的关联。因此，有学者认为督脉与躯体运动神经皮质脊髓束、皮质脑干束密切相关[9]。

3. 督脉为通真之路，脊髓为脏真聚所 《温病条辨·湿温》曰："督脉总督诸阳，为卫气之根本。"督脉下及元气之根，上达清空之窍。督脉督领全身阳气，网维奇脉，统率诸经，卫外藩篱，畅达神机，沟通联络全身阴阳、气血津液、脏腑肢体，故督脉通则百脉通，督脉和则形神和。《针灸大成·督脉》曰："督任原是通真路。"即任督前降后升、上下旋转的丹灶河车之路。因此，督脉绝不是孤立存在的[10]。脏腑精华之血及清阳之气，均汇聚于泥丸神脏。脑髓属阴，脑脊液属阴，脑为至阴，脑髓为脏[11]。脊髓属脑，合称脑脊髓，故脊髓亦为脏，脊髓亦为至阴之体。一为脏真聚所，一为通真之路，脊髓与督脉的内涵、属性、本质及理论思维完全不同。

二、从督脉理论认识脊髓疾病的病机特征

脊髓感邪、脊髓外伤、先天遗传、年老正衰等等，均可引起脊髓疾病。从督脉理论认识脊髓疾病的病机特征，脊髓疾病乃形神同病。

《针灸大成》所载督脉病变较为全面，诸如手足发麻、手足拘挛、颈项强直、瘫痪、中风不语、口眼㖞斜、癔症、眩晕昏厥、癫狂、惊厥、抽搐、震颤、腿膝腰背疼痛、伤寒、破伤风等。脊柱疾病是督脉病变的一部分[12]，脊髓疾病也是督脉病变的一部分[13]。但是，不能简单的将脊柱疾病及脊髓疾病与督脉病变等同起来。参照脊髓疾病临床表现如肢体疼痛、感觉异常、运动障碍、眩晕昏厥、肌肉萎缩等，督脉病变的范畴更大。

（一）脊髓至阴之体易虚损

脑为至阴[14]，脊髓属脑，髓奇恒府藏而不泻，赖脏腑之精气灌注充养。《素问·太阳阳明论》曰：

"阳道实，阴道虚。"脑、髓奇恒府满而不能实，故阴道虚。有形之质难成而易亏，常需无形之精气滋养。《周慎斋遗书·阴虚》曰："阴常不足"，"有津液之阴不足"，"有精髓之阴不足"，"有营血之阴不足。"津、液、血、精、髓等互生互化，又与阳气交相承制，循环平衡，荣枯与五脏相关。脏腑皆有阴虚，多个脏腑久病阴虚，损伤脏真阴液，一损俱损，病深者损及至阴，或阴精中之精气亏虚，或阴精中之柔液亏虚，髓失所养，髓失所充，则脑脊髓形质萎缩，《素问·逆调论》曰"髓不能满"。脑脊髓至阴虚损，则神机变化功能衰减，《素问·本病论》曰"神失守位"。

（二）脊椎节之交易痹阻

节者，次序，约束。脊椎分节，脊髓随之。脊柱关节间隙宽度正常，脊神经穿出椎间孔走行。《灵枢·九针十二原》曰："所言节者，神气之所游行出入也，非皮肉筋骨也。"《素问集注》曰"冲任主发原"，督脉亦为发原，"而肝主受纳"，魂神居焉，荣卫耦合，气血并行，脏腑、脊髓、经脉、奇经、筋络通过气化作用传导并调控神机。节之交乃神机通道，循行脏腑形体各部。《素问·逆调论》曰："节有病必被经脉，经脉之病，皆有虚实。"真气不调或为邪气所阻，痹阻脊髓任督通真之路，或者痹阻脊髓筋络交节之分，则相应的脏腑形体神机失用，是谓"神不使"。

（三）脊髓内外经脉易共病

考察经脉的循行路径，髓分别与足太阳膀胱经、足少阴肾经、足厥阴肝经、足阳明胃经、手太阴肺经、手少阴心经等六条正经相连，还通过绝骨穴与足少阳胆经间接相通；髓与足少阴、手阳明、足阳明、足太阴等四条经筋相连，从而与相应正经间接相通；与督、冲、任、带、阴阳蹻脉等奇经直接相通[15]。如《类经图翼·诸部经络发明》归纳项颈部经脉有督脉、冲脉、足太阳、足少阳、足阳明、手少阳、手太阳、手阳明、足厥阴、足少阴。背脊部经脉有督脉、足太阳、足阳明、手阳明、足少阴、足太阴、足少阴。冲任督脉在脊髓中合体，脊髓通过冲任督脉交会之后，几乎与所有的奇经及正经联系。《医学入门·奇脉主病》曰："奇经病非自生，盖因诸经溢出而流入之也。"因此，脊髓疾病一般表现为奇经共病，或者奇经与诸阳经经脉共病，及部分阴经经脉共病。

（四）脊髓病变以脏腑经络病变为基础

脊髓与内脏关联。夹脊穴与脊髓神经节段的支配与调节存在着某种必然联系；督脉与足太阳经贯通，背部的督脉穴和膀胱经的第一侧线、第二侧线的其他经穴，位于背部的正中线及两旁，穴位排列与胸、腹部募穴相似。脊髓神经节段的支配与调节内应于相应的脏与腑，神经节段支配关系是经络内属脏腑、外络肢节的形态学基础[16]。如内脏病症通过脊髓同节段和脊神经节同神经元支配的内脏-躯体相关的神经元性炎症敏化，出现相应的体表敏化点[17]。又如第七颈椎至第三胸椎棘突下及两旁主治肺相关的病证，第四至第七胸椎棘突下及两旁主治心相关的病证，第七至第十二胸椎棘突下及两旁主治肝胆、脾胃、大小肠相关的病证，第一胸椎棘突下及两旁至尾骨尖端及两旁主治肝、肾膀胱、大小肠、胞宫相关的病证。因此，通过督脉脊背部的穴位应病现象，及督脉脊背部腧穴分段治疗脏腑病变的规律，反证了脊髓病变是以脏腑经络病变为基础的。

三、脊髓疾病从督脉辨治特色

《素问·骨空论》确立"督脉生病治督脉"，《千金要方·髓虚实》曰"髓病主于肝胆"，有学者提出补肾提督治髓病[18]。故治疗脊髓病变，需要同时兼顾督脉病和髓病的用药特点。

（一）脊髓疾病从督脉辨治，以恢复阴阳水火升降之通道为治则

如《本草纲目》记载的入督脉有苍耳子、细辛、附子、羊脊骨、白果、鹿角霜、鹿茸、鹿角胶、藁本、枸杞子、黄芪、肉桂、狗脊、苍术等。《临证指南医案》中督脉用药以鹿茸、鹿角胶、鹿角霜为其主药，其他如紫河车、羊肉、猪骨髓、牛骨髓、羊骨髓、枸杞子、肉桂、黄芪、羊内肾等。特别是鹿茸壮督脉之阳、鹿角霜通督脉之气、鹿胶补督脉之血，血肉有情之品配伍相应的血药、气药、风药、藤药等，药类法象，以形治形，以髓补髓。《杂病源流犀烛·督脉病源流》主张用羌活、独活、荆芥、防风、秦艽、细辛、黄连、大黄、乌头、附子、苍耳子等药以总治督脉病。或配伍黄芪、炙麻黄等甘温升阳，

藿香、细辛等轻辛芳香上行，或大黄、山楂等苦寒降下，龙骨、牡蛎等矿石介贝沉降，或肉桂、黄连等水火既济。常用方为《医理真传》潜阳丹合《御药院方》封髓丹，即潜阳封髓汤（附子、砂仁、龟甲、黄柏、甘草），滋阴封髓，补阳潜阳，交会中焦，阴阳合化，以恢复精髓升降之道路。

（二）脊髓疾病治督脉时，应与相关经脉同治

经脉所过，主治所及。脊髓关联的经脉，督与任冲带奇经用药同治，督与交会诸经脉用药同治。《素问·骨空论》曰："督脉生病治督脉，治在骨上（曲骨穴，属任脉，与足厥阴经交会），甚者在脐下营（阴交穴，属任脉，与冲脉、足少阴经交会）。"《临证指南医案·痿》吴案经验："久病宜通任督，通摄兼施。"因此，脊髓疾病临床用药配伍选择宽广，除督脉用药以外，还应配合相关经脉同治。任脉用药如覆盆子、肉桂、丹参等。冲脉用药如王不留行、泽兰、吴茱萸、白薇等。带脉用药如艾叶、白芍、续断等。肝经用药如桑葚子、墨旱莲、天麻、白蒺藜等。膀胱经用药如益智、小通草、黄柏、茯苓等。

（三）脊髓病变从督脉虚实论治，勿忘治神

脊髓病变从督脉虚实论治，形神同治。

1. 虚者治肾命为主　肾藏精主髓，精化为气。补养肾水元阴、命门元阳，化生精气，缘督脉转输和灌注脑脊髓。如紫河车、鹿角胶、杜仲、菟丝子、五加皮、肉苁蓉、豨莶草、制何首乌、熟地黄等等，或填髓益精，或滋补督脉，或温补督脉，皆补以通之。

2. 实者通经络为要　奇经蓄溢气血，以保证正经稳定的功能。疏通脊髓督脉，亦即疏通脊髓任脉、伏冲之脉，阴阳气血沛然和畅矣。如络石藤、鸡血藤、海风藤、石楠藤等蔓藤舒筋，桂枝、桑枝、槐枝等枝条达四末，独活、秦艽、鹿衔草、蓝布正、透骨草、伸筋草、木瓜、王不留行、蜈蚣等等，或疏通督脉，或搜剔络脉，皆通以补之。

3. 治神者参考脑病　督脉联通上中下三丹田，精气神聚散之所，聚集为脊髓之体，通散为脊髓之用。恢复或调动脑脊髓的神机调控作用，是醒神、启神、调神、安神、全神的重要内涵。脊髓疾病治神之法，参考脑髓病变用药。如鹿茸、海马、附子、皂角刺、天竺黄、石菖蒲、远志、川芎、白芷、人工牛黄等等，或通督调神，激活督脉，或醒脑安神，通达神机，或开窍为使，疏通玄府。

（四）脊髓虚实主于肝胆，尚用风药

脑、髓、骨、脉、胆等奇恒之府，气化相关；在脑脊髓神机的主宰下，更相为用，相互转化，交感互藏，以强化整体联系，此所谓奇恒互藏[19]。肝主筋司运动，藏魂运神机；胆主流行荣卫，金水之气化生少阳，气清神定相火欲平。脊髓内外经脉易共病，脏真聚所及通真之路共病，体用共病。《千金要方·髓虚实》曰："凡髓虚实之应主于肝胆，若其腑脏有病，病从髓生，热则应脏，寒则应腑。"

1. 髓虚寒，治肾兼治胆　《灵枢·经脉》曰："胆足少阳之脉……是主骨所生病者。"杨上善注："足少阳脉主骨，络于诸节，故病诸节痛也。"《灵枢·根结》有"骨繇者取之少阳"之说，《太素》谓《素问·热论》的"少阳主胆"原作"少阳主骨"。因此，脊髓形质内藏，病则神机外显障碍。髓虚寒者症见骨节疼痛、活动受限、痉挛、异动、纵缓等等，均属于神机虚滞，少阳枢机不利。例举羌活补髓丸治髓虚胆寒，药用羌活、川芎、当归、桂心、人参、大枣肉、羊髓、奶酥、牛髓、大麻仁；《普济方》苁蓉汤治髓虚冷酸痛，药用肉苁蓉、菟丝子、人参、黄芪、木香、附子、补骨脂；髓虚都是从肾治髓，滋肾补髓兼用风药治胆。髓病证治疗中多应用防风、羌活、升麻、柴胡、葛根、威灵仙、细辛、独活、白芷、藁本、川芎、蔓荆子、秦艽、天麻、麻黄、荆芥、薄荷等风药配伍[20]。所谓风药疗髓[21]，因风药升发少阳；风药走督脉；风药上行引经；风药动药，正行邪却。《千金方衍义》阐释羌活补髓丸"补髓而用羌活之走督脉"；《内外伤辨惑论·四时用药加减法》曰"肾肝之病同一治，为俱在下焦，非风药行经则不可"。

2. 髓实热，治肝兼治胃　如《千金要方》柴胡发泄汤治髓实惊热，药用柴胡、升麻、黄芩、泽泻、细辛、枳实、淡竹叶、栀子、生地黄、芒消，《千金方衍义》曰"此专用发泄以折强暴之威"。《医方集解》称龙胆泻肝汤"此足厥阴少阳药也"，可用于脊髓炎、视神经脊髓炎、脊髓肿瘤、脊髓型腰椎间盘突出症、脊髓空洞症、肝性脊髓病、脊髓内出血、脊髓休克、多发性神经炎、带状疱疹后神经痛、坐骨

神经痛等；如《赵炳南临床经验集》加减龙胆泻肝汤治髓实热缠腰火丹，药用龙胆、青连翘、干生地黄、车前子、淡黄芩、生栀子、粉丹皮、泽泻、苦木通、生甘草，若热盛加生玳瑁，或加羚羊角、犀角，或用生石膏；皮肤潮红明显者，加大黄；痒明显者，加白鲜皮；若内有湿滞、食滞者，加枳壳。清泄厥阴兼治阳明以通泄督脉，祛除髓热疏通神机以缓解筋急。

（五）脊髓病变不拘定法

《韩非子·定法》强调法与术的辩证法，慎法用术、尽善法术，不可"徒术而无法，徒法而无术"。督脉贯脊，体阴而用阳；脊髓至阴，易伤而难复。辨治脊髓疾病不通督脉理论，犹如盲人摸象。然而，《针灸大成·督脉》曰：督脉"用药难拘定法，针灸贵察病源。"脊髓病变同样不拘定法，坚持辩证思维，必须辨病辨证用药，轻重缓急随机，可以应用古今名医的各种经验，乃至配合应用各种康复理疗方法。

四、基于督脉理论辨治脊髓疾病医案

（一）颈脊髓外伤后遗症神经源性膀胱并神经源性直肠案

陈某某，男，26岁。因四肢活动不利，肌萎缩，T4以下感觉减退6年，于2014年7月15日12:32以"颈脊髓外伤后遗症"轮椅入院。患者于2008年因车祸致颈C4～C5粉碎性骨折，行固定术。手术后一直轮椅生活。2010年曾服"老鼠药"自杀，当时未正规治疗，之后出现肢体功能进一步下降，伴阵发性肌肉震颤。入院症见：面色苍白，双上肢软瘫，双下肢硬瘫，四肢肌萎缩，双上肢肘关节远端及T4以下痛温触觉减退，大小便失禁。阵发性肢体震颤，抽搐。舌大淡红，边有齿痕，苔少，脉细。体格检查：体温36.5℃，脉搏75次/min，呼吸18次/min，血压120/80 mmHg，神清，语利，颈无抵抗，双上肢肌力3＋级，双上肢肘关节远端痛温触觉减退，双上肢腱反射（＋），肌萎缩，肌张力正常，双下肢肌力2—级，肌张力高，踝阵挛阳性，T4以下痛温触觉减退，双下肢腱反射（＋＋＋＋），克氏征（＋），巴氏征（—）。诊断：颈脊髓外伤后遗症，神经源性膀胱，神经源性直肠。立即予5％葡萄糖注射液46 mL＋地西泮注射液4 mL，推泵控制5 mL/h开始控制肌阵挛。并予单唾液酸四己糖神经节苷脂钠冻干粉针、维生素B₁片、甲钴胺片营养神经，盐酸乙哌立松片、盐酸替扎尼定片缓解肌肉强直性痉挛，托特罗定缓释片抑制逼尿肌不稳定收缩。中成药予疏血通注射液活血化瘀，加用大黄胶囊通便。中医辨证为脾肾亏虚，脊髓虚寒。治以补益脾肾，兼升发少阳，自拟方：黄芪30 g，党参、钩藤、白蒺藜、杜仲、金毛狗脊各15 g，白术、当归、升麻、陈皮各10 g，柴胡、甘草各6 g。服用5剂。配合高压氧、电针、按摩、理疗等综合治疗。2014年7月21日地西泮注射液连续泵入后，身体僵硬及肌阵挛症状明显控制，改用丙戊酸钠缓释片抗肌阵挛，中药守原方7剂。2014年7月28日患者自诉口服液体等饮食后，白天小便基本可以自控，夜间小便不能自控，常小便失禁，精神可，睡眠可，饮食可，舌淡红，苔薄白，脉弱。拟方：首乌藤、龙骨、生牡蛎、白芍各20 g，龟甲、益智、生地黄、茯神各15 g，白参、川牛膝、沙苑子、山茱萸、桑螵蛸、柴胡各10 g，甘草6 g。服用5剂。加用缩泉胶囊（组成：山药、益智、乌药）补肾缩尿。2014年8月3日一般情况可，仍少许身体僵硬及双下肢肌阵挛，自诉睡着后尿床，偶有恶心、呕吐、上腹部不适，纳差，精神可，失眠，舌淡红，苔薄白，脉弱。体格检查：体温36.5℃，脉搏80次/min，呼吸20次/min，血压120/80 mmHg，双上肢肌力3＋级，双上肢肘关节远端痛温触觉减退，双上肢腱反射（＋），肌萎缩，显软瘫，双下肢肌力3—级，肌张力高，但是较入院时有所下降，T4以下痛温触觉减退，双下肢腱反射（＋＋＋＋），踝阵挛（＋），克氏征（＋），巴氏征（＋）。患者病情得到控制，转康复科继续治疗。

按：颈脊髓外伤后遗症运动功能障碍、感觉功能障碍、二便障碍，中医称为体惰。《灵枢·寒热病》曰："身有所伤血出多，及中风寒，若有所堕坠，四肢懈惰不收，名曰体惰。"乃骨、髓、脉等奇恒府同病，至阴之体、通真之路、筋络交节之神等等均有损伤，形体气血俱伤，脏腑经脉不和，久之则脾肾精气萧索，成为髓虚寒证。故治肾兼治胆，配合多种治疗措施，仍然不易处理脊髓至阴易伤难复之临床困惑。

（二）T12-L1 水平椎管内多发性肿瘤术后案

尹某某，男，55 岁。因 T12/L1 椎管内多发肿瘤术后 22 日，于 2018 年 6 月 16 日 11：40 由以"T12/L1 椎管内多发肿瘤术后；T5/T6 椎管内占位待诊"入院。患者 2 年前无明显诱因出现双下肢麻木症状，伴有活动障碍，双上肢无症状，头痛，无恶心呕吐；于 2018 年 3 月 17 日突然麻木头痛症状加重，遂去往省某医院就诊。MRI 检查：T12/T1 平面圆锥及终丝区多发结节，性质待定；L4～L5、L5～S1 椎间盘轻度突出；L1 椎体陈旧性压缩性骨折。于 2018 年 5 月 18 日前往某医院住院，2018 年 5 月 23 日 PET-CT："T12-L1 水平椎管内糖代谢增高的稍高密度肿块，考虑神经源性肿瘤可能性大；右上肺后段糖代谢稍高的长条状结节影，考虑炎性病变可能性大；双肺门多发糖代谢增高的轻度肿大淋巴结，考虑淋巴结反应性增高；右上肺尖后段、右肺斜裂多发无明显糖代谢增高的结节，考虑良性结节；脊椎退行性病变。结核分枝杆菌特异性细胞免疫反应检测结果提示：阳性。于 2018 年 5 月 24 日在全麻下行后路 T12～L2 内固定＋全椎板切除减压＋椎管内肿瘤摘除＋植骨融合术；后路 T5～T6 全椎板切除减压＋椎管减压探查＋占位病变清除术，术后予以护胃、雾化、祛痰、培补等对症支持治疗，术后第 19 日拔出伤口引流管。2018 年 6 月 16 日入住神经内科症见：患者神志清，精神可，患者胸背部、腰背部伤口无明显疼痛，无头痛、发热、咳嗽、咳痰等不适，食纳可，夜寐安，二便正常，无明显体重减轻。舌红，苔薄黄，脉弦滑。体格检查：体温 36.0 ℃，脉搏 80 次/min，呼吸 18 次/min，血压 132/72 mmHg；被动体位，神志清楚，语音清晰，步态正常，背部见术后手术瘢痕，无红肿，局部皮温正常，脊柱外观正常，颈椎前届活动可，颈椎及椎旁无压痛、叩击痛；双侧上肢浅感觉正常，深感觉正常；双侧上肢肌力正常。腰椎前届活动可，腰椎及椎旁有压痛、叩击痛；右侧下肢浅感觉减退，深感觉减退。双侧下肢肌力正常。病理征（－）。诊断：①T12-L1 水平椎管内多发性肿瘤术后。②右肺上叶继发性肺结核（稳定期）。予以单唾液酸四己糖神经节苷脂钠注射液营养神经，胞二磷胆碱注射液改善循环，艾瑞昔布片剂止痛，迈之灵预防深静脉血栓，及相关对症治疗。经肺病专科会诊不需要抗结核治疗。中医辨证为湿热蕴毒兼瘀血阻络证。予以丹参川芎嗪注射液活血化瘀，配合耳穴压豆等中医特色治疗，治以清热利湿、解毒散结、活血化瘀。中药处方：蓝布正、鹿衔草各 20 g，海风藤、忍冬藤、独活、川牛膝各 15 g，薏苡仁 20 g，龙胆、黄柏、桃仁、川芎、赤芍各 10 g，红花、甘草各 6 g。服用 5 剂。2018 年 6 月 22 日患者伤口处无明显疼痛，纳可，二便正常，舌红，苔薄黄，脉弦细。双下肢深静脉彩超：双侧腘静脉、胫后静脉内可见云雾状回声，流速减慢，左侧明显。补充诊断：左下肢深静脉瓣功能不全（轻度）。中药处方去独活，加苏木、乳香、没药各 10 g。服用 5 剂。2018 年 6 月 28 日患者病情稳定，无明显特殊不适症状，舌红，苔薄黄，脉弦滑。准予迈之灵片（组成：七叶皂苷素）、复方地龙片（组成：地龙、川芎、黄花、牛膝）及中药原方 14 剂带药出院。

按：脊椎管内肿瘤压迫脊髓，早期发现是成功治疗的关键。中医认为肿瘤属于癥积。《杂病证治准绳·积聚》曰：邪气"或着于伏冲之脉者……或着于膂筋……或着于输之脉者……及乎积块已坚，气郁已久，变而为热，热则生湿，湿热相生，块日益大，便从中治，当祛湿热之邪，其块之坚者削之，咸以软之，比时因邪久凑，正气尤虚，必以补泻迭相为用。若块消及半，便从末治，即住攻击之剂，因补益其气，兼导达经脉，使荣卫流通，则块自消矣"。此案乃湿热浊毒蕴结不散，脊髓实热，结聚日久而成。椎管内肿瘤经手术治疗后病灶解除，但全身湿热蕴毒仍然长期蕴结存在，并兼手术局部瘀血阻络。脊髓热则治肝，局部瘀血治络，则脊髓督脉疏通。

（三）脊髓空洞症案

陈某某，男，59 岁。2016 年 11 月 4 日一诊：近 10 余年来，颈枕部灼痛，双上肢肌肉萎缩，手心潮红，腰背部紧束感，双下肢活动稍受限，碎步，自汗，尿频、尿急、尿多，时有便秘，屡更医治之，症状时轻时重。既往因左手感觉异常、大鱼际肌萎缩诊断为"脊髓空洞症"病史 25 年。长期自汗，环境稍热、进食、激动时为甚，头颈部汗出或如雨下，服用天王补心丹及益气养阴敛汗汤剂可以减轻，但是服用养阴药物容易出现肢体活动受限加重。舌紫暗，苔黄腐干，脉沉细弱。复查 MRI 示：C2～T3 脊髓段空洞形成。诊断：脊髓空洞症。辨证为督脉虚损，气化失司。治法：温阳化气，敛阴补髓。处方：山药 30 g，桂枝、豆蔻、甘草各 6 g，白参、桑螵蛸、苦杏仁、桑叶各 10 g，紫石英、龙骨、益智、薏苡仁各 15 g，蜈蚣 1 条。服用 3 剂。用药后自汗减少，电话交流得知，桑叶用量增加到 30 g，再 3 剂后自汗明显控制，停药后每每复发，每 2 周间断使用三五剂。每 3 日使用番泻叶 5 g 泡水代茶饮，以解决便秘症状。2017 年 4 月 28 日二诊：进食时头颈部汗出较多，但左侧头面部麻木无汗，左侧肩臂冷痛，小便稍急，舌暗红，苔白腻干，脉沉细弱。辨证为督脉虚滞。治法：温阳通脉。黄芪 20 g，王不留行、威灵仙、桂枝、川芎、淫羊藿、白术各 10 g，鹿角霜、蓝布正、石楠藤各 15 g，甘草 6 g，蜈蚣 1 条。服用 7 剂。2017 年 6 月 2 日三诊：用药后左侧头面部麻木及左侧肩臂冷痛已除，惟自汗更甚，活动后汗出湿衣，必须在颈背部垫以毛巾，舌暗，苔黄白厚腻干，脉沉细弱。去威灵仙、川芎、桂枝之开泄玄府，加诃子、仙鹤草各 15 g，片姜黄 10 g，五味子 6 g，在患者提醒下加桑叶 30 g，增加收敛止汗之功。用药后效佳。之后，长期间断使用一诊或三诊处方。2018 年 8 月 3 日四诊：诉出汗异常明显改善，大便成形，小便等待时间长，走路不稳。舌暗红，苔黄白腻，脉沉细弱。辨证为阴阳两虚，荣卫不和，经脉虚滞。治法：填精益髓，平补阴阳，缓通经脉。应患者要求改制丸剂。填髓丸方：生黄芪、制何首乌、紫石英、狗脊各 120 g，巴戟天、豨莶草、鹿衔草、仙鹤草各 60 g，白参、五味子、秦艽各 30 g，鹿茸、附片、炙麻黄各 10 g，蜈蚣 10 条。白参、蜈蚣、五味子、炙麻黄、鹿茸、附片、巴戟天 7 种药物打粉，余药水煎浓缩，加入药粉，蜂蜜为丸。每月 1 料。用药后精神好转，出汗异常、下肢活动障碍、小便异常等症状较好改善。

按：脊髓空洞症是脊髓自身之退行性病变，脊髓灰质内形成管状空腔以及胶质增生，表现为运动异常、感觉异常及自主神经功能障碍。中医辨证为阴阳失衡、任督失调、形神俱损，伤及奇经之体，损害脏腑之用，不能灌溉十二经及络脉孙脉，是典型的督脉病和髓病，根据其临床症状又往往归属于痹病、痿病、风痱、虚劳、汗证、便秘、癃闭、遗尿等辨治。治病求本，兼顾治标。填精益髓仍然以温阳为主，补以通之，缓以图之。脊髓空洞症不可逆转，因此，延缓疾病进程及对症治疗就显得非常重要了。另外，本案使用大剂量桑叶，实践经验来源于患者，但也有古籍依据。考《石室秘录·敛治法》曰：头汗，"汗出不已"，用遏汗汤（组成：桑叶 500 g，熟地黄 1000 g，北五味子 90 g，麦冬 180 g，各为末，蜜为丸，临床应用时调整剂量，改为汤剂）以滋肾清金，"以补为敛"，其中"有桑叶收汗之妙品"。

（四）脊髓亚急性联合变性案

张某某，男，44 岁，因双手指活动不利伴双下肢乏力 1 年余，由门诊以"脊髓亚急性联合变性"于 2016 年 6 月 15 日收住院。患者 1 年前无明显诱因感行走时左下肢乏力，后逐渐双下肢乏力，双手指活动不利，双手静止性震颤，2015 年曾先后于医院门诊，诊断为"帕金森病"，治疗后症状未见明显改善，今为进一步治疗来我院就诊，既往体健，否认"原发性高血压、糖尿病、冠心病、脑梗死"等病史，否认"肝炎、结核、伤寒"等传染病病史。无胃部手术及其他重大外伤手术史。吸烟史 10 余年，每日 20 根，饮酒史 15 年，每日白酒约 250 mL，适龄婚育，子女体健。否认家族性遗传疾病史。入院症见：双手指活动不利，静止性震颤，双下肢乏力，左侧为甚，动作缓慢，双手臂及左侧腘窝自觉肌肉紧张感，无畏寒发热、头晕头痛、胸闷心慌等症状，无双下肢水肿，饮食可，夜寐可，大小便正常。近期体重无明显变化。舌红，苔白腻，脉弦滑。入院体格检查：神清，精神状态一般，体格检查合作，慢性病容，表情痛苦，心肺腹（—），脊柱、四肢各关节无畸形，关节活动度正常，双下肢无浮肿。专科检查：神情，言语流利，反应灵敏，记忆力正常，双侧瞳孔等大等圆，直径 3 mm，直接、间接对光反射灵敏，双眼球活动自如，无眼球震颤，双侧鼻唇沟对称，伸舌居中，双上肢肌力 5 级，双下肢肌力 5 一级，四肢远端肌力均较近端差，四肢肌张力正常，四肢腱反射（＋＋），浅感觉、深感觉正常，位置觉、振动觉正常，克氏征（—），双侧巴氏征（—）。共济检查：走"一"字步正常，双指鼻试验（—），双跟膝胫试验（—）、闭目难立征（—）。中医诊断：痿病，正气亏虚、痰瘀互结证。西医诊断：慢性酒精中毒并脊髓亚急性联合变性，酒精性周围神经病变。入院后检查肝功能：谷丙转氨酶 42.60 IU/L；电解质：钠 145.60 mmol/L；血常规、空腹血糖基本正常，尿常规、粪便常规、肿瘤标志物正常。胸部正侧位片：双肺纹理增多、增粗。2016 年 6 月 15 日查颅脑 MRI＋DWI 示：双侧大脑半球对称，双侧脑实质内未见明显占位性病灶，DWI未见明显异常高信号像，脑沟、裂间隙不宽，脑室、池大小可，中线结构居中。2016年6月15日颈椎＋胸部MRI：颈椎轻度退行性病变；诸椎间盘变性；C3/4～C6/7椎间盘向后突出；胸椎轻度退行性病变；部分椎间盘变性。双侧颈椎动脉系彩超：双侧颈动脉硬化并右侧颈动脉窦后壁软斑形成。肌电图：双下肢周围神经纤维部分受累。治疗上予以单唾酸四己糖神经节苷脂钠注射液营养神经，马来酸桂哌齐特注射液扩张血管，甲钴胺注射剂、维生素B₁注射剂补充维生素及对症支持治疗。中医予以天麻注射液祛风定眩，并治以扶正养阴，疏通脉络，方以养阴通督汤加减：首乌藤30 g，忍冬藤、石楠藤、鹿衔草、生地黄、木瓜、白芍各15 g，酒山茱萸、苏木、王不留行、威灵仙、白芥子各10 g，甘草6 g。服用7剂，每日1剂，水煎服，早晚温服。同时邀请针灸科医生会诊，配合耳穴压豆、灸法、中医定向透药疗法等中医特色治疗。2016年6月22日患者双手指活动不利较前稍好转，静止性震颤、双下肢乏力较前减轻，左侧为甚，动作缓慢，双手臂及左侧腘窝肌肉紧张感，无畏寒发热、头晕头痛、胸闷心慌等症状，无双下肢水肿，纳寐可，大小便正常。舌红，苔白腻，脉弦滑。体格检查：四测正常，双上肢肌力5级，双下肢肌力5—级，四肢远端肌力均较近端差，四肢肌张力正常，四肢腱反射（＋＋），浅感觉、深感觉正常，位置觉、振动觉正常，克氏征（—），双侧巴氏征（—），走"一"字步正常，双指鼻试验（—），双跟膝胫试验（—），闭目难立征（—）。中医治以扶正养阴，活血化痰通络，守原方加黄芪、枸杞子各15 g，服用7剂，每日1剂，水煎服，早晚温服。余治疗同前。2016年6月28日患者症状好转，带药出院：甲钴胺薄膜衣片、维生素B₁片，以及中药2016年6月22日原方10剂。嘱其适当锻炼，定期门诊随诊。

于2016年7月15日复诊时诉双手指活动不利情况稍好转，仍有静止性震颤、双下肢乏力，左侧为甚，双手臂及左侧腘窝肌肉紧张感较前稍缓解，无畏寒发热、头晕头痛等症状，纳欠佳，夜寐可，大小便正常。舌红，苔黄滑，边光无苔，脉弦滑细。继服甲钴胺薄膜衣片、维生素B₁片，加用替扎尼定、盐酸乙哌立松改善肌紧张，中医治以扶正养阴，活血化痰通络，守原方去白芍、桑枝、王不留行，加天麻、僵蚕各10 g，皂角刺5 g，服用7剂，每日1剂，水煎服，早晚温服。于2016年8月31日复诊时诉服药后双手指活动不利好转，时有静止性震颤，双下肢乏力好转，肌肉紧张感较前缓解，但停药后自觉病情反复，纳寐可，二便调，舌红，苔黄腻，脉弦滑细。继服甲钴胺薄膜衣片、维生素B₁片，予以普拉克索片、多巴丝肼片抗震颤，脑蛋白水解物护脑，中医治以益气养阴，健脾和胃。处方：炒麦芽、炒稻芽、红景天、钩藤、山药、山楂各15 g，酒黄精、石斛、炒鸡内金、六神曲各10 g，甘草3 g。服用7剂，每日1剂，水煎服，早晚温服。于2016年12月27日复诊时诉服药后双手指活动不利及静止性震颤均好转，双下肢乏力及肌肉紧张情况明显减轻，纳食可，二便调，舌红，苔薄黄腻，脉沉细滑。继服甲钴胺薄膜衣片、维生素B₁片，予以替扎尼定改善肌紧张，艾地苯醌改善脑微循环，复方地龙片益气活血、化瘀通络。中医治以益气养阴，祛风通络，于2016年8月31日处方加赤芍、北沙参各15 g，炒九香虫、秦艽各10 g，服用14剂，每日1剂，水煎服，早晚温服。随访期间病情基本稳定，症状渐渐好转，天气变化症状波动时间断使用上方加减。于2018年5月16日就诊：双手指活动不利明显好转，偶有静止性震颤，双手臂仍有肌肉紧张感，腰背疼痛，双下肢乏力好转，走路有不稳定感，舌淡略暗苔薄黄腻，脉沉细弱。继服甲钴胺薄膜衣片、维生素B₁片、复方地龙片，加服葛酮通络胶囊（组成：葛根总黄酮），中医治以益气养阴，活血化痰通络，守2016年7月15日方加红景天15 g，威灵仙10 g，蜈蚣1条，服用10剂，每日1剂，水煎服，早晚温服。患者疗效可，嘱其定期随诊。

按：本案患者为中年男性，进展性起病，主因考虑长期酗酒导致脾胃受损，脾土运化水谷功能减退，胃受纳、腐熟功能失常，气血生化乏源，则五脏失营，筋骨失养；脾胃功能失职，健运无权，水湿停聚，滋生痰湿，即"脾虚生痰"，气虚血行无力，循运不畅，则致瘀血，痰瘀胶阻，互滞脉络，则关节不利，肢体痿弱不用。结合患者的症状以及舌红，苔白腻，脉弦滑，辨证为正气亏虚，痰瘀互结证。治当扶正养阴，活血化痰通络，方用养阴通督汤加减，方中生地黄、白芍、酒山茱萸共用以补益肝肾、扶正养阴，威灵仙祛风除湿，与首乌藤、忍冬藤、石楠藤共用增强其疏风通络之效，联用木瓜、鹿衔草祛湿止痛，舒筋活络，白芥子化痰通络，苏木、王不留行活血通络，甘草调和诸药。肝主藏血、肾主藏精，肝肾得养则精血得充，筋骨得以濡养，肢体得用。二诊患者双手指活动不利好转，静止性震颤、双下肢乏力较前减轻，守原方加黄芪、枸杞子以温补督脉。后以天麻、僵蚕易白芍、桑枝、王不留行，加用皂角刺，增强其搜风通络之用。复诊以红景天、赤芍、钩藤、秦艽、炒九香虫合用，祛风除湿，行气活血通络，酒黄精、山药补气养阴，健脾益肾强筋，联用石斛、北沙参，在养阴生津之时，兼清虚热，配伍麦芽、稻芽、鸡内金、山楂、神曲健脾和胃，行滞调中，甘草调和诸药。脾胃得调，气血化源充足，筋脉得养，风痰瘀浊得清，经络得畅，肢体得用。再诊时患者双手指活动不利已明显好转，腰背疼痛，走路有不稳定感，守 2016 年 7 月 15 日方加用红景天、威灵仙、蜈蚣以祛风除湿，活血通络。本病病程长达 2 年，调整补泻，守方加减，久以持之，故能取得良好疗效。

五、结语

综上所述，通过直观体悟和经验观察等方式认知的督脉理论具有东方神秘主义色彩，却得出了与脊髓的解剖生理相似的认识，从这个意义上看，督脉理论与脊髓的解剖生理是殊途同归的、互补的、可通约的。《庄子·养生主》专论养生之道："缘督以为经，可以保身，可以全生，可以养亲，可以尽年。"养生体道以天人相合为最高境界，督脉因顺中以为常，缘本性以为神。可见，督脉理论作为一种效法自然的"道"，与脊髓的解剖"科学"仍然有较大的差异性。如何走出中西医结合脊髓疾病认识上的、操作上的和理论建构上的困境？答案是用生命力论来研究生命[22]，才能正确理解并应用"非解剖"或"超解剖"的督脉理论[23]，为脊髓疾病临床辨治拓展广阔的思维空间。

参考文献

[1] 何兴伟. 脑髓神机对生命活动的调控途径探讨 [J]. 中国中医基础医学杂志，2008，14（03）：170-171.

[2] 胥林波. 督脉与脊髓的关系探析 [J]. 现代中西医结合杂志，2011，20（30）：3844.

[3] 何振中. 金幢教《传道图》及其内炼思想略解 [J]. 宗教学研究，2018，37（04）：252-261.

[4] 任继学. 脑髓述要 [J]. 中国中医基础医学杂志，2003，9（3）：161-163.

[5] 何兴伟，周茂福. 中医学对脊髓生理功能的认识探析 [J]. 江西中医学院学报，2006，19（05）：8-9.

[6] 周德生. 辨证治疗脑脊液循环障碍 [J]. 实用中医内科杂志，2013，27（10）：42-45.

[7] 王维兵. 与"督脉是脊髓浅识"一文作者商榷 [J]. 中国针灸，2007，28（06）：473-474.

[8] 余曙光，郭义. 实验针灸学 [M]. 上海：上海科学技术出版社，2009：52.

[9] 贾耿. 识神与督脉任脉、元神与足太阳足少阴关系再探讨 [J]. 辽宁中医药大学学报，2019，21（01）：31-39.

[10] 王殿华，陈金亮. 关于构建肾督、络脉理论假说论治脊髓病的思考 [J]. 中医杂志，2011，52（16）：1366-1369.

[11] 周德生，刘利娟. 论"脑为至阴" [J]. 环球中医药，2016，9（11）：1389-1391.

[12] 闫兆东，朱华亮，黄健. 督脉论治脊柱病的研究进展 [J]. 中国中医骨伤科杂志，2018，26（11）：81-84.

[13] 王殿华. 从督脉论脊髓和脑病发病机制 [N]. 中国中医药报，2011-04-29.

[14] 沈惠风，刘华. 补肾提督治髓病 [J]. 上海针灸杂志，1998，17（05）：33-34.

[15] 杨继国. 髓与经络关系述要 [A]. 山东针灸学会. 山东针灸学会第七届学术年会论文集 [C]. 2015：4.

[16] 张鸥，李燕. 夹脊穴与脊髓神经节段支配及其经络脏腑效应 [J]. 中国中医基础医学杂志，2007，13（09）：701-702.

[17] 潘卫星. 针灸的神经生物学机理 [J]. 中华中医药杂志，2018，33（10）：4281-4297.

[18] 周德生，刘利娟. 论志心神机轴的双向调控作用 [J]. 湖南中医药大学学报，2018，38（05）：520-523.

[19] 全敏.《内经》揆度奇恒思维方法研究 [D]. 山东中医药大学，2012.

[20] 刘源香，刘丽，杨继国. 中医髓理论源流探析 [J]. 山东中医药大学学报，2015，39（01）：68-71.

[21] 刘源香. 风药疗髓探讨 [J]. 江西中医药，2014，45（07）：8-9.

[22] 林德宏. 科学思想史 [M]. 南京：江苏科学技术出版社，2007：269-270.

[23] 马保玉. 东方神秘主义视角下的中医理论合理性探析 [J]. 河南社会科学，2016，24（11）：74-79.

第三十章　基于卫气理论辨治周围神经病

　　周围神经是脑肌肉通路的重要组成部分。周围神经病以受损神经的分布形式分为多发性神经病、单神经病、多数单神经病，表现为受损神经支配范围内的神经功能障碍，即刺激性和麻痹性的症状和体征；或周围神经病损引起中枢神经结构和功能的改变，表现为广泛性和持续性疼痛。常见的周围神经病损有三叉神经痛、面神经炎、急性感染性多发性神经根神经炎、臂丛神经损伤、桡神经损伤、正中神经损伤、胫神经损伤、腓总神经损伤、坐骨神经痛、肋间神经痛等。中医学一般将周围神经病归属于痛证、痹证、络病、痿病等范畴。也有研究认为解㑊涉及脊神经根炎、神经干损伤等疾病；肉烁属于周围神经疾病范畴，如灼性神经痛、多发性末梢神经炎等[1]。卫阳之气是精神中枢与外周经筋相互联系的重要媒介，对精神和经筋都有动态的调养作用[2]。有学者认识到卫气的分布和一些基本功能，与周围神经的感觉神经、运动神经以及内脏神经的分布和作用近似[3]。本章基于卫气理论阐释周围神经病病机变化，探讨周围神经病辨治的临床体会。

一、卫气理论与周围神经的相关性

　　正气是生命机能的总称，卫气属于正气的一种，包括物质、功能、精神。避开卫气的各种学术争议，卫气即起维护、保护或蔽护作用的正气[4]。《素问·刺法论》曰："气出于脑，即不邪干。"人类趋利避害适应环境，脑心命门出纳神气，泥丸百节神机调节，卫气不失其常度，则为正气的一部分。

　　（一）卫气的运行与功能

　　《易经·泰》曰："无平不陂，无往不复。"运用传统中医思维，卫气的运行体现了圜道时中观[5]。《灵枢·营卫生会》曰"与天地同纪"，《素问·玉版论要》曰"神转不回，回则不转"，说明卫气循行的规律性和特异性，卫气循行与神机运行的相关性。卫气之名因用而得之，其体可变，其用不变。即凡是体现卫气功能的气或任何物质，都可为卫气之体，行卫气之功[6]。《灵枢·本藏》中论述卫气功能："卫气者，所以温分肉，充皮肤，肥腠理，司开阖者也。"

　　卫气由元气、清气、谷气合成，三焦为气化之场所和气化之通道，卫气遍历三焦，可以看成卫出三焦，《灵枢·五癃津液别》概括为"三焦出气"，《素问·上古天真论》归纳为"气脉常通"。气脉气络径路比较模糊，但气道的末端明确，一致认为是气门、腠理、玄府。《千金要方·三焦论》曰："卫出上焦。"卫气上出于脑心命门，通过太阳经、督脉、维脉分别向各阳经散行，此气慓悍滑疾，经气街蓄灌调节，在头面、关窍、脊背、躯体运行，敷布到体表，达于四肢末端。四肢汇聚了阴阳经脉的卫气，卫气留止于肉分之间或溪谷之会。四街是承载和聚散卫气的主要空间[7]。《灵枢·动输》曰："夫四末阴阳之会者，此气之大络也。四街者，气之径路也。"体内各脏腑通过太阳经背俞与督脉阳气相通，卫气转输以达各部。卫气通过阳经循行至足心，出内踝，下行阴分，阴分受气，从足少阴肾经开始循行，遍历脏腑，经蹻脉复合于脑心命门，所谓环转因化，双向调控。此即《灵枢·营卫生会》所谓"卫出于下焦"。此外，卫气还与营气同周共度循行，应急时散行于全身，从而实现多种特定的生理病理功能。

　　（二）从卫气理论认识周围神经的生理特征

　　基于卫气理论解读周围神经的生理特征，认识卫气与神经分布部位、卫气与神经传导方向、卫气与神经功能特点等相关性如下。

　　1. 卫气出于脑，双向调控全身神机　《云笈七签·太上老君内观经》曰：脑髓"总众神也……照诸百节，生百神也，所以周身，神不空也。"熊笏《中风论·论卫气》曰：卫气"行于手经，而手为之用；行于足经，而足为之用"。"卫气又名人气，以其纲维群动，为知觉运动之主也；又名阳气，以其温养一身也；合而凝之则为卫阳，此受命养生之主也。"脑神经和脊神经、内脏神经及躯体神经、运动神经与感觉神经、传入神经与传出神经、交感神经与副交感神经的分别，周围神经的生理特征各不相同。主明则下安，脑心命门由此神机轴支配人体的运动、视觉、触觉、协调、姿势、平衡等。当然，神机通路不能与神经传导通路等同[8]。

2. 卫气并脉，与营气耦合承制衡铨　《灵枢·营卫生会》曰："营在脉中，卫在脉外。"《灵枢·胀论》曰："卫气之在身也，常然并脉循分肉，行有逆顺，阴阳相随，乃得天和。"可见，脉络之气亦分阴阳，营为阴，卫为阳；脉中以营气为主，脉外以卫气为主；营行脉中亦行于脉外，卫行脉外亦行于脉中[9]。营卫耦合，互相交通；营卫承制，不失衡铨；营卫流行，同周共度。故《伤寒论·平脉法》曰："荣卫流行，不失衡铨。"营卫权衡是指机体内自主涨落和调节、重新回归和维持有序稳态的过程和机制。《类经·营卫三焦》曰："营中未必无卫，卫中未必无营，但行于内者便谓之营，行于外者便谓之卫，此人身阴阳交感之道，分之则二，合之则一而已。"卫气充络脉，玄府气液宣通，滋养腠理、皮肤、肌肉、筋骨。《灵素节注类编·营卫经络总论》曰："营卫经络者，合言之，即皮肉筋骨浅深之部位也。"目前已认识到，周围神经与血管有一种伴行或相距很近的关系，两者走向一致，甚至被包绕在同一筋膜鞘中[10]。周围神经结构内微血管的分布，保证了周围神经血液供应。

3. 卫气分阴阳，变化有序自稳调节　卫气本身也有阴阳之分[11]。卫气运行有内外、左右、前后、上下之聚散浮沉，卫气随之而分阴阳，卫气的阴阳交感互藏是其气化运行的动力源。一气分阴阳，阳气精者养神，柔者养筋，从而使经筋具备了感应、整合、传导神机的功能，同时卫气具备充养、濡养、温养形体的功能。《素问·生气通天论》曰："阴者，藏精而起亟也，阳者卫外而为固也。"卫气处于不断地运动变化之中，神气游行出入。卫气作为一个有序化和稳定化的阴阳统一体，其自身阴阳的多重变化形式维持在一个适度的自稳状态，内环境与外环境才能达到最佳的适应性。天人合一，卫气的周期变化，即生物节律内源性调控机制之一[12]。《类经·阴阳类》曰："阳生阴长，言阳中之阴阳也。"周围神经轴突与局部微环境相适应，才能维持神经纤维和髓鞘结构完整和功能正常。因此，与中枢神经不同，周围神经损伤后，在一定的情况下可以再生[13]。

二、卫气病变与周围神经病的病机特征

《素问·举痛论》曰"百病皆生于气"，有人认为是百病皆生于营卫之气[14]，卫气的失常产生皮肉气血筋骨之病，有浮沉深浅的变化，也会导致神机的逆乱，故《灵枢·禁服》提出"审察卫气，为百病母"。

从卫气病变探讨周围神经病的病机特征，卫气病变有失衡、失常、失序、失稳等，以致神机抑遏或神机紊乱。

1. 卫气内伐　《素问·生气通天论》曰："圣人抟精神，服天气，而通神明。失之则内闭九窍，外壅肌肉，卫气散解，此谓自伤，气之削也。"精神散佚、七情不调、不顺四时之气、感受外邪、劳倦过甚、衰老等各种病因引起气道涩滞，卫气内伐于脉，遏阻脉中，升降出入受阻，玄府开合不利，化生内热、瘀血、痰浊等；卫气与邪气并，则筋缓、筋急、筋痹、筋溜之类；化生疼痛、麻木、不仁、瘙痒、漏泄、偏枯、溃疡等形神病变。卫气具有感应传导信息的功能，卫气与神经传导相关；卫气内伐则产生神经传导功能的改变[15]。

2. 卫气不足　素体阳虚、酒色过度、外邪郁闭、久病耗伤卫阳等，卫气不充，卫阳不足，症见疲倦乏力、恶寒、肢冷、眩晕、听力下降、视力下降、记忆下降、肌力下降等；一般而言，卫气失常多生气病，营卫失常气血同病；但也并非尽然。研究表明，卫气虚相关的氨基酸代谢、脂类代谢、神经递质以及激素调节水平等生物标志物，也随季节变化发生相应的变化[16]。《灵枢·岁露论》曰："人气血虚，其卫气去，形独居，肌肉减，皮肤纵，腠理开，毛发残。"卫气生物标志物的总量不足或功能低下，从

而影响周围神经的结构完整及传导功能。

3. 卫气归并　营卫倾移归并，气、血或气血偏聚一处，而生虚实；相倾之处为实，相离之处则为虚。《素问·调经论》曰："气血以并，阴阳相倾，气乱于卫，血逆于经，血气离居，一实一虚。"根据《灵枢·动输》的记载，营卫以循行为用，四末"络绝则径通，四末解则气从合，相输如环"，如果超过了四街对卫气的调节范围，则产生卫气归并、营卫倾移、气血逆乱、阴阳失衡。权衡相失、权衡相夺是营卫权衡失常的病理机制[17]。如荣气虚则不仁，卫气虚则不用。卫弱营强，营卫不和，出现自汗、流涎、小便失禁等。《医林改错》认为气归并于一侧，则另侧活动障碍。

4. 卫气逆行　卫气逆行，分为卫气升降失常与出入失常。卫气逆则病，或行乱、或留止、或逆行，多挟肝气相火，其病多变。卫气入脊内，注入冲脉的分支，卫气随冲气上逆则四肢厥冷、脉胀或肤胀、不寐、眩晕、胸闷、喘满、癫狂等。卫气出入失常，发为寒热、出汗异常[18]。

三、从卫气病变辨治周围神经病临床特色

卫气病变导致神机紊乱。基于卫气理论探讨周围神经病治疗原则，应当坚持形神一体观，谨守病机，权衡和法，调畅气机，以通为用。《读医随笔·气血精神论》称"神之病，其变不可测，而又最不易治"。

（一）卫气病变有寒热虚实之象，必须坚持辨证用药

《灵枢·禁服》曰："审察卫气，为百病母，调其虚实，虚实乃止。"《读医随笔·气血精神论》曰："卫气者，热气也……虚则病寒，实则病热。"卫气虚者，补气之中兼以温阳，用四君子汤、补中益气汤、保元汤、神效黄芪汤等，配伍桂枝、细辛、附子之类为响导，补火即是补气。卫气实者，用竹叶石膏汤、五味消毒饮、凉膈散、清热除痹汤等，配伍苏子、白茅根、法半夏、槟榔等，降气即是降火，泻肺即泻卫气。《素问·痹论》曰："卫者……不与风寒湿合，故不为痹。""所谓痹者，各以其时重感于风寒湿之气也。"卫气病变因虚致实，症见麻木、不仁、疼痛、肌肉无力、萎缩痉挛等肢体痹病，选择用人参、黄芪等补益卫气，苦参、忍冬藤、虎杖、牡丹皮、赤芍、川芎、片姜黄、莪术、鬼箭羽、羌活、独活、制川乌、白芥子、土茯苓、小通草等疏通卫气。笔者经验方逐末饮由片姜黄、王不留行、白芥子、桂枝组成，能温卫气，通经络，达四末，加减应用于各种周围神经病治疗。

（二）卫气病变有升降沉浮之乱，必须坚持气化用药

卫气有发散外达之性，循行运动之用，玄府气化之能，故调营卫之倾移，顺卫气之性，调和营卫，以治百病[18]。卫气滞于络脉者，"目无所见，耳无所闻，鼻不闻香，舌不知味，筋痿、骨痹、爪退、齿腐、毛发堕落、皮肤不仁、肠胃不能渗泄者"（《读医随笔·升降出入论》），疏通气道，旋转温化，并"通其荣输"、"泻其血络"、"而后调之"（《灵枢·禁服》）。卫气病变以虚、郁、滞、结及杂合之邪为病理特征，重视应用动药温通、宣通、疏通、通利，以祛除各种内外之邪。选择防风、威灵仙、鹿衔草、桑枝、白芷、葛根、苍术、独活、海风藤、石楠藤等风药，配伍川芎、郁金、延胡索、乌药、片姜黄、王不留行、虎杖、苏木、川牛膝、鸡血藤、乳香、没药、蜈蚣等理气通络、活血通络药物。

（三）卫气病变有调控制衡之变，必须坚持双向用药

卫气通行表里上下左右，"卫气行度"，"大开阖之中，复有小开阖"（《中风论·论卫气》）。由此畅达脑髓督脉神机，与头面肢体各部神机互相影响。《素问·调经论》曰："病在脉，调之血；病在血，调之络；病在气，调之卫；病在肉，调之分肉；病在筋，调之筋；病在骨，调之骨。"卫气病变随其病所居而调之，根据卫气循行障碍的病机特点，必须秉持升降同施、敛散合用、上下兼顾、表里同治、营卫并调等双向用药方法。如出汗异常多选择桂枝汤养营化卫，宣通卫阳并和营益阴，偏于卫气不足者加黄芪、浮小麦，偏于卫阳不足者加附子、山茱萸、黄芪、浮小麦，汗出甚者加煅龙骨、煅牡蛎[19]。带状疱疹后神经痛用升降散基本方（白僵蚕、蝉蜕、片姜黄、千年健、制大黄、王不留行、炮山甲、桂枝、白芷、郁金、路路通、丝瓜络），病位在头面两上肢者加升麻、柴胡、白芷、苏木、桑枝，在胸肋者加徐长卿、柴胡，在下肢者加淮牛膝、干地龙[20]。

（四）卫气病变受多因素影响，必须重视对症用药

卫气病变有病候之变、形质之变、四时昼夜之变，遵循卫气病变规律治疗，《灵枢·卫气失常》归纳为"随变而调气"。《素问·针解》曰："补泻之时以针为之者，与气开阖相合也。"《针灸大成·穴有奇正策》曰："变通随乎症，不随乎法。"对症用药是治标的重要原则，外治与内治同理，针药同理。周围神经病四肢远端为主的弛缓型不全瘫痪，肌张力减低，腱反对减少或消失，稍后可有肌肉萎缩，选择人参、黄芪、炙麻黄、红景天、葛根、山楂、附子、枳实、毛冬青、蜈蚣等正性肌力中药；手足部血管舒缩、出汗、皮肤苍白、变冷或发红发热、变嫩或角化过度、干燥易裂等自主神经功能障碍，根据不同症状选择诃子、浮小麦、桑叶、白薇、地骨皮、秦艽、五味子、乌梅、天麻、制鳖甲、制龟甲、鹿胎胶、阿胶、紫河车等止汗、退热、潜阳、填阴；肢端麻木或疼痛，或感觉过敏或异常，如蚁走感，以后感觉减退甚至消失，典型者呈手套、袜套型感觉障碍，选择磁石、龙骨、牡蛎、琥珀、赭石、合欢皮、钩藤、益智、酸枣仁、五味子、女贞子、佛手、栀子、蔓荆子、蛇床子等镇静中药，以及马钱子、川乌、乌药、沉香、郁金、吴茱萸、乳香、没药、海风藤、白芷、细辛、独活、威灵仙、寻骨风、海桐皮、蚕沙、菝葜、秦艽、川芎、延胡索、没药、三七、重楼等止痛中药；外治选择川乌、草乌、祖师麻、八角枫、徐长卿、露蜂房、天仙子等。

（五）卫气病变属于广义表证，必须重视外治方法

《素问·痹论》曰：卫气"循皮肤之中，分肉之间，熏于肓膜，散于胸腹。"有学者[21]认为卫气常汇聚于表，皮毛、肌腠"表之表"，经脉、筋骨、血脉"表之里"，官窍、脏器内膜、玄府"里之表"，均由卫气司其开合。《灵枢·邪客》曰："卫气者，出其悍气之慓疾，而先行于四末分肉皮肤之间，而不休者也。"标本根结联通四肢与头面躯干，经络以四末为重[22]。风淫末疾，四肢为末；五脏有邪，留于肢节；故周围神经病属于末疾，乃卫气病变之一。卫气病变重视外治方法如推拿、按摩、针刺、穴位注射、艾灸、敷贴、涂擦、熏洗、药熨、药浴、中药离子导入、超声药物导入等中医特色疗法单独或联合应用，乃宣通气机，沟通阴阳，以振奋卫气，通达表位，给邪气出路。

四、基于卫气理论辨治周围神经病医案

（一）面神经炎案

黄某某，女，36岁。2016年12月29日首诊：因骑摩托吹寒风，口角右侧㖞斜3日。左侧口角流涎，左侧面部感觉减退，舌暗红苔黄厚腻，脉沉细濡。体胖。既往于2年前有同侧"面神经炎"病史，无后遗症状。诊断：左侧面神经炎。中医辨证为风邪袭表，气道涩滞。治法：祛风解表，疏通气道。予泼尼松片60 mg，Qd，每5日递减10 mg；维生素 B_1 片10 mg，Tid；甲钴胺片500 μg，Tid。中药处方：连翘、白花蛇舌草各15 g，金银花、白菊花、荆芥、防风、丝瓜络、秦艽、小通草、石菖蒲、僵蚕各10 g，全蝎3 g，甘草6 g。服用7剂，每日1剂，水煎服。局部红外线灯照射热疗，并嘱避风保暖。2017年1月6日二诊：两侧面部基本对称，左侧面部浅感觉稍有异常，舌暗红苔黄腻，脉沉细弱。去荆芥、防风、小通草，加忍冬藤、石楠藤、南沙参、麦冬各15 g，王不留行10 g。服用14剂，每日1剂，水煎服。2017年1月22日三诊：两侧面部对称，浅感觉无异常，停中药汤剂，舌红苔薄黄腻，脉沉细。予医院内制剂正斜丸（组成：白附子、白僵蚕、全蝎）、维生素 B_1 片、甲钴胺片，维持用药1个月。泼尼松片20 mg，Qd，嘱再用3日后，改为10 mg，Qd，共5日，于2017年1月31日之后停用泼尼松片。

按：面神经炎急性期属于中医面风、面瘫、卒口僻等范畴，为风邪袭表，气道涩滞，卫气不得宣行；寒热并存，则健侧经筋"急引颊移口"，病侧"筋弛纵缓不胜收"（《灵枢·经筋》），太阳经筋及阳明经筋不调，令口㖞僻。本案治法祛风解表，寒热并用；疏通气道，上下分施。中西并用，内外同治，故卫气循行得以恢复。

（二）三叉神经痛案

熊某某，男，49岁。发作性左侧头面部疼痛4年余。2014年7月8日一诊：4年前"左侧颊部溃疡"愈后，出现发作性左侧头面部疼痛，吹风、说话、洗脸、刷牙、咀嚼时引发剧烈疼痛，骤发骤停，疼痛历时数秒至1～2分钟，疼痛呈闪电样、刀割样，难以忍受。发作间歇期如常人。外院诊断为"三叉神经痛"，一直用"卡马西平片 0.2 g，Bid"治疗中。仍然时有左侧头面部疼痛发作，以刷牙、咀嚼时引发为多。舌面光红有瘀斑，根苔少，黄腐厚干，脉沉弦细。头部 MRI 未见异常。诊断：三叉神经痛。中医辨证：肝热化风，瘀血阻络。治法：清肝熄风，活血通络。方药：连翘、钩藤、骨碎补、天花粉各15 g，威灵仙、龙胆、玄参、川楝子、小通草、乳香、没药各10 g，土茯苓30 g，蜈蚣2条，甘草6 g。服用14剂，水煎服。2014年9月6日二诊：用药后，左侧头面部疼痛发作次数减少，疼痛程度明显减轻，2014年8月2日开始自己减少卡马西平片至 0.2 g，Qd，疼痛发作症状也能忍受，舌红有瘀点，苔黄干，脉沉细。原方去龙胆、土茯苓、小通草，加白芍10 g，生地黄、何首乌各15 g。自觉左侧头面部疼痛发作症状加重，或者发作次数增多时，连续使用7剂。2014年12月24日三诊：二诊后疼痛症状发作四次，发作时遵医嘱加用中药汤剂，每次连用7剂，均能缓解疼痛。刻诊时病情稳定。舌红，苔薄黄，脉沉细。不能除去病根，然发亦稀少。原方去川楝子，减少蜈蚣、乳香、没药用量。钩藤、骨碎补、天花粉、生地黄、何首乌、连翘各15 g，威灵仙、白芍、玄参各10 g，乳香、没药、甘草各6 g，蜈蚣1条。自觉疼痛发作或者有发作症状时，即加用中药汤剂3剂。2015年10月8日四诊：三诊后疼痛症状发作二次，发作时即加用中药汤剂3剂。刻诊时病情稳定，舌红，苔薄黄润，脉沉细。医嘱停用卡马西平片，自觉疼痛发作或者有发作症状时，继续使用中药汤剂3剂，或临时加用卡马西平片。

按：三叉神经痛呈发作性症状，类似于《灵枢·经脉》提到的颔痛、颊痛、目外眦痛，内在病机因素为风、痰、热、瘀等，久则兼虚。诱因有六淫、七情、接触、运动等，故外在病机因素随证而异。《杂病证治准绳·面痛》曰："面痛皆属火。盖诸阳之会，皆在于面，而火阳类也。心者生之本，神之变，其华在面，而心君火也。暴痛多实，久痛多虚。高者抑之，郁者开之。血热者凉血，气虚者补气。不可专以苦寒泻火为事。"本案壮年男性体实，有左侧颊部溃疡史，足阳明脉挟口鼻、循颊车，手阳明脉经面颊、交口鼻，溃疡阳毒余邪稽留；暑热季节生病，内外之热燔灼引动，火炎风生上攻面颊，结合卫气逆行多挟肝气相火及肝气左升理论，故辨证属于肝热化风；久治不愈，瘀血阻络，兼有阴虚。正好契合《张氏医通·面痛》所言："鼻间痛……连口唇颊车发际皆痛，不能开口言语，饮食皆妨，在与颊上常如糊，手触之即痛，此是足阳明经络受风毒，传入经络，血凝滞而不行。"用药不可执于苦寒泻火，必须辨证处理好内风、热、痰、瘀、虚以及外邪等病机因素的相互关系。

（三）感冒后多脑神经炎案

周某，女，28岁。复视66日。2014年2月11日首诊：2013年12月2日开始感冒，自购"感康"服用，3日后感冒症状消失，第5日起床时出现视力减退，复视，眼球活动受限，吞咽无障碍。入住某医院眼科转神经内科，经过多次腰椎穿刺脑脊液检查未见异常。视觉诱发电位（VEP）示：潜伏期明显延长，振幅显著降低，左眼较右眼更甚。MR 短时间反转恢复（STIR）序列显示：双眼视神经眶内段及管内段呈异常高信号。确诊为"多脑神经炎"，予甲泼尼龙注射液1000 mg、500 mg、250 mg 冲击各3日，之后泼尼松片60 mg，Qd，口服，每5日递减10 mg。就诊时泼尼松片30 mg，Qd，眼球活动正常，仍有复视症状，寻求中医药配合治疗。舌红苔黄白腻干，脉沉细促滑。中医辨证为湿热蕴结。治法：清热解毒化湿。方药：土茯苓30 g，石菖蒲、青蒿、片姜黄、白僵蚕、藿香、佩兰、淡竹叶、薄荷各10 g，白花蛇舌草、青葙子、天竺黄各15 g，全蝎、皂荚、苍术、甘草各6 g。服用7剂，水煎服。2014年2月21日二诊：患者在外地，自续原方3剂后来诊，泼尼松片30 mg，Qd，每5日递减5 mg，已经减少到15 mg，Qd，仍然复视，视物模糊，口干，舌红苔黄腻，脉沉细滑。此湿热毒盛，而津液已伤。去皂荚、苍术、全蝎、片姜黄，因其燥；加白蒺藜、钩藤各15 g，黄芩10 g，龙胆6 g，以清肝。服用14剂，水煎服。2014年3月7日三诊：已停用泼尼松片6日，无复视，仍视物模糊，眼干，眼睛易疲劳，舌红苔黄腻，脉沉细滑。中医辨证为肝肾阴虚，湿热未清。治法：补阴明目，兼清热祛湿。方药：密蒙花、生地黄、茯苓、山药、青葙子、白茅根、枳椇子各15 g，谷精草、青蒿、山茱萸、泽泻、牡丹皮各 10 g，蝉蜕、甘草各 6 g。服用 30 剂，水煎服。2014 年 4 月 12 日四诊：无复视，仍眼睛易疲劳，舌红苔黄腻，脉沉细。嘱服用石斛夜光丸 2～3 个月。

按：本案患者视力减退、复视、眼球活动受限，是Ⅱ、Ⅲ、Ⅳ、Ⅵ脑神经受损的表现。需要排除脑血管病、脑肿瘤、多发性硬化、颅底脑膜炎等，才能诊断为多脑神经炎。《医学衷中参西录·羊肝猪胆丸》曰："目系神经即脑气筋之连于目者。"目系内连于脑，产生视觉。足太阳脉属目系，手阳明脉系目系，手少阴脉连目系，足厥阴脉连目系，邪气侵扰、痹阻、闭塞、损伤目系通路，故视歧。本病即属于视歧范畴。感冒风温之邪，入里化热，熏蒸阳明，引动肝火，致湿热火毒蕴结。特别是足太阳脉属目系，外邪可以直接侵犯目系，《银海指南·膀胱主病》曰"目眦上属太阳，见症甚多，如头风损目，垂帘成障皆是，故治目不可以不细究膀胱也"。感冒风邪治疗得当，不至于出现视歧。此案外邪已经化热入里，故急性期治在手阳明胃、手少阴心、足厥阴肝之湿热火毒。另外，短期大剂量激素冲击，之后激素递减维持治疗，激素为急性期所必需；但凡药有利必有害，激素是热性药物，燥热药毒蓄积营血，消耗津液，精亏阴虚，故恢复期治在滋养肝肾，减轻激素的副作用。

（四）非霍奇金淋巴瘤胸腔引流术后肋间神经痛案

李某某，男，40 岁。非霍奇金淋巴瘤胸腔引流术后疼痛 2 个月余。2013 年 11 月 15 日首诊：外院淋巴结穿刺病理学检查诊断为"B 免疫原始母细胞型淋巴瘤"，40 次 CHOP 方案（环磷酰胺＋多柔比星＋长春新碱＋泼尼松龙）化疗术后，胸腔引流术后保留胸腔闭式引流管 2 个月余，术后肋间神经疼痛，呈带状分布，右侧穿刺处疼痛明显，咳嗽、喷嚏、排便、转身时疼痛加重，疼痛呈刺样或烧灼样。长期低热，失眠，大便干，小便黄。依赖"对乙酰氨基酚缓释片"、"曲马多片"等药物方可维持睡眠。舌紫暗苔薄黄腐干，脉沉细。诊断：非霍奇金淋巴瘤胸腔引流术后肋间神经痛。中医辨证为热毒浊结，瘀血阻络。治法：理气活血止痛，清热化浊解毒。方药：白花蛇舌草、土茯苓各 30 g，延胡索、莱菔子、臭牡丹、百合各 15 g，乳香、没药、土鳖、熟地黄、川楝子、甘松各 10 g，阿魏 5 g，蜈蚣 2 条。服用 7 剂，水煎服。2013 年 11 月 22 日二诊：服药后肋间神经疼痛明显减轻，可以停用"对乙酰氨基酚缓释片""曲马多片"等药物，睡眠好转，饮食增加，大便质软成形，1 日 2 次，小便清长，舌紫暗苔薄黄，脉沉细缓。证候未变，续予原方去百合，土茯苓改为 15 g，加威灵仙 10 g，海风藤 15 g，服用 21 剂，水煎服。2013 年 12 月 14 日三诊：服药期间于 2013 年 12 月 3 日于当地医院拔去胸腔闭式引流管，之后未再出现肋间神经疼痛，舌暗红苔薄黄，脉沉细缓。中医辨证为瘀毒内结。治法：活血化瘀，散结消肿。散结定痛方：乳香、没药、田三七、土鳖各 200 g，阿魏 100 g，蜈蚣 100 条，打粉装胶囊，每次 5 g，每日 2 次。2014 年 3 月 25 日四诊：患者病情稳定，颈部及腹股沟等淋巴结肿大增多不明显，体质尚可，口干，时有便秘，舌暗红苔薄黄干，脉沉细涩。中医辨证为瘀毒内结，兼阴虚内热。继续散结定痛胶囊，配合西黄丸内服。2015 年 10 月 8 日随访，仍然在间断服用上述两种药物，病情稳定。

按：淋巴系统是运行气血、津液，调整阴阳平衡的精气系统，也是内生之邪聚集、运转、排泄的清除场所。非霍奇金淋巴瘤属于"痰核""恶核"等，其病机要素在于瘀血、热毒、湿浊。术后肋间神经疼痛，除直接损伤肋间神经之外，大多数情况为继发性根性或者干性肋间神经痛，属于"胁痛""胸胁骨痹"等。肝经布胁肋，胆经循胁里，故有热入营血，瘀血归肝，经络阻滞。《灵枢·百病始生》曰："气上逆则六输不通，湿气不行，凝血蕴裹而不散，津液涩渗，著而不去，而积皆成矣。"《针灸甲乙经》释义"卫气失常"曰："肝受病及卫气留积，发胸胁满痛。"《医林改错·膈下逐瘀汤所治之症目》曰："血受热则煎熬成块。"《医学入门·胁痛》曰："瘀血必归肝经，夜痛或午后发者，小柴胡汤合四物汤加桃仁、红花、乳没。"由于引流通畅，悬饮、留饮、痰饮必少，故本案处方重点不在痰饮，而在于气滞、血瘀、毒浊。临床选择乳香、没药、阿魏、海风藤等理气活血止痛，川楝子、臭牡丹、土茯苓、白花蛇舌草清热化浊解毒，土鳖、蜈蚣等虫类搜剔散结，是对证之治。用西黄丸（组成：人工牛黄、人工麝香、乳香、没药）清热解毒，消肿散结，适合本病长期使用。

（五）酒精中毒性周围神经病案

谭某，男，33 岁。2017 年 7 月 27 日一诊：四肢麻木 6 年余。患者从 21 岁以来长期酗酒、抽烟、吃槟榔，因四肢麻木于 2010 年 11 月诊断为"酒精中毒性周围神经病"，予甲泼尼龙注射液冲击后，泼尼松片递减治疗，症状好转。但患者仍然未能戒酒。2011 年 5 月开始，四肢远端麻木加重，伴感觉异常，双手不自主抖动，触碰时指尖刺痛，行走时足底疼痛，四肢肌肉无萎缩，多处求医症状仍旧，手指皮肤黯黑，面色暗红油腻，失眠，抑郁焦虑，口臭，大便黏滞不爽，舌紫暗苔黄厚腐，脉浮弦细有力。神经肌电图：神经源性损害，下肢较上肢明显，髓鞘和轴索同时受损，并以轴索受损为主；正中神经、尺神经、胫神经、腓总神经感觉传导速度减慢，尺神经、腓总神经运动传导速度减慢；F 波潜伏期正常。HAMD 评分 16.34 分，HAMA 评分 15.28 分。中医辨证为湿热壅阻，气脉不通。治法：清热毒，化湿浊，通气脉。处方：薏苡仁、土茯苓各 30 g，忍冬藤、海风藤、海桐皮、白茅根、木瓜、红景天、白花蛇舌草、萆薢各 15 g，黄柏、青黛各 10 g，甘草 6 g，蜈蚣 2 条。服用 14 剂，水煎服。并予服用长春西汀片、艾地苯醌片、黛力新片、甲钴胺片。2017 年 8 月 11 日二诊：麻木病情好转，睡眠改善，大便不畅，舌老红苔黄黑厚腻，脉弦细有力。此乃热毒蕴结，损伤阴津，去薏苡仁、土茯苓、海桐皮、白茅根，加虎杖、玄参 15 g，熟大黄、佛手、九香虫各 10 g，龙胆 6 g，20 剂。2017 年 8 月 31 日三诊：HAMD 评分 8.29 分，HAMA 评分 8.72 分。患者心情好，四肢麻木减轻，大便通利，睡眠得安，舌红苔黄厚腻，脉弦细。守方 30 剂。2017 年 9 月 2 日四诊：四肢麻木，手指肤色稍暗，睡眠可，舌红苔黄厚腻，脉弦细。要求不服中药汤剂，改为通塞脉片（组成：黄芪、当归、党参、玄参、金银花、石斛、牛膝、甘草）与长春西汀片、艾地苯醌片、甲钴胺片、黛力新片，维持治疗至 2018 年春节前停药。嘱其戒酒、戒烟、戒槟榔，养生贵在有恒。

　　按：麻木表现为主观感觉异常或客观感觉减退甚则丧失的一种病证。《医宗金鉴·删补名医方论》曰："酒为水谷精液所化，体湿性热，少饮则能调和气血，流畅阴阳，内助中气，捍御外邪。若过饮无度，轻则伤人脾胃，重则损人神气。"本案长期酗酒，酒生湿热，甚则化为浊毒实邪；酒能耗伤卫气也能消耗津液，营卫行塞，营卫不和，更加损伤神机，形神同病，以致四肢麻木，失眠，抑郁焦虑，因此，酒精中毒性周围神经病属于酒风病、酒客病。经筋起于指端，四肢行远，营卫凝滞，怫热内作，故麻木多见于手指，不可误作风治。其治法必须"外解肌肉，内清阳明，令上下内外，分消其患，使胃中秽为芳变，浊为清化，泰然和矣。"本案清化湿热毒浊，疏通气脉，调衡阴阳，以恢复卫气循行。

　　（六）药物性周围神经病案

　　朱某某，男，42 岁。2010 年 1 月 7 日一诊：因"肾结石、前列腺炎伴泌尿系统感染"，服用"甲林甲砜霉素肠溶片 1.0 g Bid" 80 多日后，出现头面部及四肢麻木 50 日左右。刻诊：头面部、肛周、双手、双足麻木，失眠，小便黄。舌暗紫苔厚白粉干，脉沉细涩。矮墩厚浊体质，口唇略紫，甲周紫黯。神经肌电图：四肢周围神经广泛性损害（运动神经传导速度减退，感觉神经传导速度轻度减退），主要累及感觉神经；重复电刺激检测（RNS）未见异常；左侧视觉诱发电位（VEP）异常，提示右侧视神经通路病变。头部 MRI：双侧额叶散在小缺血信号灶。诊断：药物性周围神经病。治疗：予维生素 B_1 片 10 mg，Tid；弥可保片 500 µg，Tid；丁咯地尔片 200 mg，Tid。中医辨证为湿毒内结，痰瘀交阻证。治法：利湿解毒，化痰活血。拟方药：忍冬藤、白花蛇舌草各 30 g，石楠藤、白茅根、凤尾草、虎杖、生地黄、川牛膝、萆薢、木瓜各 15 g，僵蚕、王不留行、桃仁各 10 g，红花 6 g。服用 21 剂，米糠泡水煎服。患者生活在偏远农村，嘱每餐用米糠泡水煮饭。2010 年 1 月 28 日二诊：头面部麻木症状消失，肛周、双手指、双足趾麻木，失眠可，小便清长。舌暗紫苔黄白粉厚，脉沉涩。甲周紫黯。原方去白茅根、生地黄，加乳香、没药各 10 g，土茯苓 30 g。服用 30 剂，仍然用米糠泡水煎服。余治疗同前。2010 年 3 月 31 日三诊：由于用药后症状大有好转，当地续药 30 剂，坚持米糠泡水当茶饮，米糠泡水煮饭，每日用米糠 500～1000 g 不等。舌略暗苔薄黄，脉沉细。甲周稍呈紫色。复查彩色 B 超：双肾多发性结石。转结石专科处理。

　　按：甲砜霉素是氯霉素的同类药物，肾功能不全者可有体内蓄积倾向；由于甲砜霉素消耗 B 族维生素，并有较强的免疫抑制作用，其不良反应有中枢神经系统症状，主要表现为周围神经损害、视觉减退、痛觉过敏等，脚部反应较手更严重。属于医源性疾病和药源性疾病，由于禀赋不耐，药物通过各种途径，如口服、注射、吸入、皮肤黏膜吸收等进入人体后所引起的临床症状。中医有"药毒"学说，认为药物有治病和致病两面性。《研经言·用药论》曰："凡药能逐邪者，皆能伤正；能补虚者，皆能留邪；能提邪出某经者，亦能引邪入于某经。"《儒门事亲·痿》称为"药邪"，或加重旧疾，或另致新病；其经验主张用吐法、下法救治药误病证。笔者认为，吐法、下法救急用。病程长、病势缓者，药毒或者药邪致病多偏于热，夹湿浊痰瘀，形成热毒、湿毒、浊毒、痰毒、瘀毒；邪毒胶结，伤损正气，甚则产生风毒、燥毒。本案处方用清热、利湿、化浊、化痰、活血，以达到解毒、排毒、通络的目的。米糠，《名医别录》称为舂杵头细糠，《本草纲目》称为米皮糠、谷白皮，味甘辛、性平，无毒，入手、足阳明经，煎汤内服可治脚气。米糠泡水煎药、煮饭、当茶饮，扶助正气以解毒排毒，对于药物性周围神经病有良好疗效。

五、结语

中医治疗周围神经病具有西医无法比拟的特长。但是，长期以来多数临床中医师局限于因袭巢臼，未能区分周围神经病与周围血管病的差异，将各类周围神经病都归属于《金匮要略》之"血痹"[23]，从络病论治，人云亦云盲目拥戴。中医学过于强调辨证论治不可避免地对周围神经病不同的病程阶段的归类造成不统一[24]，或风，或痛，或痹，或痿，人人相异认识分散。我们相信，用卫气理论涵盖的自然与人体、身体内部与外部、整体与局部、脉内与脉外、表与里、形与神、动与静、常与变的辩证思维方法，全面地实用地分析周围神经病的诊疗方案，一定能够避免凝固僵化的思维倾向。基于卫气理论辨治周围神经病，中医临床思维是何等的广阔！

参考文献

[1] 陈士玉.《黄帝内经》神经、精神疾病研究 [D]. 辽宁中医药大学，2012.
[2] 刘农虞. 经筋与卫气 [J]. 中国针灸，2015，35（02）：185-188.
[3] 李鸿泓，张其成.《黄帝内经》"圜道时中"思想渊源探讨 [J]. 环球中医药，2015，8（05）：554-557.
[4] 高黎，贾春华，吴彤. 基于词频分析法的中医营气卫气之论述 [J]. 环球中医药，2019，12（01）：41-44.
[5] 朱敬，朱翰学. 卫气与神经系统关系浅谈 [J]. 新中医，2016，48（11）：199-200.
[6] 侯冠群，鲁明源. 对中医理论继承与创新的思考——以卫气内涵研究为例 [J]. 中医杂志，2018，59（11）：907-910.
[7] 马宁. 三焦与四街 [J]. 北京中医药大学学报，2018，41（10）：797-802.
[8] 周德生，刘利娟. 论志心神机轴的双向调控作用 [J]. 湖南中医药大学学报，2018，38（05）：520-523.
[9] 姜萍. 营卫与脉络关系探微 [J]. 山东中医药大学学报，2005，28（06）：431-432.
[10] 陈强，胡耀民，钟世镇. 血管与周围神经再生的关系 [J]. 中国临床解剖学杂志，1992，10（2）：133-135.
[11] 孙广仁. 论"气分阴阳"对中医学气学理论的影响 [J]. 南京中医药大学学报（社会科学版），2001，3（01）：11-13.
[12] 夏菲菲，李春香，于彦彩，等. 中医营卫与西医代谢免疫的时间节律性比较研究 [J]. 山东中医药大学学报，2018，42（05）：402-407.
[13] Cerri F，Sal vatore L，Memon D，et al. Peripheral nerve motphogenesis induced by scafold micropatterning [J]. Biomaterials，2014，35（13）：4035-4045.
[14] 迟洋，王小平. "审察卫气，为百病母"理论探析 [J]. 山东中医杂志，2017，36（08）：631-634.
[15] 李娜. 卫气与神经传导相关性的理论和实验研究 [D]. 湖北中医学院，2009.
[16] 闫翠环，王亚利，王鑫国，等. 卫气虚相关血浆代谢标志物的季节性变化研究 [J]. 中国中医药信息杂志，2017，24（01）：66-70.
[17] 周东浩，夏菲菲，刘震超，等. 营卫权衡论 [J]. 中华中医药杂志，2018，33（07）：2763-2766.
[18] 侯冠群.《内经》卫气病理状态探讨 [A]. 中华中医药学会. 中华中医药学会第十六次内经学术研讨会论文集 [C].

中华中医药学会：山东中医药大学基础医学院，2016：5.

[19] 石华英，杨克勤，张怀亮. 张怀亮教授治疗汗证经验 [J]. 中医临床研究，2016，8（31）：52－55.

[20] 董黎明. 升降散加味治疗带状疱疹后遗神经痛 60 例分析 [J]. 浙江临床医学，2004，5（11）：1000.

[21] 胡蓉，田永衍，李金田，等. 中医之"表"新论 [J]. 北京中医药大学学报，2018，41（10）：803－807.

[22] 李鼎. 针灸学释难 [M]. 上海：上海中医药大学出版社，2007：170－180.

[23] 周华梅，杨显超，黄少东，等. 黄芪桂枝五物汤治疗各类周围神经病变的临床应用概况 [J]. 湖南中医杂志，2019，35（02）：144－146.

[24] 佟帅，刘建桥，吕海波. 中医学对周围神经病的认识 [J]. 中医药信息，2011，28（01）：8－9.

第三十一章　基于中药麻醉止痛理论辨治神经痛

疼痛是由于真实的或潜在的组织损伤所产生的不愉悦感觉和情绪感受。神经痛又称慢性神经病理性疼痛，是由于神经系统受到损伤而引起的中枢神经性痛和周围神经性痛，如丘脑痛、枕神经痛、三叉神经痛、舌咽神经痛、臂丛神经痛、肋间神经痛、股外侧皮神经病、坐骨神经痛、股神经痛、带状疱疹后神经痛、糖尿病性神经痛等等。神经痛发病率为 $3.3\%\sim8.2\%$，占慢性疼痛 21.7%，占中重度疼痛 74.1%。其中，最常见的糖尿病性神经痛占 23%，带状疱疹后神经痛占 14%。神经痛往往比较严重，属于中度至重度自发痛；以牵扯样痛、电击样痛、针刺样痛、撕裂样痛、烧灼样痛、重压性痛、膨胀样痛及麻木样痛较多见；或伴有感觉异常、感觉迟钝、瘙痒感或其他一些不适的感觉；可因轻微碰触，如接触衣服或床单，或温度的微小变化而诱发疼痛。三叉神经痛、舌咽神经痛有天下第一痛之称。因此，神经痛必须及时的止痛治疗，遵循中西医结合治疗疼痛的临床方向，中药麻醉止痛方法是重要的临床治疗选择之一。

一、神经痛的病机特征

世界疼痛学会（IASP）规定："凡是疼痛持续或间歇地持续 3 个月以上称为慢性疼痛。""躯体感觉系统的损伤或疾病所致的疼痛"即神经病理性疼痛，诊断有赖于神经系统损伤或疾病病史，疼痛的部位与相应的神经解剖学部位一致[1]。根据《素问·奇病论》记载可能为脑神经痛的慢性头痛病机属于脑髓厥逆，内气暴薄，精神散越；《素问·解精微论》释义，厥逆则阳气并于上，阴气并于下，上热下寒，上实下虚，水火不交之候；《医学衷中参西录·脑气筋辨》曰"脑气筋亦名脑髓神经"。笔者认为神经痛是一类慢性疼痛，病位在脑髓、脊髓、经脉、经筋、气络，属于神机病变，乃阴阳气血水火失调所致，其病因病机复杂。

（一）不通则痛与不荣则痛并病

诸如外伤、代谢紊乱、感染、中毒、血管病变、营养障碍、肿瘤、神经压迫、免疫与遗传等多种病因均可导致神经损伤。神经痛的中医病因涉及到外因（六淫之邪和疫疠之邪之类），内因（内伤七情、气滞、血瘀、痰湿、气血津液亏虚之类），不内外因（饮食、劳逸、外伤、虫咬之类）。中医对疼痛病因病机的认识，根据疼痛的部位、性质、程度、持续时间和加重减轻因素，结合全身情况，分为虚实两端。《证治准绳·诸气》归纳为"诸痛皆因于气"，明确指出疼痛是气机开阖枢转障碍引起的神机病变。实证疼痛如《医学发明·泄可去闭》中提出"通则不痛，痛则不通"；虚证疼痛如"不荣则痛，荣则不痛"[2]。临床上，疼痛病机往往虚实并见，如《素问·举痛论》曰："脉泣则血虚，血虚则痛。"荣气虚滞，因虚而滞，因虚夹邪，初痛在经久痛入络；因滞而虚，气血耗损，形神消索，慢性疼痛淹缠反复。

（二）神经痛与神相关

不通则痛与不荣则痛并不是绝对的。其一，使道闭塞，神无所主，荣气不能灌溉周身；由于神气不使失用，不通可不痛，不荣也可不痛。其二，经脉拘急，经筋痉挛，缩卷抽掣引痛；由于神气所注失和，通也可能痛，荣也可能痛。其三，疼痛涉及到大脑的多个区域，是一种生理与心理相结合的不愉快的主观感受[3]，焦虑、抑郁、紧张以及恐惧等负性情绪加重疼痛程度。中医认为，感觉与情绪属于神的范畴，为脑髓神窍化生。根于中者，命曰神机；征于外者，名曰神明。阳神曰魂，情绪思虑之类；阴神曰魄，疼痛感觉之类。因此，神寂则魂宁魄静则痛微，神躁则魂伤魄动则痛剧。

二、中药麻醉止痛治疗神经痛

《神经病理性疼痛诊疗共识》中提出神经病理性疼痛的治疗原则为：①早期干预，积极对因治疗。②有效缓解疼痛及伴随症状，促进神经修复。③酌情配合康复、心理、物理等综合治疗。④恢复机体功能，降低复发率，提高生活质量。西医止痛治疗，推荐使用钙离子通道调节剂、阿片类镇痛药、抗抑郁药、抗癫痫药、局部利多卡因等[4]。

中医止痛治疗，一般根据不通或者不荣的病因病机确立治法选择方药。其实，中药麻醉止痛治疗神机病变更加直接，并且临床疗效显著。《素问·五常政大论》曰："谨守其气，无使倾移，其形乃彰，生气以长。"《读医随笔·升降出入论》释义："麻木、疼痛之痹，在经络之中，只是两头有气，中间隔塞，其本未伤，疏之而即复矣。""病在升降，举之、抑之；病在出入，疏之、固之。或病在升降而斡旋于出入，或病在出入而斡旋于升降。"麻醉止痛中药通过斡旋气机，能够接引阳神神机、收藏阴神神机、枢转冲和神机，令神机来复，魂魄安和，使疼痛缓解消失。

（一）中药麻醉止痛的代表性方药

中药麻醉止痛代表性药物有川乌、草乌、天仙子、洋金花、闹羊花、罂粟、大麻、蟾酥、胡椒、薄荷脑、生南星、酒等[5,6]。具有镇痛麻醉及肌松作用的中药有八角枫、汉防己、千金藤、金线风、锡生藤、山豆根、厚朴、辛夷、青木香、薏苡仁、益母草、刺桐等[7]。根据神经痛的上下内外部位、寒热虚实属性、气血形神偏胜等等以分别选择用药，或配伍组方，或应用有效止痛成分及组分制剂。

中药麻醉止痛代表性方剂有：

1. 内服麻醉止痛方 托名孙思邈的《华陀神医秘传》记载了著名的麻沸散组成：羊踯躅9g，茉莉花根3g，当归30g，石菖蒲1g。以酒导之，服用。危亦林《世医得效方》用草乌散治疗骨肉疼痛：曼陀罗花及草乌各1.5g，用好酒调些少与服，若其人如酒醉，即不可加药"。李时珍《本草纲目》麻醉方：曼陀罗花、火麻花等分为末，热酒调服9g，少顷昏昏如醉。清·张确《资蒙医经》曰："闹羊花、川乌、草乌、乳香、没药等，研为极细末，热酒调服，乘饮一醉，不片时，浑身麻痹，经一夕方醒"，并认为该药"少服则止痛，多服则蒙汗"[8]。日本华岗青州《伤科方筌》通仙散（组成：曼陀罗花500g，生草乌、番白芷、全当归、川芎各12g，炒南星3g），应当也是麻沸散演化而来。生南星、马钱子、川乌、草乌、天仙子、洋金花、闹羊花、雪上一枝蒿、蟾酥等均纳入了国家规定的《中华人民共和国药典（一部）》、《医疗用毒性药品管理办法》及《毒性药品管理（中药）品种目录》。麻醉药品中药品种罂粟壳的管理，根据《罂粟壳管理暂行规定》，住院患者每张处方不得超过1日常用量3~6g；门诊患者不得超过3日常用量，门诊癌症患者需使用罂粟壳时，每张处方不得超过7日量。因此，内服麻醉中药必须如法炮制，严控剂量，合理配伍，考究用法，规范疗程，加强监管，防止滥用，如罂粟壳3~6g，闹羊花0.6~1.5g，马钱子、洋金花0.3~0.6g，蟾酥0.015~0.030g等等。现代内服中药麻醉剂有草乌甲素片剂、盐酸罂粟碱片剂、颠茄浸膏等等。需要强调的是，麻醉止痛中药或麻醉止痛中药制剂，临床上也必须防止滥用。

2. 外用麻醉止痛方 最早记载外用麻醉是在唐代孙思邈编辑的《华佗神医秘传》，载有"华佗外敷麻药神方"，其组成为川（乌尖）、草乌尖、生南星、生半夏、荜拨各15g，胡椒30g，蟾酥、细辛12g，烧酒调敷外用。能令人知觉麻木不痛。传统的中药外用麻醉多用酊剂，如《全国中药成药处方集》沈阳方[9]之太平散，有生川乌、生草乌、生天南星各7.5g，生半夏、荜茇各4.5g，细辛、胡椒各15g，蟾酥6g，共碾极细面，以酒精调和，敷于患处周围，一二十分钟内即生药力。统计表明，外用麻醉止痛以草乌、川乌、生半夏、生南星、蟾酥、细辛、胡椒、荜拨、花椒等为主要药物[10]。现代外用中药麻醉药有辣椒素、花椒挥发油、洋金花巴布膏（组成：洋金花、紫荆皮、当归、丹参、赤芍、川芎、羌活、独活、姜黄、天花粉、威灵仙、防风、木瓜、连翘、大黄组成）、复方蟾酥膏（组成：蟾酥、生川乌、八里麻、两面针、七叶一枝花、生关白附、芙蓉叶、三棱、莪术、红花、丁香、细辛、肉桂、荜茇、甘松、山奈、乳香、没药、薄荷脑、冰片、樟脑、水杨酸甲酯、苯甲醇、二甲基亚砜组成）、孙武散（组成：川乌、草乌、蟾酥、胡椒、荜茇、生半夏、南星、肉桂、丁香、麝香、乳香、没药、三七、花蕊石、曼陀罗籽组成）等。

3. 解麻药方　麻醉后的中药催醒剂，如《串雅内编》记载了内服麻药的解麻药方：人参、茯苓各15 g，生甘草9 g，半夏、白薇各3 g，陈皮、石菖蒲各1.5 g。以益气化痰开窍为主。《种福堂公选良方》记载麻药后，若人昏沉，用盐水饮之即解。《医事启源》记载解麻药法，饮之以浓茶，又与黄连解毒加石膏汤，如目眩咽干神气不复者，用黑豆汤即解。以清热解毒醒神为主。

（二）中药麻醉止痛治疗神经痛的优势

中药麻醉止痛治疗神经痛的优势表现在以下几个方面。

1. 审因辨痛用药　麻醉止痛中药虽然含有麻醉止痛成分，如洋金花含有阿托品和东莨菪碱、莨菪碱等莨菪烷类生物碱，大麻含有四氢大麻酚，罂粟含有吗啡、可待因和罂粟碱等，川乌、草乌含有乌头碱，细辛含有挥发油，白芷含有白芷毒素等等，仍然强调辨病辨证应用。《类经·诸卒痛》曰："然痛证亦有虚实，治法亦有补泻。"在正确辨证的基础上，根据药物特性，疼痛部位和性质，合理使用，辨证止痛，才能收事半功倍之效[11]。神经痛的辨病治疗方面，如仿麻沸散研制成肌松镇痛汤内服，配合穴位针刺治疗三叉神经痛[12]。汉防己甲素片内服治疗坐骨神经痛[13]。中药外敷麻醉方治疗颈肩腰腿痛等[14]。

2. 标本并治止痛　疼痛重者，治标为主，兼以治本。疼痛轻者，治本为主，兼以治标。治本即祛除病因、消除病机，有间接止痛药与直接止痛药、广效止痛药与专效止痛药、归经止痛药与引经止痛药、祛邪止痛药与补虚止痛药等等不同。治标即止痛，对阿片类止痛剂不敏感者可选用大麻制剂止痛，大麻酚注射剂的止痛效果与可待因接近，有望成为一种新型临床镇痛药，用于癌症与神经痛的治疗[15]。

3. 麻醉止痛中药的减毒增效　临床使用有毒性的麻醉止痛中药炮制有度，加辅料、水制、火制、水火共制、制霜、发酵、提取有效组分或有效成分等，应用相畏、相杀配伍，川乌或草乌配伍白芍、附子配伍大黄、附子配伍甘草、马钱子配伍甘草、生南星配伍甘草等，先煎、久煎用药，或者创新现代剂型，均可达到减毒增效目的。另外，麻醉止痛中药有内服、肌肉注射、静脉注射、灌肠、涂擦等多种剂型，可以参考中草药麻醉剂的制备方法[16]。根据病情需要选择外敷、雾化吸入、肌肉注射、静脉注射、穴位注射、离子导入、局部神经阻滞等等外治方法。如洋金花内服中毒的症状，一般表现为颜面及皮肤潮红、躁动不安、脉率加快、步态不稳、头晕、谵妄、口干口渴、言语不灵、瞳孔放大、对光的反射消失等[17]。洋金花制剂有曼陀罗水煎液、洋金花胶囊、洋金花酒、曼陀罗籽酒、洋金花注射液，以及黄酮类、倍半萜类、醉茄内酯类、木脂素类、生物碱类等组分制剂，洋金花复方如《本草纲目》麻醉方（组成：曼陀罗花、火麻花）；王延涛中麻复方Ⅱ号注射液（洋金花、乌头、川芎、当归组成），中麻催醒宁注射液（毒扁豆碱组成）[18]等，都可以达到减毒增效目的。特别是有效的中药活性物质止痛及中药复方止痛是寻找高效低毒镇痛新药的研究方向[19]。又如马钱子中毒表现为恶心呕吐、烦躁不安、角弓反张、牙关紧闭、强直性惊厥、全身抽搐、呼吸困难、肾功能异常、心律失常等，甚者可以导致死亡[20]。马钱子碱主要通过增加脑部脑啡肽含量和单胺类神经递质的含量来发挥镇痛作用，其制剂技术包括超细粉体技术、微乳、凝胶、脂质体、纳米粒等，新制剂技术的应用具有控制血药浓度、减轻不良反应的优势，同时提高药物的生物利用度，患者使用方便、顺应性强，得到了众多关注和研究，为马钱子减毒增效开辟了新的途径[21]。

4. 预防麻醉止痛中药成瘾　以前，麻醉止痛药物基本上从人工种植罂粟中提取，所以也称做鸦片制剂。《开宝本草》记载阿片止痛，《重庆堂随笔》将滥用鸦片成瘾称为烟引。近代治疗鸦片成瘾的方药大致有3类：①应用替代品方，符合现代阿片递减原则，将烟膏、烟灰、罂粟花、罂粟壳等物加入解毒补虚药中，并渐渐减少替代品的用量，便于成瘾者逐渐脱离毒瘾；②采用生南瓜捣汁或泡汤食用等偏方验方助患者戒除毒瘾；③针对戒断综合征的治疗，即类感冒症状、胃肠功能紊乱、失眠焦虑、痉厥和疼痛等5类断瘾后诸症，采用的是"有是证用是方"的辨证论治原则[22]。洋金花制剂有吗啡样镇痛作用，并对阿片类毒品成瘾具有较好的治疗作用[23]。由于罂粟壳中的吗啡等生物碱是引起毒性的主要物质，故中毒可以用纳洛酮和纳曲酮等阿片受体拮抗药，戒断症状用氯胺酮或右美沙芬等 N-甲基-D-天冬氨酸受体拮抗剂[24]。

三、中药麻醉止痛治疗神经痛医案

（一）舌咽神经痛案

屈某某，男，70 岁，因舌根及咽部疼痛伴吞咽困难 4 日，于 2018 年 04 月 26 日入院。现症：舌根及咽部剧烈疼痛，向耳内放射，吞咽食物时诱发加重，伴讲话、吞咽困难，舌根部味觉敏感不适，偶咳嗽，痰多，吴头晕、耳鸣、恶心、呕吐、视物旋转，病人精神状态良好，无恶寒发热，饮食正常，夜寐安，体重无明显变化，大便正常，小便正常。既往有原发性高血压及多发性腔隙性脑梗死病史，规范服用硝苯地平缓释片，血压控制可。舌淡红，苔黄腻，脉弦。体格检查：体温 36.5 ℃，脉搏 75 次/min，心率 18 次/min，血压 135/86 mmHg。神经系统检查无异常发现，舌根部有班点。双侧颈椎动脉彩超：双侧颈动脉硬化并斑块形成，左侧椎动脉血流阻力指数增高。颅脑 MRI：脑萎缩，脑白质脱髓鞘改变；左侧岛叶陈旧性腔隙梗死灶；大枕大池或蛛网膜囊肿。诊断：舌咽神经痛。中医诊断：咽痛病，辨证为痰瘀互结证。在下颌角与乳突连线的中点，以盐酸罂粟碱注射液 1 mL/30 mg 垂直注射于皮下以止痛。并予乙酰谷酰胺注射液营养神经、丹参川芎嗪注射液活血通络，硝苯地平缓释片降压，阿司匹林肠溶片抗血小板聚集、阿托伐他汀钙薄膜衣片调脂稳斑。中医治法：活血化瘀，化痰通络。自拟方：川芎、白芍、白芷、延胡索各 15 g，法半夏、北柴胡、黄芩、白术各 10 g，细辛 3 g，全蝎、甘草各 6 g。服用 5 剂，水煎服。2018 年 5 月 02 日患者精神状态良好，舌根及咽部稍有不适，吞咽正常，夜寐安，二便可，舌淡红，苔薄黄，脉弦。疼痛症状消失，予维生素 B_1 片、弥可保片、铁笛丸带药出院。

按：本案舌咽神经痛可能是原发性的，在颈静脉孔稍下方的下舌咽神经节处，以盐酸罂粟碱注射液局部封闭，麻醉止痛。

（二）脊柱结核并臂丛神经痛案

谢某某，女，63 岁。因右肩臂疼痛 1 个月余，于 2012 年 2 月 22 日第一次入院。患者于 2012 年 1 月 5 日开始无明显诱因出现右侧肩背疼痛，疼痛固定不移，有时呈牵扯样痛，晨起时较明显，当时未予治疗。2012 年 2 月 17 日到当地市人民医院就诊，颈椎 CT 检查：C7 颈椎高密度影，呈虫噬状骨质破坏，以边缘较明显为主，内骨质结构不规则，周围软组织见不规则征兆，考虑结核并周围软组织病变，不排除占位性病变。患者既往有糖尿病史，坚持规范服用降血糖药，病情稳定。2011 年 09 月行胆囊切除术。现症：患者精神可，右肩背部及右手臂尺侧疼痛，呈持续性，晨起加重，活动后缓解，无发热、稍乏力，无胸闷、心悸、无气促，食欲差，睡眠可，二便调。舌淡红左侧有瘀斑，苔厚白腻，脉沉涩细。体格检查：体温 36.5 ℃，脉搏 82 次/min，心率 19 次/min，血压 140/85 mmHg；痛苦面容，自动体位，颈椎生理曲度变直，颈椎活动度明显受限，C7 棘突压痛，椎旁压痛，臂丛神经牵拉试验左侧可疑阳性右侧阳性，椎间孔侧屈挤压试验左侧阴性右侧阴性，头顶叩击试验阳性；Hoffmann 征（一），Babinski 征（一），Oppenheim 征（一）。颈椎 MRI：C7～T1 椎体信号增高，C7/T1 椎间盘信号增高，C7～T1 前方软组织肿胀；颈椎退行性变。诊断：脊柱结核并臂丛神经痛，2 型糖尿病。中医诊断：骨痨，辨证为瘀痰毒结、气血亏虚证。予利福平胶囊、异烟肼片、吡嗪酰胺片、乙胺丁醇片抗结核治疗，甘草酸二铵胶囊护肝。中医治法：麻醉止痛，祛瘀通络，化痰解毒，佐以益气养血。处方：乌头汤、活络效灵丹合指迷茯苓丸。川乌 6 g，加蜂蜜 50 mL、水 350 mL，先煎 30 分钟，即出乌头，煎取 200 mL，用于煎其余药物；丹参、茯苓各 15 g，麻黄、黄芪、当归、芍药、乳香、没药、枳壳、法半夏、炙甘草各 9 g，芒硝（冲兑）3 g。服用 5 剂。2012 年 2 月 27 日，右肩臂疼痛减轻，原方续进；出院后继续抗结核治疗。

2012 年 3 月 12 日第二次入院。颈部疼痛，伴双上肢疼痛、麻木、以左上肢为主；发病以来睡眠可，小便正常，大便正常，体重半年来减轻 10 kg。舌红，苔少薄黄，脉弦细。体格检查：体温 36.0 ℃，脉搏 86 次/min，心律 18 次/min，血压 100/60 mmHg。2012 年 3 月 13 日查血糖、血脂、肝肾功能、肌酶谱均正常。ECG：窦性心律，TⅡ、Ⅲ、aVF、V₄～V₆偏低。复查颈椎CT：C7椎体结核并椎旁冷脓肿形成，C7层面椎管继发性狭窄；颈椎退行性病变。辨证为气阴亏虚、瘀血阻络，中医治法：益气养阴，活血化瘀，通络止痛。活络效灵丹合加味生脉汤化裁。处方：党参、丹参、麦冬、山药、熟地黄、忍冬藤、青风藤各15 g，北沙参、当归、乳香、没药、土贝母各10 g，五味子、甘草各6 g。15剂。至2012年3月28日出院；出院后继续抗结核治疗。

2013年5月07日第三次入院。精神可，右肩背蚁行感，已无疼痛，无潮热、盗汗，双下肢麻木感，双下肢皮疹伴瘙痒，无胸闷、心悸，食欲尚可，睡眠可，二便调。舌红，苔薄黄，脉弦。专科检查：颈椎生理曲度变直，颈椎活动度稍有受限，C7棘突无压痛，椎旁无压痛，臂丛神经牵拉试验左侧可疑阳性右侧可疑阳性，椎间孔侧屈挤压试验左侧阴性右侧阴性，头顶叩击试验阴性。Hoffmann征（－），Babinski征（－），Oppenheim征（－）。辨证为气阴亏虚、瘀血阻络。中医治法：益气养阴，活血通络。予生脉胶囊（组成：红参、麦冬、五味子）、天丹通络片（组成：川芎、豨莶草、丹参、水蛭、天麻、槐花、石菖蒲、人工牛黄、黄芪、牛膝）。至2013年05月12日查血糖、血脂、肝肾功能、肌酶谱均正常。ECG示：窦性心律；V₃～V₆压低≤0.1 mV，Ⅱ、Ⅲ、aVF导联T波偏低，V₃～V₅导联T波倒置改变。复查颈椎MRI平扫＋增强回报：C₇椎体楔形改变，显著变扁，并C7/T1椎间盘变窄，考虑嗜酸性肉芽肿可能性大；颈椎退行性变，T1椎体终板炎；C3/C4～C5/C6椎间盘后突。患者颈椎MRI结果较发病时明显好转，准予出院；出院后继续抗结核治疗。

按：本案继发性臂丛神经痛，治疗原发病的同时，配合乌头汤、活络效灵丹合指迷茯苓丸止痛。关键是川乌的应用，用法不当容易中毒，因此，有生川乌中毒蜂蜜解的经验报道[25]。《医学衷中参西录》将《局方》活络丹（组成：炮川乌、炮草乌、干地龙、炮天南星、乳香、没药、荆芥、酒）去川乌、草乌之后，化裁为活络效灵丹，取乳香、没药化瘀通络止痛，加当归、丹参养血活血荣络。这种化裁也启迪我们，临床上可以针对病程缓急采用序贯止痛疗法。

（三）坐骨神经痛案

姚某某，男，55岁，因右下肢疼痛、麻木2年余，再发加重伴活动不利半年，于2016年11月21日入院。患者自诉2014年无明显诱因出现右下肢疼痛、麻木，呈持续性烧灼样疼痛，时有腰部疼痛，于当地医院就诊，予以封闭等对症治疗（具体治疗方案不详）后症状好转。2016年5月5日"原发性高血压、冠心病、脑梗死"后右下肢疼痛、麻木加重，伴活动不利，遇冷水症状加重。长期规范服用苯磺酸左旋氨氯地平片、美托洛尔片、硫酸氢氯吡格雷片、阿托伐他汀钙片、阿司匹林肠溶片。现症：右下肢疼痛、麻木，夜间疼痛加重，大腿后方呈持续性烧灼样疼痛，腰部疼痛，无肌无力等症状，二便正常。舌质红，苔白腻，脉弦细。体格检查：体温36.3 ℃，脉搏76次/min，心律20次/min，血压125/80 mmHg。腰椎生理曲度未见明显异常，腰椎活动度尚可，腰椎棘突及右下肢活动稍受限。直腿抬高试验：右下肢阳性，左下肢阴性；加强试验右下肢阳性，左下肢阴性，右侧"4"字征阳性，左侧阴性；右下肢温度觉欠灵敏。双下肢肌力、肌张力正常，生理反射正常，病理反射未引出。血常规、血脂、血糖、电解质、肝肾功能、肌酶谱、血沉、风湿全套均正常。腰椎＋颅脑MRI：腰椎退行性病变；L2/3～L5/S1椎间盘膨出，继发L3/4～L5/S1层面双侧椎间孔狭窄；脑白质脱髓鞘改变；双侧筛窦、上颌窦、蝶窦炎。神经肌电图：右侧坐骨神经传导速度减慢，波幅下降，H反射潜伏期延长。诊断：坐骨神经痛，脑梗死后遗症期，原发性高血压3级极高危组，冠心病。中医诊断：寒湿痹，辨证为寒湿瘀血蕴结经络。予七叶皂苷钠冻干粉针改善微循环，血栓通冻干粉针活血化瘀，氢化泼尼松注射液抗炎，单唾液酸四己糖神经节苷脂钠注射液营养神经及甲钴胺胶囊剂口服营养神经，地奥司明片剂缓解疼痛。中医治法：祛湿止痛，温经活血。薏苡仁汤加减：制川乌3 g，薏苡仁30 g，牛膝、当归、木瓜、醋延胡索、独活各15 g，鹿衔草、萹蓄、防风、麸炒苍术、川芎、炒地龙各10 g，炙麻黄、桂枝、生甘草6 g。服用5剂，水煎服。2016年11月26日患者述右下肢烧灼样疼痛、麻木明显缓解，稍有活动不利，腰部时有疼痛，无肌无力等症状，舌质红，苔白腻，脉弦细。患者现症状较前好转，停氢化泼尼松注射液、七叶皂苷钠冻干粉针。中医治法：活血舒筋，祛湿通络。活血舒筋汤加减：当归、独活、续断、鹿衔草、伸筋草、海桐皮各 15 g，赤芍、姜黄、路路通、天麻、川芎、炒地龙各 10 g，黑附片 6 g，三七 20 g。服用 7 剂，水煎服。2016 年 11 月 30 日患者自诉右下肢烧灼样疼痛、麻木较前明显减轻，稍有活动不利，腰部偶有疼痛，无肌无力等症状，未诉其他特殊不适，纳食可，夜寐佳，二便正常，舌淡红苔薄白，脉沉细弦。患者病情明显好转，活血舒筋汤加减 7 剂，带药出院。

按：本案坐骨神经痛，乃寒湿瘀血内蕴，凝结筋骨，阻滞经络，不通则痛。用制川乌温经散寒，麻醉止痛，内服用量 3 g，宜先煎、久煎。疼痛缓解后改为黑附片，温经散寒止痛。《医学衷中参西录·附子乌头天雄解》曰：附子"其力能升能降，能内达能外散，凡凝寒锢冷之结于脏腑、着于筋骨、痹于经络血脉者，皆能开之，通之"。"种附子于地，其当年旁生者为附子，其原种之附子则成乌头矣。乌头之热力减于附子，而宣通之力较优……若种后不旁生附子，惟原种之本长大，若蒜之独头无瓣者，名谓天雄，为其力不旁溢，故其温补力更大而独能称雄也"。

（四）腰椎病继发性坐骨神经痛案

黎某某，女，71 岁，因右腰腿疼痛伴活动不便 1 月余，加重 1 日，于 2014 年 7 月 16 日 扶送入院。患者既往有"支气管哮喘，慢性支气管炎" 20 余年，"原发性高血压，糖尿病" 1 年左右，患者口服尼群地平控制血压，有"头孢曲松钠"过敏史。诉于 1 个月前无明显诱因感右腰腿部疼痛，白天明显，夜间减轻，活动受限，无腹痛，腹泻，无尿频，尿急，患者在当地医院针灸治疗，以上症状缓解。昨天早上患者自觉右腰腿部疼痛难忍，活动不便，伴少许头晕，气喘，无咳嗽，咳痰，无畏寒，发热，无恶心、呕吐，舌暗红，苔黄腻，脉弦数。体格检查：体温 36.6 ℃，脉搏 90 次/min，心律 22 次/min，血压 150/80mmHg，急性痛苦面容，四肢肌力及肌张力正常，四肢腱反射（＋＋），浅深感觉正常，克氏征（－），巴氏征（－），共济检查示走"一"字步正常，双指鼻试验（－），双跟膝胫试验（－），闭目难立征（－），坐骨神经点压痛，右直腿抬高征（－），4 字征（－）。腰椎 CT：腰椎退行性病变；L4 椎体轻度向前 I 度滑脱；L5 椎体上缘永存骨骺；L2/3～L5/S1 椎间盘膨出；双肺未见明显异常；附见、肝右叶、左肾钙化。考虑腰椎病致神经根压迫所致继发性坐骨神经痛可能性大。腰椎 MRI：腰椎退行性病变；腰椎不稳，建议除外滑脱；T12～S1 椎体脂肪沉积，腰椎骨质疏松；诸椎间盘变性，L1/2～L4/5 椎间盘膨出伴 L3/4 椎间盘向右后突出，伴 L3/4、L4/5 层面黄韧带稍增厚，继发相应层面椎管稍狭窄；L4/5 椎间盘异常信号，考虑椎间盘炎可能。诊断：腰椎病继发性坐骨神经痛。中医诊断：筋痹病，辨证为湿热腰痛。予单唾液酸四己糖神经节苷脂钠冻干粉针，甲钴胺胶囊，维生素 B_1 片营养神经；地塞米松注射液减轻水肿，茶碱缓释片缓解支气管痉挛，苯磺酸左旋氨氯地平片降血压，达美康降血糖，并给予灯盏花素注射液活血化瘀等及对症治疗。中医治法：清热利湿，舒筋止痛，兼补肾。方药：四妙散合薏苡仁汤加减。独活、槲寄生、豨莶草、川牛膝、赤芍各 15 g，威灵仙、川芎、苍术、桂枝、地龙各 10 g，薏苡仁 20 g，甘草 5 g。服用 5 剂，水煎服。体穴：风池、肺俞、大抒、肝俞、肾俞、命门、环跳、风市、阳陵泉、足三里、三阴交、太溪；耳穴：肝、脾、内分泌，每次交替取穴针刺。孙武散（曼陀罗籽 9 g，花蕊石 7.5 g，蟾酥、川乌、草乌、三七各 6 g，荜茇、生半夏、南星、肉桂、胡椒、乳香、没药各 3 g，丁香 2.4 g，麝香 0.1 g，75%乙醇 300 mL）配制成药酒，临用时加 2 倍 0.9%氯化钠注射液稀释，用纱布 4～8 层浸湿，覆于治疗部位，再用红外线理疗灯对准治疗部位进行照射，热熨腰椎局部。2014 年 7 月 21 日患者卧位时无肢体疼痛，站立行走侧右下肢疼痛，无头晕，头痛，无恶心、呕吐，无尿频，尿急，自觉胸闷，心悸，气促好转，神志清，精神可，睡眠差，饮食可，大小便正常，舌暗红，苔黄腻，脉弦数。体格检查：四肢肌力及肌张力正常，四肢腱反射（＋＋），浅深感觉正常，克氏征（－），巴氏征（－），走"一"字步正常，双指鼻试验（－），双跟膝胫试验（－），闭目难立征（－），无坐骨神经点压痛，右直腿抬高征（－），4 字征（－）。停用地塞米松注射液，予前列地尔注射液改善局部血液循环。中医治法：补肝肾活血通络。方用独活寄生汤加减：槲寄生、天冬、独活、川牛膝、杜仲、续断各 15 g，鸡血藤、白芍各 20 g，威灵仙、僵蚕各 10 g，甘草 5 g。服用 5 剂，水煎服。2014 年 7 月 27 日患者卧位时无肢体疼痛，站立行走时右下肢疼痛，但是较入院时有所减轻，一般情况可，神志清，精神可，睡眠可，饮食可，大小便正常，舌红有瘀点，苔薄黄，脉弦。体格检查：体温 36.5℃，脉搏 80 次/min，呼吸 18 次/min，血压 130/75 mmHg，四肢肌力及肌张力正常，四肢腱反射（＋＋），浅深感觉正常，克氏征（－），巴氏征（－），走"一"字步正常，双指鼻试验（－），双跟膝胫试验（－），闭目难立征（－），无坐骨神经点压痛，右直腿抬高征（－），4 字征（－）。予停注射用药，停止针刺治疗，继续局部理疗，继续予独活寄生汤加减，加用草乌甲素片。2014 年 7 月 29 日病情好转出院。

按：本案腰椎病继发性坐骨神经痛，有椎间盘、筋膜及韧带的退变、增生、水肿、移位、损伤、变性等，压迫或刺激脊神经引起腰部向一侧臀部、大腿后、腘窝、小腿外侧及足部放射性疼痛。《种福堂公选良方》孙武散组成药物有川乌、草乌、蟾酥、曼陀罗籽、乳香、没药、胡椒、丁香等，麻醉中药较多，外用为打粉酒调湿敷，改为酊剂湿敷热熨，镇静、止痛、解痉、通脉、祛寒、驱湿、化瘀，形神同治，更加适合剧烈疼痛的住院治疗。

（五）胸段脊髓胶质瘤术后脊髓痛案

谭某某，男，57 岁。因进行性颈胸段疼痛伴左上肢剧烈疼痛 2 年余，胸、腰段、左上肢、双下肢麻木 1 年，由门诊以"脊髓空洞症"于 2013 年 8 月 11 日步行入院。患者既往有"颈椎病、高脂血症、腰椎间盘突出症、前列腺增生症、左肾结石、右侧球结膜下出血"等病史，有"庆大霉素、土霉素"过敏史。2012 年 5 月因"胸段脊髓胶质瘤"在外院手术，手术后出现颈部胀痛，左上肢麻木不适，于外院及我院就诊，查颈、胸椎 MRI 诊断为"颈椎病、脊髓空洞症"，经治疗活血、改善骨代谢等治疗后未见明显缓解，约 1 年前开始胸、腰段、双下肢麻木，伴腰骶部胀痛，右侧髂棘疼痛，小便无力，尿等待，之后反复到多家医院就诊，中西医诊治（具体不详）未见明显好转。现症：胸、腰段、双下肢麻木伴胸段、腰骶部胀痛，右侧髂棘疼痛，呈放射性剧烈疼痛，左手指麻木，无肢体活动乏力，无胸闷、气促、端坐呼吸，无咳嗽、咳痰，无恶心、呕吐，纳食可，口干、口苦，夜寐一般，大便正常，夜尿 2 次，排小便无力，尿等待，无尿频、尿急、尿痛，寐安。舌淡红，苔薄白，脉弦滑。体格检查：体温 36.6 ℃，脉搏 65 次/min，心律 18 次/min，血压 152/90 mmHg；右上肢肌力 5 级，右下肢肌力 5 级，左上肢肌力 5 级，左下肢肌力 5 级，四肢肌张力正常，左上肢腱反射（＋），右上肢腱反射（＋＋），双下肢腱反射对称引出，病理征未引出；T4 以下痛觉减退，双下肢触觉、深感觉及复合感觉减退；走"一"字步正常，指鼻试验（－），跟膝胫试验（－），闭目难立征（－）。诊断：胸段脊髓胶质瘤术后，脊髓痛，脊髓空洞症。全植入式鞘内吗啡泵输注系统手术植入，每天输注吗啡注射液 0.5～1.0 mg 以止痛。并予前列地尔注射液改善血循环，甲钴胺片、维生素 B_1 片和单唾液酸四己糖神经节苷脂钠注射液营养神经及对症支持治疗。中医辨病为痹证，辨证为肝肾亏虚，气滞血瘀证。治以祛风止痛，滋补肝肾，方用独活寄生汤加减：生地黄、杜仲、槲寄生、川牛膝、茯苓、乌药、独活、木瓜各 15 g，当归、白芍、川芎、乌梢蛇、川楝子、威灵仙、秦艽各 10 g，细辛 3 g。4 剂水煎服。配合活血安痛酒（组成：延胡索、乌梢蛇、桃仁、红花、赤芍、丹参、羌活、桂枝、秦艽、木瓜、桑寄生、杜仲）中医定向透药疗法以缓解局部疼痛。2014 年 8 月 15 日患者颈、胸段疼痛较前减轻，腰部以下仍有麻木，无肢体活动障碍，T4 以下痛觉减退，双下肢触觉、深感觉及复合感觉正常。原方中药 7 剂，带药出院。

按：阿片类药物是脊髓痛的主要用药，但是，口服或者静脉用药容易产生成瘾性及恶心、呕吐、腹胀、便秘、小便困难等副作用。鞘内吗啡泵输注，麻醉药物用量极小，临床效果显著，作为止痛阶梯最高选择值得推广。

四、结语

1846 年美国杰克逊（Charles T.Jackson）和莫顿（William T.G.Morton）的乙醚麻醉获得成功，科学战胜了疼痛。1847 年乙醚麻醉技术传入中国，随着西学东渐，中药麻醉日渐式微[26]。在疼痛领域，相当于麻醉学的分支学科——疼痛诊疗学的蓬勃发展[27]，中医药学者对中药麻醉止痛理论重视不够，传统中医治疗神经痛多不用麻醉止痛中药，对于特殊的中药麻醉止痛代表性药物的药理研究与临床应用脱节。在中西医结合的学术模式下，随着疼痛中药药理学的发展[28]，针药平衡麻醉应用研究的深入[29]，中药麻醉止痛应当成为神经痛治疗的重要临床选择之一。值得期待的是，独树一帜的中药麻醉必定会赋予中医疼痛诊疗学新的发展前景。

参考文献

[1] 吕岩，程建国，樊碧发，等. ICD-11 慢性疼痛分类中文编译版 [J]. 中国疼痛医学杂志，2018，24（11）：801-805.

[2] 齐伟静，王亚娜，汪卫东，等. 疼痛的中西医理论概述 [J]. 中医杂志，2013，54（19）：1698-1701.

[3] 李冬，金韬，冯智英，等. 基于脑电信号的疼痛强度识别方法研究 [J]. 中国医学物理学杂志，2019，36（07）：836-840.

[4] 神经病理性疼痛诊疗专家组. 神经病理性疼痛诊疗专家共识 [J]. 中国疼痛医学杂志，2013，19（12）：705-710.

[5] 郑红梅. 试述中药麻醉代表性药物 [J]. 实用中医药杂志，2009，25（03）：190-191.

[6] 王伟，王新，范祯祯. 中医麻醉历史、现状和前景 [J]. 甘肃科技，2011，27（20）：177-179.

[7] 范振青. 中药肌肉松弛剂研究的进展 [J]. 新医药学杂志，1975，21（03）：42-48.

[8] 郑金生. 药林外史 [M]. 南宁：广西师范大学出版社，2007. 284-285.

[9] 王玉玺. 实用中医外科方剂大辞典. 北京：中国中医药出版社，1993. 152，382.

[10] 孟阳，张毅. 外用中药麻醉剂的发展与应用 [J]. 北京中医药，2007，26（11）：757-759.

[11] 姚镇平，兰茂璞. 中药麻醉止痛药辨治痛证刍议 [J]. 实用医学杂志，1990，19（06）：34-35.

[12] 卞学华. 肌松镇痛汤加三叉神经穴位针麻治疗三叉神经痛 [J]. 医学信息，1994，7（02）：65.

[13] 段晓峰，闫峰，何矫. 汉防己甲素片治疗坐骨神经痛患者的临床疗效 [J]. 中国临床保健杂志，2013，16（05）：518-519.

[14] 张润杰，甄秀彦. 中药外敷麻醉方治疗颈肩腰腿痛 112 例 [J]. 中国民间疗法，2002，10（12）：22-23.

[15] 周安方. 痛证的辨治思路与经验 [J]. 天津中医药大学学报，2013，32（01）：1-7.

[16] 徐州医学院附属医院. 中草药麻醉剂的制备方法 [J]. 陕西新医药，1973，2（Z1）：47-48.

[17] 李花. 洋金花的药理作用及临床应用 [J]. 现代医药卫生，2012，28（19）：3001-3002.

[18] 中国人民解放军济南部队第 88 医院. 中麻催醒剂"催醒宁"的临床观察 [J]. 人民军医，1976，27（02）：39-44.

[19] 郑东森，季晖，胡庆华. 中药止痛作用的研究进展 [J]. 中国新药杂志，2017，26（07）：782-786.

[20] 周芳，王非，李智杰. 疑似马钱子中毒 2 例临床病案报道 [J]. 世界中西医结合杂志，2016，11（11）：1595-1598.

[21] 郭盼，李新悦，张兵，等. 马钱子毒性及制剂技术减毒增效方法研究进展 [J]. 天津中医药大学学报，2018，37（03）：192-197.

[22] 黄涛，黄鑫，徐一慧. 近代中医药治疗鸦片成瘾述评 [J]. 辽宁中医杂志，2008，51（01）：151-154.

[23] 刘振明，陈萍，衣秀义，等. 洋金花对吗啡镇痛作用耐受性的影响 [J]. 时珍国药研究，1996，7（4）：2-10.

[24] 谭为，杨秀颖，张莉，等. 中药罂粟壳毒的历史认识与现代研究 [J]. 中药药理与临床，2019，35（02）：159-162.

[25] 潘碧芬. 生川乌中毒蜂蜜解 [J]. 吉林中医药，1999，21（03）：53.

[26] 唐璇. 中药麻醉史初考 [J]. 中医药文化，2014，9（05）：23-25.

[27] 张立生. 开辟麻醉学领域的一个新学科——疼痛诊疗学 [J]. 中华麻醉学杂志，1995，16（07）：291.

[28] 王晖，王丹巧. 疼痛的中药药理研究概况 [J]. 中国医药指南，2013，11（10）：55-57.

[29] 王强，熊利泽. 针药平衡麻醉：促进患者术后康复的新理念. 中华麻醉学杂志，2015，35（1）：6-11.

第三十二章　基于精气胎传理论辨治遗传性神经肌肉病

遗传性神经肌肉病又称遗传性神经病，由遗传因素所致的运动单位通路上的各个部位发生的病变，包括脊髓前角运动神经元、周围神经、神经肌肉接头和肌肉病变，如运动神经元病、肌肉遗传病、周围神经遗传病、线粒体遗传病等。中医对于遗传性神经肌肉病的认识不多，一般归属于禀赋异常，形成胎传体质[1]或胎传疾病[2]。《素问·奇病论》最早记载了胎病颠疾的病机为"精气并居"。临床上，从精气理论考量，姑且不论优生优育方面[3]，遗传因素对体质、发病、临床症状及辨治的影响，有部分神经肌肉系统遗传疾病或者其临床症状是可以干预的[4]。

一、精气胎传理论

遗传现象即精气胎传。先天禀赋受之父母，亲子之间以及子代个体之间性状存在相似性，在形态结构、生理功能、心理状态和代谢方面表现出综合的相对稳定的特征，如体形、肤色、眼睛、鼻子、耳朵、声音智力、天赋等。

（一）精气胎传

胎传为疾病传变的方式之一，是指禀赋与疾病由亲代经母体而传及子代的过程[5]。精气胎传畸形不病者，称为人异或异人。《幼科发挥·胎疾》认为人受气于父，成形于母，阴阳变而成其身；胎疾即"因父母禀受所生者"。精气胎传以至于后天脏腑阴阳虚弱、气血津液平衡失常，"变蒸"气化之后，产生体质差异，或者逐步产生内邪，内邪蕴集日久，由潜证成为外显证候，形成不同的发病倾向或者疾病状态，临床表现为脑病、肌病、筋病、脏腑病、气血津液病，或者神志、认知、性格、形体、功能等障碍等，称为胎证、胎疾、胎病、胎传性疾病。

早发的遗传性神经肌肉病容易归因为胎传疾病，迟发的遗传性神经肌肉病，有些在成人发病，往往混入杂病范畴，有些属于疑难杂症。如运动神经元病、线粒体肌病等归于痿病，遗传性共济失调归于骨繇，周围神经遗传病归于痹病，肝豆状核变性归于颤病等。有学者认为假肥大型肌营养不良与肉苛、唐氏综合征与墙基卑、亨廷顿综合征与大癲等有相似性[6]。这些疾病的精气胎传发病情况，古人认识并不深刻。

（二）胎传脑病及胎传肌病

遗传性神经肌肉病的病种繁多，分类复杂，具体疾病的特异性症状显著；其共同临床症状及非特异性症状和体征如智能减退、行为异常、不自主运动、语言障碍、痫性发作、共济失调、瘫痪、感觉异常、肌肉异常等，以及面容异常、五官畸形、白内障、青光眼、晶体移位、视神经萎缩、夜盲、耳异常、舌系带短、颧骨狭小、脊柱裂、四肢短小、指趾异常、弓形足、皮肤毛发异常和肝脾大等，均有一定诊断价值。

古人对胎传现象及胎传疾病的认识有限，只认识到部分早发的遗传性神经肌肉病，并且也没有区分获得性中枢神经系统发育不全的相关疾病，大多笼统的描述为形异、能异、性异。有学者将胎病种类分为胎热类胎病、胎毒类胎病、惊风类胎病、虚怯类胎病、出生缺陷类胎病[7]，包括胎传脑病如胎惊、胎痫、胎风、解颅、痴愚等，及胎传肌病如痿软、痉挛、僵硬、痹痛、侏儒等。对胎传性疾病的临床表现有较多记录，但对其发病机制认识非常有限。如禀赋精血不足则胎弱、痴愚、五软、五迟、夭折；肺气不足，则皮薄怯寒，毛发不生；心气不足，则血不华色，面无光彩；脾气不足，则肌肉不生，手足如消；肝气不足，则筋不束骨，机关不利；肾气不足，则骨节软弱，久不能行。精血异质则胎异、畸形，主要表现为形态结构异常。胎毒为病，精血夹毒，一指胎寒、胎热、胎黄、胎搐、疮疹等；二指遗毒，又名遗毒烂斑，即先天性梅毒。

《灵枢·决气》曰："两神相搏，合而成形，常先身生，是谓精。"先天精气异常，胎禀阴阳失衡，各有太过不及，承制气化紊乱，则先天元气化生的后天营卫之气紊乱；后天气化失司，诸邪内生，虚实夹杂，则先天精气紊乱隐寓之形神异常发育外显，胎传疾病与生俱来。《活幼心书》提出以头项、口、手、足、肌肉软为"五软"，《医宗金鉴》以立迟、行迟、发迟、齿迟、语迟为"五迟"，《幼幼集成》将手、脚、腰、肉、颈硬定名为"五硬"。《诸病源候论·小儿杂病诸候》曰："由在胎之时，其母卒有惊怖，内动于儿脏，邪气乘其心，令心气不和，至四五岁不能言语矣。"《活幼心书·五软》指出先天禀赋不足常见原因"有因母血海久冷，用药强补而孕者，有受胎而母多疾者，或其父好色贪酒、气体虚弱；或年事已迈，而后见子，有日月不足而生者，或服堕胎之剂不去，而竟成孕者"；"爱自降生之后，精髓不充……又为六淫所侵"。《保婴撮要·五软》曰："此五者皆因禀五脏之气虚弱，不能滋养充达。"其中，有些病因与"胎传"差异性明显。分析五软、五硬、五迟的具体病因及症状特点，较多的属于大脑发育不成熟（产前、产时或产后）或获得性非进行性脑损伤（早产、低出生体重、窒息、缺氧缺血性脑病、核黄疸、外伤、感染）导致的脑性瘫痪，可能也包括神经遗传病的先天性发育缺陷（畸形、宫内感染）导致的脑性瘫痪[8]。因此，有研究者建议脑性瘫痪以五迟、五软复合命名[9]。脑性瘫痪是一组不同原因导致的、不同种类和严重程度的多样化的症候群，是否是遗传性神经肌肉病，属于遗传性神经肌肉病的哪一个具体病种，必须做出明确诊断。

二、基于精气胎传理论的遗传性神经肌肉病辨治特色

神经系统遗传性疾病临床症状复杂、诊断困难，基因检测是明确诊断的终极手段[10]。笔者主张首先必须明确是否是遗传性神经肌肉病，之后诊断遗传性神经肌肉病的具体病种，再整合中西医康复方法，进行辨病辨证论治，可以减轻或解除部分临床症状，提高生存质量。如惊风类胎病主要指惊风、抽搐一类的疾患，涉及癫痫（胎搐、癫痫），高热引起的急性抽搐（胎风、胎惊），慢性吐泻或发育不良及佝偻病引起的慢性病抽搐，亦有将新生儿破伤风（脐风、撮口、噤风）归为此类的[7]。其中，多种疾病不属于胎病。《幼科发挥·胎疾》根据胎疾的性质将其分为可治、不可治、不必治三类，并指出其治则："胎禀之病，当随其藏气求之。"滋其化源，并祛除内生诸邪。

（一）治肾脾为本，恢复气化

化源即生化人身的元气，人身元气寄于命门水火，赖脾胃以滋养。精气生于肾命，气血生于脾胃。滋其化源，当以脾肾为主，脾肾相生，兼顾五脏，承制生化。①补益先天与后天，补虚固本以复生克制化之常，宜用平和之剂，常用六味地黄汤、八味地黄丸、补中益气汤、六君子汤之类。临床上往往脾肾同治，分别脾肾侧重，选择成药久服。如复元丹（组成：炮附子、木香、茴香、川椒、独活、厚朴、白术、陈皮、吴茱萸、桂心、泽泻、肉豆蔻、槟榔）、补天大造丸（组成：紫河车、炙鹿茸、炙虎胫骨、炙龟甲、生地黄、山药、牡丹皮、泽泻、白茯苓、山茱萸、天冬、麦冬、五味子、枸杞子、当归、菟丝子、炒破故纸、牛膝、炒杜仲、肉苁蓉）、龟鹿二仙膏等。②根据肾脾与五脏相关性，与其他脏腑同时变理。《育婴家秘·胎疾》曰："所谓胎禀不足者，各随五脏论之。"《育婴家秘·五脏证治总论》曰："心肺脾三脏有补有泻，肝则有泻无补，肾则有补无泻也"；"当视标本之缓急而治之。"常用方如安神丸（组成：芒硝、白茯苓、麦冬、山药、甘草、寒水石、冰片、朱砂）、泻心汤、阿胶散（组成：阿胶、牛蒡子、炙甘草、马兜铃、苦杏仁、糯米）、泻白散、保和丸、泻黄散、当归龙荟丸、补肾地黄丸（组成：山药、山茱萸、熟地黄、鹿茸、川牛膝、牡丹皮、白茯苓、泽泻），等等。

（二）治内邪为标，因应病机

后天脏腑阴阳虚弱、气血津液平衡失常，产生痰、湿、瘀、毒等内邪，全身脏腑经络邪气蔓延，虚实互生，更虚更实，形神同病，多种正气虚损，日久诸邪交洇，虚实夹杂并存。迟发的遗传性神经肌肉病，虚实夹杂尤为突出。并且，随着病情发展，因虚致实，因实致虚，虚实内涵表现为动态病机变化过

程。因此，错综复杂的病机变化决定了遗传性神经肌肉病属于慢性进展性疾病、多系统疾病、难治性疾病。邪正关系的消长变化动态，决定了辨证论治是一个动态的过程[11]。治疗上，以精气虚弱为本，以内邪蕴结为标，补泻和合，三因制宜，多法配伍，动态因应病机变化。如癫痫病要坚持辨病、辨证、辨体的方法，遵循证变法变药变原则，动态辨证施方，防止中药耐药，避免一方长期应用[12]。《育婴家秘·痫》曰：胎痫"初病之时，便宜服通窍化痰镇心之剂"，用断痫丸（组成：黄连、石菖蒲、青礞石、朱砂、珍珠粉、铁花粉、胆南星、甘遂、沉香、茯苓）；频愈频发，"久则脾肾俱虚，常身冷而目闭，必用益黄散、四君子丸补脾，遂能饮食；又不愈，以地黄丸补肾"；失治误治精气损伤，"淹延年久，其状如痴、如健忘者，终不可治也"。

（三）整合各种治法，权衡常变

遗传性神经肌肉病治疗十分困难，相当一部分疾病至今仍不可治，基因治疗技术尚未推广，临床上整合各种治法，仍然以对症治疗和康复治疗为主[13]。《褚氏遗书·除疾》曰："世无难治之病，有不善治之医。"有些机制不明、诊断不清、治疗无效的疑难杂症性质的遗传性神经肌肉病，可以参考常规的治风、治气、治痰、治瘀、治毒、治虚等经验方药[14]。也可以基于复杂性疾病的方证之变、病机之变、治法之变以及方药之变的变法思维[15]，参考应用非常规的变法治疗疑难杂症的经验方药[16]。权虽有变，但有定则可循，必须坚持原则性与灵活性的统一，中医治疗与西医治疗的结合，对症治疗与对因治疗的并行。

三、基于精气胎传理论辨治遗传性神经肌肉病医案

（一）假肥大型肌营养不良案

谭某某，女，19岁。2018年10月9日初诊：右足肿胀，腓肠肌疼痛伴活动受限1周。服用布洛芬后腓肠肌疼痛缓解，停药后疼痛有时复发，反复于当地诊所治疗无效。于2016年前往医院住院，诊断为"多发性肌炎"，予甲泼尼龙抗炎止痛，硫唑嘌呤等治疗后病情好转。甲泼尼龙片40 mg，Qd治疗，甲泼尼龙片每周递减4 mg，需求中医药进一步治疗。刻诊见患者体胖，面色黯红，智力正常，右足背肿胀，双侧腓肠肌较肥大，触之略显坚硬，局部皮温升高，食纳可，夜寐安，二便调。舌红，苔黄，脉数大。治法：清热利湿，化浊解毒，兼活血化瘀。处方：薏苡仁30 g，白术20 g，当归、白芍、浙贝母、萆薢、泽泻、白花蛇舌草各15 g，桃仁、苍术、苦参、黄柏各10 g，红花、没药各5 g。服用7剂。

2018年11月6日二诊：现日服用甲泼尼龙片36 mg，Qd，右足背部疼痛明显好转，双下肢易疲劳，下蹲站起时费力，纳可寐安，二便调。血沉3mm/L；血常规：WBC 9.78×10⁹/L，LYM 3.9×10⁹/L，CRP 1.28 mg/L；肌酶：CK 2084.00 IU/L，CK-MB 54.7 IU/L，LDH 366 IU/L，MB 1159 IU/L；肝功能：ALT 79 U/L，AST 55 U/L；肾功能：UA 598 μmol/L；基因检测报告：DMD 35～44号外因子重复，假肥大型肌营养不良（新发）。舌淡红，苔白，脉弦数。明确诊断：进行性肌营养不良症-假肥大型肌营养不良。治法：益气健脾化湿。处方：红景天、黄芪、党参、山药、生地黄各15 g，葛根20 g，白术、枣皮、当归、陈皮、茯苓各15 g，白芍、木瓜各10 g，甘草5 g。服用14剂。

2018年11月29日三诊：甲泼尼龙片28 mg，Qd。复查肌酶谱升高，舌暗，苔白腻，脉沉数。满月脸，配合中药治疗。治法：清热化浊解毒，兼健脾化湿。处方：白花蛇舌草、虎杖、土茯苓、木瓜、垂盆草、白茅根、山楂、葛根各15 g，泽泻、白参、白芷各10 g，露蜂房、附片各5 g。服用14剂。季德胜蛇药片（组成：七叶一枝花、蟾蜍皮、蜈蚣、地锦草等）10片，Qd，连续服用2个月。

2019年1月3日四诊：甲泼尼龙片20 mg，Qd。患者病情稳定，舌暗老红苔黄厚干，脉细数弦。复查肌酶：CK 2129.00 IU/L，CK-MB 52.10 IU/L，LDH 481.00 IU/L，MB 802.00 IU/L。基因检测回报：DMD HG19；基因位置：cHrX 35～44号外因子重复舒X3状态。明确诊断：假肥大型肌营养不良——Duchenne型肌营养不良（DMD）。三诊处方去白茅根、白芷、附子、葛根。治法：清热化浊解毒，兼祛风。加黄柏、茵陈各10 g，柴胡、皂角刺、苦参各6 g，刺蒺藜15 g。服用14剂。

2019年1月17日五诊：药后病情稳定，肌肉压痛，舌暗苔白厚粉，脉沉滞数。复查肌酶：CK

1327.00 IU/L，CK-MB 40.00 IU/L，LDH 410.90 IU/L，MB 368.5 IU/L；肝功能：ALT 79U/L，AST 55U/L。治法：清热化浊解毒，兼祛风。处方：白花蛇舌草、虎杖、刺蒺藜、土茯苓、茯苓、垂盆草各15 g，茵陈、苍术、青蒿各10 g，皂角刺、苦参、柴胡、甘草各6 g，露蜂房5 g。服用14剂。甲泼尼龙片减量至8 mg，Qd，1周时停用激素。

2019年2月28日六诊：肌肉疼痛消失，饮食不慎腹泻，舌暗苔黄白厚粉，脉沉滞数。五诊处方去露蜂房，加薏苡仁15 g。服用14剂。

2019年4月4日七诊：患者病情稳定，停药20日症状未加重，舌灰暗，苔薄黄白腻，脉沉数，满月脸。六诊处方去皂角刺、苍术、刺蒺藜，加藿香、菊花、佩兰、荷叶各10 g。服用14剂。

2019年5月9日八诊：中药治疗病情稳定，舌红略暗苔黄白腻，脉沉数。复查肌酶：CK 3145.00 IU/L，CK-MB 55.00 IU/L，LDH 442.00 IU/L，MB 891.05 IU/L；肝功能：ALT 59.30U/L，AST 65.70U/L。继续恢复甲泼尼龙片20 mg/d治疗，每周递减4 mg，至8 mg/d维持治疗。治法：清热化浊解毒。处方：土茯苓、木瓜、垂盆草、白花蛇舌草、茯苓各15 g，苍术、黄柏、荷叶、淡竹叶、佩兰、泽泻、茵陈各10 g，甘草6 g。服用14剂。之后，停用中药汤剂，只服用季德胜蛇药片。

按：进行性肌营养不良症——假肥大型肌营养不良需要完善基因检测后才能确诊，一般予激素维持治疗。中医认为进行性肌营养不良症属于胎病、胎传肌痹、胎传肌痿，禀赋遗传，真气失调，脏腑气化异常，伏藏毒热日久外发，产生疾病状态。本案在胎传肌痹阶段，以脾肾精血亏虚为病本，但初发时正气亏虚不明显，以湿、浊、热、毒等标证为主，激素治疗期间尤甚。在清利湿热、化浊解毒基础上，经验用药季德胜蛇药片清热解毒有较好疗效。经过近7个月的治疗，现患者病情稳定。胎传肌痹标证为主时，祛除内邪，通行经脉，调其阴阳，对症治疗尚可取效。《证治准绳·痿痹门》曰："如肌肉麻，必待泻营气而愈；如湿热相合，四肢沉痛，当泻湿热"；四肢懈惰，肌肉萎缩，为跛为痱，"大抵显脏证则难治矣。"

（二）肾上腺脑白质营养不良案

蒋某某，男，31岁。2017年3月27日首诊：2016年4月开始，记忆下降明显，呈进行性加重，步态不稳，近来常常走失，表情淡漠，傻笑，语言交流困难，视力正常，听力正常。血浆极长链饱和脂肪酸（VLCFA）升高。头部MRI示：双侧大脑后部及桥脑大片对称性脱髓鞘改变。基因检测示：AB-CD1基因突变；基因诊断为肾上腺脑白质营养不良。告知无有效治疗方法。予艾地苯醌片、奥拉西坦、清脑复神液。

2018年5月10日二诊：记忆下降进展快，加用多奈哌齐片。

2018年11月12日三诊：智力障碍加重，基本生活不能自理，需要家人看护，舌暗红，苔黄厚腐干，脉沉细弱。患者家属要求中药汤剂治疗。治法：活血荣络。处方：熟地黄、制何首乌、紫石英、益智、龙齿、槟榔各15 g，紫河车、白菊花、桑叶、女贞子、墨旱莲、川芎、王不留行、三棱、莪术各10 g，甘草6 g。服用30剂。2018年12月15日电话联系患者家属，诉患者用药后无明显效果，家庭经济原因放弃治疗。

按：肾上腺脑白质营养不良需要完善基因检测后才能确诊，目前本病尚无有效治疗方法，死亡率极高。中医认为本病属于胎病、胎传痴呆，禀赋不足，精亏血弱，脑髓荣气虚滞，脑窍神机失用。《素问·刺法论》曰："升降不前，气交有变，即成暴郁。""上下相错，谓之失守"，"气不当位"，"柔不附刚"，故交有邪干，以致夭亡。气机升降障碍，九宫之神皆妄。阴阳失和，形神俱病；时间推移，衍邪交沍，消耗正气；终至于形敝神败，成为难治之症。

（三）肝豆状核变性案

刘某，男，24岁。因右侧肢体萎缩10余年，间发肢体强直5年，加重10余日，于2015年4月2日16:36入院。患者于2001年因发热黄疸诊断为重症肝炎、肝硬化后，出现右侧肢体萎缩，经当地医院治疗（具体用药不详）后，症状未进展。2010年突发意识障碍、肢体强直，医院诊断考虑肝豆状核变性，予服用青霉胺降铜治疗。其后自动停药，右侧肢体萎缩症状逐渐加重，行走困难，需借助拐杖行走。2013 年自行停用青霉胺后症状未明显进展。2015 年 2 月 21 日又复出现发作性意识障碍、肢体强直症状，遂于 2015 年 2 月 23 日去某地级市医院住院治疗，诊断考虑继发性癫痫，予以护胃、护肝、抗癫痫、镇静、促进铜排泄等对症支持治疗后，家属要求转上级医院。现症见：患者精神不振，反应迟钝，右侧肢体萎缩无力，站立不稳，行走不能，构音障碍，吟诗样语言，偶有饮水呛咳，无吞咽困难，无肢体抽搐震颤、无发热、头痛，无呕血，纳可，小便可，大便 4 日未解，无腹胀腹痛，夜寐可。舌红，苔白厚腻，脉细缓。体格检查：体温 36.3 ℃，脉搏 70 次/min，呼吸 18 次/min，血压 105/70 mmHg；双侧瞳孔等大等圆，直径 3 mm，眼球角膜与巩膜交界处混浊，可见 K-F 环，直接、间接对光反射灵敏，双眼球活动自如，无眼球震颤；腹平软，左侧腹部可见一长约 10 cm 陈旧性色素瘢痕，全腹无压痛反跳痛，双下肢不肿；双下肢胫前皮肤色素沉着，右下肢肢体萎缩，右上肢近心端肢体萎缩，右踝部挛缩、背屈及跖屈障碍，右上肢肌力 4 级，右下肢肌力 4 级，左上肢肌力 5 级，左下肢肌力 5 级，四肢肌张力正常，四肢腱反射（＋＋＋），克氏征（＋），颏胸 2 横指，右侧巴氏征（＋），左侧巴氏征（－），指鼻试验（＋）。头部 CT：双侧基底核豆状核区低密度灶，考虑缺血灶可能，不除外豆状核变性；脑萎缩。腹部 CT：肝硬化、脾大，少量腹水，肝右叶前上段类圆形异常密度灶；胆囊未显示，肝、胆总管扩张，考虑胆囊术后改变，食管下段静脉曲张；右肾小囊肿；下腹部未见明显异常。无痛胃镜：食管胃底静脉；门脉高压性胃病。24 小时动态脑电图：静脉持续泵入咪达唑仑时，未见明显慢性活动及痫样活动，正常脑电图。血酮体 0.3 mmol/L，血糖 4.7 mmol/L。诊断：肝豆状核变性，继发性癫痫；肝硬化失代偿期并脾大，食管胃底静脉曲张，门脉高压性胃病；失血性贫血，低蛋白血症。予青霉胺降铜，奥卡西平片剂抗癫痫，甲钴胺片剂，维生素 B_1 片剂及单唾液酸四己糖神经节苷脂钠营养神经，多库酯钠软化大便，氨肽素＋利可君改善贫血，兰索拉唑护胃，还原型谷胱甘肽护肝，5％葡萄糖注射液＋门冬氨酸钾镁冻干粉针＋水溶性/脂溶性（Ⅱ）维生素组合补液加强营养等对症支持治疗。中医诊断：痫证，痰浊蒙窍证。治以化痰开窍醒神，方用涤痰汤加减：茯苓 15 g，陈皮、法半夏、麸炒枳壳、石菖蒲、竹茹、胆南星、片姜黄、白术、姜厚朴各 10 g，大黄 3 g。服用 5 剂。2015 年 4 月 8 日查铜蓝蛋白 5 mg/dL，提示铜代谢障碍。头部 MRI：双侧豆状核、丘脑、左侧额叶、脑干异常信号，符合肝豆状核变性。脑电图：中度异常脑电地形图。肌电图：双腓总神经、双胫神经纤维损害。患者精神较前好转，未再发肢体抽搐震颤，大便今日未解。无腹胀腹痛，夜寐欠佳，舌淡红，苔剥薄黄，脉弦细无力。辨证为肝肾亏虚，风痰内生证。治以补肝肾，益精荣脑，祛风豁痰。方以自拟方加减：黄芪 30 g，生地黄、熟地黄、麦冬、天冬、白芍、山药、丹参、瓜蒌皮、茯神、炒蒺藜、钩藤、炒瓜蒌子各 15 g，法半夏、天麻、当归、姜黄、炒地龙、牛膝、酒山茱萸各 10 g，胆南星 5 g。服用 5 剂。2015 年 4 月 13 日病情好转出院。2015 年 12 月 8 日门诊：患者病情稳定，未发肢体抽搐震颤，情绪激动时上肢运动增多，右侧肢体仍萎缩无力，站立不稳，行走不能，构音障碍，言语较前稍流利，反应稍迟钝，无吞咽困难，肛门排气频频，舌淡红，苔薄黄干，脉弦细弱。黄芪 30 g，生地黄、熟地黄、白芍、丹参、瓜蒌皮、瓜蒌子、山药、钩藤、白蒺藜、茯神、天冬、鸡血藤、麦冬各 15 g，当归、姜黄、牛膝、酒山茱萸、炒地龙、法半夏、天麻、桃仁各 10 g，胆南星、炒芥子各 5 g。服用 15 剂。2017 年 2 月 28 日复诊：病情同前，原方加石菖蒲、蜜远志各 5 g。服用 15 剂。2018 年 3 月 12 日三诊：患者病情稳定，左侧肢体活动正常，右侧肢体萎缩稍强直，构音障碍，食欲不振，舌淡红，苔薄黄，脉弦细弱。去生地黄、白芍、钩藤、白蒺藜、当归、炒芥子，加白术、茯苓各 10 g。嘱加强言语训练。服用 15 剂。

按：本案肝豆状核变性铜代谢障碍，用青霉胺降铜治疗。中医相当于肝经风痰内伏，闭窍阻络，故从颤病、痉病、肝风等论治，以滋阴熄风为主，兼豁痰开窍，有助于控制肢体抽搐震颤症状，并且利咽喉开声音。

（四）遗传性脑血管病案

蒋某某，女，48 岁。2013 年 10 月 11 日一诊：因进行性记忆下降，语言障碍，计算障碍，于 2013 年 9 月 10 日在北京某医院确诊为遗传性脑血管病（CADASIL）。之后，一直服用奥拉西坦胶囊、西洛他唑片治疗，要求配合中药治疗。刻诊患者智能减退，表情淡漠，少动，动作迟缓，吐词不清，语言交流障碍，计数能力下降，口角右歪，手指麻木，睡眠浅，易惊醒，躁动不安，舌暗红苔黄腻，脉沉细弱。否认原发性高血压、糖尿病、头部外伤史。头部 MRI：广泛的脑白质病变，皮质下多发性腔隙性脑梗死。中医诊断：脑络痹，辨证为心肾阴虚、瘀热阻络证。治法：养阴清热、交通心肾、活血通络。处方：制何首乌、益智、酸枣仁各 15 g，决明子 30 g，僵蚕、秦艽、白芷、蒲黄、白菊花、玄参、灵芝、栀子、知母、黄柏各 10 g，乳香、没药、甘草各 6 g，莲子心 3 g。服用 14 剂。2013 年 10 月 26 日二诊：精神好转，睡眠改善，吐词较前清晰，手指麻木减轻，仍然智能减退，口角右歪，舌暗红苔黄薄腻，脉沉细弱。上方加炙土鳖 10 g，炙水蛭 3 g，服用 14 剂。2013 年 12 月 15 日三诊：用药期间症状较停药后减轻，舌暗红苔薄黄白干，脉沉细弱。守二诊处方 30 剂。之后改服活血荣络片、奥拉西坦胶囊、西洛他唑片。

按：本案脑络痹不能视为缺血中风，当属于胎病、胎传脑络痹、胎传痴呆。脑络属于阴络，无虚不成积，久积正愈虚。内邪滞留细络，脑髓玄府不利，由气液灌渗流通不利，致玄府结构异变，神机转运障碍。故以治心肾为本，治内邪为标，标本同治。因应病机，整合论治，也只能改善某些临床症状。

四、结语

遗传性神经肌肉病可发生于任何年龄，可有神经系统、肌肉系统以及其他系统受损，其临床表现复杂，严重影响生活质量，有的疾病危及生命。遗传病具有先天性、终身性、难治性的特点[17]。目前，遗传性神经肌肉病治疗手段落后，仍然以对症治疗和康复治疗为主。因此，推动遗传性神经肌肉病的诊疗技术，中医药也要有所作为。

参考文献

[1] 姚实林. 中医体质的遗传学研究思路 [J]. 中国中医基础医学杂志，2010，16（02）：163 - 165.

[2] 李德新. 中医名家名师讲稿丛书（第一辑）·李德新中医基础理论讲稿 [M]，北京：人民卫生出版社，2008：246.

[3] 蒋文跃. 从中医药优生论重大慢性疾病的预防 [J]. 中华中医药杂志，2005，20（8）：493.

[4] 邹海强，马敬红，赵保健. 欧洲神经科学协会联盟关于神经遗传病的分子诊断指南：运动神经元病、周围神经病和肌肉病 [J]. 中华临床医师杂志（电子版），2012，6（24）：8295 - 8300.

[5] 李经纬，等. 中医大词典 [M]. 第 2 版. 北京：人民卫生出版社，2004：1289.

[6] 王米渠，林乔，顺斌，等. 试探《内经》遗传病纲要 [J]. 陕西中医学院学报，2002，25（06）：1 - 3.

[7] 国华. 中医对胎病的认识和分类探讨 [J]. 时珍国医国药，2011，22（07）：1767 - 1768.

[8] 唐久来，秦炯，邹丽萍，等. 中国脑性瘫痪康复指南（2015）：第一部分 [J]. 中国康复医学杂志，2015，30（07）：747 - 754.

[9] 陈雪梅，暨铎. 脑瘫中医古代文献溯源 [J]. 中国民族民间医药，2018，27（22）：8 - 10.

[10] 李洵桦，陈定邦，吴超. 浅谈神经系统遗传性疾病基因诊断策略及问题 [J]. 中国现代神经疾病杂志，2017，17（07）：477 - 483.

[11] 赵民望. 辨证论治是一个动态的过程 [A]. 中国中西医结合学会. 第二次世界中西医结合大会论文摘要集 [C].2002：2.

[12] 马融. "三辨" 模式治癫痫病 [J]. 中医儿科杂志，2017，13（04）：10 - 12.

[13] 梁秀龄，李洵桦，陈定邦，等. 神经系统单基因遗传病的治疗现状 [J]. 中华脑科疾病与康复杂志（电子版），2015，5（01）：50 - 53.

[14] 周德生. 内科疑难病的中医临床思维特点与辨治方法探讨 [J]. 湖南中医药大学学报，2015，35（10）：6 - 10.

[15] 马加路. 从变法思维谈《伤寒论》复杂性病证的辨治 [J]. 国医论坛，2018，33（04）：3 - 4.

[16] 孙祚民. 谈 "变法" 的临床运用 [J]. 山东中医学院学报，1980，4（03）：52 - 55.

[17] 叶文虎，赵寿元，李璞. 现代临床遗传学 [M]. 合肥：安徽科学技术出版社，1996，603 - 605.

第三十三章　基于脑心同治理论辨治神经系统疾病

由赵步长教授[1]提出脑心同治（2001）学术思想，其研究团队出版的脑心同治专著有《脑心同治——心脑血管疾病防治进展》（2006）、《中医脑心同治论》（2009）、《脑心同治理论与实践》（2012）。考其原本在中西医结合领域以络脉病变动脉硬化立说[2]，但基于心主神明向脑主神明[3,4]或心脑共主神明[5]的争议和嬗变，脑心同治又触及了心脑同防同治[6]更深层次的中医基础理论。本章试探讨脑心同治理论的中医内涵，并解析脑心同治理论的临床应用问题。

一、脑心同治的理论基础

脑心命门集元精元气元神于一体，主司五脏诸体的一切生理活动及人体的生长发育与生殖机能；五脏六腑之精气通过诸脉、宗脉汇聚于脑心命门，以充养脑府髓海。《易传》以"乾为首"。乾阳为万物之根蒂，万物资始的原动力。从乾坤立位、气机流转、天道恒准、天人合一而言，脑为先天之本，心、肾、肺、脾、肝皆为后天之本。脑心同治的理论基础，在于脑心同源、脑心相通、脑心共用等脑心相关。

（一）脑心同源

精气是构成人体的基本物质，也是人体生长发育及各种功能活动的物质基础。王充《论衡·论死》曰："人之所以生者，精气也。"戴震《原善·绪言下》曰："知觉者，其精气之秀也。"脑心同源于精气，故曰脑为至阴、脑为髓海，心主血、心运血以养全身，津液链互生互化。

1. 心主血脉，脑为髓海，髓由气血而化生　精生髓，髓生血，精血髓一体。其一，肾藏精，心行血。《景岳全书·血证》曰："人之初生，必从精始……血即精之属也，但精藏于肾，所蕴不多，而血富于冲，所至皆是。"其二，脾胃乃后天之本，为气血生化之源。后天水谷之精微，赖脾胃升清降浊，转化为气血津液。《灵枢·五癃津液别》曰："五谷之津液，和合而为膏者，内渗于骨空，补益脑髓。"

2. 津液的整体观与转化联系　精气相生，精血互化，津血互化，津液互化。刘渡舟指出，血液、精液、髓液、五液等等形成津液链，一荣同荣、一枯同枯。《养生导引秘籍·补精》引述《太上玄镜》曰："纯阳上升者，谓之气；纯阴下降者，谓之液；气液相交，注于骨络之间者，谓之髓；气液相交，出于膀胱之外者，谓之精。"古代有乙癸同源、河车周天、玉液还丹等等说法。

（二）脑心相通

《医学衷中参西录·痫痉癫狂门》曰："心脑息息相通，其神明自湛然长醒。"心有血肉之心与神明之心，血肉之心即心脏。《医学入门·脏腑》所谓的"神明之心……主宰万事万物，虚灵不昧"，实质为脑。心主神明，脑为元神之腑；心主血，上供于脑，血足则脑髓充盈，故心与脑相通。

1. 神机气化相通　脑为元神之府，主司神机变化。神能御气，通过经脉脏腑气化，统御开阖枢功能，为人身之枢机。所以，脑主神机，为元神气化之所，神机化生之处。五志即五脏之志，志心即五志中心。神机轴[7]又称志心神机轴，由志心（脑）、大心（心）及心主（心包络）、小心（命门）组成，对躯体、脏腑、经络等神机起双向调控作用。由下而上，控制觉醒、意识、注意、睡眠、智能、情感等；由上而下，支配运动、视觉、触觉、协调、姿势、平衡等。通过气化贯通全身脏腑，神机流贯，上至脑髓，下聚肾命，内遍脏腑，外达周身，远及四末。

2. 经络信息联系　手足三阳、足厥阴、督脉会于百会穴入脑；手足三阴通过经别和相表里的阳经相合，间接入脑。足太阳、阳维、冲脉、督脉会于风府穴入脑。阴阳跷脉、手足太阳、足阳明、足少阴、足厥阴、任脉、督脉从目系入脑，阴维、带脉经督脉间接入脑。所有经脉都与脑有联系，全身经脉之气交汇于脑。因此，脑为经脉循行的核心，成为经脉系统的调控中枢[8]。

3. 气血津液循环 《素问·经脉别论》曰"饮入于胃，游溢精气，上输于脾，脾气散精，上归于肺，通调水道，下输膀胱，水精四布，五经并行。"《血证论·痞满》曰："君火之气，化血下行，随冲脉以藏于肝，即从心下而起。肾水之阳，化气上行，随冲脉以交于肺，由肺散布以达肌肤，亦从心下而出。盖此地为阳明中土，乃水火血气，上下往来之都会也。火降血下，气升水布，则此地廓然。"《素问·脉要精微论》曰："诸阳之神气皆上会于头，诸髓之精气皆上聚于脑。"

（三）脑心共用

以整体观为指导，以脏腑、经络、形体为基础，以精、气、血、津、液为中介，参与脑系统与心系统多维联系的神机调节网络。脑心一体观思想基础上衍生的脑心相关论[9,10]，说明脑心之间在生理上相互促进和制约、在病理上相互影响和传变、在疾病防治中注意调整兼顾脑心的内在关系。

1. 心主血脉与藏神功能密切相关 《内经》提出心主神明，指心有统率全身脏腑、经络、形体、官窍的生理活动和主司精神、意识、思维和情志等心理活动的功能。人体之神有广义和狭义之分。心所藏之神，既是主宰生命活动的广义之神，又包括精神、意识、思维、情志等狭义之神。故说心为"五脏六腑之大主"、"所以任物者为之心"。血液是神志活动的物质基础之一，心血充足则能化神、养神而使心神灵敏不惑。而心神清明，则能驭气并调控心血的运行，以濡养全身及心脉自身。虞抟《医学入门·脏腑》分别称为神明之心与血肉之心。

2. 脑主神明 《本草纲目·辛荑》条明确提出"脑为元神之府。"陈梦雷《医部全录·头门》曰："诸阳之神气，上会于头，诸髓之精，上聚于头，故头为精髓神明之府。"《医林改错·脑髓说》则更明确提出"灵机记性不在心在脑。"并在继承前人有关脑的认识基础上，以解剖观察和临床实践为依据，论述了视、听、嗅觉及语言、记忆、思维与脑髓的关系，明确否定了"心主神明"说。

3. 脑心共主神明（元神、识神） 《医学衷中参西录·论中医之理多包括西医之理》认为神明有"元神"、"识神"之分，"脑中为元神，心中为识神"，亦有体用之别，"神明之体藏于脑，神明之用发于心"。"神志活动的产生是由脑而达于心，由心而发露于外"。"盖脑中元神体也，心中识神用也。人欲用其神明，则自脑达心，不用其神明，则仍由心归脑"，且两者之间又有血脉相通。心血充盈则肾精化源无穷，髓海得养，脑神聪明。因此，脑为神明之体，心为神明之用，精神意识思维活动由心脑共同主持，缺一不可。此外，血液还是神志活动的物质基础，血液充沛是心脑共主神明的物质保障。

二、脑心同病的临床表现

无论六淫、七情、饮食、劳逸等过度，均可引起脑心同病。脑与心同时发生病变，或脑病及心，或心病及脑，形病、神病或形神共病，发生各种脑系疾病、心系疾病，或者心身疾病、精神心理疾病等器质性疾病和功能性疾病，表现为气血津液循环障碍、神机障碍、经络病变等等。

1. 气血津液循环障碍 气血津液不能保持相对恒定，精气夺则虚，虚则表现阴阳气血虚衰。实则产生气水痰瘀毒邪，气郁、血结、水停、饮积、痰蕴、毒聚等病理产物停留在体内所致，邪气盛则实。总之，脑心同病的病理基础是阳气亏虚为本，痰瘀交阻为标，本虚标实、久病入络为最终病理转归。症状复杂，反复发作，经久难愈，病程迁延。

2. 神机障碍 神机由脑窍玄府气化产生，为生死之主。一切外感内伤杂病，皆气化神机障碍，故升降出入为百病纲领。《素问·五常政大论》曰："根于中者，命曰神机，神去则机息。"脑心同病，形神同病，表现为脏腑虚实症状，某些脑心相关疾病更加典型。

（1）脏腑情志病变：脑神障碍表现为神、魂、魄、意、志紊乱的五神病变及形体病变。五神通过气机影响五志，五神通过形气影响七情[11]。《素问·宣明五气论》曰："精气并于心则喜，并于肺则悲，并于肝则忧，并于脾则畏，并于肾则恐，是谓五并，虚而相并者也。"

（2）神机轴病变：《灵枢·官能》曰："审于调气，明于经隧，左右肢络，尽知其会。"志心神机轴调控异常，则神机障碍。表现为：神机生化不足，神不守舍；神机调控紊乱，志心失灵；神机通路受阻，神无所归；神机失职反转，神魂无根[7]。

3. 经络病变　脑是经络信息系统的中枢[12]，脑病通过经络系统的病变表现出来。脉道通利，经气布散，血液渗灌，输布全身。经脉痉挛息积，或血溢脉外，或停留而瘀，形成经脉病变。气络以行气津为主，温养机体，感传信息；血络以行营血为主，濡养本脏，化生神气。临床上，气血失调为百病之始，络脉病变表现为气络与血络同病。此不赘述。

三、脑心同治的辨治原则

基于形神同治、多脏燮理、同病异治、异病同治、多病同治、随症治之的治疗原则；治形以精气亏虚为本，痰瘀阻滞为标；治神以求真求和为本，以调控心脑为标。

1. 形神同治　《圣济总录·治神》曰："凡以形体之乖和，神先受之，则凡治病之术，不先致其所欲，正其所念，去其所恶，损其所恐，未有能愈者也。"《景岳全书·治形论》曰："凡欲治病者，必以形体为主；欲治形者，必以精血为先，此实医家之大门路也。使能知此，则变化可以无方，神明自有莫测。"治神是治形之本，形治则神安、神治则形全。形神并治，实现人体神形合一的中和圆融状态。

2. 多脏燮理　《外经微言·五脏互根篇》曰："脑……会诸体；……脑有五脏之阴也。"脑脏生理上相互为用，病理上相互影响。脑病治在五脏[13]。同时调理二脏、三脏、多脏，如脑心同治、脑心肾同治、脑心肾肝及眼病等同治。或者采用隔一之治、隔二之治、隔三之治（从五邪论治，相乘顺序，属于正治范畴，如心病隔一治肾、心病隔二治肺、心病隔三治脾）。多脏燮理，实现人体五脏一体的承制平衡状态。同时，脑病治法存在着特别的独立性。脑奇恒府作为元神之府，注意养神、安神、运神、调神、全神；脑为清阳之府，注意升阳、温阳、通阳、潜阳、损阳；髓海之会，注意填髓、补髓、生髓、通髓、易髓；以脑病病机为枢纽，多脏燮理，应当法随证变。

3. 同病异治　同一种疾病，表现出相同的临床症状，但由于产生的原因不同，权衡人体所出现的失衡状态，采取的治疗原则和方法也不同；根据患者的年龄、性别、所处环境、不同地域，因时、因地、因人、因病程阶段而制宜。脑心同病分标本缓急先后而治、病程传变随证而治，证症同治，皆同病异治也。

4. 异病同治、多病同治　多种脑病或者脑病与脏腑共病，根据不同疾病共同的病机环节，脑心同治需要共同而治、并行而治，病证同治、病证症同治，皆多病异病同治也。

5. 随症治之　随症治之不是中医的主流[14]，但脑心同病临床亦不可偏废。传统意义的症，指临床表现；现代意义的症，包括理化检查结果。随症治之，采取实际有效的中、西以及其他综合治疗措施，可以视为治疗原则顾及不到的对症治疗方法。

四、基于脑心同治理论辨治神机障碍医案

传统方剂治心以通阳、理气、安神为主，治脑以开窍、祛痰、补精为主；随着活血化瘀兴起，现代方剂有多元化创新倾向。经典名方如安宫牛黄丸、涤痰汤、酸枣仁汤、瓜蒌薤白桂枝汤、参附汤、血府逐瘀汤等等。创新名方有丹红注射液、稳心颗粒、脑心通、通心络、醒脑静、清开灵、星蒌承气汤等等。并且，临床有《稳心颗粒治疗心律失常专家共识》《丹红注射液临床应用中国专家共识》《脑心通胶囊临床应用中国专家共识》等。鉴于从动脉硬化角度脑心同治的医案甚多，兹从神机障碍角度脑心同治医案举例如下。

（一）帕金森病脑起搏器植入术后案

李某某，女，73岁。患者帕金森病17年，10年前行脑起搏器植入术，目前正服用美多巴1粒，Tid，息宁半粒，Bid，柯丹1粒，Qd，肢体震颤症状控制可。2019年3月26日一诊：轮椅就诊，动作缓慢，双手僵硬震颤，精细活动障碍，视物模糊，口角流涎，语慢欠清晰，唇紫黯震颤，开步困难，有时下肢痉挛，头颈部汗出，便秘艰难，小便不能完全自控，舌暗红中根苔黄黑厚腻，脉沉细弱。笔者从

志心神机轴障碍推演，病机为脑、脏、腑、窍、隧道同病，辨证为虚邪内滞，升降障碍，神机不利，调控失司。治法：补虚泻实，疏通经隧，升降气机，形神同治。自拟抗帕金森方：益智、白蒺藜、钩藤、山药、虎杖、木瓜各 15 g，桑螵蛸、僵蚕、炙麻黄、生大黄各 10 g（余同），番泻叶、全蝎各 3 g，蜈蚣 1 条，甘草 6 g。服用 21 剂，每日 1 剂，水煎服。2019 年 4 月 16 日二诊：药后二便障碍改善，肢体僵硬震颤症状好转，舌红苔薄黄干，脉沉细弦。守方加麦冬、天冬、北沙参各 15 g，服用 30 剂，每日 1 剂，水煎服。2019 年 5 月 22 日三诊：由于加用中药汤剂后病情稳定，患者擅自停用息宁、柯丹，仍然服用美多巴 1 粒，Tid。诉双手震颤减轻，精细活动进步，仅进食时头颈汗出，流涎已止，语言清晰，二便正常，舌红苔薄黄，脉沉细弦。为减轻患者经济负担及煎药工夫，二诊处方去僵蚕、全蝎、蜈蚣，加鸡血藤 30 g，片姜黄、苏木各 10 g，服用 30 剂，每日 1 剂，改用颗粒剂冲服。

　　按：震颤是神机紊乱的临床表现。但是，心肝肾、经筋皮腠表里内外俱病，脑髓、官窍上下俱病，精气、神志形神俱病，风阳、浊毒、痹阻、实结、虚漏、不固虚实并呈。阴阳虚实先后，补泻敛散升降，复法整合图治。笔者认为在使用抗震颤麻痹药同时，不主张配伍金石介贝类药物重镇；特别主张适量配伍炙麻黄，妙在炙麻黄振脑神、通九窍、疏心脉、宣肺气、止厥逆、散郁结、解肌肉、透荣卫，以佐助神机轴调控之权，故《名医别录》记载吴普称麻黄为"卑相"。因此，有学者认为麻黄有抗帕金森作用[15]。

　　（二）脑外伤后遗症精神发育迟滞案

　　王某某，男，6 岁 8 个月，体重 13 kg。患者 2015 年 6 月 4 岁半时因交通事故头部外伤，诊断为弥漫性轴索损伤，治疗后好转出院，后遗认知障碍、语謇、双眼弱视、右眼外侧斜视、走路不稳等症状。2016 年 5 月 24 日复查头部 MRI：双侧额叶及颞叶萎缩，双侧侧脑室扩大，中脑导水管扩大。诊断为脑外伤后遗症、外伤性脑脊液循环障碍、精神智力发育迟滞。一直服用奥拉西坦、维生素 B_1、弥可保等，并在某医院脑瘫康复中心康复训练治疗中。2017 年 8 月 9 日一诊：安静状态，精神不振，智力低下，胆小易惊，理解力差，语言少，找词困难，不能正常交流，右眼外侧斜视，扶行走路不稳，食少，时有尿床，大便干，舌淡红苔薄黄干，脉沉细弱。WISC-IQ 42 分。病机为颅脑外伤，气化不及，津液流滞，久病入络，神机障碍。治法：益气通络，化气行津，开窍益智，养心安神。处方：白参、红花、益智、酸枣仁、茯神各 50 g，黄芪、山药各 100 g，川芎 30 g，白芷 20 g。混合粉碎。每次 5 g，每日 2 次，冲服。2017 年 9 月 27 日二诊：WISC-IQ 38 分。加用中药效果渐佳，仍然康复训练治疗。继续予中药复方佐助神机气化，拟加强开窍、活血、利水作用。处方：白参、红花、益智、车前子各 50 g，黄芪、山药、田三七各 100 g，川芎 40 g，制乳香、制没药、炙水蛭各 15 g，白芷 10 g，冰片 5 g。中药超微颗粒混合，分装 60 包。每次 1 包，每日 2 次，冲服。

　　按：本案脑瘫发生于外伤气机紊乱、玄府郁闭、神机失用。张景岳[16]以泥丸脑心释义目命门，与足少阴肾经、手少阴心经、足太阳膀胱经、督脉、任脉、冲脉等相通；以神机运转释义五脏六腑之精气皆上注于目，卫阳之气平旦出于目夜间舍于脏，脑心命门元神气化运转，主明则下安，阴阳十二官相使。《素问·灵兰秘典论》曰："主不明则十二官危，以此养生则殃，使道闭塞而不通，形乃大伤。"若脑窍玄府气液流通不足，脑髓络脉渗灌减弱，神机运转低下。故治疗上，治形则康复训练不可少，通玄化气醒神基础方白参、田三七、川芎、白芷，配伍以开通玄府、启动气化、流通气液、运转神机为要。强调脑脏体同治，脑奇恒府神机气化正常，脑窍玄府气液流通，脑汁津液循环有度，脑脉脑络疏通畅达，脑髓海得养，元神化为五志七情，舍藏主宰脏腑形体，形神合一矣。

　　（三）原发性异常睡眠梦游症案

　　王某某，男，39 岁。2017 年 6 月 16 日一诊：间断性梦魇、梦游近 1 年。有时自己起床穿衣外出游走，或者挪动家具物品，乱翻抽屉东西，次日不能回忆当晚情况，因此焦虑不安，心悸，反复口糜，舌暗红苔黄厚腐干，脉沉细乱。询问病史，得知 2013 年以来因工作压力大，日常生活没有规律，熬夜晚起，酗酒，饥饱失节；2016 年 2 月离异独居，精神萎靡不振，生活紊乱无序，与上司工作关系恶化。头部 MRI 未见异常，动态 EEG 示正常脑电图，动态 ECG 示频发性室上性心律不齐。诊断：原发性异常睡眠梦游症，室上性心律不齐。五志所伤皆热，内热郁甚，神劳躁扰则不安宁，形体变动而不自觉。辨证为玄府热痰郁结，神机紊乱。治法：清热化痰，通泻脑窍，交通心肾。处方：灵磁石、青礞石、天竺黄、连翘各 15 g，灵芝、黄连、茯神、青皮、苦参各 10 g，白花蛇舌草 30 g，甘草 6 g，人工牛黄 0.2 g。7 剂，每日 1 剂，水煎服。并予参松养心胶囊（组成：桑寄生、山萸黄、酸枣仁、土鳖、甘松、黄连、龙骨、人参、独活、丹参、赤芍），每次 3 粒，每日 3 次。2017 年 9 月 29 日二诊：诉用药后未发生梦游，梦魇明显减少，自主停药。近 5 日出现梦游 2 次，遂来就诊。舌暗红苔薄黄腻，脉沉细促。上方去天竺黄、人工牛黄、苦参，加莲子心 3 g，川楝子、玄参各 10 g，生地黄、南沙参各 15 g。服用 14 剂，每日 1 剂，水煎服。

　　按：梦游症乃脑髓神机病变表现于形体的行为动作异常。《素问玄机原病式·热类》阐释谵妄躁梦病机为肾水不能制心火："梦者，神迷也。病热而能迁七情者，水衰道远故也。"《血证论·卧寐》曰："梦乃魂魄役物，恍有所见之故也……魂魄之所主者，神也，故安神为治梦要诀。"本案情志郁结，五志化火，灼液为痰，痰热熏蒸，神机紊乱。根据脑神统御五神，脑脏体相关理论，当五脏形神同治。治形者，清热、化痰、理气、通络、养阴潜阳诸药物以疏玄府；治神者，人参、灵芝、茯神、酸枣仁、人工牛黄诸药物以安神志。

（四）血管性痴呆并血管性帕金森综合征案

　　陈某某，女，58 岁。2016 年 3 月 18 日一诊：进行性认知障碍 3 年余，精神淡漠，多寐，健忘，记忆下降，计算能力下降，反应迟钝，常认错家人，语言重复而慢，语謇声沉，面色黧黑，面部表情少，四肢震颤僵硬，双手活动欠灵活，走路碎步，大便难解但能自控，因小便障碍导尿管引流中，舌暗红苔薄黑干燥，脉沉细涩。轮椅来院就诊，基本生活不能完全自理，需家人不离左右。头部 MRI：多发性腔隙性脑梗死，脱髓鞘脑病，脑萎缩，正常压力脑积水。诊断：血管性痴呆，血管性帕金森综合征。辨证为气虚不化，水浊停滞，瘀热阻络，神机失用。治法：益气活血通络，清热化气行水。处方：白参、茯苓、连翘各 15 g，三棱、莪术、桃仁、红花、王不留行、葶苈子、土鳖、薄荷、青黛、龙胆各 10 g，黑附片、西洋参、甘草各 6 g。服用 30 剂，每日 1 剂，水煎服。并予艾迪苯醌、奥拉西坦、美金刚、安脑丸（组成：人工牛黄、猪胆汁粉、朱砂、冰片、水牛角浓缩粉、珍珠、黄芩、黄连、栀子、雄黄、郁金、石膏、赭石、珍珠母、薄荷脑）。2016 年 4 月 21 日二诊：精神好转，白天睡眠减少，四肢活动较前灵活，舌暗红苔薄黄黑，脉沉细涩。守方去葶苈子、青黛、龙胆，加鬼箭羽、薏苡仁、冬葵根各 15 g。服用 30 剂，每日 1 剂，水煎服。2017 年 10 月 8 日三诊：家属自作主张，中药时断时续，一直不间断服用西成药，患者精神好，认知障碍症状有所改善，并已拔除导尿管 2 个月余，小便基本自控，大便正常，舌暗红苔薄黄，脉沉细弱。守方不变，久以持之。改用颗粒剂，每次持续使用 7 剂，间隔 14 日后续予 7 剂。

　　按：精气虚损，阴阳失调，脑窍玄府气化失司，瘀热痰水浊毒邪气壅积蕴结，是脑衰、脑络痹、健忘、痴呆、震颤、缺血中风等病机关键。《类经·运气类》曰："神既失守，神光失位而不聚也。"脑神失用，则五脏神失守，神明不彰不圆。《类证治裁·健忘》曰："治健忘者，必交其心肾，使心之神明，下通于肾，肾之精华，上升于脑。精能生气，气能生神，神定气清，自鲜遗忘之失。"交通上中下三丹田，须求脑心肾神机轴[7]。本案祛邪以通神机隧道，扶正以助玄府气化，开窍以醒脑神，复方以恢复气化神机为目的，不同于单纯从络脉病变论治者。

（五）多发性周围神经炎并下肢静脉瓣膜功能不全案

　　谢某某，男，45 岁。2013 年 6 月 4 日一诊：有下肢静脉瓣膜功能不全病史 5 年，多发性周围神经炎病史 2 年，诉双侧膝关节以下沉重肿胀冷痛，四肢麻木，手指麻木为甚，天气变化时症状加重，舌暗红苔黄白厚腻，脉沉细。辨证为气血津液循环障碍。治法：疏散表卫，通利三焦，疏调津气，兼顾血行。五通汤主之，处方：清半夏、陈皮、枳实、柴胡、泽泻、当归、川芎各 15 g，厚朴、白术、茯苓各 20 g，白参、麻黄、桂枝、干姜、白芍、甘草各 10 g，细辛 6 g。服用 14 剂，每日 1 剂，水煎服。并予迈之灵片、长春西汀片、通心络胶囊（组成：人参、水蛭、全蝎、赤芍、蝉蜕、土鳖、蜈蚣、檀香、降香、制乳香、炒酸枣仁、冰片），平常多注意抬高患肢、适当活动。2013 年 6 月 19 日二诊：四肢麻木减轻，下肢肿胀消退，膝关节以下仍然沉重冷痛，失眠，烦躁不安，口干，便秘，舌暗红苔黄白腻，脉沉细。辨证为阴虚血瘀，兼湿热阻络。治法：清热养阴，活血通络。处方：石楠藤、首乌藤各 20 g，忍冬藤、红景天、川牛膝、灵芝、生地黄、天花粉各 15 g，山茱萸、玄参、苍术、黄柏、白茅根、白芷、秦艽各 10 g，甘草 6 g。服用 14 剂，每日 1 剂，水煎服。2013 年 7 月 5 日三诊：仅有指尖麻木，下肢沉重冷痛减轻，睡眠安稳，二便正常，舌深红苔薄黄腻，脉沉细。二诊处方去首乌藤、灵芝、白茅根，加木瓜、独活各 15 g，蜈蚣 2 条。服用 30 剂，每日 1 剂，水煎服。续予西成药同前。

按：陈潮祖[17]认为人体气化结构由心系、肝系、脾系、肺系、肾系等五大网络系统构成，以周围神经属肝系三焦膜腠，周围动静脉属心系血管血络，一起主通行卫气、水津、营血，病则流通的气血津液和固定的脏腑组织同病；以《伤寒论》中小青龙汤、真武汤、五苓散、四逆散、理中汤，《金匮要略》当归芍药散，《太平惠民和剂局方》平胃散为基础加减化裁而创制五通汤（组成：人参、泽泻、半夏、陈皮、枳实、柴胡、当归、川芎、厚朴、白术、茯苓、麻黄、桂枝、干姜、白芍、细辛、甘草）。五通汤通中有补，以通为主，为治疗津气血病变内邪偏盛的有效处方。但是，有伤阴、化燥、扰神之弊，且养营活血、疏脉通络、畅达神气方面功力不足。本案一诊用之流通气血津液，二诊立即改方养阴活血通络，并佐以治神。考《医易一理》以周围神经为脑气筋，为脑之余，承脑驱使分派。东汉刘熙《释名·释形体》曰"膜络一体"，络脉与玄府、腠理、皮肤、筋肉等相互关联。气络与血络缠绊，络脉结构与功能相统一[18]，气络通行卫气与神气，血络通行营血；故疏通玄府，则气液流通，津血相生，诸体得养而神机运转正常。

五、结语

天人相应相通，人体类似宇宙。有学者[19]认为《素问·生气通天论》"天运当以日光明"即揭示的脑（天）心（日）功能联系。脑即太阳系，心即太阳，脏腑即行星，恒动协调，和谐平衡。心病治神，脑病治心，古已有之。如《太平惠民合剂局方》记载牛黄清心丸治中风。刘完素亦曰：中风病乃"心火暴甚，肾水虚衰"。创立三化汤、地黄饮子。心病治脑，也是现代创新，如韩自献《冠心病从脑治疗》[20]。但均未形成系统学说。赵步长教授[21]脑心同治学说，开辟了脑心同治同防的新领域。脑心同治理论指导临床，研究较多的病种是西医层面的脑心同病，如脑梗死并冠心病、脑心综合征、心源性卒中、脑梗死后抑郁症、糖尿病血管病并糖尿病神经病、卵圆孔未闭并偏头痛、原发性高血压并焦虑障碍、双心障碍（冠心病与抑郁症共病）等。王永炎教授[22]评价："脑心同治之说……既具理论意义又有实用价值。"赵继宗教授[23]评价："心脑血管病病因、发病机制、治疗原则具有同质性，血管病诊疗分属多科的现状不利于疾病的诊治和研究，这也是目前在国际上受到广泛关注的问题，我国应加快脑心同治学科复合型人才的培养，加快这一交叉融合学科的临床研究。"当然，也有学者提出异议，作为学术争鸣聊备一说，也是能给人启迪的。如陈景耀认为"脑心同治"说法不妥。如果"脑心同治"是强调头痛医头、脚痛医脚，没有治疗病因，那是治不好病的。笔者认为，脑心同治理论具有深厚的中医内涵，脑心同治不仅仅局限于络脉病变动脉硬化，应当更加深入探讨脑心相关的理论优势，广泛拓展脑心同治的临床范畴。

参考文献

[1] 赵步长. 脑心同治 [C]. 第五次全国中西医结合血瘀证及活血化瘀研究学术大会论文汇编. 中国中西医结合学会活血化瘀专业委员会；中国中西医结合学会，2001：73－75.

[2] 赵步长，庄欣. 论心脑血管疾病的脑心同治原则 [J]. 世界中医药，2006，1（01）：16－17.

[3] 李育章. 试论脑主神明说 [J]. 湖南中医杂志，1986，2（02）：24－26.

[4] 陈士奎. 变革"心主神明"为"脑主神明"——中医脑科学理性发展的前提条件 [J]. 中国中医基础医学杂志，

2002，8（07）：14－62.

［5］蒋俊. 心脑共主神明理论研究 ［D］. 湖南中医药大学，2006.

［6］赵涛，伍海勤. 深化脑心同治研究，提高临床诊疗效果 ［J］. 中国中西医结合杂志，2013，33（12）：1593－1595.

［7］周德生，刘利娟. 论志心神机轴的双向调控作用 ［J］. 湖南中医药大学学报，2018，38（05）：520－523.

［8］卢长龙. 浅析脑为经脉循行的核心 ［J］. 江苏中医药，2014，46（06）：10－11.

［9］王德堃，李慎英. 意识活动与脑心分部最优化 ［J］. 自然杂志，1988，11（05）：350－351.

［10］申杰，周惠芬，张宇燕，杨洁红. 脑心同治理论与临床实践探讨 ［J］. 陕西中医学院学报，2015，38（02）：19－21.

［11］杨振宁. 中医藏象神志学说的心理学意义辨析 ［D］. 山东师范大学，2009.

［12］贾耿. 脑是经络信息系统的中枢 ［J］. 中国针灸，2001，21（10）：63.

［13］周德生. "脑为奇恒之府"理论的临床应用 ［J］. 中国中医药现代远程教育，2011，9（15）：8－9.

［14］张英栋. 随症治之不是中医主流 ［N］. 中国中医药报，2013－06－05（04）.

［15］常敏毅. 麻黄的抗帕金森作用 ［J］. 国外医学（中医中药分册），1997，20（04）：39.

［16］贾耿. 论《内经》"命门者，目也"的理论蕴义 ［J］. 中国中医基础医学杂志，2004，10（07）：19－21.

［17］陈建杉，江泳. 陈潮祖教授五通汤释义 ［J］. 四川中医，2007，26（11）：4－5.

［18］王显，王永炎. 对"络脉、病络与络病"的思考与求证 ［J］. 北京中医药大学学报，2015，38（09）：581－586.

［19］于玲. 探究《黄帝内经》中隐藏的现代大脑功能 ［J］. 中国中医基础医学杂志，2013，19（09）：1092－1093.

［20］匡调元. 新实践、新概念与新学派——谈中医理论研究的突破与发展 ［J］. 中西医结合杂志，1983，3（05）：310－312.

［21］赵步长. 中西医结合脑心同治论学说的形成与发展 ［C］. 见：2010 中国医师协会中西医结合医师大会摘要集. 中国医师协会中西医结合医师分会，2010：29.

［22］王永炎. 脑心同治防治心脑血管病——评赵步长教授著《脑心同治》［N］. 中国中医药报，2010－06－21（04）.

［23］赵继宗，郭彩霞. 破楚汉界，立新学科——谈谈"脑心同治"［J］. 中华医学杂志，2019，99（39）：3041－3042.

第三十四章　基于真头痛理论辨治神经重症

真头痛是以剧烈头痛，恶心呕吐，或伴意识障碍等为主要临床表现的病证。自古以来，真头痛列入死症之一。随着现代诊疗水平的提高，逐步认清了真头痛的真面目。根据头部的痛觉敏感结构和临床表现，可以借助现代检查，做出真头痛的疾病分类及鉴别诊断。临床上，真头痛与颅内压增高、脑动脉狭窄、脑动脉瘤、脑室内肿瘤、癌性脑膜炎、蛛网膜下腔出血、窦静脉血栓、颅内感染等多种神经重症相关。如何突破中医临床短板，应用真头痛理论辨治神经重症，为中西医结合重症医学积累理论与经验，试述临床体会如下。

一、真头痛病因病机

传统认识的真头痛证见剧烈头痛，连脑户尽痛，手足逆冷至肘膝关节，脉急短涩。《灵枢·厥病》曰："真头痛，头痛甚，脑心痛，手足寒至节。"参考《经史百家医录》引述《唐代丛书·异疾志》王布女鼻病案，有"痛入心髓"之说，此心即泥丸脑心，脑心痛即邪入脑髓之真头痛。①根据《杂病源流犀烛·头痛源流》，真头痛的病位在泥丸、脑髓，与脑脉、脑络关系密切。当然，真头痛可以表现为头痛欲裂，泥丸真痛，头痛连睛，头痛连胸，与经脉、血络"绌急"，扩张牵引，"脉挛缩收引小络"有关。《辨证录·头痛门》曰："人有头痛连脑，双目赤红，如破如裂者，所谓真正头痛也。此病一时暴发，法在不救，盖邪入脑髓而不得出也。"②真头痛的关键病机在外邪陷入，或者内邪上逆。外邪有风、寒、暑、湿等。内邪有瘀血、痰浊、湿毒、风火、沉寒等，久病者兼虚。或为外邪引动久伏之内邪。其中，有首风、脑风、头风、脑厥头痛、正头痛、冲头痛等病名，其范畴与真头痛互相交叉。③《景岳全书·头痛》曰"痛甚者乃风毒上攻"。根据《杂病源流犀烛·头痛源流》，真头痛包括脑烁、脑恶疮、发颐、脑痈、脑疽、雷头风、大头风等，与风毒、时疫有关。

二、真头痛辨治特点

真头痛是重度痛或严重痛，多为深部的胀痛、炸裂样疼痛，常不同程度地伴有呕吐、神经系统缺损体征、抽搐、意识障碍、精神异常以至生命体征的改变，与颅内病变有关。辨治真头痛需要鉴别病种、分别标本，更需甄别病因、去伪存真，才能完善真头痛理论逻辑体系。

（一）分别标本

《景岳全书·头痛》曰："凡诊头痛者，当先审久暂，次辨表里。"表邪疏散，里邪清降。暂病者重邪气，久病者重元气。首先，辨治真头痛，必须头痛医头，止痛镇静。其次，治标者无非是止痛、缓急、降逆、祛邪，治本者补益虚损、调和气机；往往标本同治。真头痛有先兆症状必须寻找疾病根源所在，重视初起病时及早诊疗；尽管初起病时也有潜藏着十分危重的病情者，早发现早重视往往是保存生命的不二法门。广泛采用针刺、穴注、灸疗、塞鼻、药枕、熏蒸、热熨、外搽、贴敷、揉按等治标方法。①头脑为阳位所在，真头痛治在三阳。羌活、防风、荆芥、升麻、葛根、白芷、柴胡、川芎、芍药、细辛、葱白等。②脑髓为肾所主，真头痛治在少阴。附子、川乌、沉香、细辛、紫石英、硫黄、阳起石、黑锡丹等。③脑为脏腑经脉逆气所犯，真头痛治在厥阴。吴茱萸、天麻、炒花椒、白蒺藜、钩藤、猪胆汁等。

我们推崇使用中西医结合方法，强力止痛，优势互补。一般情况下不使用洋金花、天仙子、雪上一枝蒿、蟾酥、制川乌、制草乌、罂粟壳等有毒止痛药物，必要时需要严格掌握其使用剂量和使用方法，注意不良反应。如洋金花有大毒，每日用量仅仅 0.3～0.6 g。《生草药性备要》曰：洋金花"少服止痛，通关利窍，去头风"。《中药大辞典》受《外科十三方考》立止哮喘烟启发，采用止痛烟单方，洋金花加烟丝（比例 3∶10），洋金花七八成干燥（过于干燥则易碎），每日用量不超过 1.5 g，作卷烟吸，功能祛风解痉，麻醉止痛，可以用于治疗真头痛。2015 年版《中华人民共和国药典·一部》改为洋金花提取物注射液（组成：苦杏仁、洋金花），稀释后雾化吸入法治疗真头痛。江苏省药品检验所采用中药麻醉方（组成：洋金花、当归、川芎、生草乌）静脉滴注、灌肠、口服、肌内注射等途径给药，产生麻醉作用[1]。功能缓解痉挛，镇静催眠，麻醉止痛，可以用于治疗真头痛。

（二）鉴别病种

在明确疾病分类及鉴别诊断之后，需要根据病因、发作形式、病机特点及患者的具体情况选择药物，应用各种止痛方法治疗真头痛。

借助现代检查，真头痛的疾病分类及鉴别诊断大致如下。①与颅内压增高相关者：有学者认为真头痛与颅内压增高的多种急危重症相关，用安宫牛黄丸治疗真头痛[2]。脑肿瘤术后脑水肿引起的颅内压增高与痰瘀相关[3]。或者配伍猪苓、葶苈子、牵牛子、小通草、水红花子等。②与脑血管病变相关者[4]：针对出血、梗死、狭窄、扩张、痉挛等，参考中风先兆及中风病辨治，选择不同药物配伍。血管狭窄与血管成形术和支架、脑动脉瘤的血管内治疗、动静脉血管畸形的介入治疗，等等。③与脑肿瘤相关者：有学者认为真头痛与原发于脑膜、颅内神经、血管、垂体等脑组织肿瘤和其他部位肿瘤转移或侵入颅内所形成的继发肿瘤相关；并且脑肿瘤患者在经过手术、放射治疗、化学治疗后会进一步损伤脾胃，形成恶性循环；主张以脾胃气虚、肝肾阴虚为本；风、痰、毒所致为标[5,6]。④与颅内感染相关者[7]：区别感染源，参考温病及瘟疫辨治，选择不同药物配伍。《诸病源候论》记载有温病、瘴气、痃疟、霍乱、射工、药物中毒引起头痛。《痧胀玉衡·头痛痧》曰："痧毒中于脏腑之气，闭塞不通，上攻三阳巅顶，故痛入脑髓，发晕沉重，不省人事，名真头痛，朝发夕死、夕发旦死。急刺破巅顶，出毒血以泄其气；药惟破其毒气，清其脏腑为主。痧毒中于脏腑之血，壅瘀不流，上冲三阳头面肌肉，故肌肉肿胀，目闭耳塞，心胸烦闷。急刺破巅顶及诸青筋，出毒血；药宜清其血分，破其壅阻为要。"⑤与脑干功能衰竭相关者：原因可能为脑干脑炎、脑干血管意外、脑干损伤等[8-10]。参考闭脱及厥病辨治。《辨证录·头痛门》真头痛治宜急灸百会穴，服黑锡丹、大剂参附汤或救脑汤等。

（三）甄别病因

现代对不同原因的脑死亡认识已经明确，并建立了脑死亡判定标准与技术规范[11]。真头痛属于神经重症，死亡率高。分析古人将真头痛列入死症的原因有：①由于受儒家伦理思想的影响，中国古代解剖学落后。古人以是否有心跳、呼吸作为死亡判定标准，没有脑死亡判定标准。对于真头痛死亡的病例，没有进行深入的病因研究。②没有认识到真头痛是多种疾病严重阶段的共同临床表现之一，试图用不同病机来阐释其差异性。考察古代真头痛文献，甚至有将一般性头痛混入真头痛，如三叉神经痛、偏头痛、丛集性头痛以及与头颅、颈部、眼、鼻、鼻旁窦、牙齿、口腔或其他面部或头颅结构有关的头痛等。研究真头痛理论，必须把这些资料区别开来。③大多将真头痛的病位胶固在泥丸、脑髓，与脑脉、脑络相关；没有认识到脑室、脑膜可能是真头痛的重要病位。将真头痛的病机推论为逆气、风火、痰瘀、六淫、风毒、时疫等，唯独缺少对积水、积饮、湿浊的关键病理因素的深刻认识。即使如缪仲淳治梁溪女"头痛作呕"案，及治子仆妇"痛甚欲自缢"案，均取法沈观颐传自一道人经验的头风神方，药用土茯苓、灯心草、小黑豆、金银花、蔓荆子、玄参、防风、天麻、辛夷、川芎、芽茶（《先醒斋医学广笔记·脑漏》），临证思维已经接近了真头痛存在积水、湿浊病机因素的真实情况。④由于时代的限制，真头痛的临床思维尚有欠缺，真头痛的诊疗方法有限，古人诊疗水平更为低下。我们站在现代高度分析古代真头痛医案，发现许多医案是不可信的，必须去伪存真。如《续名医类案·头》记载姚应凤治施盛宇真头痛案，"割额探去其骨，出瘀血数升顿愈"。王士雄按："未免涉诞。"

三、基于真头痛理论辨治神经重症医案

（一）脑动脉狭窄突发心跳呼吸骤停案

喻某某，男，78 岁。间断头晕头痛 3 日，加重 6 小时，于 2018 年 11 月 10 日 08：22 入院。既往有原发性高血压病史 20 余年，使用尼群地平片等控制血压 6 年后，停用抗高血压药，血压时高时低；7 年前完全不用抗高血压药，血压在正常范围。有糖尿病史 12 年，冠心病史 5 年，均有间断用药（具体不详）。现症见：发作时头痛难忍，诉前额、眼后至咽喉部剧烈放电样疼痛，持续 30～60 分钟不等，无耳鸣，四肢乏力，双下肢轻度浮肿，舌淡红苔薄白，脉细数。体格检查：体温 36.5 ℃，脉搏 82 次/min，呼吸 18 次/min，血压 128/80 mmHg，神经系统病理征（−）。颈部血管彩超：双侧颈动脉硬化，双侧颈动脉多发混合性斑块。头部 MRI＋DWI＋MRA：脑萎缩，多发性腔隙性脑梗死，右侧大脑中动脉 M1 段重度狭窄，右侧椎动脉 V4 段重度狭窄。考虑为脑血管狭窄、痉挛，引起头痛发作。有病情突然恶化可能。予尼莫地平片、拜阿司匹林片、阿托伐他汀钙片，及天麻素注射液、丹参多酚酸盐注射液、小牛血清去蛋白注射液。2018 年 11 月 11 日 05：00 突发剧烈头痛，前额为主，伴舌咽部牵引样疼痛，大汗淋漓，查脉搏 98 次/min，血压 177/110 mmHg。急予罗通定片 60 mg 口服，无缓解；继予卡马西平片 100 mg 口服，无缓解；予肌内注射盐酸布桂嗪注射液 100 mg，静脉注射甘露醇 125 mL，头痛缓解。予左旋氨氯地平片、贝那普利片控制血压。2018 年 11 月 11 日 08：00 无头痛，血压 138/80 mmHg。2018 年 11 月 12 日 01：50 又发作前额疼痛，伴舌咽部疼痛，处理后持续 42 分钟缓解。准备行介入检查及介入治疗，但因患者及其家属联系转院事宜，未能实施手术。2018 年 11 月 12 日 17：26 再次头痛发作，处理后缓解。20：54 又有头痛发作，予盐酸布桂嗪、甘露醇等处理，头痛不缓解，21：22 突然心跳呼吸骤停，经过积极抢救，22：14 宣布临床死亡。患者家属不理解，经科室讨论分析，死亡原因可能为脑血管痉挛引起基底动脉尖综合征，或者脑血管痉挛引起大出血，导致脑死亡。

按：《杂病源流犀烛·头痛源流》曰"有元阳虚头痛如破，必眼睛如锥刺"。本案患者前额疼痛，连眼睛、咽喉疼痛，放电样疼痛，发作性疼痛，其病机为阴素亏损于下，阳暴张浮于上，血随气逆，乃化风之征兆；故责之脑髓中经脉、血络"绌急"，"脉挛缩收引小络"，猝然中风死亡。患者家诉之医疗纠纷。遗憾的是，未经尸检不能确认死亡的直接原因，医患矛盾亦为当今医界之真头痛矣。

（二）脑动脉瘤并蛛网膜下腔出血案

彭某某，男，41 岁。突发头部胀痛 6 日，加重 10 小时，于 2017 年 12 月 6 日 18：22 入院。症见：6 日前因争吵激动后，头痛以前额为主，呈持续性剧烈疼痛，与体位改变无关。头晕，恶心欲呕，颈部酸痛，纳少，无气促、咳嗽、胸痛，舌淡红、苔薄黄，脉沉滑。否认原发性高血压病史，现测血压 160/100 mmHg。体格检查：颈抗（±），四肢腱反射（＋＋），余（−）。头部 CT＋CTA：疑是蛛网膜下腔出血。MRA：大脑前动脉，右侧椎动脉 C1 段混合性斑块；不完全型基底动脉环，椎基底动脉呈右侧优势型；脑前交通动脉瘤，少量出血，动脉瘤破裂可能。腰椎穿刺检查：脑脊液压力＞330 mmH$_2$O，红细胞 4000.00×10^6/L，白细胞 3.00×10^6/L，氯 123.60 mmol/L，葡萄糖 3.45 mmol/L，蛋白质 352.00 mg/L。脑脊液涂片（−）。诊断：脑动脉瘤并蛛网膜下腔出血。予尼莫地平注射液、甘油果糖注射液、单唾液酸四己糖神经节苷脂注射液。中医辨证为肝气上逆，气涌化风，络损血溢。治法：镇肝降逆，止痉熄风。方用天麻钩藤饮加减：天麻、钩藤、牛膝、栀子、黄芩、牡丹皮、益母草、茯神各 10 g，首乌藤、石决明（先煎）、龙齿（先煎）各 15 g，甘草 6 g。服用 3 剂，每日 1 剂，水煎服。2017 年 12 月 10 日头痛缓解。守方 7 剂。2017 年 12 月 18 日因脑前交通动脉瘤，转神经外科介入治疗。

按：《中医内科常见病诊疗指南·西医疾病部分》认为蛛网膜下腔出血头痛相当于真头痛。蛛网膜下腔出血头痛剧烈且持续时间长，与焦虑、恐惧、烦躁不安等情绪相关。本案真头痛病种诊断明确，出血量少或为警告症状，目前病情尚轻，但是脑动脉瘤有再次破裂出血可能，故寻求外科治疗。

（三）高血压脑病案

徐某某，女，81 岁。突发意识障碍，伴抽搐 16 小时，于 2017 年 11 月 28 日 09：06 入院。代诉发病

前 2 日，反复发作头痛欲裂，额顶部疼痛明显，每日发作 4～5 次，每次持续 30～45 分钟，未予重视。昨日 5 点左右，患者无明显诱因，出现意识障碍、抽搐、口吐白沫，急诊予地西泮肌内注射后，送入病房。现症见：肥胖，昏迷，躁动，无抽搐，口中秽气，舌未查及，脉弦细。既往无癫痫病史，有原发性高血压病史 17 年，使用抗高血压药不规范，不经常测血压。体格检查：不配合，体温 37.0 ℃，脉搏 86 次/min，呼吸 18 次/min，血压 226/130 mmHg，神经系统病理征（－）。肾上腺彩超未见异常。头部 MRI＋DWI：多发性陈旧性腔隙性脑梗死，未见新发病灶。实验室检查：血糖 6.10 mmol/L。诊断：原发性高血压 3 级极高危，高血压脑病。予硝普钠降血压，甘露醇降颅内压，另予醒脑静、依达拉奉、兰索拉唑等。中医辨证为湿热、痰水、浊毒，阻滞脑窍。治法：清热利水泻浊，化痰开窍醒神。方药：黄芩 30 g，金银花、白菊花各 15 g，青黛（包）、淡竹叶、葶苈子、薄荷、佩兰、石菖蒲、人工天竺黄各 10 g，莲子心、甘草 3 g。服用 3 剂，每日 1 剂，水煎服。2017 年 12 月 2 日患者嗜睡，夜间躁动，舌老红苔黄腐厚干，脉弦细。查血压 149/71 mmHg。证兼阴虚，上方去淡竹叶、葶苈子，加麦冬、北沙参、玄参各 15 g。服用 3 剂，每日 1 剂，水煎服。2017 年 12 月 6 日患者清醒，精神差，睡眠多，舌红苔黄腐，脉弦沉细。查血压 145/70 mmHg。2017 年 12 月 2 日方去人工天竺黄、莲子心，加黄精、石斛、玉竹、生地黄各 10 g，续进 7 剂。2017 年 12 月 10 日病情好转，正常出院。

　　按：国家标准《中医临床诊疗术语》（GB/T16751—1997）认为高血压脑病相当于真头痛，又称厥头痛，多发生于素有风眩病者。本案患者肥胖痰湿体质，痰湿蕴热成毒，蓄积变生水浊，浊毒壅阻脑窍，则形成颅内压增高、脑水肿等；血压过度升高，神机运转不利，发为真头痛，变生癫痫、中风、昏迷，乃至死亡。本案病势凶险，急性期诊疗得当，特别重视水湿浊毒，故能够救治成功。

　　（四）化脓性脑干脑炎案

　　成某某，男，51 岁。因头痛、头晕 17 日，加重 2 日，于 2018 年 6 月 7 日 16:32 入院。无明显诱因出现前额、枕颈部胀痛，呈阵发性疼痛，持续 1～2 小时缓解。2 日前出现头痛加重，四肢乏力，双上肢麻木，时有震颤，恶心呕吐，咳嗽咯痰。急躁易怒，头痛难忍，动则头晕。望之少神，面色晦暗，舌淡红苔黄腻，脉滑实。体格检查：体温 36.4 ℃，呼吸 19 次/min，脉搏 78 次/min，血压 126/64 mmHg，颈抗（－），双肺未闻及干、湿啰音，神经系统体征（－）。头部 CT：左侧上颌窦炎。胸部 CT 未见异常。实验室检查：总蛋白 59.80 g/L，球蛋白 17.70 g/L，葡萄糖 3.45 mmol/L，钾 3.48 mmol/L，肌酸激酶 219.00 IU/L。诊断：头痛查因，颅内病变待诊。予罗通定片 60 mg，每日 3 次。2018 年 6 月 9 日 13:40 出现剧烈头痛，予左米曲普坦片 2.5 mg，对症处理后未见明显缓解。头部 MRI：脑干、右侧颞叶异常信号灶，左侧横窦充盈缺损，左侧优势型静脉窦。腰椎穿刺检查：脑脊液压力＞320 mmH₂O，氯 118.00 mmol/L，葡萄糖 1.90 mmol/L，蛋白质 1235.00 mg/L，单核细胞总数 28.00×10⁶/L，多形核细胞总数 6.00×10⁶/L，巨细胞病毒 IgG 抗体 1.110 IU/mL。脑脊液涂片可见淋巴细胞。明确诊断：化脓性脑干脑炎。予头孢唑肟钠粉针、甲泼尼龙琥珀酸粉针、甘露醇、痰热清注射液。中医诊断为真头痛，辨证为湿热内蕴，侵入脑髓。治法：清热解毒，利湿化浊。处方有甘露消毒丹加减：滑石粉、连翘各 15 g，白豆蔻、藿香、茵陈、小通草、石菖蒲、黄芩、射干、薄荷各 10 g，川贝母、甘草各 6 g。服用 3 剂，每日 1 剂，水煎服。2018 年 6 月 12 日头痛稍有缓解，颈项严重胀痛，腰部稍胀痛。接脑脊液培养结果：缓症链球菌。药敏试验回报：对头孢唑肟、复方磺胺甲噁唑敏感。中药汤剂守方进退。2018 年 6 月 14 日头痛明显缓解。腰椎穿刺检查：脑脊液压力＞320 mmH₂O，蛋白质 996.00 mg/L，单核细胞总数 62.00×10⁶/L，多形核细胞总数 14.00×10⁶/L。脑脊液自身免疫性脑炎抗体（－）。停甲泼尼龙琥珀酸粉针，改醋酸泼尼松片 60 mg 开始逐步递减治疗。2018 年 6 月 22 日头痛消失。2018 年 6 月 25 日复查腰椎穿刺检查：脑脊液压力 260 mmH₂O，氯 118.00 mmol/L，葡萄糖 2.10 mmol/L，蛋白质 72.00 mg/L，单核细胞总数 19.00×10⁶/L，多形核细胞总数 5.00×10⁶/L。

　　2018 年 6 月 30 日 22:50 患者又诉剧烈头痛，大汗，面红痛苦，无呕吐，自觉发热，双眼明显突出，胀痛，左眼不能完全闭合，无视力下降，无肢体障碍。舌淡红，苔薄黄腻，脉细滑。体格检查：体温 36.6 ℃，颈抗（＋＋），锥体束病理反射征（－）。头部 MRI：脑干、右侧颞叶异常信号灶均较前明显缩小。实验室检查：白细胞 16.36×10^9/L，单核细胞 1.19×10^9/L，中性粒细胞 89.70%，淋巴细胞 2.8%，嗜酸细胞 0.10%，血小板 108.00×10^9/L。患者对病情反复不理解，拒绝行腰椎穿刺复查。症状反复原因，考虑脑实质感染致脑膜感染，可能为化脓性脑膜脑炎，引起颅内压增高。再予头孢唑肟钠粉针、甲泼尼龙琥珀酸粉针、甘露醇。加用复方磺胺甲噁唑片。中药予清营汤加减：水牛角丝（先煎）30 g，金银花、连翘、生地黄、麦冬、丹参各 15 g，玄参、淡竹叶、牡丹皮各 10 g，莲子心 3 g，黄连、甘草各 6 g。服用 3 剂，每日 1 剂，水煎服。2018 年 7 月 4 日患者精神可，头痛明显好转，左眼能完全闭合，双眼仍然突出明显，眼胀不适，舌红，苔黄腻，脉滑。眼科会诊未见异常。颈抗（＋）。中药汤剂守方进退。改醋酸泼尼松片 60 mg 开始逐步递减治疗。至 2018 年 7 月 11 日情况好转，停用抗生素，余治疗同前。2018 年 7 月 29 日复查腰椎穿刺检查：脑脊液压力 180 mmH$_2$O，脑脊液常规（－），脑脊液生化（－）。次日出院。

　　按：《中西医病名对照大辞典》将化脓性脑炎、脑脓肿命名为颅脑痈。脑干炎症临床表现多种多样，缺乏典型的症状和体征，易漏诊误诊。本案亚急性起病，病情有波折，虽然不能找到感染源，但结合脑脊液检查，病因诊断明确，中西医结合治疗仍然取得好的结局。颅内感染真头痛，可能引发了古人"邪入脑髓"的病机认识。借鉴《临证指南医案·吐血》江某某病案分析，认为"青空之病"，乃"热气吸入"，"积瘀在络"，瘀热"蒙闭于头髓空灵之所"，以致"脑髓热蒸"，"烁物消物"，髓化为脓。化脓性颅内感染从毒邪论治，"无取外散，专事内攻"。以甘露消毒丹、痰热清（组成：黄芩、熊胆粉、山羊角、金银花、连翘）、清营汤等，清热解毒为主线，配伍利湿、化痰、透气、清营、凉血、养阴等等，祛除外源性之毒及内源性之毒。

　　（五）立克次体颅内感染案

　　于某某，男，55 岁，农民。头痛、腰痛 3 个月余，精神行为异常 1 周，于 2018 年 1 月 3 日入院。入院症见：头痛以阵发性、游走性疼痛为主，常于夜晚发作，发作时头痛剧烈，似要爆炸，自服"去痛片"镇痛，头痛时伴有后腰部、双下肢疼痛，近 1 周夜间有不自主胡言乱语症状，无恶心呕吐，无发热，近 2 个月体重减轻约 7.5 kg。既往体健，个人史、婚育史、家族史无特殊。体格检查：体温 36.9 ℃，脉搏 82 次/min，呼吸 20 次/min，血压 145/90 mmHg；神志清楚，言语含糊，反应迟钝，双侧瞳孔等大等圆，直径 3 mm，直接、间接对光反射灵敏，双眼球活动自如，无眼球震颤，双侧鼻唇沟对称，伸舌居中；颈项僵硬，心、肺、腹无明显异常，双下肢不肿。双下肢肌力 5－级，双上肢肌力 5 级，四肢肌张力正常，深、浅感觉正常，位置觉、振动觉正常，生理反射正常，脑膜刺激征（＋），余病理反射未引出。三大常规正常。血生化：谷丙转氨酶 57.60 U/L，肌红蛋白（Mb）122.00 μg/L，余无特殊；凝血功能、ESR、甲状腺功能均无明显异常，输血前四项、结核抗体均为阴性。脑脊液压力：180 mmH$_2$O；脑脊液常规：白细胞总数 28.00×10^6/L，脑脊液生化：Cl 105.9 mmol/L（血氯正常），Glu 0.11 mmol/L（血糖正常），ADA 2.9U/L，Pro 2.66 g/L。细菌、真菌涂片、找革兰阴性球菌、找抗酸杆菌、隐球菌抗原检测、一般细菌培养：均为阴性（－）。双侧颈动脉＋双侧椎动脉彩超：双侧颈动脉硬化。颅脑 MRI：左侧额叶异常信号，性质待定。入院诊断考虑为颅内感染，予以美罗培南抗感染、降颅内压等对症治疗 3 日，患者病情无明显好转。追问病史，患者 2017 年 7 月在一次野外通宵钓鱼时曾被小虫咬伤，咬伤部位在左侧鼻旁（属危险三角区），伴有溃烂，持续时间约 1 个月左右，自行外敷药物后结痂愈合。而后开始出现头痛，腰痛症状。同去钓鱼人员一共 7 人均有虫咬伤史，大部分人有皮疹及会阴部溃疡症状，在当地医院诊断恙虫病，其中 4 人口服多西环素后痊愈，2 人死亡，具体不详。结合患者病史、临床表现及实验室检查，考虑恙虫病可能性大，予以多西环素治疗，中药汤剂清瘟败毒饮加减，清热解毒凉血，患者用药第 1 日头痛症状缓解。2018 年 1 月 8 日复查颅脑 MRI 平扫加增强：左侧额叶病灶（其中一结节较前增大并出血），脑室系统扩张并侧脑室室管膜异常改变、脑膜增厚，结合临床，考虑感染性病变，建议 ASL 检查及治疗后复查。复查腰穿脑脊液压力：240 mmH$_2$O；脑脊液常规：白细胞 30.00×10^6/L，脑脊液生化：Cl 111.50 mmol/L（血氯正常），Glu 0.32 mmol/L（血糖正常），ADA 1.60U/L，Pro 0.694 g/L。涂片找革兰阴性球菌、隐球菌抗原检测：均为阴性（－）。

脑脊液血培养 5 日：无细菌、真菌生长。头痛症状仍有反复。2018 年 1 月 18 日结核感染 T 细胞检测：阳性（＋）。干扰素检测 A（结核特异抗原 ESAT-6）：斑点计数＞50（参考值＜6）。干扰素检测 B（结核特异抗原 CFP-10）：斑点计数 16（参考值＜6）。输血前四项（－）；血清病毒全套（－）；血沉、CRP（－）；凝血常规及相关项目（－）。血常规：白细胞 11.8×10^9/L。尿常规：隐血试验（＋＋）。肝功能：总蛋白 56 g/L，总胆红素 26.5 μmL/L，直接胆红素 11.5 μmol/L，谷丙转氨酶 90 U/L。肾功能：正常。乳酸脱氢酶 293 U/L，肌红蛋白 110 μg/L，血氯 98.1 mmol/L。肿瘤筛查全套：癌胚抗原 10.88 ng/mL；神经元特异性烯醇化酶 31.25 ng/mL。血清寄生虫全套阴性、血清病毒全套阴性。2018 年 1 月 18 日脑脊液常规：潘氏试验弱阳性，细胞总数 4×10^6/L。脑脊液生化：蛋白 0.98 g/L，ADA 正常，葡萄糖 0.73 mmol/L，乳酸脱氢酶 362 U/L，氯 111.5 mmol/L；脑脊液寄生虫全套阴性、脑脊液病毒全套阴性、脑脊液墨汁染色阴性。脑脊液培养无细菌生长，无念珠菌生长；脑脊液革兰染色未见细菌；脑脊液液基夹层杯阴性；脑脊液 EB 病毒抗体 IgM 阴性；脑脊液结核抗体 IgM、LgG 阴性。颅脑 MRI 平扫＋增强＋DWI：左侧额叶两个异常信号灶（部分出血），性质待定。幕上脑室梗阻性脑积水并间质性脑水肿，原因待查；脑内多发性腔隙性梗死灶。右上肺结节灶，性质待定；双侧胸膜增厚并钙化，右上肺尖后段多形性病变，考虑继发性肺结核（部分已纤维化、钙化）；双肺散在肺大泡。2018 年 1 月 22 日复查血常规：中性粒细胞 6.84×10^9/L，淋巴细胞 0.48×10^9/L，中性粒细胞比率 88.30%，淋巴细胞比率 6.20%。肺炎支原体总抗体：阴性；C 反应蛋白、免疫球蛋白 E 均大致正常；输血前四项阴性；凝血功能正常；D-二聚体正常。肝功能：总蛋白 59.20 g/L，清蛋白 37.60 g/L，谷丙转氨酶 77.10 U/L；肾功能、电解质正常。血沉正常；血清肿瘤标志物筛查正常；结核抗体正常。脑脊液常规：潘氏试验阳性，细胞总数 5×10^6/L；脑脊液墨汁染色阴性；脑脊液革兰染色未见细菌；脑脊液隐球菌抗原阴性；脑脊液生化：蛋白 1.76 g/L，ADA 正常，葡萄糖 0.31 mmol/L，氯 115.9 mmol/L，脑脊液分枝杆菌、培养阴性；脑脊液真菌培养：5 日无真菌生长。脑脊液结核分枝杆菌核酸（TB-DNA）检测：阴性；脑脊液结合抗体：TB-IgG：阴性；TB-IgM：阴性；脑脊液涂片找抗酸杆菌：阴性；脑脊液癌胚抗原（CEA）：121.70。结合病史及检查结果诊断考虑立克次体颅内感染可能性大，但也不能完全排除肿瘤或结核性感染的可能，最后患者于 2018 年 3 月 17 日死亡。

按：本案中医称为温疫、疫疹、疫斑、脑瘟。《三国志》中有曹操写给孙权的一封信："赤壁之役，值有疾病，孤烧船自退，横使周瑜虚获此名。"根据在《通鉴》第六十五卷记载："时曹军众，已有疫疠。"《魏史》记载，建安十三年（208 年）火烧赤壁是曹操因为士兵生病太多。因此，有学者推测，斑疹伤寒使曹操兵败赤壁。据考证，我国最早一次有明确记载的斑疹伤寒流行于 1850 年。近年来随着气候环境的变化，发病率有增加的趋势。

恙虫病又称丛林斑疹伤寒，是由恙虫病东方体（恙虫病立克次体）引起的急性传染病，啮齿类为主要传染源，恙螨幼虫为传播媒介。恙虫病立克次体呈圆形、椭圆形或短杆状，大小为（0.3～0.6）μm×（0.5～1.5）μm，革兰染色呈阴性，吉姆萨染色呈紫红色，为专性细胞内寄生的微生物。在涂片染色镜检中，于细胞质内，尤其是单核细胞和巨噬细胞的胞质内，常于胞核的一侧可见呈团丛状分布的恙虫病立克次体。恙虫病患者多有野外作业史，潜伏期 5～20 日。临床表现多样、复杂，合并症多，常可导致多脏器损害。这种疾病通常可以通过血液的传播使肺、心脏、肝脏、脾脏和大脑发生变化。起病急，有畏寒或寒战、高热、全身酸痛、疲乏、食欲减退等急性感染症状。颜面潮红、结膜充血、焦痂或溃疡、淋巴结肿大、皮疹、肝脾肿大等。在病程的第 2 周，病情常会加重，可有表情淡漠、重听、谵妄甚至抽搐或昏迷，并可有脑膜刺激征或心肌炎症状，或有咳嗽、胸痛、气促等肺炎症状。神经系统的大脑皮质、小脑、延髓、基底核损害最重。桥脑、脊髓甚至交感神经节，脊髓神经节及神经垂体内亦可见典型病变。一般脏器损害随恙虫病的治愈而康复。但若未及时进行病原治疗，患者可因心、肺、肾多器官功能衰竭而死亡。

四、结语

平心而论，在医学科学欠发达的时代，诚如俞震《古今医案按·头痛》所言"真头痛乃死证"，"寻常头痛亦有死者"。当然，也不能排除这是古人揽功自居或者推卸责任的说词。我们只能借助现代科技检测手段，不管是多发病还是罕见病，如果真头痛为脑血管畸形出血[12]、传染病致颅内感染[13,14]、嗜铬细胞瘤危象（PCC)[15]、原发脑脊膜黑色素瘤病[16]、癌性脑膜炎[17,18]、脑肿瘤[19]、脑转移瘤[20]等等疾病引起时，确实严重威胁患者生命。通过本文医案实例足以证明，真头痛大多属于神经重症，但真头痛并非死症。真头痛病种范围很广泛，绝对不能等同于颅内高压[2]，或者等同于高血压脑病[21]、蛛网膜下腔出血[22]，从中医角度看真头痛也不同于厥头痛[21]。如何深入解析真头痛的科学内涵，是中医药在重症医学领域亟待解决的首要问题。

参考文献

[1] 周华春. 洋金花的药理作用及临床应用研究 [J]. 中医临床研究，2017，9（09）：129-130.

[2] 林士毅，滕依丽，王小同，等. 真头痛初探 [J]. 中华中医药学刊，2013，31（07）：1522-1524.

[3] 谭伟斌. 活血利水法治疗脑瘤术后水肿痰瘀互结证的疗效观察 [D]. 广州中医药大学，2015.

[4] 熊录，范吉平. 蛛网膜下腔出血的病机研究——兼论其并发症脑血管痉挛 [J]. 中国中医急症，2002，11（03）：200-202.

[5] 徐涛，郭秋均，花宝金. 花宝金教授治疗脑瘤经验刍议 [J]. 中医药信息，2016，33（01）：64-66.

[6] 杨文笑，焦丽静，龚亚斌，等. 肺癌脑转移从"风"论治 [J]. 山东中医杂志，2018，37（03）：186-188，193.

[7] 朱庆松，韩一龙. 结脑方治疗结核性脑膜炎验案 [J]. 长春中医药大学学报，2011，27（06）：976.

[8] 杨变转，李晓彦，翟守恒，等. 严重李斯特菌脑膜炎一例临床分析并文献复习 [J]. 山西医药杂志，2018，47（22）：2715-2718.

[9] 张长远，许海鹏，郭顺东，等. 破裂后交通动脉瘤经绿色通道超早期手术夹闭临床分析 [J]. 中国实用神经疾病杂志，2018，21（12）：1297-1302.

[10] 李沿杰，马天龙. 颅脑损伤死亡案例的法医病理学鉴定分析 [J]. 法制博览，2018，34（26）：132-133.

[11] 宿英英，张艳，叶红，等. 脑死亡判定标准与技术规范（成人质控版）[J]. 中国现代神经疾病杂志，2015，15（12）：935-939.

[12] 杨宇，刘渊，陈夏梦，等. 脑血管畸形死亡案例的法医病理学分析 [J]. 华西医学，2016，31（07）：1235-1239.

[13] 李玉偿. 环境与人：江南传染病史研究（1820—1953）[D]. 复旦大学，2004.

[14] 张清泉. 传染病性昏迷 [J]. 吉林医学，1990，33（05）：271-273.

[15] 高鹏，段亚伟，陈华，等. 嗜铬细胞瘤危象救治相关病例分析 [J]. 河北医科大学学报，2018，39（12）：1479-1483.

[16] 王媛媛，杨花芳，王丽辉，等. 儿童原发脑脊膜黑色素瘤病1例报告并文献复习 [J]. 临床儿科杂志，2018，36（11）：827-830.

[17] Outteryck O，Berteloot D，Senechal O，F. et al. 以孤立头痛为临床表现的癌性脑膜炎 [J]. 世界核心医学期刊文摘（神经病学分册），2005，1（04）：51.

[18] 吴兵兵，周德生，李中，等. 癌性脑膜炎1例 [J]. 光明中医，2016，31（07）：1008-1010.

[19] 邓宗南. 真头痛治验 [J]. 四川中医，1983，2（06）：9.

[20] 陈忠平，赛克. 重视脑转移瘤的多学科协作处理 [J]. 中国神经肿瘤杂志，2010，8（03）：151-153.

[21] 朱文锋. 国家标准应用·中医内科疾病常规 [M]. 长沙：湖南科学技术出版社，1999：203.

[22] 中华中医药学会. 中医内科常见病诊疗指南·西医疾病部分 [M]. 北京：中国中医药出版社，2008：267.

第三十五章　基于标本病传理论辨治神经系统并发症

　　广义的神经系统并发症包括全身疾病影响神经系统、神经系统疾病影响神经系统其他部位，或神经系统疾病影响全身其他系统，出现复杂的神经系统症状及全身其他系统症状，或神经系统与全身其他系统另一种疾病共病。因此，神经系统并发症属于复杂性疾病，由多种微小损伤长期积累形成，其病因、病机、病性、病程、病势及临床症状均较复杂。所谓标本，即本末、主次、先后之意。病传，就是疾病的移位、扩散、传变。《素问·标本病传论》建立了先治本、先治标及标本同治的临床思维方法。其判别依据以疾病发生的时间顺序为主，辅以疾病的轻重缓急[1]。这种标本病传理论，可以用于指导神经系统并发症的辨治。

一、神经系统并发症的病传方式

　　神经系统并发症大多具有全身性病理过程，因此，神经系统并发症的病传方式复杂。

　　1. 脑奇恒府分形系统并病合病　　参考《景岳全书·伤寒典》曰："并病与合病不同。合病者，彼此齐病也；并病者，一经先病，然后渐及他经而皆病也。"脑病由某一部位病变波及邻近组织，可以是单一模式传递，如脑髓脑室脏腑系统病变相传；也可以是混合模式传递，如脑髓脑室脏腑系统影响泥丸九宫脑神机系统、官窍神窍脑窍系统或脑脉脑络脑经脉系统等[2]。某一系统病变，必然影响其他系统。《素问·阴阳别论》王冰注曰："一脉之内，包惚五脏之阳。"故脑病表现为复杂性形神症状，及脏腑分证或兼证。

　　2. 形神共病　　形神不离，形神同生共存。形病致神病，神病致形病。《灵枢·血气形志》曰："形乐志苦，病生于脉"；"病生于肉"；"病生于筋"；"病生于咽嗌"；"形数惊恐，经络不通，病生于不仁"；"是谓五形志也。"如脑肿瘤继发性癫痫，形神共治。

　　3. 奇恒互藏共病　　脑奇恒府中包涵脑髓、脑脉等，奇恒之中复有奇恒，更相为用，不可偏废。脑奇恒府各分形系统之间，气血津液互相灌濡。如脑脉闭塞，脑窍不利，脑髓神机失用，神不导气则形体废弛。又胆奇恒府，奇恒互通，脑心与胆相通，故《素问·气厥论》有"胆移热于脑"之说。

　　4. 脑与脏腑、经脉、官窍、形体等共病　　脑总统神机，主管精神活动，主管感觉和运动，为一身之主，与五脏相关。气血津液循行，产生魂、魄、意、志、神。体内阴阳、气血、脏腑、经络功能失调，使脑部功能活动失常，从而引起神志活动异常[3]。如尿毒症性脑病，血中毒素积聚，妨碍脑的功能。

二、标本病传理论指导神经系统并发症辨治特色

　　临床上，根据标本先后、缓急、逆从、主次治之；根据杂合病因、复合病机、复合证候、共病情况，组合多种亚治法综合治疗；预防病传，未病早治、即病防变、瘥后防复，即治未病思想。

　　（一）标本主次，先后治之

　　在病程中标本不是固定不变的，随着病机变化，标本相移；但是，在某一阶段标本是相对固定的，须辨别标本先后、主次、间甚治之[4]。

　　1. 辨先后　　先治本病，后治标病；或者先治标病，后治本病。如肺失相肃，气机逆乱，痰气郁结；肝阳上亢，风火内动；巅顶之上，惟风可到，逆气痰火，扰乱清空之窍。潜阳、泻火、熄风、涤痰以治肝肺为先，并宣通开窍，使脑恢复清阳之府特性。"病发而有余，本而标之，先治其本，后治其标。病

发而不足，标而本之，先治其标，后治其本。"如脑髓上输百会穴，下输风府穴。治疗精神病，百会穴可用于耳鸣、目如脱、不可左右顾等病症，属于髓海不足，先补后泻；风府穴治疗头痛项急、目眩、狂易、多言不休及狂走欲自杀、目妄见等狂证，属于髓海有余，先泻后补[5]。

2. 辨缓急　缓则治本，急则治标。"有其在标而求之于标，有其在本而求之于本，有其在本而求之于标，有其在标而求之于本。"如嗜铬细胞瘤高血压脑病，先控制血压及减轻脑水肿以治标，然后手术摘除嗜铬细胞瘤以治本。

3. 辨逆从　"治反为逆，治得为从。"从治即在本治本，在标治标。逆治即在标治本，在本治标。如雷诺综合征肢厥乃阳气郁于体内，不达四末，不可温热从治，只能开郁通脉逆治。

4. 辨主次　"间者并行，甚者独行。"独行者或治本或治标，并行者标本同治。如糖尿病脑血栓形成痰瘀互结，突发独行，治标为急；糖尿病周围神经病经脉失养瘀血阻络，并行无间，标本同治[6]。临床上，脑病治法有脑心同治[7]、脑脾同治[8]、肾脑同治[9]、脑肠同治[10]、八脉交会穴有四阴同施及四阳同治原则，等等。

（二）复合病证，综合治之

从复杂性疾病角度考察神经系统并发症，必须中西合璧、多方位治疗、整合治疗、综合治疗。

1. 杂合病因特点　不外病邪兼夹、内邪归化、内邪异化、内邪生化。内生邪气杂合，邪气有主次、先后。临床实际情况是，常常复合外邪引动内邪致病，久之耗伤正气。正气亏虚也成为特殊复合内邪之一。

2. 复合病机表现　①并列关系：几种病机证素共存并列，交混凝聚，分不了主次，也分不清先后，病势也无缓急之别。②主次差异：大多数情况是，病机证素内部不平衡，内生邪气相互杂合，有主次差异，并在一定的条件下相互转化。分清其先后、症状轻重，就可以辨明亚病机的主次或标本关系。③矛盾关系：诸如虚实错杂，寒热错杂，上燥下湿，津液亏湿浊盛，表里上下病变不一，阴阳气血营卫失和，脏腑气机不调，等等，病机矛盾复杂。矛盾各方有时也有主次之分，在疾病过程中其主次也有阶段性变化。各种邪气既可能相互加重，也可能相互转化，此消彼长，交织蕴结，虚者更虚实者更实，以至于成为成为危难重症，或者成为疑难病症。

3. 复杂临床表现　为多病共存、共病，具有症状繁多、复杂证候、复杂病程、动态变化的临床特征。并且，复合证候存在相互转化，原发证与继发证同时存在[11]。必须采用多种治疗方法、组合多种亚治法，多法兼施，复方合治，杂合以治[12]。

（三）预防病传，及时治之

《灵枢·逆顺》曰："上工，刺其未生者也；其次，刺其未盛者也；其次，刺其已衰者也……上工治未病，不治已病。"《素问·宝命全形论》曰："一曰治神，二曰知养身，三曰知毒药为真。"基于恒动观预防病传，即治未病思想，包括未病先防、欲病先治、既病防变和病后防复四个方面[13]。脑病治未病，尤重治神；精神内守，病安从来。①未病先防、欲病先治。疾病隐匿存在的阶段，或者具有先兆症状或体征。养生防病，或者欲病先治，及早诊断，及早治疗。如后循环短暂性脑缺血发作，极易发生脑血管意外，必须作为急症对待。②既病防变。病邪尚局限在某一部位，及早诊断，及早治疗，防止传变。如脑动脉瘤未破裂时，早期介入治疗疗效满意。③病后防复。瘥后调摄，持续治疗，防其复发。如脑梗死后遗症，二级预防药物不可或停。

三、基于标本病传理论辨治神经系统并发症医案

（一）脑梗死后抑郁症案

邹某某，女，66岁，因情绪低落，心悸失眠半年余，于2016年2月22日入院。患者半年余前因脑梗死出院后，担心瘫痪累赘，出现情绪低落，生活兴趣下降，疲倦乏力，语稍謇塞，心悸，失眠，右侧肢体上臂稍疼痛，口干，食欲不振。舌淡红，苔薄黄白干，脉弦。体格检查：体温36.0℃，脉搏75次/min，呼吸18次/min，血压120/80 mmHg，四肢肌力、肌张力正常，四肢腱反射（＋＋），锥体束征（一）。查抑郁症筛查量表（PHQ-9）13 分，躯体化症状自评量表（SSS）41 分，广泛性焦虑障碍量表（GAD-7）7 分。诊断：脑梗死后抑郁症。辨证为肝郁脾虚证。治法：疏肝解郁，安神定志。方用百合安神汤加减：百合 30 g，煅牡蛎、合欢皮各 20 g，炒酸枣仁、龙齿、生地黄、盐知母各 15 g，黄芩、茯神、醋柴胡、陈皮、法半夏、郁金、川芎、炙甘草各 10 g，醋五味子 5 g。服用 5 剂。并予帕罗西汀片剂抗抑郁、氯格雷片抗血小板聚集、阿托伐他汀钙片调血脂、舒肝解郁胶囊疏理肝气、甜梦口服液改善睡眠。2016 年 2 月 27 日患者情绪稳定，睡眠明显改善，便秘，舌淡红，苔薄黄干，脉细弦。此兼郁热阴虚，原方去龙齿、煅牡蛎、五味子，加麦冬、北沙参各 15 g，青黛 10 g，服用 14 剂，带药出院，嘱定期门诊治疗。

按：中风后抑郁症以情绪低落为主要特征，持续 2 周以上，伴有无愉快感、失眠障碍、疲倦乏力、食欲不振等。《证治汇补·郁证》曰："郁病虽多，皆因气不周流。"本案缺血中风后情绪低落，肝气横逆犯脾，气郁化热伤阴，以致肝郁脾虚，郁热阴虚。百合安神汤（组成：百合、生地黄、炒酸枣仁、煅牡蛎、龙齿、盐知母、茯神、醋柴胡、陈皮、白芍、甘松、炙甘草）化裁于百合地黄汤、酸枣仁汤、柴胡疏肝散等，心肝脾同治，形神同治。守方去白芍、甘松，用龙齿、煅牡蛎镇摄，加黄芩、川芎、合欢皮、法半夏、郁金、醋五味子理气化痰，以治标为主；再方去龙齿、煅牡蛎、五味子收敛，加麦冬、北沙参、青黛清热养阴，以治其本为主。

（二）老年性抑郁症并原发性高血压 3 级极高危案

肖某某，女，72 岁，因头昏伴情绪低落、心烦失眠半年，于 2018 年 3 月 12 日入院。患者半年前无明显诱因感头昏，呈持续性，无头痛，无视物旋转，无恶心呕吐，头晕程度与体位变化无关，期间自觉耐受未予处理，现自觉情绪低落、心烦失眠，颈胀，胸闷不适，双下肢乏力，怕冷，间有胃脘胀，神清，精神可，无咯痰咳嗽，纳可，尿频，大便可，夜寐欠安。既往有颈椎病、颈动脉硬化伴斑块形成、慢性支气管炎、双膝骨关节炎等病史。于 1984 年因外伤行右侧桡骨骨折固定术史。舌淡红，苔黄白腻，脉弦细。体格检查：体温 36.5 ℃，脉搏 78 次/min，呼吸 19 次/min，血压 118/76 mmHg，四肢肌力、肌张力正常，四肢腱反射（＋＋），神经系统病理征（一）。广泛性焦虑障碍量表（GAD-7）评分：7 分；汉密尔顿抑郁量表（HAMA）评分：18 分。查血常规、肝肾功能、电解质、凝血常规、N 末端脑钠肽正常。血脂：总胆固醇 5.58 mmol/L，低密度脂蛋白胆固醇 3.98 mmol/L。血糖：葡萄糖 7.66 mmol/L。心肌酶：肌酸激酶 206.00 IU/L，肌酸激酶同工酶 29.60 IU/L，肌红蛋白 98.00 μg/L。心电图：窦性心律；$V_4 \sim V_6$ 导联 ST 段电压低，≤0.05 mV。脑涨落图：脑内兴奋抑制功能平衡紊乱；右侧顶区、左侧枕区、右侧颞区功能异常。颈动脉彩超：双侧颈动脉硬化并粥样斑块形成。诊断：抑郁症。辨证为气郁痰湿证。治以疏肝解郁，健脾化痰。方用半夏白术天麻汤合疏肝解郁散加减：珍珠母 20 g，首乌藤、天麻、醋柴胡、茯苓、延胡索各 15 g，法半夏、白术、白芍、川芎、炒枳壳、陈皮、醋香附、黄芩各 10 g。服用 5 剂。并予盐酸舍曲林片剂抗焦虑，阿托伐他汀钙片剂降血脂，盐酸氨基葡萄糖片剂改善关节功能，舒肝解郁胶囊疏肝解郁，甜梦口服液改善睡眠及对症支持治疗。2018 年 3 月 17 日患者仍有头晕，无头痛，无视物旋转，无恶心呕吐，心烦失眠，情绪低落，颈胀，胸闷不适，双下肢乏力，怕冷，间有胃脘胀，神清，精神可，无咳痰、咳嗽，纳可，尿频，大便可，夜寐欠安。舌淡红，苔黄白厚腻，脉弦细。前方去延胡索、白芍、川芎、炒枳壳、醋香附、黄芩，加龙齿、煅磁石各 20 g，泽泻、竹茹各 10 g，甘草 6 g。服用 5 剂。2018 年 3 月 23 日诉躺下及左右摇头时感头晕，头晕较前日加重，情绪低落，夜寐欠安，双下肢乏力，忽冷忽热，尿频，大便正常。舌淡红，苔厚腻，脉弦细。接 24 小时动态血压监测：最高血压 179/111 mmHg，最低血压 124/67 mmHg；最快心率 91 次/min，最快心率 57 次/min。补充诊断：原发性高血压 3 级极高危。予施慧达 2.5 mg，Qd，酒石酸美托洛尔缓释片 47.5 mg，Qd。中药汤剂予柴胡疏肝散加减：黄芩、北柴胡、枳壳、白芍、炒苍术、夏枯草、瓜蒌皮各 10 g，醋香附、党参各 15 g，砂仁、甘草、干姜各 6 g，黄连 3 g。服用 5 剂。2018 年 3 月 26 日患者诉头晕较前好转，无视物旋转，无恶心呕吐，心烦失眠，情绪低落缓解，颈胀较前好转，无胸闷不适，双下肢乏力好转，忽冷忽热症状好转，间有胃脘胀，神清，精神可，无咳痰、咳嗽，纳可，尿频，大便可，夜寐欠安。体格检查：血压132/76 mmHg。2018年3月28日病情好转出院。

按：老年性抑郁症五脏六腑皆摇，神不能主情，形神同病，消耗损伤，虚实并见，恶性循环，故有诸郁、脏躁病、百合病之称。本案肝气虚滞，气郁贯穿始终，木郁克土，脾失健运，痰湿内生，以至于气、痰、湿蕴结，承制失衡，百脉悉病。《灵枢·胀论》曰："厥气在下，营卫流止，寒气逆上，真邪相攻，两气相搏，乃合为胀也。"由郁病气血失常，气、痰、湿等内邪蕴结继发脉管胀满，血脉失和，产生脉胀病，故有学者以脉胀病作为原发性高血压病名[14]。《金匮要略·脏腑经络先后病脉证并治》曰："夫治未病者，见肝之病，知肝传脾，当先实脾。""脾能伤肾，肾气微弱，则水不行；水不行，则心火气盛，则伤肺；肺被伤，则金气不行；金气不行，则肝气盛。故实脾则肝自愈，此治肝补脾之要妙也。"此培土实脾之法，疏肝解郁，健脾化痰；之后，疏肝健脾为主，五脏并调，各行其道，才能恢复脏腑的承制生化。

（三）神经性皮炎并睡眠障碍案

陈某某，男，50岁。确诊"神经性皮炎，失眠障碍"3年余。2007年3月23日初诊：头皮、面部、颈项部皮肤呈丘疹瘙痒，有脓头呈白黄色，脱屑皮硬，彻夜难眠，阴囊潮湿，二便正常，头面颈项部丘疹此起彼伏，穿透有根，脓溃结痂，鳞屑抓落，屡治不效，但每年春季为甚，入夏秋冬则缓息偃伏。同时，物理摩擦、情绪刺激而加重引发。查齿痕淡紫舌，薄白黄苔，脉弦有力。从湿热瘀阻经络、相火助君火上炎论治，清利湿热、活血化瘀为主，佐交通阴阳、祛风解毒。疏方：土茯苓30 g，法半夏5 g，首乌藤、合欢皮、白藓皮、地肤子、炮山甲各15 g，鸦胆子（同煎）、夏枯草、炒栀子、牡丹皮、王不留行、土鳖、茵陈、白茅根各10 g，甘草20 g。服用5剂，水煎服。并予乌蛇止痒丸养血祛风止痒，维生素B₁片营养神经，阿普唑仑片镇静安神。外用鸦胆子30 g，去硬壳，取肉研烂，加轻粉3 g，调白醋外擦。2007年3月28日二诊：头面颈项部丘疹明显减少，脓头势微，瘙痒减轻，睡眠安稳，阴囊潮湿依旧，舌淡紫白，苔薄黄滑，脉弦有力。此火衰湿减，前方去白茅根、甘草、法半夏、夏枯草，加连翘、潼蒺藜、刺蒺藜各15 g，皂角刺、苍耳子、白薇各10 g。服用15剂，水煎服。2007年4月14日三诊：丘疹明显减少，其去不新发，瘙痒已能耐受，阴囊潮湿如故，齿痕紫暗舌，边光红，苔薄白滑，脉弦有缓意。此仍湿毒为主，兼热瘀风，取"风胜则干"之意，略加风药以燥之。皂角刺、连翘、潼蒺藜、刺蒺藜、鬼箭羽、地肤子、白藓皮、鸦胆子（同煎）、炮山甲各15 g，蝉蜕、苍耳子各5 g，王不留行、白茅根、茵陈、白薇各10 g。服用15剂，水煎服。嘱其解除思想负担，避免过度紧张和精神刺激；限制酒类、浓茶、咖啡、海鲜、辛辣、油炸食品等；避免日晒、搔抓、摩擦等热物理和机械性刺激，防治局部多汗。

按：神经性皮炎相当于中医学牛皮癣，又因其顽固易复发而称之为顽癣。《外科正宗·顽癣》曰："顽癣抓之则全然不痛；牛皮癣如半项之皮，顽硬且坚，抓之如朽木；马皮癣微痒、白点相连；狗皮癣白斑相簇，此等总皆血燥风毒克于脾、肺二经。"本案病因病机可归纳为内外两方面，湿毒热瘀风邪凤根深蕴，痼疾因季节复发。湿随风火上扬，头面颈项湿疮瘙痒，鳞屑抓落；湿毒下流，阴囊潮湿如牛鼻上汗，脓头溃滋。诸痛痒疮皆属心火，相火助君火上炎，阴阳不相交，神躁动不安，故彻夜难眠。综合治疗湿、火、毒、瘀、风，庶几近之矣。本方所用鸦胆大苦大寒，有抗原虫、抗病毒、抗真菌、抑制肉芽肿等作用。一般治疗神经性皮炎反复发作，用鸦胆子适量，去硬壳，取肉研烂，调醋外擦；或用鸦胆子熬油，调黄柏末擦患处。但是，鸦胆子大苦大寒，清热解毒，燥湿杀虫，对肝、胆、大肠湿热尤宜。《医学衷中参西录·鸦胆子解》曰："鸦胆子，性善凉血止血，兼能化瘀生新。"又适合清血中之热、清心及心包络之热，故可用于顽癣疮疡。张锡纯治热毒血痢，单用本品去皮25～50粒，白糖水送服；业师朱增柏教授治疗臁疮经验，鸭胆子配伍他药同煎。本案用鸦胆子、鬼箭羽、苍耳子等等风药配方内服，联合乌蛇止痒丸（组成：乌梢蛇、防风、蛇床子、苦参、黄柏、苍术、人参须、牡丹皮、蛇胆汁、人工牛黄、当归）养血祛风，燥湿止痒，用于风湿热邪蕴于肌肤所致皮肤瘙痒，正好契合神经性皮炎湿毒热瘀风邪病机因素。

（四）原发性精神性尿频案

肖某某，女，45 岁。失眠，夜间小便频数 2 年余。2013 年 8 月 7 日初诊：近 2 年来，因家庭变故，经常失眠，有时彻夜不眠，小便频数，24 小时排尿 20～40 次之多。往返各大医院求医，检查未发现器质性异常，也排除了内分泌代谢性疾病，各种治疗无效（具体用药不详，诉及用过醋酸去氨加压素片、缩泉丸、桂附地黄丸等），殆耗尽家资。晚上去厕所次数明显增加，几乎半小时 1 次，寝不能安。病患痛苦，无人诉说，渐渐焦虑加重，丧失治疗信心。舌淡红，苔薄黄滑，脉沉细弦。HAMA 评分：25分。由于患者不配合，未行尿流动力学检查。初步诊断：原发性精神性尿频，焦虑障碍。治疗：盐酸坦洛新缓释片 0.2 mg，Qd，晚饭后口服。九味镇心颗粒 6 g，Tid。中医辨证为下焦肾气不固、膀胱不约，中焦肝胆气郁、疏泄不及、脾胃升清降浊失司，上焦心包热扰、魂神不宁，三焦气化失司，通调水道失职。治法：敛下焦，疏中焦，镇上焦。方药：石莲子、山药各 30 g，生麦芽、湘曲（包煎）、生龙骨、金樱子、诃子、天台乌药各 15 g，桑螵蛸、柴胡、郁金、黄柏、川楝子各 10 g，五味子、甘草各3 g。服用 14 剂，水煎服。2013 年 8 月 22 日二诊：晚上小便次数 5～8 次，能够睡眠 5～6 小时，精神好转，舌淡红，苔薄黄，脉沉细。由于患者不愿意再服中药汤剂，继续予盐酸坦洛新缓释片 0.2 mg，Qd，晚饭后口服。九味镇心颗粒 6 g，Tid。2013 年底，翻阅门诊病历记录时忆及此案，患者电话不通失去联系，不能跟踪远期疗效为憾。

按：对精神性尿频可根据以下特点进行诊断。①有精神刺激或紧张的因素。②尿频以睡前或者晚上最甚。③排尿迟疑，排尿前需等待一段时间，甚至在公共场合不能排尿。④尿流率正常，但做膀胱压力容积测定时，未能发动膀胱收缩。若能发动收缩膀胱，可伴有或不伴有括约肌、逼尿肌活动失调。⑤可能有其他神经症之症状。心理治疗及抗焦虑治疗有效。

本案虽然不能跟踪远期疗效，但是辨证论治特色显著。膀胱气化括约排泄有度的前提条件，取决于全身脏腑气化的通调节制。①脑主神机，统制五脏神，魂神安宁；②脾胃升清降浊，小肠分清别浊；③肺主气机宣发肃降，通调三焦水道，气血水循环常度；④肝胆疏泄无太过不及，相火温运中节；⑤肾膀胱气化固摄有权。因此，本案括约敛胬以恢复三焦气化为指归，治法重点在收敛膀胱、疏泄肝胆治标，镇补上焦、健补中焦、清补下焦治本。处方用桑螵蛸、金樱子、石莲子、诃子敛补下焦，黄柏清相火；柴胡、郁金、天台乌药、川楝子疏肝胆；山药、生麦芽、湘曲健补脾胃；生龙骨、五味子、九味镇心颗粒镇补上焦；甘草调和诸药。标本兼顾，三焦同治。九味镇心颗粒（组成：人参、酸枣仁、五味子、茯苓、远志、延胡索、天冬、熟地黄、肉桂）养心补脾，益气安神，用于广泛性焦虑症。来源于《太平惠民和剂局方》平补镇心丹（组成：酸枣仁、车前子、白茯苓、五味子、肉桂、麦冬、茯神、天冬、龙齿、熟地黄、山药、人参、远志、炙甘草，朱砂为衣，蜜丸）的九味镇心颗粒，用于心脾肾虚证，也有治疗尿频的作用。

（五）多发性脑转移瘤案

何某某，男，67 岁。头痛 50 日。2014 年 5 月 27 日一诊：患者诉 2014 年 4 月 5 日开始头痛头晕，用力、激动、温度变化时加重，精神差，心情焦虑，睡眠不佳；2016 年 4 月 30 日行头部 MRI 检查，发现"左额叶脑膜瘤大小约为 33 mm×28 mm×27 mm，额叶中线结构向右侧位移；双侧额叶皮髓质交界处多发性转移瘤，最大约为 5 mm×3 mm×3 mm"。体格检查：右侧头顶部皮肤汗黏腻如溢脂样，未发现神经系统阳性体征，舌暗红有齿痕，苔黄少，脉促弦有力。既往于 2 年前有"前列腺癌手术"史。术后病理：前列腺腺癌，Gleason 评分 4＋3 分。随后行"局部适形放射治疗"多次。此瘀血、痰浊、热毒、水饮互结，形成有形之肿块，并裹挟无形之邪气，化风上扰清窍。治法：活血化痰，清热解毒，利水化浊，软坚散结，消瘤止痛，佐以祛风通络。方药：白花蛇舌草、土茯苓各 30 g，七叶一枝花、虎杖、连翘、钩藤、天竺黄、臭牡丹各 15 g，乳香、没药、炒葶苈子各 10 g，胆南星、露蜂房、甘草各 6 g。服用 30 剂，水煎服。2014 年 11 月 2 日二诊：患者进药后，头痛如脱，感觉很好，其间有头痛头晕时，即以原方 7 剂或者 14 剂。刻诊：头晕，无头痛，精神稍差，睡眠时好时坏，舌暗红有齿痕，苔薄黄干，脉细弦促。继续予原方进退，效不更方。

按：前列腺癌脑转移较少见，发病率为 0.2%～2.0%。Lukats 等发现从诊断前列腺癌到发现脑转移的中位时间为 35 个月：86% 为单发转移。14% 为多发转移：幕上转移占 76%，幕下转移占 21%，幕上、幕下同时转移仅占 3%[15]。由于本案有前列腺癌手术，脑膜瘤及脑转移瘤的恶性程度较高。癌症的转移是局部治疗所不能解决的，特别是头部转移不能手术治疗，中医药治疗有其优势。中医药提高患者生存质量，延长生存期，具有较好的应用前景。

其他肿瘤向颅内转移必须通过血液、淋巴、蛛网膜下隙、静脉系统、内源性信号传导因子等才能生成脑转移瘤。从中医角度解读，前列腺应归属于"男胞"范畴，与冲、督、任、肝经、肾经相联系，也属于奇恒之府[16]，与脑奇恒府有互藏相通的特征。脑为奇恒之府，脑髓脏与脑室腑相表里，脑与奇经及十二经相通。分而言之，脑髓属肾，脑膜属肝，脑脉属心，脑室属三焦。《圣济总录·瘤》曰："瘤之为义，留滞而不去也……乃郁结壅塞，则乘虚投隙。瘤所以生，初为小核，浸以长大。"《疡科心得集·辨瘰病瘿瘤论》曰："癌瘤者，非阴阳正气所结肿，乃五脏瘀血、浊气、痰滞而成。"脑膜瘤病位在脑膜属肝，转移瘤病位在脑髓属肾，脑脉畸形属心，瘤体增大属脾，气机障碍属肺，瘤体占据脑室属三焦，故此病关系五脏六腑、正经奇经，涉及气、血、水、津、液、髓等"阴成形"病变，以及神机、神明、神志、神用等"阳化气"病变。由于脑转移瘤是慢性病，故主张荷瘤姑息缓治，反对以药之毒攻病之毒。临床务实之图谋，不求消除有形之肿块，但求消散无形之邪气。脑转移瘤复合病邪缠绵难祛，"久而深入，则难治"（《医学源流论·防微论》）；相反，其无形之邪气未有定处，淫泆弥散多变，尚未内著形质，是容易随药物流动变化的邪气，故为优先选择的治疗目标。

四、结语

正如《素问·标本病传论》所言："知逆与从，正行无问；知标本者，万举万当；不知标本，是谓妄行。"必须具体问题具体分析，深入认识疾病本质，因应机宜，标本相移，辨证论治，切忌胶固妄测。不管是西医药还是中医药，具有非常高的复杂性[17]。中药复方多靶点调节的优势，为复杂性疾病的治疗带来新的希望[18]。神经系统并发症是一类疾病，属于复杂性疾病范畴，应用标本病传理论指导神经系统并发症的辨治，坚持个体化的、整体的、全程的、恒动的科学思维方法，将每一例病人的诊疗过程都作为一次独特的科学研究过程，才能最大限度地拓展临床思维能力。

参考文献

[1] 张伟.《黄帝内经》标本先后理论探讨 [D]. 南京中医药大学，2010.

[2] 周德生，刘利娟. 脑藏象理论解析及分形构建探讨 [J]. 湖南中医药大学学报，2018，38（10）：1099－1103.

[3] 甘盼盼. 张觉人教授应用奇恒之府脑的理论治疗脑血管病所致精神障碍的经验探讨 [D]. 湖北中医药大学，2013.

[4] 史伟，杨德光. 试论《素问·标本病传论》的标本辩证法思想 [J]. 医学与哲学，1985，6（04）：20－22.

[5] 李瑞，朱文宏. 髓海虚实探析及临床应用 [J]. 中国针灸，2004，25（05）：47－48.

[6] 梁广和. 糖尿病标本病传探 [J]. 中医杂志，2003，48（07）：555－556.

[7] 孙寒梅，李肖亮，陈东英，等. "脑心同治"理论之中西医学考辨 [J]. 中西医结合心脑血管病杂志，2018，16（22）：3383－3386.

[8] 田卫卫，康晓曦，汤亚忻，等. 功能性消化不良从脑脾相关论治探讨 [J]. 西南国防医药，2018，28（07）：697－698.

[9] 赵霞霞，祝美珍. 肾脑同治防治缺血性中风的研究概述 [J]. 时珍国医国药，2015，26（12）：2988－2990.

[10] 张思超. 脑肠同治法治疗持续性高热症的机理研究 [J]. 中医药学刊，2005，24（03）：472－475.

[11] 周平，周德生. 基于慢性病内生邪气的杂合现象探讨陈大舜教授和法论治学术思想 [J]. 湖南中医药大学学报，2017，37（12）：1335－1340.

[12] 苏庆民. 论"杂合以治"的治则理论 [J]. 中医药研究，1990，7（01）：4－6.

[13] 井庆彦. 中医"治未病"的理论研究 [J]. 医学信息，2018，31（8）：140－141.

［14］王清海．高血压中西医结合研究与临床［M］．北京：人民卫生出版社，2013：1-14.

［15］陈超，沈悦凡，刘冉录，等．前列腺癌多发脑转移一例报告［J］．中华泌尿外科杂志，2014，35（6）：456.

［16］王劲松．对"男子奇恒之府缺一"诸说之辨析［A］．见：新编男科理论与临床——中华中医药学会第七届中医男科学术大会；全国中医男科临床与科研方法高级研修班；2006年云南省中医男科诊疗技术培训班讲义与论文集［C］．中华中医药学会男科分会、云南省中医药学会、云南省中医医院、云南省中西医结合男科研究中心、云南省中医药学会男科专业委员会：中华中医药学会，2006：3.

［17］王耀勋．人、疾病、医药学与复杂性［J］．首都师范大学学报（社会科学版），2008，36（S1）：151-155.

［18］伍文彬，王永炎．面对复杂性疾病的挑战，中医迎来新的发展契机［J］．中华中医药杂志，2017，32（09）：3877-3879.

第三十六章　基于癥积理论辨治颅内肿瘤

颅内肿瘤是生长于颅腔内的各种肿瘤的总称，它包括脑部原发性肿瘤及脑转移瘤。颅内肿瘤约占全身肿瘤的 1.9%，而其他恶性肿瘤有 20%～30% 最终会转入颅内[1]。在我国，颅内肿瘤在全身恶性肿瘤中发病率位居第九，病死率位居第八[2]。目前，西医主要有手术治疗、放射治疗、化学治疗、免疫治疗及分子治疗等治疗方法，但本病根治性低，预后不佳，易于复发，故存活期中位数约只有 1～3 年[3]。颅内肿瘤中医病属脑瘤，与癥积具有一定的相关性，基于癥积理论辨治脑瘤具有临床指导意义。

一、癥积理论

（一）"癥积"的内涵

"癥积"二字取于"癥瘕积聚"，《中医大辞典》将癥瘕定义为"腹腔内结聚成块的一类疾病"，《中医辞海》中积聚的定义为"腹内结块，或胀或痛为主要临床特征的病证"。现今癥瘕积聚概念已经超出腹内结块类病证范畴。归纳历代医家对癥瘕积聚的认识，大致可以归为以下几类：

1. 将"癥瘕积聚"作为疾病类别　"癥积"与"瘕聚"分别指两类疾病，"癥"与"积"义近，"瘕"与"聚"类同。《难经·五十五难》曰："积者，阴气也，其始发有常处，其痛不离其部，上下有所终始，左右有所穷处；聚者，阳气也，其始发无根本，上下无所留止，其痛无常处谓之聚。"《诸病源候论·积聚病诸候》将癥瘕的特征概括为："癥也，言其形状，可征验也"，"瘕者，假也，谓虚假可动也。"一般而言癥积是指触之有形，固定不移的一类疾病，如癌肿、疝气、瘿瘤、肠覃等，瘕聚则指假物成形，聚散无常的一类疾病，包括痞气、奔豚气等。明代医家孙一奎将痈疽瘰疬等中医外科疾病纳入积聚范畴。顾思纯等[4]认为具备其特点病症的现代疾病如肥胖、痤疮、荨麻疹、多囊卵巢综合征、全身范围内的良性或恶性肿瘤、动静脉栓塞等都可以纳入癥瘕积聚病证范畴。

2. 将"癥瘕积聚"作为病名学概念　古籍中以"癥瘕积聚"为名的疾病繁杂多样。《诸病源候论·积聚病诸候》中载有"五积七癥八瘕"，其中有与现代肿瘤病相类者如"息贲"、"伏梁"，亦有与寄生虫有关者如"虱癥"、"米癥"、"蛟龙癥"，乃至与便秘相关的"谷瘕"，常思食肉的"肉瘕"等。《千金要方》、《外台秘要》皆遵巢氏所论之"七癥八瘕"，《儒门事亲·五积六聚治同郁断》提出"食积、酒积、气积、涎积、痰积、癖积、水积、血积、肉积"为"九积"。来杰锋等[5]考据古籍后提出癥瘕指妇人腹中结块。

3. 将"癥瘕积聚"作为一个病理过程认识　《临证指南医案·产后》认为"瘕属气聚，癥为血结"，《医学妙谛·痞块积聚章》曰"初为气结在经，久则血伤入络"。《医学心悟·积聚》曰"积者……多属血病，聚者……多属气病"。癥瘕积聚是一个由浅及深，气病延及血病，功能性病变发展成器质性病变，无形之气结成有形之质的病理过程。从"无形"之瘕聚到"有形"之癥积是一个渐变的过程，常作为同一疾病的先后两个阶段，但是具体的分界点在临床上却是模糊的。因此，许多医家在论病机时为强调疾病的发展过程将"癥积"、"瘕聚"区分开来，而在具体运用时站在整体角度则以"癥瘕"、"积聚"称。

因此，颅内肿瘤虽具有癥积的形态特征及病理过程，但因受中国古代解剖学和诊疗手段的局限性，多根据其临床症状将之归类于真头痛、眩晕、喑痱、呕吐、痫病、中风等进行治疗，应充分发挥现代诊疗技术的优势，既辨病辨证论治，又追本溯源，开阔中医治疗思路。中医因强调象思维而具有强大的包容性，在认识疾病的过程中，不当拘于一隅，更应以发散的象思维去看待，癥积理论对颅内肿瘤的辨治具有重要的指导意义。

（二）癥积的病因病机

癥积之病机有三：一为虚滞生积。《诸病源候论·虚劳病诸候》曰："虚劳之人，阴阳伤损而血气凝涩，不能宣通经络，故积聚在内。"二为脏虚邪结。《灵枢·五变论》曰："皮肤薄而不泽，肉不坚而淖泽……如此则肠胃恶，恶则邪气留止，积聚乃伤；脾胃之间，寒温不次，邪气稍至，蓄积留止，大聚乃起。"三为邪气相抟。《灵枢·百病始生》曰："卒然外中于寒，若内伤于忧怒，则气上逆，气上逆则六输不通，温气不行，凝血蕴里而不散，津液涩渗，着而不去，而积皆成矣。"合而皆可以"正郁邪滞"概之。外邪、饮食、情志、药毒等皆可为癥积的致病因素，当感邪之时，若人肝脾得运，气机能疏，玄府畅通，则病愈而无余邪留滞；反之，或内有气逆、气滞、气郁者，则邪与气相抟而气郁邪滞，病虽愈而邪滞未除，久而留滞在内，积少成多，邪气愈积则气机愈滞，气机愈滞则邪气愈留，及至正气受损，无形之邪渐至有形之邪，痰饮水湿瘀渐起，浊毒凝结，乃至癥瘕积聚之候。此外，人体与六气（六邪）常常处于一个微妙的平衡状态，正邪斗争时刻存在，剧烈的正邪斗争可以引起急性的发病，微小的正邪斗争常导致气机的郁闭及邪气的滞留，而情志不遂可加重气机的郁滞，慢性的劳损和年长体衰的生命规律又可引起正气的亏损，气虚则气行无力，又从侧面进一步加重了正郁邪滞，在这种正郁邪滞的累积中当遇到适当的刺激时即容易发展为癥积聚之候。因此，正郁邪滞既是癥积显性存在的病因，亦是其隐性病机。

（三）癥积的治法

脏腑虚损，气机不畅，邪毒瘀滞是癥积病的重要病机，因此，补虚行气化滞攻积为癥积病的治疗大法。正虚常为肿瘤形成及转移的重要因素，补虚当辨其气血阴阳之偏颇。癥积之始常与阳虚感寒相关，《灵枢·百病始生》所谓"积之始生，得寒乃生，厥乃成积也"，癥积之成气机运行功能受阻，阴浊之邪聚积，故早期常以阳虚为主，当重在补脾肾之阳，取温阳益气之法配以行气活血、攻坚化积，扶益阳气以散阴邪。但随病程日久，郁滞生热、癥积消耗及放化疗损伤，津液亏损症状更为突出，至中晚期往往演化为以阴虚精亏，郁热燥结为主[6]，此时当重补肝肾之阴，滋阴养血之中参以清热化湿，软坚散结，补益阴血以固生机。调理气机为治疗癥积关键所在，《金匮要略·水气病脉证并治》曰："阴阳相得，其气乃行；大气一转，其气乃散。"气机通畅则水气通行，血脉通畅，痰饮水湿瘀无所留聚，邪滞乃消。肝主司全身气机的疏泄和调达，脾胃为气机升降之枢纽，调气机重在理肝脾。癥积病程日久，常有虚损之候，故行气重在调气，用药宜柔和，辛香之品走窜散气，温燥之品易伤及阴血，当避免大量使用辛香温燥破气之品。化滞攻积为对其病理产物进行治疗，即《黄帝内经》所谓"菀陈则除之"，当据痰、饮、血、毒之滞随证治之。攻积当注意"以平为期"，攻积的同时尤其要注意对正气的保护，不宜药力峻猛，攻伐过度，以致邪难骤消，而正气先伤，当"衰其大半而止"。

（四）治疗癥积的常用药

艾娟[7]通过数据分析，得出清代医家治疗癥积药物以理气、补虚、温里、化湿药最多，其中高频药物当归、香附、茯苓、陈皮、白术、半夏、延胡索、吴茱萸、白芍、乌药、肉桂、干姜、黄连等。汤海林等[8]基于数据挖掘，得出土材学派医家治疗肿瘤的用药规律：甘温补益为主，配伍清热解毒、软坚散结、行气止痛之剂，高频药物有当归、白术、白芍、茯苓、陈皮、香附、党参、石斛、蜀羊泉、木香等。

司富春等[9]通过 60 年文献数据分析，得出现代治疗颅内肿瘤用药情况，使用最多的六类药为：黄芪、当归、枸杞子等补益药，白花蛇舌草、赤芍等清热药，川芎、桃仁等活血化瘀药，蜈蚣、天麻、钩藤等平肝熄风药，半夏、天南星等化痰药，及茯苓、泽泻等渗湿利水药。对于肿瘤颅内转移者，原发部位最常见者为肺癌，有研究表明[10]，肺癌脑转移者与痰热证存在相关性，故当注重清热化痰药物应用，又因其病理上与"内风"、"外风"有密切联系，可配以祛风通络、平肝熄风类药物[11]。血瘀是促进肝癌转移的条件和基础[12]，肝癌脑转移者当重视活血化瘀类药物的运用。邓有金等认为肝经引经药川芎、藁本、蔓荆子、天麻等对乳腺癌脑转移靶向给药有显著的促进作用[13]。

现代药理学研究表明，中药的抗癌作用主要表现在 3 个方面[14,15]：一是癌细胞毒性，包括干扰癌细胞基因表达、抑制癌细胞活性、抗肿瘤血管生成、诱导癌细胞分化等；二是机体免疫调节作用，包括增强细胞活性、促进细胞因子生成等；三是对正常细胞的保护，包括抗 DNA 损伤、抗基因突变等。临床上常用具有抗癌作用的中药大致可以分为以下几类：

（1）补虚类：①补益肝肾。淫羊藿、补骨脂、肉苁蓉、杜仲、枸杞、何首乌、黄精、女贞子等。②健脾益气。白术、茯苓、山药、甘草、党参、人参、黄芪等。③滋阴养血。麦冬、天花粉、龟甲等。

（2）活血化瘀类：赤芍、丹参、红花、苏木、鸡血藤、牡丹皮、乳香、血竭、三七、泽兰等。

（3）理气类：郁金、延胡索、槟榔、苍术、木香、川楝子等。

（4）祛痰利湿类：浙贝母、石菖蒲、天竺黄、鱼腥草、薏苡仁、土茯苓、浙贝母、苦参、白鲜皮、汉防己等。

（5）清热解毒类：黄连、莲子心、半枝莲、大青叶、夏枯草、冬凌草、白花蛇舌草、臭牡丹、青蒿、连翘、青黛等。

（6）破血消积类：三棱、莪术、苏木、王不留行、穿山甲等。

（7）有毒类中药：蟾酥、斑蝥、全蝎、蜈蚣、壁虎、水蛭、土鳖、露蜂房、雄黄、砒石、雷公藤、重楼、香加皮、山豆根、山慈菇、乌头、大戟、泽漆、鸦胆子等。

（8）其他类：银杏、树舌、红豆杉等。

二、颅内肿瘤辨治特色

颅内肿瘤临证症状表现多样，必须先通过现代诊疗设备，CT、MRI、PET-CT 等明确诊断，充分发挥中西医优势，多种治疗手段相结合，延长患者生命，提高生活质量。

（一）把握脑瘤特性，因势利导

颅内肿瘤虽可归于癥积类范畴，但具有其特殊性，论证需结合脑之特性。脑为至阴[16]，受藏五脏六腑之精气，藏元精、元气、元神，五脏之虚损，先后天之不足皆可致荣气虚滞，清浊交浤，为颅内肿瘤之"本虚"因素；脑至阴命门气化失司，痰、浊、瘀、毒，郁聚可成癥积之候，亦可因全身气机失调之邪浊瘀滞，随肝阳上亢、肝风内动逆而滞于脑腑。因此，有别于其他部位癥积，颅内肿瘤的治疗当重平肝潜阳、镇肝熄风之平，如龙骨、牡蛎、钩藤、白附子、白僵蚕等，并可适当加入荆芥、防风等以引药上行。脑为"中清之府"，内藏清净之液，实而不能满[17]。脑之气血津液循行通利，脑腑功用方能正常发挥，癥积着于脑腑，脑室腑气不通，一方面脑窍壅滞，神机转运失常，可出现头痛、头晕、呕吐、痫病、半身不遂、癫狂等多种症候，另一方面可造成脑腑津液流通障碍，产生脑积水，进一步加重症状。急则治其标，此时当注重于利水降颅压，常可大剂量使用茯苓、泽泻、猪苓、大腹皮等以泻下通上。头为诸阳之会，脑为清阳之府，故瘀积不通则易化热，根据患者体征，及舌脉情况，可配以具有清热解毒类药物，如赤芍、菊花、白花蛇草、栀子、夏枯草等。

（二）以病机为核心，和法治疗

"和"有自和、调和、和缓三种涵义。"和法"是中医临床的重要方法之一。和法是通过健运人体枢机、调和病机关系，针对表里上下失和、阴阳气血营卫失和、脏腑气机失和、寒热互结或寒热格拒等病机矛盾的一类治法[18]。遵循生生之道，顺应人体自和趋势，通过和解、调和或缓和等作用治疗疾病。颅内肿瘤的治疗可以从 3 个方面来应用和法：

1. 阴阳自和 阴阳自和是指机体具有自我调节、自我修复，使阴阳恢复平衡，疾病趋于康复的能力。低度的阴阳失衡，机体自身常可通过"损补自调"机制[19]而和，高度的阴阳失衡则需借助药石之能因势利导。颅内肿瘤虽超过自身阴阳调节范围，但治疗时亦当顺其势，而勿逆之，正如《素问·五常政大论》曰："化不可代，时不可违……无代化，无违时，必养必和，待其来复。"另一方面，应鼓励患者舒畅情志，调整心态，积极面对，均衡饮食，调整生活作息规律，避免过劳过逸[20]，为阴阳自和创造基本条件。

2. 多种治法协和 颅内肿瘤属于复杂性疾病，其病因、病机、症状常具有复合性、多样性、迁延性、变化性，多数患者虚实兼夹、寒热错杂，应该寒温并用，攻补兼施，采用和解方剂[21,22]，如调和肠胃之半夏泻心汤、黄连汤，调和脾胃之四君子汤，调和营卫之桂枝汤，调和少阳之小柴胡汤，调和气血之黄芪建中汤、当归补血汤，调和阴阳之金匮肾气丸、炙甘草汤等。虽多法并用，却非随意叠加，当以病机为核心。《医学心悟·论和法》曰："方中往往寒热并用，燥湿并用，升降敛散并用，非杂乱而无法也，正法之至妙也。"

3. 用药和缓　颅内肿瘤之病其来也渐，其治当缓，身体的修复过程是个漫长的过程，中医治疗不能主观追求速度。《医醇賸义》序曰："天下无神奇之法，只有平淡之法，平淡之极乃为神奇。否则，眩异标新，用违其度，欲求速效，反速危亡，不和不缓故也。"治疗颅内肿瘤当处理好轻药重投与重药轻投之间关系[23]，适其病情，取其轻重，补偏救弊，固护胃气，积累疗效，缓图其本。

（三）手术治疗、放射治疗、化学治疗与否，辨治方药迥异

随诊疗技术和分子生物学的发展，西医治疗颅内肿瘤的方式趋于多样化，但仍以手术治疗、放射治疗、化学治疗、免疫治疗为基本治疗手段。手术治疗、放射治疗、化学治疗可归于祛邪手段，这些治疗方法在最大限度地减少肿瘤负荷、杀灭癌细胞的同时，不可避免会损伤正气[24]，使患者免疫功能受损、抵抗力下降。因此手术治疗、放射治疗、化学治疗前后病机变化较大，邪实虽有消灭，正虚更加突出。栗书元等[25]研究表明，胃癌患者化学治疗后虚证增多，实证减少，胡慧菁等[26]研究亦表明，大肠癌术后中医证型多为虚证。因此，手术治疗、放射治疗、化学治疗后当更注重对胃气的调护，对气血阴阳的补益，以期后天之气生化无穷，气血尽可能恢复，以维持生命体系的正常运转，并提高抗邪能力，减少外邪乘虚而入及延缓体内邪毒积滞。

手术治疗是最有效的减瘤手段，也是目前治疗各种脑瘤的首选，一些部位的良性肿瘤，早期手术可获得根治，对于有适应证者应积极进行手术治疗[27]。但同时手术也是创伤最大的手段，术后常见脑出血、脑水肿、癫痫、脑梗死、感染等并发症。若有并发症者，颅内肿瘤术后的中医辨证用药当重在改善并发症。放射治疗是肿瘤术后常见的辅助治疗，或对无条件手术的患者，均可通过放射治疗杀死或抑制肿瘤的生长。放射线属"火热邪毒"范畴，易伤津灼液，常造成皮肤黏膜损伤[28]，当以养阴清热为治法大则，常用生地、天花粉、沙参、麦冬、赤芍等，咳嗽者可用百合固金汤加减，便秘者可用增液承气汤加减，胃部烧灼不适者可选沙参麦冬汤。此外，头颅部放射治疗对脑正常组织也能造成一定损伤，以致脑神机失用或脑窍玄府壅滞，脑室腑气不通，津液流通障碍，形成脑水肿，故清热养阴同时，可佐以通利玄府，利水解毒之法，方选猪苓汤加减。化学治疗的损害主要在骨髓造血系统与胃肠道，其毒害作用可归之于"药毒"范围，化学治疗药物主要属于剧毒伤正类药物和攻正克伐类药物[29]，对脾胃损伤较大，化学治疗前后配合中药治疗可减少化学治疗毒副作用。化学治疗前宜保护性用药，以健脾益气、利湿化浊为大法，重在提高脾胃的抗邪能力，可选香砂六君子汤、参苓白术散等；化学治疗早期胃肠道反应明显，急则治其标，当以降逆和胃为主，可选用旋覆代赭汤、丁香柿蒂汤、半夏泻心汤等。化学治疗反应间期，胃肠余邪未尽，正气亦虚，治应补虚与和胃同用[30]。此外，研究表明，中药大枣、山楂、枇杷叶可以降低化疗的肾损害[31]，黄芪、白术、伏苓、菟丝子、淫羊藿、女贞子、墨旱莲、牡丹皮、白花蛇舌草等可调节骨髓抑制调整免疫[32]。

（四）对症治疗，着眼提高生活质量

对因治疗是指以清除原发或继发致病因素为目的，而对症则以治疗改善临床症状为目的。临床常对因治疗与对症治疗互补并用[33]。《素问·四气调神大论》曰："是故圣人不治已病，治未病；不治已乱，治未乱，此之谓也。夫病已成而后药之，乱已成而后治之，譬犹渴而穿井，斗而铸兵，不亦晚乎？"病至于此，终难回复生机。对于难以逆转的颅内肿瘤，从某种意义来说，对症治疗，积极改善患者临床症状，减轻病患痛苦，着眼提高生活质量更有意义。尤其病至后期，攻邪化滞，破血消积等针对病灶所在，力去邪实的治疗手段于癥积而言作用并不明显，反损伤正气。而对于补益肝肾，滋养气血等重于"本虚"的治疗方法，一方面疾病后期脾胃功能下降，大剂量的投补将难以耐受，另一方面本虚已甚，非补可逆，反易助邪。因此，主要针对颅内肿瘤所致的继发症状进行治疗，如脑水肿者渗湿利水，发热

者凉血清热，疼痛者止痛，大便不通者通便，痰多者化痰，用药力求精简，注意对胃气的保护，不失为一种最佳治疗选择。

三、基于癥积理论辨治颅内肿瘤医案

（一）中枢系统神经淋巴瘤并脑疝形成案

彭某某，男，65岁。因双下肢乏力20日，加重伴反应迟钝、言语不利10日，于2017年7月24日入院。入院症见：患者言语欠流利，思维反应较慢，行动尚可，精神可，神志清，无恶寒发热，纳寐可，二便平。舌暗红，苔黄腻，脉弦。体格检查：未及阳性体征。完善相关检查。颅脑CT平扫：双侧半卵圆中心异常密度灶；右侧颞叶低密度影，性质待定；右侧基底核区腔隙性脑梗死；脑白质脱髓鞘病变，脑萎缩。颅脑MRI＋DWI：双侧半卵圆中心、右侧放射冠区及右侧颞叶深部异常信号，脑梗死？颅内感染？占位性病变？双侧基底核区多发性陈旧性脑梗死；脑裂加深，考虑老年性脑改变；脑白质脱髓鞘；双侧下鼻甲肥大。脑脊液生化：脑脊液葡萄糖3.90 mmoL/L，余正常；脑脊液常规：多形核细胞计数3.00×10⁶L，多形核细胞百分比60.00％，单核细胞总数2.00×10⁶L，单核细胞百分比40.00％，余正常。中医辨证为痰瘀互结证。治法：清热化痰，行气活血。处方：法半夏、白术、醋香附各9 g，天麻12 g，胆南星、陈皮各6 g，丹参、钩藤、赤芍、茯苓各15 g，蜜远志、天竺黄各10 g。服用5剂，每日1剂，水煎服。并予以抗血小板聚集、营养神经、改善脑代谢、调脂稳斑等对症支持治疗。2017年7月31日：患者出现记忆较前明显减退，余症状同前。舌暗红，苔黄腻，脉弦。查体基本同前。中医治法：清热化痰，益气活血。处方：黄芪30 g，生地黄、赤芍、牛膝、白花蛇舌草各15 g，当归、桃仁、臭牡丹各10 g，红花5 g，石菖蒲、蜜远志、甘草各6 g。服用5剂，每日1剂，水煎服。2017年8月04日患者突然出现右侧肢体活动不利，言语欠流利，思维反应较慢，记忆力减退，不能行动，情绪低落，神志痴呆，饮食少，夜尿多，大便干结，舌暗红，苔黄腻，脉弦。2017年8月05日患者出现嗜睡，间断神志模糊，呼之不应，与之交流不对答，近两日未自主进食，倦卧在床，不能行走，不欲食，小便失禁，大便未解，舌象未及，脉弦。体格检查：生命体征平稳。四肢肌张力正常，肌力检查不合作，生理反射正常，病理反射未引出。复查颅脑MRI增强：双侧半卵圆中心、右侧放射冠区及右侧叶深部异常信号灶，病灶及周围水肿范围较前进展，转移瘤可能性大；双侧基底核区多发性陈旧性脑梗死；脑裂加深，考虑老年性脑改变；脑白质脱髓鞘；双侧下鼻甲肥大。复查颅脑CT：双侧半卵圆中心及右侧放射冠区、右颞叶多发病灶，较前增大，周围水肿较前明显。邀请放射科阅片、放疗科及血液肿瘤科会诊，诊断考虑：颅内占位，原发性中枢神经系统淋巴瘤可能。家属放弃脑活检，不能明确病理诊断。患者病情进展迅速，结合症状及检查结果，考虑中枢神经系统淋巴瘤可能性大，下病重，予心电监测，血氧饱和度监测，插胃管，改鼻饲饮食，加强营养治疗，继予地塞米松注射剂10 mg抗炎，甘露醇注对液125 mL脱颅内水肿，醒脑静注射液开窍醒脑，余治疗同前。2017年8月23日下午患者抽搐，持续约数分钟后自行缓解，后出现喉中痰鸣。2017年8月24日患者病情基本稳定，仍呼之不应，类木僵状态，左侧肢体活动不利，精神差，小便失禁，4日未解大便。鼻饲管置入。查体：生命体征平稳。神志昏迷，瞳孔等大等圆，直径约3 mm，对光反射灵敏，双眼向右凝视，不配合张口伸舌。四肢肌张力正常，肌力检查不合作。生理反射正常，病理反射未引出。共济检查不能配合。治法：清热化痰，活血化瘀。处方：连翘、重楼、丹参、茯苓各15 g，法半夏、石菖蒲、臭牡丹、青黛各10 g，胆南星、枳壳、龙胆、大黄、甘草各6 g，浙贝母20 g。服用5剂，每日1剂，水煎服，分2次鼻饲。2017年8月30日15:13患者生命体征突变，血压69/36 mmHg，SPO₂68％。急查颅脑CT：双侧半卵圆中心、右侧放射冠区、右颞叶多发占位，均较前增大，周围水肿较前明显；左侧额叶病灶，较前有新增加，考虑转移；右侧桥脑条形高密度影，较前新增，考虑转移并出血。家属拒转ICU，抢救无效后宣布临床死亡。

按：原发性中枢神经系统淋巴瘤是一种少见的中枢神经系统恶性肿瘤，治疗效果差，预后不佳。该患者病情凶险，发展迅速，是正衰邪进之候，此时本虚已甚，非补可逆，反易助邪，故以治疗以攻邪实

为主，但兼顾其本虚，亦不当妄用攻伐之平，故重用化痰开窍之品，辅以行气活血。患者病情危重，终非药力所能逆转。

（二）脑胶质瘤术后复发并脑水肿案

徐某某，女，52岁。2016年9月06日首诊：脑胶质瘤术后反复头晕头痛2年，再发2日。患者于2013年初无明显诱因反复出现前额部胀痛，2013年5月出现命名性失语，2014年1月头痛加重，伴有非喷射状呕吐胃内容物，外院查CT发现颅内占位。2014年2月14日于外院全身麻醉下行开颅探查左颞顶交界病灶切除手术。术后病理学检查：胶质母细胞瘤，WHO Ⅳ级。免疫组化：GFAP（＋），Ki67（约10%），P53（＋），MGMT（－），IDHI（－）。颅脑MRI增强：左侧颞部部分颅骨缺损，局部软组织呈术后改变，左侧颞顶交界区占位病变基本切除，术后区呈长短T1长短T2混杂信号，增强后可见周边线状强化。术后口服替莫唑胺行6周期化学治疗，及予原发病灶姑息放射治疗。现患者头痛、头晕，阵发性非喷射状呕吐胃内容物，双眼视力下降，语言表达欠流利，命名性失语，双下肢乏力，右下肢较甚，行走不稳，无咳嗽咳痰，不欲饮食，寐差，二便正常。舌淡，苔白腻，脉细弱。中医辨证：气虚毒滞证，治法：益气解毒，活血化瘀。处方：黄芪20g，白术、蓝布正各15g，当归、地龙、川芎、僵蚕、桃仁、赤芍、石菖蒲、鸭胆子、露蜂房、苦参、灵芝各10g，砂仁6g，甘草5g。5剂，每日1剂，水煎服。2016年9月12日二诊：患者头痛头晕明显好转，语言表达较前流畅，双下肢乏力缓解。舌淡，苔白，脉细弱。守前方继服7剂。2017年1月25日三诊：患者头晕、呕吐再发3日。现症：头晕，阵发性呕吐，近3日进食则吐，进食少，全身乏力，肢端发凉。舌淡，苔白腻，脉细弱。颅脑CT：左侧顶颞枕部颅骨局部骨质欠连续，呈术后改变，左侧顶枕叶条片状高密度影伴周围水肿带形成，肿瘤复发伴少量出血待排。诊断：脑胶质瘤术后复发并脑水肿。治法：益气健脾，利水消肿，方选五苓散加减。处方：黄芪、党参各30g，白术、猪苓、牛膝各15g，当归、盐泽泻、升麻、茯苓、醋柴胡、木瓜、牵牛子、槟榔各10g，炙甘草6g。5剂，每日1剂，水煎服。2017年2月03日四诊：患者头晕、呕吐症状基本缓解。守前方继服10剂。

按：脑胶质瘤术后复发并脑水肿，此血不利为水，以痰饮水湿论治，利水是治疗的关键。《金匮要略·痰饮咳嗽病脉证并治》曰："病痰饮者，当以温药和之。"和之，即为调和、和缓之意，于温补之中加利水消导之品，温药不可太过，补益不可太甚，利水不可过度。

（三）肺癌脑转移继发癫痫案

梁某某，男，53岁。因反复发作性左上肢抽搐伴咳嗽咳痰3月，于2017年8月31日入院。患者于2016年3月受凉后出现左上肢麻木、抽搐，外院住院进行治疗。胸部CT：右肺上叶支气管闭塞，右上肺占位，多考虑恶性病变，周围性肺癌，阻塞性炎症，左上肺舌段小结结影，性质待查；左上肺舌段少许炎症。颅脑MRI：右侧顶叶部占位，考虑脑膜瘤可能；双侧放射冠区—双半卵圆中心腔隙性脑梗死；脑萎缩。视频脑电图：异常脑电图（双侧额极、额区、额中线区不规则慢波夹杂少量尖-慢波放电，右侧显著）。经抗癫痫、减轻脑水肿、护脑等对症支持治疗后，患者症状好转出院，拒绝进一步治疗。现症见：反复发作性左上肢抽搐，咳嗽，咳少量白痰，留清涕，走路不稳，偶有气促，精神状态较差，饮食正常，寐差，大便干结难解，小便量多。舌红，苔白腻微黄，脉弦数。西医予以甘露醇、甘油果糖脱水抗脑水肿、降颅内压等对症支持治疗，配合康艾注射液（组成：黄芪、人参、苦参素）益气扶正。中医辨证为风阳上扰，痰瘀互结证，治以祛风化痰，解毒散瘀。处方：茯苓、白花蛇舌草、半枝莲、土茯苓、虎杖各15g，陈皮、半夏、枳实、柴胡、白僵蚕、黄芩、天麻、防风各10g，胆南星、甘草各6g。服用5剂，每日1剂，水煎服。2017年9月05日，患者精神状态好转，期间仅痫性发作1次。前方继服7剂量。2017年9月11日，患者精神状态尚可，期间未出现肢体抽搐，咳嗽症状减轻，无流涕，偶有气促，双下肢仍感乏力。舌红，苔白，脉弦。患者病情稳定，予带药出院。处方：前方去茯苓、钩藤，加生地黄15g，麦冬10g。服用14剂，每日1剂，水煎服。

按：肺癌易发生脑转移，30.0%～50.0%肺癌患者在疾病演变过程中发生脑转移。肺癌日久，正气渐损，风邪易犯，夹痰饮瘀毒之邪上进脑窍，停聚而成癥积之候，如《诸病源候论·积聚》所言："积聚者，由阴阳不和，府藏虚弱，受于风邪，搏于府藏之气所为也。"及至后期，肝肾阴虚，阳亢风动，虚风内生，痰随风动，脑癌之上更发痼病，故治疗重在祛风化痰。

（四）肺癌化疗后心包纵膈脑转移并脑转移案

龙某某，男，73岁。因"反复胸痛4个月，右侧肢体乏力1周"，于2018年8月28日入院。患者于2018年5月19日因"反复胸痛半个月"于外院住院治疗。2018年6月3日病理学检查示左上肺鳞状细胞癌，诊断为"左上肺中央型肺鳞癌"。颅脑MRI：脑萎缩。对症处理后患者病情好转出院，2018年6月23日患者再次住院，行第一疗程TP方案（紫杉醇＋顺铂联合化学治疗方案）治疗，化学治疗后患者出现明显不适症状，遂未继续第二次化学治疗。1周前患者无明显诱因感右侧肢体乏力，写字不稳，行走不利，昨夜在家中因右侧肢体乏力，跌倒在床，遂至我院就诊。现症见：右侧肢体乏力，活动不利，无头晕头痛，无恶心呕吐，无意识障碍、饮水呛咳，咳嗽，咳少量黄白色黏痰，口干口苦，精神状态较差，纳差，睡眠一般，体重明显减轻，今年以来体重减轻7 kg，二便正常。舌红，苔薄黄，脉细弦。体格检查：四肢肌张力正常，右上肢肌力4级，右下肢肌力4级，左侧肢体肌力5级，深、浅感觉正常，位置觉、振动觉正常，四肢腱反射（＋＋），病理反射未引出，走"一"字步，闭目难立征不能配合，指鼻试验（－），跟膝胫试验（－）。完善相关检查。颅脑MRI平扫＋增强：左侧额顶颞叶多发异常信号赴伴周围组织水肿，考虑多发转移；左侧上颌窦炎。肺部CT：左肺上叶内团块状占位，结合病史，考虑中央型肺癌并阻塞性肺炎、左肺上叶不张、累及心包、纵隔，左肺动静脉受累待删；右肺内胸膜及胸膜下结节影，转移待排；双肺气肿；左侧胸腔积液；心包少量积液；肝内囊性灶；左侧肾上腺体积稍增大。中医辨证为阴虚血瘀证，治以清热养阴，化瘀通络。处方：连翘、山慈茹各15 g，莲子心5 g，土茯苓15 g，川芎、海风藤、络石藤、桃仁、地龙、生地黄、鸡血藤、玄参、麦冬、天花粉各10 g，红花、甘草各6 g。服用5剂，每日1剂，水煎服。配合丹红注射液活血通络，乙酰谷酰胺营养神经，甘露醇脱水及对症支持治疗。2018年9月01日，患者肢体乏力较前好转，咳嗽，咳少量黄色黏痰，口干口苦较前好转，患者精神状态较前好转，饮食较前好转，夜寐可，二便正常。前方继服3剂。2018年9月05日，患者右侧肢体乏力较前明显好转，活动较前利索，咳嗽较前减轻，咳少量黄色黏痰，无明显口干口苦，无胸闷气促。患者精神状态可，食纳一般，夜寐可，二便正常。体格检查：四肢肌张力正常，右上肢肌力4＋级，右下肢肌力4＋级，左侧肢体肌力5级，四肢腱反射（＋＋），病理反射未引出，走"一"字步（－），闭目难立征（－），指鼻试验（－），跟膝胫试验（－）。继服前方7剂。带药出院。

按：肺癌日久，正气渐损，夹痰饮瘀毒之邪上进脑窍，停聚而成癥积之候；及至后期，肝肾阴虚，阳亢风动，类中风也，痰随风动，痰瘀互结，阻滞脑络，瘀滞生热，故治以清热养阴，佐以祛风通络、活血化瘀。

（五）肺癌术后化疗后脑转移并小脑转移案

邹某某，男，64岁。因"肺癌术后3个月，头晕伴恶心呕吐半个月余"，于2018年3月06日入院。患者因咳嗽、胸痛于2015年1月21日于外院就诊。胸部CT：右肺尖段、上叶后段占位性病变，考虑周围型肺癌可能。于2015年2月02日全身麻醉下行右肺上叶切除件巴结消扫术后，术后病理学检查回报：中-低分化腺癌，侵及胸膜，中央型，肿块大小9 cm×6 cm×4.5 cm，支气管残端未见癌，第2、4、7、9、11组巴结未见转移。后分别2015年03月21日、4月28日、6月1日、8月31日，多次在我院住院行GC方案（吉西他滨＋顺铂联合化学治疗方案）治疗。2016年8月患者因无明显诱因出现左上肢乏力，左手抖动，持物不稳。我院脑CT：右侧顶叶占位，考虑转移处。于2016年8月11日行颅脑伽马刀治疗。2016年9月6日在我院住院行替莫唑胺胶囊剂抗肿瘤治疗。2017年1月患者无明显诱因出现呕吐，进行性加重。颅脑MRI：小脑转移。于2017年1月11日再次行伽玛刀治疗。2017年2月7日行鸦胆子油乳注射液（组成：精制鸭胆子油、精制豆磷脂、甘油）治疗脑转移瘤。之后，患者多次住院。现症见：头晕，伴恶心欲呕，晨起明显，呕吐少量痰涎，言语稍不利，颈部稍感胀痛，纳差，寐一般，二便正常。舌淡红，苔白腻，脉弦滑。体格检查：神志清楚，精神状态一般，构音障碍，查体合作，对答切题；嘴角右偏，仲舌左偏，无震颤，四肢肌力、肌张力正常，生理反射正常，病理反射未引出；走一字步不能，指鼻试验（－），跟膝胫试验（＋/－），闭目难立征（＋）。西医予以康艾抗肿瘤、天麻素止眩、前列地尔改善微循环。中医辨证为痰浊内阻证，治以和胃化痰止呕，祛风通络定眩。处方：温胆汤加减。天麻、全瓜蒌、半枝莲、白花蛇舌草各 20 g，黄芩、枳实、浙贝母、陈皮、法半夏、天竺黄、皂荚各 10 g，甘草 6 g，熟大黄 5 g，全蝎 3 g。服用 3 剂，每日 1 剂，水煎服。2018 年3 月 9 日，患者诉头痛、腹胀不适，稍有头晕伴恶心欲呕，反酸，晨起明显，呕吐少量痰涎，稍感乏力，颈部稍胀痛。食纳较差，寐一般，二便调。舌淡红，苔白腻，脉弦滑。西药增予泮托拉唑护胃，中医治以理气化痰，清胆和胃。处方：浙贝母、茯苓各 30 g，姜厚朴、瓦楞子、天麻各 20 g，陈皮、麸炒枳实、法半夏、牡丹皮、栀子、天竺黄、皂荚各 10 g，甘草、黄连各 6 g。服用 3 剂，每日 1 剂，水煎服。2018 年 3 月 14 日，患者精神状态较前好转，无明显头痛、头晕及腹部不适，吐涎时伴恶心欲呕，反酸，食纳较前好转，寐一般，二便调。舌淡红，苔白腻，脉弦滑。继服前方 15 剂，带药出院。

按：肺癌日久，正气渐损，夹痰饮瘀毒之邪上进脑窍，停聚而成癥积之候；及至后期，肝肾阴虚，阳亢风动，虚风内生，痰随风动，并多次放化疗热毒蕴结，治疗重在改善症状，故治以和胃化痰止呕，祛风通络定眩，清热解毒抗癌。

四、结语

颅内肿瘤具有难治疗、易复发、预后差的特点，在治疗的过程中既重视疾病的一般规律性，又兼顾个体的特殊性；注重中医药与手术、放射治疗、化学治疗等治疗手段的有机结合，准确掌握辨治节点，分清侧重，标本兼治。兼顾卫生经济学，充分发挥中医优势和人文关怀，着重患者临床症状改善与生活质量提高。

参考文献

[1] Ferlay J，Shin HR，Bray F，et al. Estimates of worldwide burden of cancer in 2008：GLOBOCAN 2008 [J]. Int JCancer，2010，127 (12)，2893 - 2917.

[2] 陈万青，郑荣寿，张思维，等. 2013 年中国恶性肿瘤发病和死亡分析 [J]. 中国肿瘤，2017，26 (01)：1 - 7.

[3] 曹志成. 颅内肿瘤综合治疗及其分子治疗研究进展 [J]. 南方医科大学学报，2007，27 (07)：1047 - 1051.

[4] 顾思纯，杨柏灿. 癥瘕积聚的病证范围及治疗探析 [J]. 江苏中医药，2017，49 (09)：11 - 13.

[5] 来杰锋，石荣珍，傅燕燕，等. 癥瘕源流考 [J]. 陕西中医药大学学报，2018，41 (05)：137 - 139.

[6] 沈启刚，谭春雨. 明代名医李梴论治癥积病症的学术思想研究 [J]. 中华中医药学刊，2012，30 (05)：1098 - 1099.

[7] 艾娟. 清代医家治疗癥积组方规律初探 [D]. 北京中医药大学，2009.

[8] 汤海林，方志军，王鑫，等. 基于数据挖掘探讨士材学派医家治疗肿瘤的用药规律 [J]. 中国现代医生，2019，57 (22)：98 - 102.

[9] 司富春，刘亚丽. 脑瘤的中医用药分析 [J]. 河南中医，2010，30 (07)：709 - 710.

[10] 吕行. 肝癌转移与中医脏象理论相关性的回顾性研究 [J]. 西部中医药，2019，32 (06)：60 - 62.

[11] 张娇，陈立伟. 从风邪致病论肺癌脑转移病机 [J]. 山西中医，2018，34 (02)：1 - 2＋5.

[12] 吕行. 肝癌转移与中医脏象理论相关性的回顾性研究 [J]. 西部中医药，2019，32 (06)：60 - 62.

[13] 邓有金，万冬桂. 引经理论联合靶向药治疗乳腺癌脑转移 [J]. 中华中医药杂志，2019，34 (10)：4679 - 4682.

[14] 冯国梁，高励聪，李秀萍. 抗癌中药的研究进展 [J]. 疾病监测与控制，2010，4 (01)：7 - 9＋4.

[15] 顾春梅. 中医药抗癌机制研究述评 [J]. 中国卫生标准管理，2017，8 (22)：94 - 96.

[16] 傅巧真，郑磊，李涛. 抗癌中药的研究现状分析 [J]. 科技经济导刊，2018，26 (19)：166.

[17] 周德生，刘利娟. 论"脑为至阴" [J]. 环球中医药，2016，9 (11)：1389 - 1391.

[18] 郭雅玲，周德生. 论"脑室为腑" [J]. 环球中医药，2018，11 (08)：1219 - 1222.

[19] 张立平，潘桂娟. 中医"和法"辨析 [J]. 中国中医基础医学杂志，2012，18，(01)：19 - 21.

[20] 鲁军，黄桉，王霞，等. 论损补自调在"神—阴阳自和—因势利导"理论中的核心作用 [J]. 中华中医药杂志，

2019，34（06）：2573－2575.

［21］陶雨晨，王程燕.基于《黄帝内经》理论探讨"和法"在肿瘤的身心全程"健康"管理中的应用［J］.亚太传统医药，2019，15（08）：188－190.

［22］吴浩祥，张哲，沈创鹏.仲景"和法"在肿瘤治疗中的运用思路探讨［J］.中医肿瘤学杂志，2019，1（04）：67－69，66.

［23］招萼华.轻药重投与重药轻投［J］.中医文献杂志，2006，51（02）：44－45.

［24］钱海鹏，万经海.认识脑瘤 战胜脑瘤［M］.北京：人民卫生出版社，2013：77－104.

［25］栗书元，王贝贝，王晓强，等.胃癌化疗前后中医证型变化的研究［J］.中国医药指南，2019，17（20）：171－172.

［26］胡慧菁，罗家祺，杜丽华，等.手术前后大肠癌中医证型变化规律研究［J］.云南中医学院学报，2014，37（01）：53－55.

［27］阎青云.脑肿瘤外科的现代诊断与治疗［M］.北京：中国医药科技出版社，2001：36－44.

［28］许玲，孙建立.中医肿瘤学概论［M］.上海：上海交通大学出版社，2017：170－175.

［29］何玲，曹爱玲，舒诚荣，等.扶正抑瘤汤加减联合化疗治疗恶性肿瘤的临床效果分析［J］.中国处方药，2018，16（02）：105－106.

［30］李俊魁，韩慧.肿瘤化疗后重视脾胃功能的综述［J］.内蒙古中医药，2019，38（04）：108－110.

［31］杨静，杨柱，龙奉玺，等.中医药在防治肿瘤患者化疗药物性肾损害中的应用现状［J］.中医肿瘤学杂志，2019，1（04）：15－18.

［32］张福鹏，赵晓燕，周永明.周永明治疗恶性肿瘤化疗后骨髓抑制的经验［J］.世界中西医结合杂志，2014，9（07）：697－699.

［33］陈鉴聪，张晓莹，罗慧燕，等.基于对因与对症治疗的中西医结合模式［J］.中国中西医结合杂志，2016，36（4）：994－998.

第三十七章　基于互藏理论辨治神经系统综合征

互藏是指相互联系的双方彼此有着相互包藏的关系，这种包藏强调的是联系双方的共性，即相同点；对事物结构共性及其相互间联系的认识，对同一层次或不同层次事物之间相互包藏关系的认识，即概括为互藏论[1]。中医基础理论应用阴阳互藏[2]与五行互藏[3]的方法论，构建了五脏互藏[4]或者脏腑经络之气互藏[5]理论。笔者提出脑奇恒互藏观点[6]，从合和观[7]与分形观[8]视域考察，脑奇恒互藏理论，反映了脑结构与脑功能的复杂性，以及脑与全身脏腑组织结构功能及功能结构的非线性关系。本章阐述基于脑奇恒互藏理论辨治常见神经系统综合征的临床体会。

一、互藏理论与脑奇恒互藏理论

传统认识论，以精气、阴阳、五行、八卦等为基本框架，构建了天地人体宏观及微观多维度多层次的功能结构，从而产生了天人同构、天人感应，天人合一、万物一体，天人相应、天人相通，天人相分、天人相别等诸多学说。

（一）互藏理论

生物的全息现象普遍存在，与中国文化精神的合和观念一脉相承。《吕氏春秋·有始》曰："天地合和，生之大经也。"《医原·人身一小天地论》曰："人禀阴阳五行之气，以生于天地间，无处不与天地合。"因此，自古就熟稔"小中见大，大中见小"的取类比象方法论。通过互藏理论认识人体的结构功能及功能结构的全息现象，体现了合和观与分形观的文化价值。

1. 阴阳互藏　阴阳互藏，又称阴阳互寓、阴阳互涵。一阴一阳之谓道。阴阳之中再分阴阳，阴中有阳，阳中有阴，相互制约，牵掣排斥，对立统一，从而实现协调平衡；阴阳交感，互根互用，互源互化，交感升降，彼此消长，从而实现和合转化。由天地阴阳互藏推演出人体阴阳、水火、精气、神机互藏，并由此衍生出命门、丹田、四海等概念。如《类经附翼·求正录》在阐释"命门者，目也"时指出："睛明所夹之处，是为脑心，乃至命之处，故曰命门。"

2. 五行互藏　五行之中再分五行，每一行中皆包含有其他四行，每一行又寓五行生化之机，恒动制化。《类经图翼·五行统论》曰："土之互藏，木非土不长，火非土不荣，金非土不畜，万物生成，无不赖土，而五行之中，一无土之不可也。"由五行互藏推演出五脏互藏理论，五藏系统中的任何一藏的功能均渗透于其它四藏之中，通过气血、津液、神机的变化，影响、调节、控制着其它四藏与本藏相关的功能。

（二）脑奇恒互藏理论

脑为元气、元精、元神所聚，神机于此以化生，神明由之以变化，奇器乃神器，故脑为奇恒腑之首。脑分为脑脏腑、脑经脉、脑阴阳、脑气血津液、脑神机系统，主宰人体生命活动、调控人体精神情志变化，与机体五脏六腑、气血津液、经络等元素及各种外界条件之间建立内在及外在联系，维持机体的动态平衡，影响着人之生、老、病、死，蕴含"动"、"常"、"变"互藏之机[9]。

1. 脑会诸体，形统于首　《此事难知·经脉终始》曰："脑为诸体之会，即海也。"俞琰《易外别传·后天卦离南坎北图》引邵雍《皇极经世》曰："形统于首。"颅脑由皮、肉、筋、脉、骨、髓，以及精血津液等有形物质之体组成。脑奇恒府内部，通过互藏之道，不同的功能结构系统高度协调，精化气，气化神，产生功能强大的全息神机，与形结合成为生命矢量[10]。脑会诸体强调脑以气血津液、神机、经络为联系中介，使脑成为一身之主的调控中枢。脑奇恒府及诸体的内涵，都是形体解剖（形骸）、形体气化（形气）、形体神机（形神）三个方面整合的复杂功能结构，神经即神机在形体中传达的路径通道。因此，脑结构与脑功能相关，形统于首、脑奇恒互藏、脑窍关联脏腑组织、脑为经脉循行核心，脑会诸体是脑主神明的生理基础，有重要的区别于神经功能解剖的临床价值。

2. 脑藏五脏，神为核心　五神反映人精神心理状态，为身体生理结构的五脏精气所化生，又与五脏相合，五脏成为五神脏系统，五神脏系统有机地构成身心统一的整体。在生理上，五脏神的活动受脑神的调控，脑神又赖五脏神所产生的气血津液精等物质的充养。在病理上，脑神病变，则神识失常，可表现为少神、神乱、无神等症状，影响五脏之功能；无脏神失调，则脑失清养，可表现为头昏、头晕、耳鸣耳聋等症状，影响脑之神明。

脑主神机，脑神机分为神魂魄精思维，相互交汇融合，在脑内部九宫处化为九神，九神与五脏六腑及身形诸神，共同主宰机体生命、精神等活动；而神机根于中，神明征于外，统于脑而分属五脏[11]。脑神机通过调控脏腑内在的自主活动而对人体生长壮老已的生命过程进行调节，通过调控脏腑外显的神志活动而对人体的随意运动进行调节，构成上下双向调控的志心神机轴[12]。因此，脑藏五脏，是以神为核心的脑神机互藏全息现象。

3. 脑元神与元气、元精的关系　虚无生性，谓之元神。元神乃先天精气吸纳后天精气气化产生，是最初始化的神机。元神具有性微虚灵、主生而不主用、由脑窍玄府移位着于脏腑组织而转化为其他诸神的特点。

（1）先天八卦说与脑为先天之本：《灵枢·经脉》曰："人始生，先成精，精成而脑髓生"。《外经微言·五脏互根篇》曰："脑属肾。……脑有五脏之阴也。"脑髓生肾精，肾精补养脑髓。对生命而言，先天为元精元神，先天以天道恒准为主导，以形器的精气升降出入气机流转为主线，生生不息，故以阴阳对峙为本源之始；故从先天八卦而言，藏象理论认为脑为先天之本，九宫神机流转不息，诸脏腑均为后天之本，肾为后天之本。

但是，目前学界一般以脾为后天之本，肾为先天之本。《医宗必读·脾为后天之本论》曰："本有先天后天之辨。先天之本在肾，肾应北方之水，水为天一之源。后天之本在脾，脾应中宫之土，土为万物之母。"后天为水火血气，以时间的生长化收藏推移规律为主线，变易发展，故以心肾为轴，四维为本。从后天八卦立说，掩盖了"四象枢土"才能"土运四方"的天人合一本质。

（2）脑心命门说与脑为泥丸上丹田：《灵枢·根结》曰："太阳根于至阴，结于命门。命门者，目也"。王冰注为"藏精光照之所"，张景岳注释为"先天立命之门户"，乃至命之"脑心"。有学者认为目睛命门说，基于天人同构、天人同道和天人一体的昼夜节律，强调了卫气运行是其重要的依据[13]。

其实，目睛命门说应当解读为脑心命门说。脑心为泥丸上丹田，为阴阳之根、百神之主，乃机体生命中枢最核心的部位。丹田是精气神储存和变化的重要场所。《淮南子·原道训》曰："夫形者，生之舍也。气者，生之充也。神者，生之制也。一失位，则三者伤矣。"《灵枢·九针》曰："神客在门。"《素问·本病论》曰："神失守位，即神游上丹田。"神机在泥丸上丹田化生，通过脏腑藏受而表现为神志，神明集中体现于目睛。脑心命门是人体生命的起点和根源，它自动自律自带定数有着先天既定固有的生物程序和内在机制，不以人的意志为转移，调控着五脏六腑的生理活动和人体生、长、壮、老、已之生命进程。脑心元精化生的元气元神通过目系外出于生命之门目，体现着元神的最高主宰作用[14]。

（3）乾首说与头为诸阳之会：《易经·说卦传》曰："乾为天、为圜、为君"，"乾为首"。天行健，圜道恒，君治明，乾性刚。首外为头面，首内为脑髓。神犹君也，元神枢机，和气周流不息；形统于神，全其形则生。所以，乾首说强调的是神为生命的主宰，脑神是全身四肢百骸脏腑的统领。

《灵枢·邪气脏腑病形》曰："诸阳之会，皆在于面"；"首面与身形也，属骨连筋，同血合于气耳。"《难经·四十七难》曰："人头者，诸阳之会也。诸阴脉皆至颈胸中而还，独诸阳脉皆上至头耳，故令面耐寒也。"手足三阳经皆会聚于头面，五脏六腑清阳之气皆上注于头面，故称诸阳之会、清阳之府。其实，五脏六腑精华之血亦上注于头面，气血相合而行。头为诸阳之会，强调的是头为阳位，上窍为清空之窍，玄府气液流通不息，乾首阳主之用生化神机，为全身神机之主。阳邪易犯阳位，故内则诸阳易亢，外则风邪易伤，清窍容易壅塞，神机容易发生障碍。

（4）脑至阴说与脑为髓海：脑髓属阴、脑脊液属阴、五液属阴等，故脑为至阴[15]。脑为至阴，与脾为至阴，肾为至阴，取象一致。其不同者，在泥丸九宫之奇器内，髓由精生，气化神机，神由精化，元神为体；源于肾中先天精气和后天脏腑精气，脑髓至阴是脑主神明的物质基础。《外经微言·五脏互根篇》曰："脑属肾。……脑有五脏之阴也。"髓为五液（汗、溺、泣、唾、髓）之一，源于脾胃，化于肾液。精生髓，髓生精，脑髓、脊髓、骨髓互通；诸髓属脑，脑为髓海，乃精髓汇聚于脑恒府者。《素问·奇病论》曰："肾藏精，精充骨而生髓，髓聚而为脑，髓满而脑髓充，精脱而脑髓消。"又，肾生骨髓，髓可化血。《素问·四时刺逆从论》曰："血气在中，内著骨髓。"《诸病源候论·虚劳精血出候》曰："肾藏精，精者，血之所成也。"《黄帝内经太素·四海论》说："胃流津液，渗入骨空，变而为髓，头中最多，故为海也。"可见，脑髓与气血津液是互生互化、共生共荣的。

二、基于脑奇恒互藏理论辨治特点

不仅脑的局部功能相互区别又相互关联，脑的局部功能与脑的整体功能也是相互区别又相互关联的；并且，脑对全身脏腑有调控作用，全身脏腑对脑有反馈调节作用。因此，根据脑奇恒互藏理论辨治脑病，应当遵循脑病奇恒治法与全身其他脏腑、奇恒府、诸体等治法相结合的原则，具体问题具体分析。

（一）脑脏内部奇恒同治

颅脑由皮、肉、筋、脉、骨、髓，以及精血津液等有形物质之体组成。脑奇恒府，脉、骨、髓也是奇恒府，故脑奇恒之中复有奇恒，奇恒府之间存在结构共性及其相互间的府气联系，是"同类相从"、"同类相应"、"同气相求"、"同气相动"的，此为奇恒互藏。病则同病，故脑脏内部奇恒同治。如脑髓消治以玄菟固本丸（组成：生地黄、熟地黄、天门冬、五味子、茯神、莲子、人参、枸杞子、山药、菟丝子、蜂蜜），脑络痹治以滋阴通络汤（组成：龟甲、鳖甲、知母、黄柏、豨莶草、生地黄、芍药、当归、石菖蒲、石斛、肉苁蓉、麦门冬、茯苓、地龙、水蛭），脑积水治以通窍活血汤合猪苓汤加减（组成：人工麝香、桂枝、红花、桃仁、赤芍、川芎、生地黄、苍术、茯苓、猪苓、泽泻、生姜），等等。

（二）脑与其他奇恒府同治、脑脏同治

人体分为五脏六腑、奇恒之府、四肢百骸、五官九窍、皮肉筋脉、经络、气血津液等，纵横联系，表里相关，形成多维度多层次的系统，每个系统又相互联系，组成一个有机巨系统。由于脑会诸体、主神机、藏五脏、称命门，故脑与其他奇恒府同治、脑脏同治，脑与诸体同治。

1. 脑与其他奇恒府同治　奇恒互藏中还有胆、女子胞（血室）或男子胞（精室），亦由肉、筋、脉有机组成；胆与血室或精室都是水火之府。从神机流转而言，胆和命门强化了"脑为一身之主"的生理功能。神机依泊从部位外显，如通过少阳相火生发之气，脑神分属于胆则决断中正，故"凡十一脏取决于胆"；"少阳主骨"，胆主决断，与脑主司的随意运动相关。"胆足少阳之脉……是主骨所生病者。"通过督脉、冲脉、任脉等联系，脑神分属于血室、精室则生殖繁衍，故"命门者精神之所舍"。肾主激发，激发、主导、推动、温煦、滋润、控制、维系先天后天、生长发育、生殖繁衍、阴阳水火、脏腑经络、精神情志、气血津液、骨节九窍的生理运化，以及正气生成、正气抗邪、疾病向愈的病理转化，完成生、长、壮、老、已的生命归化[16]；女子胞周期性排血、排卵、孕娩胎儿，男子胞分泌精子、藏泻精液，属于特殊的运动功能体现。故《类经附翼》认为胞即命门，与脑神关系密切。病则同病，故脑与其他奇恒府同治。

如《黄帝外经·奇恒篇》曰："脑为泥凡，即上丹田也；胞为神室，即下丹田也。骨藏髓，脉藏血，髓藏气，脑藏精。气血精髓，尽升泥凡。下降于舌，由舌下华池，由华池下广泉、玉英、通于胆、下贯神室。世人多欲，故血耗气散，髓竭精亡也。"因此，经带胎产疾病多有神志病变。百脉失和之百合病，治以百合地黄汤加夜交藤、酸枣仁。湿热黄带神志昏沉，治以化毒除湿汤（组成：当归尾、泽兰、薏苡仁、牡丹皮、赤芍、金银花、枳壳、川通草）。热入血室，治以清热行血汤（组成：桃仁、红花、赤芍、

牡丹皮、五灵脂、生地黄、甘草、穿山甲）。先兆子痫，治以羚角钩藤汤（组成：羚角片、双钩藤、霜桑叶、菊花、生地黄、生白芍、川贝母、淡竹茹、茯神木、生甘草），等等。

2. 脑脏同治　人体是一个整体，脑与五脏相关。心主神明，脑为元神之腑；心主血，上供于脑，血足则脑髓充盈，故心与脑相通。肺主一身之气，朝百脉，助心行血。肺之功能正常，则气充血足，髓海有余，故脑与肺有着密切关系。脾胃健旺，熏蒸腐熟五谷，化源充足，五脏安和，九窍通利，则清阳出上窍而上达于脑。肝主疏泄，调畅气机，又主藏血，气机调畅，气血和调，则脑清神聪。肾精充盛则脑髓充盈。病则同病，故脑脏同治。

如脑病治肺。①基于肺主一身之气、主治节、朝百脉等的生理病理特点，从肺论治中风及其后遗症、重症肌无力、耳鸣耳聋、眩晕、帕金森病等各种脑病[17]。如六味正肌散（组成：人参、炙麻黄、防风、白术、僵蚕、山药）。②从肺志为悲忧、肺主魄神理论指导治疗意识障碍、失眠症、抑郁症、精神疾病等各种神志病[18]。如甘麦大枣汤加麦门冬、玉竹、淡竹叶、甘松、百合。③脑司神明，主控全身意识形态及感觉，代心统神，类比心与小肠；脑与大肠亦属于一个神明系统概念，主控内脏自主运动及内环境稳定，肺与大肠相表里，相互制衡。脑病及肠、肠病及脑。如脑肠轴理论指导下治疗痴呆，也可以肺肠同治[19]。如通腑醒神汤（组成：生大黄、芒硝、天竺黄、皂荚、桃仁、全瓜蒌、郁金、苏合香）。

（三）杂合以治

神经系统综合征有复杂性和多样性，一种疾病可以重新不同的症状和体征，一种症状和体征可以有不同的疾病引起，同一疾病损害部位不同其临床表现亦不尽相同。针对神经系统综合征的病因、病位、临床症状和体征、证候特点，及其共病情况，杂合以治。

1. 多种亚治法组合　中医对于慢性复杂性疾病，一般没有脱离瘀、痰、毒、虚等病机规律。笔者总结临床经验，辨治神经系统综合征的临床体会，必须坚持理法方药的逻辑性，灵活应用和法理论，以及偶方、大方、复方理论，采用多种亚治法组合的复合治法，重复用药并不是随意堆砌药物，而是精简配伍合理用药治疗[20]。如应用运用益气养阴、熄风潜阳、化痰开窍、化浊解毒、活血化瘀、清热通络之复合治法，用通脑调神汤（组成：黄芪、黄精、石决明、秦艽、片姜黄、王不留行、三棱、莪术、北沙参、连翘、木瓜、僵蚕、全蝎、石菖蒲、野菊花、甘草）治疗原发性高血压并分水岭区失语综合征。

2. 多种治疗方法杂合施治　《素问·异法方宜论》曰："故圣人杂合以治，各得其所宜，故治所以异而病皆愈者，得病之情，知治之大体也。"张志聪有注："夫天有四时之气，地有五方之宜，民有居处衣食之殊，治有针灸药饵之异，故圣人或随天地之气，或合地之宜，或随人之病，或用针灸、毒药，或以导引按摩杂合以治，各得其宜……"神经系统综合征常规应用中西医治疗、内外药物治疗、食疗、针灸、推拿、气功、导引、理疗康复、家庭疗养等。

3. 多学科整合施治　有些神经系统综合征属于复杂性疾病范畴，适合多学科整合治疗管理模式。如治疗小儿脑性瘫痪[21]，采用针刺（头针、眼针、面针、手针、体针、颈针、腰针、腹针）、穴位药物注射法、言语训练、精细动作训练、Bobath法、Vojta法、山本法、按摩、经气导平、痉操机和中西药物等治疗，即多学科整合施治实践。

三、基于互藏理论辨治神经系统综合征医案

（一）慢性吉兰-巴雷综合征案

陈某某，男，68岁。2018年4月25日初诊：患者2年余前一次普通感冒史后突感双下肢乏力，当时未予在意，后逐渐出现四肢乏力，伴进行性四肢肌肉萎缩，2018年2月在北京某医院行腰椎穿刺、神经肌电图检查，诊断为慢性吉兰-巴雷综合征，一直服用艾地苯醌片、维生素B$_1$片、维生素B$_{12}$片等药物治疗。诉四肢乏力明显，走路不稳，握筷不能，小便无力，尿不尽，大便结，有滋水流出，舌暗红，苔黄干，脉沉细弦。中医诊断：痿病，辨证为阴气亏虚、瘀血阻络证。治法：滋养肝肾，活血通络。予活血荣络汤加减：忍冬藤、络石藤、石楠藤、鸡血藤、何首乌、鬼箭羽、墨旱莲、桑椹、木瓜、

丹参各 15 g，山茱萸、黄柏、黄精、乳香、没药、苏木、桃仁、红花各 10 g，蜈蚣 1 条，甘草 6 g。14
剂，每日 1 剂，水煎服。并予舒筋外洗方：路路通、伸筋草、老鹳草、透骨草各 30 g，苍术、白芷各
15 g。服用 14 剂，每日 1 剂，外用，泡洗四肢。2018 年 5 月 10 日二诊：双下肢乏力，足趾麻木，药后
偶有胃脘部不适，舌暗红，苔黄黑干，脉沉细弦。处方：忍冬藤、络石藤、石楠藤、鸡血藤、天冬、生
地黄各 15 g，炙麻黄、黄柏、苏木、黄精、玄参、知母各 10 g，蜈蚣 1 条，乳香、没药、甘草各 6 g。
14 剂，每日 1 剂，水煎服。2018 年 5 月 25 日三诊：药后症状好转，仍偶有胃脘部不适，继予前方加
减，二诊处方去乳香、没药，加虎杖、北沙参各 15 g。服用 30 剂，每日 1 剂，水煎服。2018 年 7 月 7
日四诊：双下肢活动障碍加重，下午双下肢浮肿 1 月余，双上肢活动障碍（发病后 1 月余开始）较前好
转，二便自控，舌暗中裂，苔薄黄干少，脉沉细弱。处方：桑寄生、独活、黄精、红景天、木瓜、茯苓
各 15 g，炙麻黄、玄参、黄柏、知母、女贞子、墨旱莲、山茱萸、秦艽各 10 g，蜈蚣 1 条，小通草、甘
草各 6 g。服用 30 剂，每日 1 剂，水煎服。2018 年 8 月 28 日五诊：双下肢症状好转，不浮肿，双侧下
肢活动稍有好转，双侧上肢活动明显好转，已能持筷，右下肢较左下肢症状改善明显，双下肢站立欠
稳，左下肢较差，舌老红偏暗，无苔，脉沉细弱。2018 年 7 月 7 日处方去小通草、独活、炙麻黄、木
瓜，加乳香、没药各 6 g，鸡血藤 20 g，天冬 15 g。服用 30 剂，每日 1 剂，水煎服。

　　按：慢性吉兰-巴雷综合征属于痿病范畴。病机特点为标实本虚，因实致虚，脑、脏、体同病。发
病之初为湿热所伤，邪壅内蕴，耗伤气液，灼伤经筋、脉络，脑气筋失用；久乃机体肝脾肾阴精不足，
气血运行不利，脏腑、肌肉、血脉、经筋失于濡养所致。在治疗时以活血通络为主，兼以滋肾养阴，方
予活血荣络汤加减，方中何首乌、山茱萸补益肝肾，墨旱莲、桑椹、黄精滋补肾阴，蜈蚣破血逐瘀通
络，木瓜滋阴舒筋通络，黄柏清热滋阴，乳香、没药、红花、苏木、丹参活血祛瘀，桃仁、鬼箭羽破血
通经，忍冬藤、络石藤、石楠藤、鸡血藤取"以藤通络"之意，甘草调和诸药。二诊热象更甚，故加用
玄参、知母、天冬、生地黄滋阴清热，胃脘部不适，乳香、没药减量。三诊症状好转，仍有胃脘部不
适，去乳香、没药，加虎杖清热活血，北沙参养阴清肺。四诊双下肢活动障碍加重，伴有双下肢水肿，
方中炙麻黄、小通草利尿消肿，玄参、黄精、知母、女贞子、墨旱莲滋补肾阴，黄柏清热滋阴，红景天
健脾益气，活血化瘀，木瓜滋阴舒筋通络，山茱萸、桑寄生补肝肾，通经络，独活、秦艽、蜈蚣通经活
络，茯苓健脾利水渗湿，甘草调和诸药。五诊患者症状明显缓解，双下肢不浮肿，故去小通草、独活、
炙麻黄、木瓜，加乳香、没药、鸡血藤活血通络，天冬滋阴润燥。诸药合用，共奏滋肾养阴，活血祛瘀
通络之功。

　　（二）脑桥被盖综合征案

　　患者梁某某，女，61 岁。因反复头痛 5 年，再发加重半月，于 2019 年 7 月 12 日入院。患者 5 年前
无明显诱因出现头痛，为短暂性刺痛，无头晕、黑矇感，休息后可自行缓解，未予特殊重视及行相关诊
疗。半月前头痛明显加重，游走性胀痛为主，昨日发作厉害时恶心欲呕，自服正天丸症状无明显缓解，
遂来我院就诊，门诊以头痛查因收住院。症见：头痛头晕，呈游走性胀痛，疼痛厉害时恶心欲呕眼球胀
痛，无视物旋转，颈部胀痛不适，纳可，夜寐欠佳，难以入睡，大便干结，小便正常，近期体重无明显
变化，舌紫暗，苔白腻，脉弦细。查体：血压 162/96 mmHg，神清，精神一般，语音清晰，双侧瞳孔
等大等圆，直径约 2.5mm，对光反射灵敏，伸舌无偏斜，颈软无抵抗，颈椎轻压痛，余神经系统查体
未见异常。初步诊断为头痛查因：血管性头痛？原发性高血压？颈椎 MRI＋颈部血管成像示：颈椎退
行性变；C3/4～6/7 椎间盘向后突出，继发同水平椎管变窄；C5～7 椎体水平颈髓内线状稍高信号，性
质待诊；不完全型 Willis 环；右侧大脑前动脉 A1 段未见显示，多考虑发育异常所致。颅内多普勒＋动
脉血管硬化监测：双侧椎－基底动脉血流速增快；双下肢中度动脉硬化改变。双侧颈动脉彩超：双侧颈
动脉硬化并粥样斑块形成。诊断不明确。予天麻素注射液祛风通络止痛，阿托伐他汀钙调脂稳斑及对症
支持治疗。中医辨证为肝肾阴虚、风阳上亢证；治以滋阴潜阳，熄风通络。方以镇肝熄风汤加减：葛根
45 g，鹿衔草 20 g，煅赭石、川芎各 15 g，牛膝、白芍、煅龙骨、牡蛎、酒山茱萸各 30 g，川楝子、炙
甘草、姜黄、丹参、炒麦芽各 10 g，服用 3 剂，每日 1 剂，水煎服。2019 年 7 月 17 日患者突发头部胀

痛伴睁眼不能，舌尖麻木，四肢无力，心悸汗出，平躺休息片刻后稍缓解。颈部胀痛不适，纳食尚可，夜寐欠佳，难以入睡，大便3天未解，小便正常。查体：血压136/84 mmHg。颈椎轻压痛，余神经系统查体大致同前。颅脑MRI示：右侧脑桥急性梗死；双侧基底节区多发陈旧性腔隙性梗死灶；脑白质轻度脱髓鞘病变；空泡蝶鞍；右侧上颌窦粘液囊肿。2019年7月20日患者出现右眼闭合不全，口角左歪，右侧颜面部触摸疼痛，头晕头痛好转，颈部胀痛，纳可，寐差，大便干结，小便正常。查体：血压170/82 mmHg。右侧额纹、鼻唇沟变浅，右侧鼓腮漏气，右眼睑闭合不全。颈椎轻压痛，左下肢痛温觉减弱。余神经系统查体大致同前。明确诊断：急性脑右侧桥梗死；脑桥被盖综合征。中医诊断：缺血中风中经络，阴虚血瘀、风痰阻络证。予丁苯酞清除氧自由基，氯吡格雷＋拜阿司匹林抗血小板聚集，低分子肝素钠抗凝，前列地尔改善血循，丹参多酚酸活血通络，阿托伐他汀钙调脂稳斑，氯吡格雷＋拜阿司匹林抗血小板聚集，苯磺酸左旋氨氯地平降压，左氧氟沙星滴眼剂滴眼，大黄胶囊通便及对症支持治疗。中医治法：滋阴熄风，活血化痰通络。活血荣络汤化裁：鸡血藤、忍冬藤、石楠藤各20 g，川芎、桃仁、生地黄、木蝴蝶、僵蚕各15 g，石菖蒲、天竺黄、白芍、天麻各10 g，大黄、甘草各6 g，服用7剂，每日1剂，水煎服，早晚温服。配合针灸、中医定向透药辅助治疗。2019年7月28日患者右眼闭合不全、口角左歪好转，右侧颜面部疼痛减轻，无明显头晕头痛，颈部胀痛好转，纳可，寐差，大小便正常。舌紫暗，苔白腻，脉弦细。查体：血压142/86 mmHg。余大致同前。停低分子肝素钠，守2019年7月20日方去天麻、大黄，加苏木、秦艽各10 g，服用7剂，每日1剂，水煎服。2019年8月3日患者右眼可闭合，口角左歪好转，右侧颜面部无疼痛，颈部胀痛减轻，纳可，寐欠佳，二便调。查体：血压136/82 mmHg。右侧额纹、鼻唇沟变浅、鼓腮漏气情况好转。颈椎轻压痛，神经系统查体大致同前。改用活血荣络片，继服苯磺酸左旋氨氯地平、阿托伐他汀钙、拜阿司匹林，氯吡格雷一周后停用，病情稳定，次日出院。继续门诊针灸康复治疗，随访1月病情明显好转。

　　按：脑桥被盖综合征属于缺血中风范畴，是一种少见的临床综合征。根据本案患者临床表现，眼球运动无障碍，说明脑桥被盖部的病变尚未累及侧视中枢或展神经核，周围性面瘫在起病3天后出现，可能与脑桥被盖部梗死面积的扩大和水肿有关，由病变累及同侧面神经核亦或是其皮质脊髓束所致，累及脊髓丘脑侧束而出现交叉性的感觉障碍，对侧痛温觉消失，颅脑MRI证实为脑桥右侧份急性梗死，西医治疗上仍给予抗血小板聚集、改善血循、清除氧自由基、控制血压等治疗。患者年过六旬，肝肾已亏，髓海不足，荣气失充，气化乏源则血行不畅，涩滞成瘀；阴血亏虚，化热生火，灼津炼液为痰；木不疏土，精微不归正化而成浊；阴虚不能制阳，阳亢化风，则如《类证治裁·肝气肝火肝风论治》所谓"为眩、为晕、为舌麻、为痉、为痹、为类中"。肝风挟痰、瘀、浊、毒扰乱气机，荣气滞而与诸邪互结阻滞脑络，蒙蔽清窍，结合患者舌苔脉，辨证为阴虚血瘀、风痰阻络证。《寿世保元·脾胃论》曰："气健则升降不失其度，气弱则稽滞矣。"治疗当补荣气之虚，通荣气之滞，以活血荣络方为基础方，滋阴活血为主，兼顾理气、化痰、解毒、通络，同时随症加减。以活血荣络方化裁来滋阴熄风，活血化痰通络，方中鸡血藤、忍冬藤、石楠藤相须为用，活血补血，舒筋通络；生地黄、白芍补肝肾，养阴血，同时制约上炎之虚火；天麻与僵蚕、天竺黄相伍熄风潜阳、化痰通络；川芎为血中气药，上达巅顶，下行血海，与桃仁相配增强活血化瘀之功；石菖蒲豁痰开窍，木蝴蝶利咽通窍，大黄通腑泻浊，顺降气血，使荣气宣通，从而达到顺抑上逆之肝风痰火，清解血分瘀热的目的。服药7副后病情好转，守方去天麻、大黄，加苏木、秦艽以活血祛风通络。出院后改为活血荣络片，配合针灸治疗，患者恢复良好。

　　（三）成人甲低性肌病综合征案

　　刘某某，男，34岁。2018年10月6日一诊：诉四肢僵硬、运动迟缓2年，加重1个月。患者2年前无明显诱因出现四肢僵硬、运动迟缓，病情呈进行性加重。1个月前，患者无明显诱因四肢僵硬、运动迟缓进一步加重，伴肢体肌肉饱满，活动后出现肢体酸胀、乏力，握拳后不能迅速松开，并逐渐出现言语不清；无眼睑下垂、偏瘫、肢体静止性震颤、肌肉跳动或萎缩、关节红肿热痛、皮疹、恶寒发热，舌暗红苔薄黄干，脉沉细涩迟。体格检查：情绪低落，神志清楚、构音不清、对答切题；四肢皮肤干燥、脱屑；甲状腺处Ⅰ度肿大，无压痛，未扪及结节，未闻及杂音；四肢远端非凹陷性水肿，四肢肌肉饱满、触之僵硬，肌力 4 级，肌张力正常，腱反射正常，双侧巴氏征（－）。辅助检查：血常规、凝血功能、电解质、肝肾功能、血脂、血淀粉酶、血沉、AF、ASO、抗中性粒细胞抗体、抗核抗体未见明显异常。心肌酶：磷酸肌酸激酶 845 U/L，乳酸脱氢酶 547 U/L，α-羟丁酸脱氢酶 254 U/L，肌酸激酶同工酶 52 U/L，肌红蛋白阴性，肌钙蛋白阴性。甲状腺功能：TSH＞100 同 mU/L，TT_3 0.4 nmol/L，TT_4 1.68 nmol/L，FT_3 1.52 nmol/L，FT_4 4.75 nmol/L。心电图：窦性心动过缓。甲状腺彩超：甲状腺弥漫性病变。肌电图：肌源性损害改变。颅脑＋脊椎 MRI 检查未见明显异常。心脏彩超、腹部彩超、胸部 X 线片未见明显异常。新斯的明试验（－），多巴丝肼片诊断性治疗无效。明确诊断：成人甲减性肌病综合征，甲状腺功能减退症。予左甲状腺素钠片。治法：益气养阴，活血舒筋。处方：黄芪、葛根各 50 g，鸡血藤、白芍、当归各 20 g，熟大黄、地龙、桃仁、秦艽、川芎、红花各 10 g，甘草 6 g。服用 5 剂，每日 1 剂，水煎服。2018 年 11 月 10 日二诊：患者为求进一步诊治遂就诊。入院症见：四肢肌肉僵硬酸胀、运动不利，言语不清；神疲乏力，皮肤干燥、脱屑；饮食一般，睡眠不实，大便干结，小便正常。舌暗红，少苔，脉沉细迟。中医诊断为痿痹病气虚血瘀证，予补阳还五汤加减以益气活血、通络止痛。处方：黄芪 30 g，当归、白芍各 15 g，地龙、川芎、桃仁、红花、木香、延胡索、火麻仁、郁李仁各 10 g，甘草 6 g。服用 10 剂，每日 1 剂，水煎服。同时服用左甲状腺素钠片。2018 年 11 月 21 日三诊：患者继续服用二诊处方 20 剂，临床症状较前明显改善。

　　按：成人甲减性肌病综合征即 Hoffmann 综合征，常见于各种甲状腺功能减退症碘治疗后或手术切除、甲状腺炎、碘代谢紊乱等因素引起，其主要病机为甲状腺激素合成不足。临床以肌肉肥大坚硬疼痛、运动迟缓、表情呆滞、皮肤干燥为常见表现，血清肌酸激酶水平显著升高，甲状腺激素治疗有特效。根据本案患者临床特征，可归属中医虚劳病、水肿病、痿痹病、痉病等范畴。因荣气虚滞，卫外不固，导致风、寒、湿等外邪乘虚而入，使气血凝滞、经脉痹阻，引起肢体关节不利、肌肉疼痛不适等症状。本案用黄芪大量以补益元气，旨在气旺行血以通络，配伍养阴、活血、舒筋、通腑等，达到补气活血通络之效。

（四）脑性偏瘫案

　　邓某某，男。因右侧肢体活动障碍 4 个月，于 2013 年 1 月 8 日 11:19（2 岁 4 个月时）入院。患者适应性可，面部表情丰富，视力、听力均可，右上肢可打开，可逗笑及出声，双手可主动抓物，左手较右手握力大及灵活，右侧主动旋后动作缓慢，纳可，夜寐安，二便调，舌淡暗，苔薄白，指纹淡。患者于 2012 年 9 月（1 岁 8 个月时）因抗生素过敏休克起病，辗转多家医院治疗至今。查体：体重 15.2 kg。体温 36.5 ℃，脉搏 66 次/min，呼吸 18 次/min，血压 110/80 mmHg；仰卧位，姿势对称，可翻身，右向左翻身欠流畅，不能翻身坐起；仰卧位时抬头 90°，双上肢可移位，右手移位缓慢，肘支撑为主，支点在胸腹部，侧弯反射（＋）；坐位，竖头稳，拱背坐－直腰坐，左侧侧方平衡出现，右侧侧方平衡未建立；立位，扶站尖足模式，可支撑体重；左侧肢体肌张力正常，右上肢肌张力约 1 级，右下肢肌张力约 0～1 级，内收级肌紧张，股角 60°，双侧跟腱不紧张，双膝反射活跃，双踝阵挛（－）。生化检查回报：血红蛋白量 21.6 g/L，红细胞 $5.79×10^{12}$/L，白细胞 $9.22×10^9$/L，血小板 $441×10^9$/L，总蛋白 68.2 g/L，球蛋白 19.0 g/L，肌酐 29 μmol/L，二氧化碳结合力 19.8 mmol/L，余正常。诊断：脑性偏瘫。治法：调补肝肾，疏通经络。中药汤剂予以六味地黄汤加减（颗粒剂）：山药 10 g，干地黄、茯苓、山茱萸、炒鸡内金、牡丹皮、陈皮、炒麦芽各 6 g，五谷虫、甘草各 3 g。服用 5 剂，每日 1 剂，冲服。针灸予体针、头皮针、耳针综合治疗为主，选穴以局部、循经、辨证选穴等为主。取穴：大椎（平补平泻）、风池（平补平泻）、百会（平补平泻）、廉泉（平补平泻）、太冲（平补平泻）、太溪（平补平泻）、合谷（平补平泻）、四神聪（平补平泻）、翳风（平补平泻）、环跳（平补平泻）、秩边（平补平泻）、承扶（平补平泻）、水沟（补）、肾俞（补）、足三里（补）、三阴交（补）、阳陵泉（平补平泻）、天枢（平补平泻）、膈俞（平补平泻）、血海（平补平泻）、手三里（平补平泻）、曲池（平补平泻）。以上每次 10～15 穴，中等强度刺激，每次留针 30 min，体针，Qd，头皮针，Qd。并配合偏瘫肢体综合训练。住院期间上述方案调整，综合治疗 25 日。2013 年 2 月 1 日，患者适应性可，面部表情丰富，视力、听力均可，流涎，右上肢可打开，可逗笑及出声，双手可主动抓物，左手较右手握力大及灵活，右侧主动旋后动作缓慢，纳可，夜寐安，二便调。体格检查：体温 36.5 ℃，脉搏 74 次/min，呼吸 18 次/min，仰卧位，姿势对称，可翻身，右向左翻身欠流畅，不能翻身坐起；仰卧位，抬头 90°，双上肢可移位，右手移位缓慢，肘支撑为主，支点在胸腹部，侧弯反射（＋）；坐位，竖头稳，拱背坐－直腰坐，左侧侧方平衡出现，右侧侧方平衡未建立；立位；扶站尖足模式，可支撑体重；左侧肢体肌张力正常，右上肢肌张力约 1 级，右下肢肌张力约 0～1 级，内收级紧张，股角 60°，双侧跟腱不紧张，双膝反射活跃，双踝阵挛（－）。出院后继续康复训练。

2013 年 4 月 8 日至 4 月 19 日（2 岁 8 个月）第二次入院。症见：适应性可，流涎，面部表情丰富，视力、听力均可，在家人的搀扶下可慢慢行走，可逗笑及出声，双手可主动抓物，左手较右手握力大及灵活，右侧主动旋后动作缓慢，纳可，夜寐安，二便调。体格检查：左侧肢体肌张力正常，右上肢肌力约 4 级，握力可，右下肢肌力约 4－级，内收级肌紧张，股角 60°，双侧跟腱不紧张，双膝反射活跃，双踝阵挛（－）。予针灸、小儿推拿、小儿康复治疗；并配合中药颗粒剂内服：山药 10 g，陈皮、芦根、炒麦芽各 6 g，五味子、五谷虫、地龙、蝉蜕、桔梗、炙甘草各 3 g。服用 10 剂，每日 1 剂，冲服。并予脑力智宝胶囊（组成：当归、枸杞子、炙龟甲、黄精、五味子、藏红花、远志、核桃仁、干地龙、石菖蒲、首乌藤、川芎、丹参、牛黄、麝香）。

2013 年 9 月 22 日至 10 月 6 日（3 岁 1 个月）第三次入院。症见：适应性可，流涎，面部表情丰富，视力、听力均可，在家人的搀扶下可慢慢行走，可逗笑及出声，可发叠音词"哥哥、妈妈"，双手可主动抓物，左手较右手握力大及灵活，右侧主动旋后动作缓慢，左拇指内收，纳可，夜寐安，二便调。舌淡暗，苔薄白，指纹淡。体格检查：仰卧位，姿势对称，可翻身，右向左翻身欠流畅，不能翻身坐起；仰卧位，抬头 90°，双上肢可移位，右手移位缓慢，肘支撑为主，支点在胸腹部，侧弯反射（＋），坐位：竖头稳，拱背坐-直腰坐，左侧侧方平衡出现，右侧侧方平衡未建立；立位；扶站尖足模式，可支撑体重；左侧肢体肌张力正常，右上肢肌力约 4 级，握力可，右拇指内收，外展活动障碍，右下肢肌力约 4－级，内收肌肌紧张，股角 60°，双侧跟腱不紧张，双膝反射活跃，双踝阵挛。予体针、耳针、电针等综合治疗，配合肢体功能锻炼。中药颗粒剂同第二次入院处方，服用 14 剂，每日 1 剂，冲服。

2014 年 3 月 10 日至 2014 年 4 月 1 日（3 岁 8 个月）第四次入院。症见：适应性可，流涎，面部表情丰富，视力、听力均可，在家人的搀扶下可慢慢行走，可逗笑及出声，可发叠音词"哥哥、妈妈"，双手可主动抓物，左手较右手握力大及灵活，右侧主动旋后动作缓慢，左拇指内收，纳可，夜寐安，二便调。体格检查：仰卧位，姿势对称，可翻身，右向左翻身欠流畅，不能翻身坐起；仰卧位，抬头 90°，双上肢可移位，右手移位缓慢，肘支撑为主，支点在胸腹部，侧弯反射（＋）；坐位，竖头稳，拱背坐-直腰坐，左侧侧方平衡出现，右侧侧方平衡未建立；立位；扶站尖足模式，可支撑体重；左侧肢体肌张力正常，右上肢肌力约 4 级，握力可，右拇指内收，外展活动障碍，右下肢肌力约 4－级，内收肌肌紧张，股角 60°，双侧跟腱不紧张，双膝反射活跃，双踝阵挛（－）。予梅花针、穴位贴敷治疗、电针、耳针、头皮针综合治疗；配合中药口服：薏苡仁、山药各 10 g，五谷虫、炒麦芽各 6 g，白术、陈皮、桔梗、蝉蜕、炒苍术、生姜、法半夏、甘草各 3 g。服用 30 剂，每日 1 剂，冲服。

按：脑性偏瘫，多学科整合施治，杂合以治，耐心养护配合，坚持日久才能成功。处方有九香虫、蝉蜕对药。用九香虫者，甘辛咸，微温，温补脾肾，理气和胃，开郁通络。《本草新编》曰九香虫"以扶衰弱最宜"，适合小儿久病患者。用蝉蜕者，甘咸，微凉，散风开音，解痉止惊，降气散热，宣肺解毒。《本草纲目》曰蝉蜕"其气清虚"入脑，"因其性而为用"以治脑瘫智弱患者。

四、结语

对于神经科医生而言，神经系统综合征多属于复杂性疾病，需要具有敏锐的识别能力和较强的判断能力[22]。在中医治疗上宜重视脑的精气神互化共生，脑与五脏六腑及经脉相通、与阴阳及气血津液互藏，神虚必是形先虚，形伤更使神衰，临床上需要重视形神同治；在用药上宜重视脑与其他奇恒府同治、脑脏同治，脑与诸体同治，杂合以治；针对脑病病机特点，权衡补泻、升降、开合、动静、敛散等治法，选择辛行温散、重镇潜降、芳香透窍、血肉有情等药物入脑，达到治疗目的。

<hr />

参考文献

[1] 黄显辉. 互藏论 [J]. 山东医科大学学报（社会科学版），1992，6（02）：29-32.

[2] 孙广仁. 试论阴阳互藏 [J]. 山东中医学院学报，1996，20（05）：20-22.

[3] 陈刚，王平. 浅议"五行互藏"理论 [J]. 湖北中医学院学报，2003，5（3）：5-6，9.

[4] 白云静，孟宪林. 从五行互藏探讨五藏互藏理论 [J]. 国医论坛，2002，17（01）：14-16.

[5] 吴建军，刘典恩. 脏腑经络之气互藏理论初探 [J]. 医学与哲学（人文社会医学版），2006，27（01）：48-49.

[6] 周德生，刘利娟. 脑藏象理论解析及分形构建探讨 [J]. 湖南中医药大学学报，2018，38（10）：1099-1103.

[7] 陈依元. 中华和合文化与新发展观 [J]. 社会科学研究，1998，20（05）：88-91.

[8] 张越川，张国祺. 分形理论的科学和哲学底蕴 [J]. 社会科学研究，2005，27（05）：81-86.

[9] 闫文士，蒋力生. 从"动·常·变"过程一体观探讨中医的生理病理 [J]. 江西中医药，2016，47（4）：13-15.

[10] 周波，陈瑞祥，张学著，等. "形与神俱"现代科学研究——脏器基本结构、生命矢量、药性矢量与电磁波身体干涉耦合及生命谐和度矢量测量 [J]. 辽宁中医药大学学报，2017，19（03）：78-87.

[11] 周德生. 脑主神机论 [J]. 中国中医药现代远程教育，2011，9（11）：2-4.

[12] 周德生，刘利娟. 论志心神机轴的双向调控作用 [J]. 湖南中医药大学学报，2018，38（05）：520-523.

[13] 余晓琪，程德华. 论目命门的哲学基础 [J]. 安徽中医临床杂志，1998，11（03）：185.

[14] 贾耿.《内经》目睛命门的本质及其与足太阳经源流关系的探讨 [J]. 湖南中医药大学学报，2018，38（9）：1016-1021.

[15] 周德生，刘利娟. 论"脑为至阴" [J]. 环球中医药，2016，9（11）：1389-1391.

[16] 王冠峰，何苗，何复东，等. "肾主激发"理论体系概说 [J]. 中医学报，2015，30（11）：1613-1615.

[17] 杨士成，海英. 从肺论治神经系统疾病 [J]. 实用中医内科杂志，2019，33（05）：7-9＋52.

[18] 张晓钢. 强肺魄理论在治疗精神疾病的临床应用 [A]. 中国中西医结合学会精神疾病专业委员会. 中国中西医结合学会精神疾病专业委员会第15届全国学术会议暨第2届京津冀中西医结合精神疾病学年会暨全国名老中医药专家王彦恒临床经验学习班论文集 [C]. 2016：1.

[19] 龚雪，周东，洪桢. 肠道微生物与神经及精神疾病的研究现状 [J]. 中国微生态学杂志，2018，30（03）：350-357.

[20] 李娟，周德生. 复方简药的临床应用经验 [J]. 中国医药导报，2019，16（04）：132-136.

[21] 郭新志. 中西医综合治疗小儿脑瘫临床研究 [C]. 中国优生优育协会科研学术交流委员会、中国优生优育基因科学专家指导中心. 中国优生优育协会第四届全国学术论文报告会暨基因科学高峰论坛论文专辑，2008：175-181.

[22] 姜海伟，高畅，胡晴，等神经系统副肿瘤综合征中医辨证分析 [J] 中医学报，2016，31（01）：20-22.

第三十八章　基于伏痰理论辨治精神疾病

　　临床常见的精神疾病有精神分裂症、躁狂抑郁性精神病、偏执性精神病、围绝经期精神病及各种器质性病变伴发的精神疾病等。中医将精神疾病归属于巅疾、癫狂、心风、邪祟等范畴。《灵枢·癫狂》提出脏腑与精神疾病相关。《丹溪心法·癫狂》曰：癫狂"大率多因痰结于心胸间。"《凌临灵方·痰迷心窍》曰："痰火二者阻蔽肝胆胞络之间，清明之气为邪浊所蒙。"《癫狂条辨·原序》曰治狂"以理痰为先，清火次之"，《癫狂条辨·癫狂总论》曰"癫症专责乎痰"。可见，从伏痰辨治精神疾病是古今中医的共同认识，现代学者重新确立了心窍与脑窍的内涵界定[1]，完成了从痰迷心窍到痰滞脑神的癫狂病机嬗变[2]。本章探讨从伏痰理论辨治精神疾病的临床体会。

一、伏痰是精神疾病发病的内在因素

　　伏邪是指藏伏于体内而不立即发病的病邪，具有动态时空、隐匿特征、自我积聚、潜证导向的特征[3]。《王氏医存·伏匿宿疾说》曰："伏匿诸病，六淫、诸郁、饮食、瘀血、结痰、积气、蓄水、诸虫皆有之。"因此，伏痰属于内生邪邪之一，是一种潜在的致病因素。痰浊长期潜伏于人体，待时而发，待机而作，由多种因素诱发，这样的痰浊就称为"伏痰"[4]。

　　（一）伏痰的特点

　　痰的形成原因包括外感诸邪；恣食肥甘厚味，饮食不化；七情内伤，气机逆乱等。痰的形成机制复杂，包括肺不能布津，脾不能输化水精，肾不能蒸腾水液，三焦气化失司，以致津液凝聚形成病理产物。

　　1. 具备痰的特点　痰具有逐渐蓄积、流动不测、黏滞胶着、秽浊腐败、凝结积聚、致病怪异等特性[5]。痰区别于流动性大的湿邪、水邪、饮邪，又相互转化，相互兼并。《诸病源候论·痰饮病诸候》曰："饮、水积聚而不消散，故成痰也。"

　　2. 具备伏的特点　伏者隐匿、潜伏。即深伏体内，隐匿于玄府神窍、膈上胞络、经隧、肌肤、膜原、脏腑等。《灵枢·邪气脏腑病形》曰：邪气"若有若无，若亡若存，有形无形，莫知其情。"正虚之处，便是容邪之地。脏腑亏虚，痰瘀留伏。伏藏时间的长短，由正气的强弱决定。

　　3. 伏痰本身的特点　伏痰流连淹缠日久，强弱、部位、性质发生改变，即不确定性或动态性。伏痰停留在体内，进一步消耗正气，加重水液代谢障碍，痰浊增加蕴结成毒，以至于突破自身调控能力，即集聚性。伏痰可伤阳化寒，可郁而化火，可挟风挟热，可伤阴化燥，可痰浊瘀毒，可为外邪引发，伏痰与诸内外之邪交洰，即杂合性。伏痰也称伏饮，有时伏痰又称为老痰、宿痰、蓄痰、结痰、郁痰、顽痰等，伏痰的概念内涵欠清晰，无非是强调伏痰的某种临床特征而已。

　　（二）伏痰与精神疾病发病的关系

　　禀赋不正或先天虚弱，胎传导致癫狂，故《素问·奇病论》称之为胎病。《张志远临证七十年碎金录·癫狂》曰："癫狂有夙根。"素有伏痰，耗伤气血，情志过激，痰闭气阻，上蒙神窍则神志障碍，气降窍通则神志恢复，以致精神疾病反复发作。《医林改错·癫狂梦醒汤》阐明病机为"脑气与脏腑之气不接而发狂"。伏痰是其重要的发病因素，百病多由痰作祟。伏痰伏而待发表现为精神疾病发病的无症状期，正不胜邪而即发表现为发作期，正能胜邪而隐匿表现为缓解期。伏痰发作易蒙蔽神窍，扰乱脑神，出现头晕目眩、精神不振，或神昏谵妄等症。

二、伏痰是精神疾病的关键病机

精神疾病的病因有七情、六淫、饮食、劳倦、外伤、遗传等，导致脏腑功能失调，产生痰饮、滞气，隐匿内伏，进而继发产生瘀血、郁火、浊毒等，形伤及神，扰乱神志。从伏痰理论认识精神疾病的病机特征，伏痰与精神疾病的种类、发病、症状、演变等密切相关。

（一）伏痰与精神疾病发病演变有关

精神疾病临床表现有感知觉异常、情感淡漠或情感倒错、意志减退或紧张、思维联想障碍等。反复发作缓解的症状广泛、分散、怪异，与伏痰有关。伏痰在体内隐匿蕴积时间过长而必演进、衍生、变化、杂合。研究表明，痰是癫狂类重性精神病精神分裂症的主要致病因素，青春型兼痰火，紧张型属痰湿，偏执型多痰瘀，久病均可发展为痰瘀酿毒；而在分裂情感性精神病中则是主要致病因素之一，既有伏痰之易感易生性，又具心气或肝气之易虚易实性；躁狂抑郁性精神病始因心气或肝气之易虚易实性，虚已又实，实已又虚，如此交替发作不已，病久生痰生瘀，虚实夹杂[6]。

（二）伏痰与精神疾病种类有关

原发性精神疾病是功能性或由心理因素所致的精神障碍。如反应性精神障碍多发生于有精神发育迟滞、神经症、人格障碍的患者，气因痰而结滞，乃无形之伏痰与郁气滞结。器质性精神疾病包括脑部疾病所致精神障碍、躯体疾病伴发的精神障碍、中毒性精神障碍与物质依赖等。如颅内肿瘤伴发精神障碍最常见的部位为额顶部和颞叶部，窠囊之痰乃有形之伏痰与瘀毒凝结；又如酒精戒断综合征出现肢体震颤或抖动、幻觉妄想、谵妄等，乃无形之伏痰与亢阳、肝风、热毒蕴结，或燥湿同体。

（三）伏痰与躯体疾病伴发精神障碍的隐匿性有关

躯体症状障碍患者以躯体症状作为主诉，忽略情感问题的表达，躯体疾病伴发精神障碍往往缺乏典型性，因此，精神疾病具有隐匿性特点。如《金匮要略》将部分精神疾病隐藏在躯体疾病之下[7]。伏痰虚实夹杂，变化莫测，形式不一，致病怪异。《格致余论·虚病痰病有似邪祟论》将邪祟神乱言语失伦，归因于痰气。《杂病源流犀烛·痰饮源流》曰："痰为诸病之源，怪病皆由痰成也。"伏痰病因观笼统地将怪病责之于痰，只重视躯体疾病不重视精神疾病，从而导致了对精神疾病的忽视。

三、基于伏痰理论辨治精神疾病的临床特色

自从《证治准绳》把"癫"与"狂"两症明确划分以后，癫指癫痫，狂指癫狂。《癫狂条辨》首次提出癫狂互相转化，如狂病用寒凉过早过量转化为癫病，对双相情感障碍的躁郁转化、精神分裂症阴阳症状的变换等有指导意义。遵照《中医内科疾病名称规范研究》[8]标准化的中医药名词界定，癫病多见于抑郁症，狂病多见于精神分裂症、躁狂症。

（一）祛痰开窍醒脑安神以治标

精神疾病的治疗原则，如《丹溪心法·癫狂》所曰："大率多因痰结于心间，治当镇心神、开痰结"；"如心经蓄热，当清金除烦，如痰迷心窍，当下痰宁心……癫证宜助心气之药……狂病宜大吐大下除之。"《证治要诀及类方·癫狂》曰："癫狂由七情所郁，遂生痰涎，迷塞心窍。"伏痰阻滞神窍，祛痰开窍醒脑安神为以治标。祛痰开窍法是癫狂的关键治法[9]，用药如石菖蒲、远志、皂荚、青礞石、天竺黄、竹沥、荆沥等等。安神用药如龙齿、生铁落、琥珀、金箔、牛黄、辰砂等等。谋望失志伏痰化火者，痰火冲扰，下法多用。降泄通腑，化痰开窍，代表方如《医学衷中参西录·治癫狂方》荡痰汤（组成：生赭石、生大黄、清半夏、郁金、朴硝）以治癫狂之轻症，荡痰加甘遂汤以治癫狂之重症。另可选用礞石滚痰丸、牛黄清心丸、凉膈散、龙胆泻肝汤、癫狂梦醒汤等等。积忧积郁痰气郁结者，郁痰鼓塞，吐法少用，常以芳香药物、辛散药物、花类药物等开神窍。化痰开窍，破气开郁，经验方如柴金菖蒲汤（组成：柴胡、半夏、郁金、青皮、茯苓、甘松、石菖蒲、玫瑰花、雪莲花、合欢花）以治抑郁症神郁形疲。另可选用顺气导痰汤、菖蒲郁金汤、越鞠丸、丹栀逍遥散、祛癫汤（组成：人参、白术、肉桂、干姜、白芥子、甘草、菖蒲、法半夏、陈皮）等等。

伏痰辨治，古人自有心法，不可偏执亦不可偏废。《类证治裁·痰饮论治》用药举例："老痰软之，如海石、海粉、芒硝、瓦楞子之类，或青礞石丸（组成：青礞石、木香、干姜、三棱、枳壳、皂角、丁香、巴豆霜）；顽痰吐之，三圣散（组成：防风、瓜蒂、藜芦）、青绿丸（组成：石青、石绿），虚者参芦散（组成：人参芦）加竹沥"；"留饮，导痰汤……伏饮，倍术丸（组成：白术、肉桂、干姜）加茯苓、法半夏"；"伏痰，指迷茯苓丸"；"老痰，用海浮石、栝蒌、川贝"；"实热老痰，礞石滚痰丸"；"痰迷，涤痰汤"；"胶痰，用橘红、苦杏仁、荆沥；痰核，法半夏、连翘、贝、桔、枳、星、夏枯草等；痰结，朴硝、枳实、海藻、姜汁"；"痰血塞心窍癫狂，白金丸（组成：白矾、郁金）"。

（二）见痰休治痰必治本

见痰休治痰，重在治生痰之源。《景岳全书·痰饮》曰："正以痰非病之本，而痰惟病之标耳"，"善治痰者，惟能使之不生，方是补天之手。"

1. 分脏腑虚实辨治 《杂病源流犀烛·癫狂源流》曰："癫之患虽本于心，大约肝病居多；狂之患固根于心，而亦因乎胃与肾。"《医述·杂证汇参》引《医参》曰："癫病责心肾，狂病责肝胃。"伏痰日久，耗伤元气，属于虚痰。虚痰结聚，益增其虚。杜生痰之源，或健脾胃，如人参、茯苓、黄芪、白术、山楂等；或补肾命，如生地黄、桑椹、菟丝子、淫羊藿、附子等。祛生痰之因，或治风火，如僵蚕、钩藤、白蒺藜、青黛、龙胆等；或治湿热，如鱼腥草、栀子、白花蛇舌草、忍冬藤、苦参等；或治瘀血，如天仙子、王不留行、桃仁、红花、莪术、三棱等。

2. 伏痰尤重治气 痰由脏腑气机障碍津液不归正化产生，痰随气升降无处不到，行气降气，甚则破气。《丹溪心法·痰》治法"以顺气为先"，曰："善治痰者，不治痰而治气，气顺则一身之津液，亦随气而顺矣。"用药如枳壳、青皮、乌药、橘核、香附子、川楝子、薤白、九香虫、沉香等。伏痰与气搏结，有黏滞胶固杂糅之性，癫狂理气往往与开痰结、化痰浊、涤痰饮同用。用药如白矾、皂荚、晚蚕砂、胆南星、白附子、川贝母、五倍子、牵牛子等。

3. 兼治外邪 《素问·宣明五气》曰："五邪所乱，邪入于阳则狂。"邪热炽盛，扰乱神志，如阳明实热发狂，治以竹叶石膏汤、三化汤。外邪引发伏痰致癫狂者少见，癫狂者兼外感或有之。祛风寒，如桂枝、细辛、白芷等；祛湿，如苍术、茯苓、白茅根等；祛燥，如沙参、麦冬、玉竹等；散热，如菊花、连翘、栀子等。

（三）治痰饮当以温药和之

《金匮要略·痰饮咳嗽病脉证并治》曰："病痰饮者，当以温药和之。"伏痰有标本缓急，治标短期用药可以峻猛攻伐，治本长期用药必须温药和之，或者峻猛之品丸以缓之，或者峻猛之后温补随之。温药是指甘温、苦温、辛温之品，开发腠理，通调水道，给伏痰出路。如黄芪、半夏、蜈蚣、旋覆花、槟榔、荆芥、防风等。遵照《金匮要略方论本义·痰饮咳嗽病脉证并治》"温药者，补胃阳，燥脾土，兼擅其长之剂也"；"言和之，则不可专事温补，即有行消之品"，在温补之中酌加行气顺气、化痰消饮、开散阳气、导大小便之品。如郁金、白矾、芙蓉花、生大黄、芫花等。《癫狂条辨》家传完功荡涤丸（组成：青礞石、海浮石、陈皮、法半夏、钩藤、天麻、香附、沉香、知母、葶苈子、麝香、枳实、厚朴、大黄、芒硝、人参、茯苓、甘草）消导痰热邪气，扶植脾胃正气，乃癫狂病和法善后的经验复方，诸药叠加牵制，温和之剂才能久服。

在中西医结合治疗精神疾病的实践领域，许多中医中药对轻型精神疾病的治疗有满意的疗效，中药在精神分裂症的阴性症状方面有独特的效果[10]，中药在精神药物不良反应中有广泛的应用，如用于精神药物所致的肥胖、便秘、白细胞减少症、锥体外系症状等[11]，也可以视为从伏痰辨治精神疾病以温药和之。

四、基于伏痰理论辨治精神疾病医案

（一）精神分裂症现症期案

刘某某，男，16 岁。缓起虚闻人语，疑人议论，疑人害 1 年余，于 2018 年 11 月 2 日入院。患者于 2017 年 10 月无明显缓起精神失常，表现为闷闷不乐，精神差，说周围的同学都看不起他，认为他长得不好，家里条件又差，认为班上有个女生跟他说喜欢，实则无此事，认为心理的想法没说出来别人就知道了，说有人会害他和他的家人，饮食差，家人于 2017 年 12 月 11 日带至我院门诊就诊，诊断为精神分裂症，经利培酮分散片治疗后获显著疗效，3 个月前未再服药，1 个月前病情复发，表现为乱讲，讲话东拉西扯，有时无端认为周围的人瞧不起他，别人会害他，整日在家上网看手机，说身边无人时耳边有声音跟他讲话，跟家人意见不一致就冲动毁物。现症见：神志呆钝，忧虑多疑，自语或不语，出言不序，喜怒无常，胸闷叹息，不思饮食，舌苔薄白而腻，脉弦细。体格检查：体温 36.8 ℃，脉搏 90 次/min，呼吸 20 次/min，血压 120/69 mmHg，余无特殊异常。实验室检查：血常规、肝肾功能、电解质、血糖示正常。头部 CT 示正常。心理专家系统行为观察诊断：精神分裂症（现症期）。西医诊断：精神分裂症现症期。予利培酮分散片治疗。中医辨证为痰气郁结证。治法：理气解郁、化痰开窍。顺气导痰汤加减。处方：陈皮、茯苓各 15 g，胆南星、苍术、木香各 9 g，香附、郁金、石菖蒲、枳实各 12 g，法半夏、生甘草各 6 g。服用 7 剂。2018 年 11 月 9 日患者仍然胸闷、时有叹息，故上方加用川朴 9 g，佛手 6 g。续进 7 剂。2019 年 11 月 16 日病情好转出院。

按：本案患者七情内伤导致气机不畅，肝郁犯脾，痰涎内生；思虑过度，损伤心脾，脾气不伸，运化无权，而生痰浊。痰气郁结，蒙蔽心窍。清代李文来《李氏医鉴》顺气导痰汤（组成：橘红、茯苓、姜制半夏、胆南星、木香、香附、枳实、甘草），理气、解郁、化痰，本来用于喘咳；朱良春去橘红、枳实、木香、甘草，加陈皮、炒枳壳、白矾、郁金、石菖蒲，加减顺气导痰汤，专治痰气郁结之癫狂。因此，顺气导痰汤成为精神科常用方剂之一。

（二）精神分裂症并精神发育不全案

王某某，男，1997 年出生。2014 年 8 月 8 日一诊：其 6 岁时父母离异，母亲陪诊，母亲也有精神分裂症病史。患者确诊精神分裂症 12 年，不规范使用抗精神病药，其母亲固执认为不能用西药治疗，故间断使用中药汤剂治疗，屡屡更医。刻诊仍然时有攻击行为，喜欢对人吐口水，看到别人生气时开心傻笑，以被骂为乐。本人亦被吐一脸，洗后继续笑脸看诊。体格发育正常，观其外貌非愚鲁，但智力低下，说话词不达意，记忆力差，难于分辨善恶，思维混乱，双眼无神，莫名发声傻笑，喉间有声，坐立不安，食欲不振，多食则呕吐，小便频数，有时不能完全自控而尿湿裤子。常被人嫌弃而不自知。双手足及头面部多处瘢痕。舌红苔薄黄白，脉沉细弱。诊断：精神分裂症，精神发育不全。中医辨证为脾肾亏虚，肝风内动，心肾不交。治法：补益脾肾、熄风安神、交通心肾。自拟方：黄芪、鹿角霜、紫石英、灵磁石、金樱子、山药、益智、钩藤、白蒺藜各 15 g，桑螵蛸、防风各 10 g，黄连 6 g。服用 3 剂。2014 年 8 月 11 日二诊：其母亲代诉，用药后小便控制，口水减少，就诊时眼有神，本人未注意又被吐，舌红苔薄黄干，脉沉细弱数。治法：滋阴熄风，交通心肾。处方：灵磁石、连翘、白蒺藜、钩藤各 15 g，桑椹、桑白皮、当归、茯神、熟地黄、黄精、石斛、玉竹各 10 g，黄芩、甘草各 6 g。服用 3 剂。2014 年 8 月 16 日三诊：其母亲有怨言，用药后流涎增多，小便又不能自控。舌红苔薄黄滑，脉沉细弱。治法：熄风安神、化痰开窍。处方：益智、钩藤、白蒺藜、煅龙齿、煅牡蛎各 15 g，佩兰、人工天竺黄、石菖蒲、远志、茯神各 10 g，青皮、皂荚、黄连、甘草各 6 g。服用 7 剂。2014 年 10 月 29 日四诊：用药后效佳。其母亲自作主张，间断使用三诊中药汤剂，每轮三五剂，竟然流涎减少，小便自控，但仍旧对人吐口水。舌红苔薄黄，脉沉细。予上方去皂荚，加青礞石 15 g。服用 3 剂。此后，至 2019 年 3 月 15 日五年间，反复就诊，其母亲强烈要求只用中药汤剂，并且每次不超过 5 剂。处方基本上用三诊中药汤剂加减，未脱离化痰熄风范围，由于患者反对一直未使用虫类药物，又没有使用抗精神病药。遗憾的是其母亲监护不力，患者病情尚属稳定，但是贫病交加，误了青春年华。

按：在《临证指南医案·癫痫》篇，本案精神发育不全称为"神呆"，"有似癫痫"。病情控制不好的原因，如家族性遗传倾向，缺乏心理卫生方面的科学常识，未规范使用抗精神病药，缺乏心理治疗。本案一诊、二诊辨治略有偏颇，三诊之后才得辨治要领。根据《证治要诀及类方·停饮伏痰》分析，无形之伏痰留于经隧，"顽涎随气逆上"气道则多吐涎，上闭脑窍则神志行为失常，中焦不运则呕吐食少，下焦不利则小便失常。"病痰饮而变生诸证，不当为诸证牵掣"，当"治痰饮"。

（三）双相情感障碍躁狂发作案

刘某某，男，21岁。复发兴奋话多，活动多，脾气大等20余日，于2018年12月6日入院。患者家属代诉患者于2016年底无明显诱因出现不爱与人交往，不爱与人沟通，唉声叹气，晚上睡眠差，家人未引起重视。2018年"双十一节"，因为快递特别多（患者是一名快递员），患者逐渐出现兴奋，话多，活动多，刚下班回家又要重新穿衣服去上班，总是忙忙碌碌的样子，讲马云要来了，自己要回家盖新房子了，自己要发财了，睡眠差，易激惹，冲动毁物。并症见：性急易怒，两目怒视，狂乱无知，面红目赤，舌质红降，苔多黄腻，脉弦大滑数。体格检查：无异常。西医诊断：双相情感障碍，伴有精神病性症状的躁狂发作。中医辨证为痰火扰神证。治法：清肝泻火，涤痰醒神。生铁落饮加减。处方：生铁落（先煎）30 g，钩藤、天冬、麦冬、贝母各9 g，石菖蒲、远志、茯神、连翘、丹参、甘草各6 g，胆南星、橘红各3 g，辰砂1 g。服用7剂，取生铁落先煎水，再取此水煎药。2018年12月13日查房见患者烦渴多饮，故上方加用石膏12 g，知母9 g。续进7剂。2018年12月19日病情好转出院。

按：肝为刚脏，罢极之本，风木之脏，主升主动，内寄相火。《名医指掌·癫狂证》曰：癫狂"或因大怒，动其肝风；或因大惊，动其心火；或素有痰，卒为火升，升而不降，壅塞心窍，神明不得出入，主宰失其号令，心反为痰所役，一时发越……此为上膈顽痰泛滥洋溢，塞其道路，心为之碍"。本案患者情志过激，勃然大怒，引动肝气相火冲上，顽痰久伏膈上，痰随火升，冲心犯脑，神明失其主宰。潜风阳、泻相火、涤痰浊以治其标，佐养肺阴、安心神以治其本。

（四）重症抑郁症案

谭某某，女，43岁。因情绪焦虑、心悸、头皮麻木3个月，加重5日，于2012年1月13日16:34入院。患者平素性格内向，情绪低落，懒言少语，不喜与人交流，长期睡眠不好，消瘦，进食差。于2011年11月因夫妻矛盾激烈争吵，在情绪激动出现胸闷心悸，呈阵发性头皮发麻，跳楼自杀未遂，家人未予重视。此后患者时常出现情绪焦虑，甚至坐立不安，喜吐弄舌头，胸闷心悸、头皮发麻，夜不能眠，每晚能睡3~4小时，双下肢乏力，双眼干涩、胀痛，大便干结。2011年11月22日至2011年12月20日于当地医院住院治疗，胃镜检查示非萎缩性胃窦炎；头部MRI示脑白质轻度变性；甲状腺彩超示甲状腺偏小；甲状腺激素：超敏TSH 17.2 μIU/mL，FT_4、FT_3、T_4、T_3均正常。予对症治疗（用药不详）后，症状改善不明显。于2012年1月13日入院时体格检查：体温36.5 ℃，脉搏110次/min，呼吸18次/min，血压120/80 mmHg，舌红，苔黄少干、舌尖及舌中部剥脱，脉细数。查血红蛋白88.00 g/L，孕酮0.3 ng/mL，促黄体素9.40 mIU/mL，促卵泡激素14.22 mIU/mL。心电图：窦性心动过速，律不齐；U波明显；肢体导联QRS波群低电压。经颅多普勒：双侧椎基底动脉血流速度增快。双侧颈椎动脉彩超：右侧颈动脉小斑块形成。诊断：抑郁症，中度贫血，心律不齐。予阿普唑仑片助眠；谷维素片、黛力新片抗焦虑抑郁；美托洛尔缓释片控制心率。予复方氨基酸（18AA-V）营养支持。经患者同意，予雌二醇/环丙孕酮片补充性激素。住院期间反复发作心动过速，立即予以地西泮注射液10 mg肌内注射后缓解。中医辨证为肝气郁结，痰热内蕴证。治法：疏肝解郁，清热化痰。自拟方：首乌藤、地骨皮各30 g，天竺黄、青礞石各15 g，川楝子、知母、黄柏、郁金、柴胡、合欢花、茯神各10 g，胆南星、黄连、甘草各6 g。服用5剂。2012年1月19日仍有情绪焦虑、坐立不安，心悸、自觉头皮发麻，伴有头晕，双下肢乏力，纳寐欠佳，双眼干涩、胀痛，小便时胀痛，大便干结。加用米氮平片抗焦虑抑郁。舌红，舌尖赤及舌中部剥脱，舌根苔薄黄干，脉细数。辨证为肝气郁结兼夹痰火证。中药汤剂去地骨皮、郁金、柴胡，加熟大黄、郁李仁10 g，皂荚6 g。服用10剂。2012年1月26日睡眠好转，情绪较好，治疗同前。2012年2月1日患者情绪症状较前好转，偶有心悸，时有头皮发麻，伴有头晕，予氟哌噻吨美利曲辛片（黛力新片）、米氮平片、美托洛尔缓释片，以及2012年1月19日中药汤剂30剂，带药出院。

按：重症抑郁症患者严重损害社会功能，自杀率较高。本案肝气郁结体质，久病气机不利，肝郁化火，伏痰滞结；过度激动引爆情绪，气机逆乱，火郁腑实，伏痰闭结。痰气、痰火、痰实、痰闭交沍，权衡杂合治法，清之、开之、散之、下之，不可不用寒凉，亦不可过用寒凉。

（五）中毒性脑白质病精神障碍案

黄某，男，23 岁。经常晚上外出不能回家，诊断为"精神分裂症"2 年余。2015 年 5 月 20 日初诊：其母亲诉及，患者有 3 年以上吸毒史，具体毒物不详，已戒毒 1 年多。由于行为神秘，经常晚上外出不能回家，视觉幻觉，听觉幻觉，2 年前某精神病专科医院诊断为"精神分裂症"，予利培酮片 3 mg，Bid。形体虚胖，仍然有时晚上外出不能回家，有时胡言乱语，失眠，头晕，记忆力减退，精神不集中，全身酸疼，疲乏无力，怕风，易有饥饿感但不欲进食，夜晚小便频数。舌红，苔黄腻，脉沉弦。头部 MRI：双侧侧脑室旁及半卵圆中心区多发性脑白质变性改变。诊断：中毒性脑白质病精神障碍。治疗：继续予利培酮片 3 mg，Bid，吡拉西坦片 0.8 g，Tid，每周 2 次高压氧舱治疗。中医辨证湿热内蕴，浊毒阻滞。治法：清热解毒，利湿化浊。方药：白花蛇舌草、土茯苓各 30 g，垂盆草、蒲公英、连翘、白茅根各 15 g，甘草、黄芩、皂荚、石菖蒲各 10 g，龙胆、青黛各 6 g。服用 30 剂，水煎服。2015 年 6 月 21 日二诊：病情已经好转，偶有晚上外出。但由于患者不太愿意喝汤药，尚余 17 剂中药，故心理疏导后续予原方，继续西药及高压氧舱治疗。2015 年 7 月 9 日三诊：患者病情控制较好，近 7 日晚上无外出，精神一般，自己能够看书、做家务，主动与家人或朋友交往，饮食量增加。舌红，苔薄黄，脉沉细。停汤药，停高压氧舱治疗。继续予利培酮片、吡拉西坦片，以及龙胆泻肝丸（组成：龙胆、紫胡、黄芩、炒栀子、泽泻、木通、炒车前子、炒当归、地黄、炙甘草）10 g，Tid。2015 年 12 月 25 日四诊：患者病情稳定，生活自理，能够与家人一起劳动，继续前治疗方案。

按：本案中毒性脑白质病较轻，能够戒除吸毒，及时治疗控制症状，恢复正常生活及劳动，真是不幸中的万幸。如果发展成海绵状脑白质病，引起脑组织严重缺氧导致脱髓鞘和神经元变性，很难取得比较好的治疗效果。本案参考了鸦片成瘾的中药解毒治疗经验：认为毒物辛温燥烈，乃属于有剧毒的药毒"阳毒"（《金匮要略》）范畴。阳毒有稽留脏腑，耗损阴液，也耗散阳气，必先戒毒，之后排毒脱毒，才能扶助正气，恢复真元。本案不采用以毒攻毒法，避免使用有毒药物；选择高压氧舱治疗相当于托里透毒，使用白花蛇舌草、蒲公英、青黛、龙胆、连翘、土茯苓、垂盆草、皂荚、石菖蒲等等清热解毒、凉血泻毒、别浊化毒、利尿排毒、化痰解毒为主，对稽延性戒断症状疗效尤为突出。因此，中医解毒、化毒、泻毒、排毒等治疗方法，以及高压氧透毒治疗方法，措施联合，相辅相成，对轻度中毒性脑白质病精神障碍有超越古人的肯定疗效。

五、结语

自从吴又可在《温疫论》中首次将"伏"与"邪"联用，即用"伏邪"二字表示伏邪概念[12]以后，历代医家从广义发展了伏邪与疾病的关系[13]，伏痰理论应运而生。但是，关于伏痰与精神疾病的关系少有研究。特别是有学者提出痰及伏痰的炎症反应本质理论假说[14]，没有涉及伏痰与精神疾病的种类、机制、发病、症状、演变、辨治、方药等关系，是不利于临床应用的，也禁锢了精神疾病的临床思维。我们的研究表明，伏痰是精神疾病发病的内在因素，贯穿了精神疾病辨治的全过程。精神疾病从伏痰理论辨治，有重要的理论意义和临床价值。

参考文献

[1] 周德生，吴兵兵，胡华，等. 脑窍理论及其临床应用 [J]. 中国中医药信息杂志，2015，22（12）：96-98.

[2] 赵永厚，赵玉萍，于明，等. 从"痰迷心窍"到"痰滞脑神"的癫狂病机嬗变 [J]. 辽宁中医杂志，2013，40（05）：885-888.

[3] 张鑫，张俊龙，郭蕾，等. 伏邪特征的诠释 [J]. 中医研究，2006，19（4）：11-14.

[4] 任继学. 伏邪探微 [J]. 长春中医学院学报，2005，21（1）：4-7.

[5] 潘桂娟. 论中医"痰病"的临床特征 [J]. 中华中医药杂志，2009，24（09）：1183-1185.

［6］丁德正. 论痰对癫狂病发病及病情演变之作用［J］. 中国中医药现代远程教育，2014，12（24）：5-7.

［7］王强，潘东梅，张二伟，等. 精神障碍视角下《金匮要略》中的躯体症状障碍研究［J］. 中华中医药杂志，2018，
　　　33（08）：3352-3355.

［8］中华中医药学会内科分会内科疾病名称规范研究组. 中医内科疾病名称规范研究［M］. 北京：中医古籍出版社，
　　　2003：37-38.

［9］林琪家. 化痰开窍法治疗癫狂的探析［J］. 中华中医药杂志，2018，33（04）：1489-1491.

［10］付春凤. 精神疾病的药物治疗史［D］. 黑龙江中医药大学，2014.

［11］孙珍珍. 中药在精神药物不良反应中的应用进展［J］. 世界最新医学信息文摘，2016，16（76）：189.

［12］吴有性. 温疫论［M］. 北京：中国中医药出版社，2011：2.

［13］魏晓光，吴兴全，王健. 历代医家伏邪观［J］. 长春中医药大学学报，2019，35（01）：175-178.

［14］林正良. "痰"及"伏痰"本质的炎症假说探讨［D］. 广州中医药大学，2010.

下篇　方药心得

第三十九章　复方简药在脑病的临床应用

　　复方是指两方或数方合用，或多味药分量均等，或某方的反复加味而治疗较为复杂病证的方剂[1]。复方绝不是各单味药功效的简单相加，它是一个具有临床疗效的复杂整体，临床使用复方时要灵活组方与约减，避免药物可能对机体造成的损害，或者药物的浪费，合理用药，提高疗效。本章基于临床医案，介绍多邪并存的慢性脑病中运用复方简药之经验。

一、复方的适应证

　　复方具有多成分、多种作用机制、多层次、多理论等特点，适用于由多种因素造成的慢性病、疑难病、危重病等。由于复方的组成较复杂，且药物之间会产生相互作用，所以复方的功效很复杂。复方的配伍注重层次关系，即平行、交叉的层次关系，以及网状、多面的立体关系。

　　（一）多维并进或多维交叉，主次有序

　　每味药物有四气五味，功效各有所长，不同的药物组合会产生多维平行或交叉的相互关系，故药性之间的关系是多维的。临床常出现病机错杂的复杂疾病，复方配伍必须寒热并用，刚柔并济，散收同用，补泻相制，升降相因，并行佐助。如大黄苦寒配伍附子辛热，峻下寒积；附子辛燥与白芍阴柔合用，则温阳散寒不伤阴；黄芪益气固表配合防风疏风散邪，可使发散而不伤正；滋补肾阴时，以熟地黄为主，可以配伍泽泻泄肾浊，并制约熟地黄滋腻，使补而不制；麻黄为宣肺之品，配伍杏仁降肺气，以协调肺气宣降；而麻黄与桂枝同用则增强发汗解表之力。

　　（二）网状聚集或多面组合，不分主次

　　中药中内含的成分不是孤立的，而是相互关联，相互作用的[2]。复方中发挥作用的是中药的有效成分，每种药物的有效成分是确定的，不同药物之间组合在一起，药物的有效成分会发生不同的理化组合，药物之间的作用是多面的、网状的、动态的、复杂的；每一种药物相对剂量的改变，都会引起复方作用的差异。有实验[3]提示：半夏泻心汤中的辛开类药物半夏、干姜，苦降类药物黄芩、黄连分别使用会抑制十二指肠的运动，但是这两类药物合用时，反而增强十二指肠的运动。四妙勇安汤拆方分析[4]显示：金银花和甘草分别与其余3味药两两配伍时，可以使金银花中的金丝桃苷、木犀草苷和甘草中的甘草苷的提取率同时增高，呈聚集倾向。

二、复方的配伍法

　　配伍指根据病情需要和药物性能，有选择地将二味或二味以上的药物配合在一起使用的运用形式，药物通过合理配伍应用，能够增强疗效，消除或缓解某些药物对人体的不利影响，扩大治疗范围，适应复杂多变的病情[5]。

　　（一）方从法出，方以药成

　　中医在临床过程中，辨证、立法、选方、遣药是不可分割的环节，即"法随证立，方从法出，方以药成"，这反映了证-法-方-药之间的密切关系。

　　（二）理法方药一贯，方证对应

　　方与证是不可分割的，临床使用的方都是以辨证为依据，针对病证所制定的，方中各种药物相互作用产生的治疗功效与病证是对应的。辨证使用方药，"有是证，则制是方"。张仲景《伤寒论》中，理、法、方、药为一体的辨证论治理论在临床有很高的运用价值。如太阳伤寒，本应和解，误用下法，脾胃受损，影响脾胃升降功能，正气受挫，外邪乘虚内陷，致寒热错杂而成痞。这就是方证不对应误治的结果。成痞以后的治法为和中降逆，消痞散结。五泻心汤方中诸药相合，方证对应，寒温并用，阴阳并调，辛苦合用，调其升降，中焦调畅，痞气自消。

（三）病-证-症的药物对应

病是对疾病全过程的特点与规律所作的概括与抽象。临床上有一些治疗疾病的主方，治疗口眼㖞斜的牵正散，梅核气的主方半夏厚朴汤，风眩的主方天麻钩藤饮等，这些疾病的主方在应用时可根据具体情况再适当加减组方。

中医同时强调辨证。不同疾病发展到某一阶段出现相同的证，如果只辨证而不辨病，则难以取得疗效。如"呕吐"与"腹痛"均可出现饮食积滞证，饮食积滞，损伤脾胃，脾失健运，胃失和降则呕吐，选用保和丸；饮食积滞，内生湿热，与食积互结于肠胃，气机不畅，不通则痛，故见腹痛，选用枳实导滞丸。同证不同病，故而选方不同。

证是反应疾病不同阶段的病情状态。临证组方配伍重要依据之一就是辨证，其过程需要考虑病因、病位、病性、病势等，根据治法有针对性地配伍。笔者在临床处方时根据对焦虑症病位、病机的认识，经过多年的临床实践，将焦虑症临床辨证分为 4 型，根据证型处以不同处方。气阴两虚、燥热扰神证，予自拟龙齿雪莲汤；阳虚不固、神不守舍证，予自拟鹿角巴戟煎；痰热瘀滞证，予温胆汤加减；瘀血内结证，予血府逐瘀汤加减[6]。

症是组成证候的单位，也是辨证的依据之一，症状的轻重常提示证候的变化和病情缓急。临床上大多数情况症、证、病机是一致的，但是疾病在发生发展的过程中也会出现一些次要矛盾的症状，所以在治疗上除了针对主症的治疗，还要针对次要症状配伍用药，防止次要症状转变为主症。"急则治其标，缓则治其本。"可选些对症的药，黄芪补气，熟地黄滋阴，首乌藤善治失眠，疼痛时可加延胡索、五灵脂、乳香、没药等止痛药物。

临床用药时，要根据"同病异证"或"同证异病"的情况，选择对病对证的方药化裁使用，才能达到较好的效果。

（四）脉证症状的取舍，增减对应药物

在复杂的病情中，症状繁多，多种矛盾混杂，病情隐蔽，有时会出现有脉与症不相应，甚或出现相反的情况。症状所表现的病位在表，而脉象反映的病位在里；抑或症状表现的病性为寒，脉象体现的病性则是热，这时就需要准确判断脉症，决定脉症的从舍。对于急性病或慢性病发作时，根据临床症状辨证处方，从脉较少。如急性失眠不外虚实两端，虚多为心、肝、脾、肾之阴不足；实多为痰、火、瘀。所以在失眠症的治疗上主要多以养阴清热或化痰祛瘀为主[7]。对于慢性病稳定期，或者疾病的临床表现不明显者，如癫痫控制较好时，从脉较多，从舌次之，不能从症论治。此时，理化检查结果可视同于脉诊结果，从病即参考西医检查结果如动态脑电图进行选方用药。临床遇到复杂的病情时，脉症的从舍并不是那么容易，有时出现脉症不一致不匹配的问题，甚至是脉症相反，医者需要有丰富的临床经验去寻找和确定侧重点，决定脉证症状的取舍，才能增减对应药物，组成有效处方。

三、复方遣药法

中药复方是在辨证论治之后，按照一定的组方原则，选择合适的药物，适当的剂量配伍而成。《医学源流论·方药离合论》曰："方之既成，能使药各全其性，亦能使药各失其性。操纵之法，有大权焉。此方之妙也。"遣药组方规律得当，既能提高疗效，且能扩大应用范围。

（一）复方大方理论指导，配伍用药

大方，有一种意义是药味多或者药量多。复方，则是两方或数方合用而治疗较为复杂病证的方剂。临床遇到的许多患者都患有多种疾病，处方中亚治法组合较多，会选择多种药物配方，可能需要的药物味数也较多。案如某男性患者，59 岁，近 2 年来进行性记忆力下降，走路不稳，语言稍謇，饮水呛咳，吞咽梗阻感不明显，双下肢乏力，左侧肢体较右侧肢体差，舌略暗苔薄黄腻，脉沉细涩。有糖尿病、高脂血症、原发性高血压病史。头部 MRI：皮质下动脉硬化病变。诊断：动脉硬化性脑病。存在多种基础疾病，日久瘀痰互结，虚实夹杂，脑病呈慢性进展加重。辨证为瘀阻脑络，兼脾虚痰湿。处方：三棱、莪术、白芷、桃仁、红花、川芎、王不留行、栀子、木蝴蝶、威灵仙、僵蚕、天竺黄、佩兰、辛夷、甘草各 10 g，黄芪 30 g，胆南星 6 g，山楂、青礞石各 15 g，全蝎 3 g。服用 30 剂，每日 1 剂，水煎服。复诊时症状好转，原方加减，共用药半年之久。处方以破血化瘀为主，配合行气、补气、健脾、化湿、化痰、通络、开窍等治法，多药合用分主次，剂量轻重有差异，以治疗上述诸症。

（二）主从有序，重点用药

《兰台轨范·序》曰："一病必有主方，一方必有主药。"多种病症或病因存在的情况下，要分清疾病的主要矛盾和次要矛盾，然后辨证论治解决主要矛盾。主症反映了主要矛盾，许多次症是随着主症的产生而产生，所以在治疗时重点抓主病、主症，精确选择药物，重点用药。重点用药还体现在标本缓急的治疗原则上，慢性病的治疗，要注重"本"。如治疗多发性硬化的总纲为急则治其标，缓则治其本，标本兼治。急性发作时以清热解毒、芳化湿浊药为主，兼顾配伍利尿、泻下、祛风、熄风，缓解期益气健脾、养阴益肾为主，兼顾配伍化痰、活血、化浊、解毒，标本兼顾贯穿始终[8]。

（三）药证类从，重复用药

对于复杂病证，涉及多个病位，多种病机、证素，单用一种药物难以治愈，需要多种药物并用，多证素同治，诸邪同治。尤其针对主症时，会重复使用多种类似作用的药物治疗主症，以达到疗效。《千金要方·论用药》曰："重复用药，药乃有力。"各种药物都具有其特性和作用，《神农本草经》序曰："药有酸咸甘苦辛五味，又有寒热温凉四气。"根据病种、证素、机素或者主要症状选择重复用药的时候不仅考虑药物的药性，还有考虑药物作用方向、部位、作用性质、作用强度是否相似。药物性味不同，功效不同，如《医学启源·五味所用》所言："苦以泻之，甘以缓之及发之，详其所宜用之，酸以收之，辛以散之，咸以软之，淡以渗之。"笔者根据多发性硬化的临床症状，常重复配伍用药，伴有运动感觉障碍者，多配伍石楠藤、忍冬藤、首乌藤、海风藤、鸡血藤、络石藤等藤类药物，以及多用白僵蚕、全蝎、蜈蚣、土鳖等虫类药；感觉冷或痛者，多重复使用延胡索、乳香、没药等止痛药；伴抑郁者多重复用柴胡、橘核、甘松、合欢皮、玫瑰花等疏肝解郁类药物。复方遣药时，要掌握药物的各种特征，辨证准确，随证选药，药证对应，选择同类的药物结合发挥出其最大的功效。

（四）合方为一，重叠用方

临证遇见病情重、兼症较多的病症时，可多方联合使用，组成针对其主证的功效协同或相反的合用方，以荡逐病邪或大补气血[9]。笔者基于帕金森病开关现象的认识与临床经验，发病暴急、变化迅速、病势猛烈、起止频繁者，予羚角钩藤汤合星蒌承气汤加减以清热熄风开窍、通腑泻热排毒；发病较急、关期较长、开期更长、病势缓和者，用一贯煎合三甲复脉汤加减以滋阴熄风和阳，补肾滋肝潜镇，化浊清利虚热；偶有发病，病势衰微者，虎潜丸合天王补心丹加减以厚味填精，介贝潜阳，佐以清营敛摄神志[10]。

四、复方的药物精简法

疾病病机错综复杂，常需要运用复方。但复方药物繁多，过于复杂，在使用复方的时候要注意适当约减药物，用药相得，既取得良好效果，又避免浪费。

（一）寻找治病主药

中药的种类何其多，每种药物又有其不同的特性与药效，那么在组方时就要寻找治疗疾病的主要药物。大多临床医家都有其用药习惯与特点，笔者运用姜黄于临床，起到降血压、降血脂、抗血小板聚集、抗缺血、益智等作用[11]；治疗后循环短暂性脑缺血发作时，运用树脂类药物走血行血、虫类药物搜风通络[12]；治疗假性球麻痹时选择应用王不留行、木蝴蝶、威灵仙、蝉蜕、天竺黄、石菖蒲、远志等等。药物种类何其多，名医经验犹如浩瀚海洋，必须在临床中多学习总结名医经验，从经验中寻找治疗疾病的主药，将主药运用于复方中，严谨配伍，灵活变化。

（二）精选小方组方

单方或小方是复方中常见的组成部分。单味药的组方为单方。小方指药味少或用量小，以治病浅邪微，仅需轻剂治疗的方剂。笔者治疗重症肌无力时，以白参、蜈蚣、炙麻黄、紫石英四味药作为小方，根据不同的症状再具体加减。治疗失眠以交通心肾代表方交泰丸为基础方，由黄连、肉桂组成，主治心肾不交，心火上旺证。临床中常见的小方、单方很多，辨证论治准确，善于运用疗效好的小方或单方，随证加减，形成的疗效往往令人满意。

（三）应用方组结构

组方过程中常会使用药对，药对是复方的重要组成部分。清代温病大家吴鞠通擅用金银花、连翘作为药对[13]，用于温病表证、肺热迫血证、热毒壅咽证、神志异常证等。笔者治疗失眠症，将首乌藤、合欢皮用于阴血虚少兼有肝郁证，半夏、夏枯草合用化痰清热、通阴阳之道，牡丹皮、栀子用于肝郁化火证。笔者在脑科常见病的治疗上有其常用药对[14]，蓝布正、鹿衔草用于后循环缺血，蒲黄、鸡冠花用于脑出血，苏木和小通草常用于脑水肿，木蝴蝶、蜜麻黄用于球麻痹等。治疗焦虑症常用药对有龙齿、生牡蛎、黄连、磁石，石菖蒲、胆南星、法半夏、夏枯草，红景天、天山雪莲，柴胡、郁金等[6]。临床常用的药对还有许多，例如黄连、吴茱萸，佩兰、藿香，乳香、没药，桃仁、红花，三棱、莪术，蒲黄、五灵脂等。临床辨证处方时可借鉴运用这些药对。

（四）应用药物的固定结构

临床常用的固定结构有很多，如治疗气虚的四君子汤是益气健脾的基础方，有一项[15]四君子汤类方药物配伍规律的研究中提到：人参＋茯苓、人参＋白术、白术＋茯苓、人参＋白术＋茯苓的配伍结构是四君子汤类方的核心药物组团。四物汤由白芍药、当归、熟地黄、川芎组成，这四味药的结构组合已经被作为基本使用单位在临床广泛的加减运用。《陈素庵妇科补解》中提到四物汤运用于妇科的加减："四物去芍药之酸寒，加益母草之甘平以补血虚，佐以木香、香附以行气开郁，红花、牡丹皮以行血祛瘀，秦艽益肝胆，祛风，兼补厥阴血分不足也。"《外科正宗》中的回乳四物汤为四物汤加上麦芽，用于产妇乳房肿胀、乳痛。可见白芍药＋当归＋熟地黄＋川芎的固定结构运用于临床各科。生脉散中的人参补气，麦冬补阴，五味子益气生津、敛阴止汗，三药合用的组合为临床加减的常用基础结构，应用广泛，生脉散中加入当归、黄芪等药物，可以补气阴的同时兼养血；长生固本方就在此三味药的基础上加入生地黄、熟地黄、天冬、枸杞子，加强其补阴的作用；天王补心丹中也有生脉散的结构，具有补心安神、滋阴清热的作用。孟河医派治疗温病的用药特点中就有一些固定结构[16]，比如水牛角＋生地黄＋玄参，水牛角＋胆南星＋石菖蒲＋天竺黄，半夏＋金银花＋天花粉，半夏＋石斛＋天花粉等。常用固定结构数不胜数，在临床中的应用也非常之广，善于挖掘、总结固定结构的运用有助于临床中复方的组方。

（五）活用药物的多重配伍关系

药物具有多种性能，处方中可能同时兼顾药物的其他作用，经常会一药多用。如桂枝加葛根汤中的葛根作用有三，一是升阳发表解肌，二是宣通经脉，三是能生津益阴，缓经脉之拘急。越鞠丸中的香附治气郁，川芎治血郁，栀子治火郁，苍术治湿郁，神曲治食郁，诸药各司其职，五郁得解，痰郁自消。有些药物能够气味合化，适当配伍除了可以运用其主要功效，还能产生一些新的功效，桂枝汤的配伍中，炙甘草本甘温，有益气和中之效，与桂枝合用可以"辛甘化阳"助扶卫，与芍药合用可以有"酸甘化阴"以助营的功效。所以在临床选药配伍时要注重理解药物的多种功效，在治疗不同疾病时可以灵活选其一能，或者用其多能，避免重复用药，达到精简用药的目的。

（六）借鉴中药药理研究成果

近年来，很多学者通过实验来研究复方，从而说明复方配伍的科学性。研究的内容多样，针对药对的研究、全方的研究、同类药物的研究、组方规律的研究，还有药效学、药动学、药效-药动学方面的研究，等等。有学者[17]发现，以陈皮-半夏药对为核心的化痰法可以有效抑制动脉粥样硬化；半夏泻心汤的拆方研究结果提示辛开组、苦降组、甘调组药物合用时，会加强十二指肠的运动；有研究[18]提示补骨脂与肉豆蔻以 2∶1 的比例配伍后有利于有效成分的溶出和吸收，且可以加快有效成分的代谢和排泄；桂枝汤的研究[19]中桂芍相互配伍作用对糖尿病的心脏自主神经病变有预防作用，当桂芍比例以 1∶1 配伍时可有效调节心脏自主神经；对于同类药物的研究，有研究[20]表示配伍中多种活血药的应用可以改善心衰大鼠的组织学指标心脏系数。运用现代方法研究复方，可以更科学地认识复方，深入学习复方，在临证运用复方的时候更加精准。

五、复方简药临床应用医案举例

慢性病在临床疾病中占大部分比例，慢性病的病机多呈复杂性，病理因素呈多样性，其病理因素之间可互不关联，也可彼此影响，这也让临床疗效不尽人意。因此，为了做出尽可能合理、周全、高效的治疗方案，运用单一方剂有时难以达到祛邪治病的目的，故而使用复方是常见的处方思路。复方中采取药物精简且高效的组合常能提高临床疗效。

（一）多邪并祛，不分主次——眼肌痉挛并眼干燥症案

肖某，男，68 岁，2018 年 4 月 13 日初诊。主诉：双眼睁眼困难 3 年余。病史：3 年前患者无明显诱因出现自觉双眼睁眼困难，无明显双眼睑下垂及肢体乏力，遂至当地医院就诊，诊断为"干燥症""眼肌痉挛""老年性白内障"，经治疗后未见明显好转。此后多次就诊于多家医院，诊断基本同前，治疗后症状皆未见明显改善。既往有慢性支气管炎病史。刻诊：自觉双眼沉重难睁且有干涩感，尤以上午为甚，眼睑时感痉挛及灼热瘙痒，视物模糊，头晕，头刺痛，口干口苦，喜饮，身倦乏力，动则易汗出，纳尚可，夜寐较差，大便稀溏，舌暗红边有瘀点，苔黄腻，脉弦细。诊断：眼肌痉挛，眼干燥液。治法：祛风平肝，健脾化湿，活血通络。处方：天麻、陈皮、当归、谷精草、蔓荆子、茯苓各 10 g，钩藤、鬼箭羽、薏苡仁各 15 g，栀子、黄芩各 12 g，黄芪 30 g，升麻、柴胡各 6 g，蜈蚣 1 条。服用 7 剂，每日 1 剂，水煎服。2018 年 4 月 20 日二诊：服药后眼睑痉挛减轻，余症稍改善，舌暗红边有瘀点，苔薄黄腻，脉弦细。治法：祛风清热，健脾化湿，活血通络。处方：前方去蜈蚣，加地龙 15 g。服用 20 剂，每日 1 剂，水煎服。2018 年 5 月 12 日三诊：眼睑未再痉挛，自觉睁眼困难好转七八成，头时有刺痛，仍感神疲乏力，视物模糊，余症较前明显改善，近五日大便稀溏，舌暗红边有瘀点，苔薄白，脉弦细。治法：健脾益气，祛风化湿，活血通络。处方：4 月 20 日方去黄芩、栀子、钩藤、谷精草，加白术、川芎、巴戟天各 10 g。服用 21 剂，每日 1 剂，水煎服。

按语：慢性病多存在复合病机，而多因复合、多种内生邪气复合、多病位复合、多病势复合是复合病机的临床特征[21]。面对这种情况，本案中我们首先着眼于肝脾，抓住脾气亏虚和肝经风热在其中的关键性，且两者同等重要，故此二主证一并治疗，各选取有针对性的方剂以治疗主证，遂以补中益气汤健脾益气升阳，天麻钩藤饮平肝熄风清热，两方相合使用，但慢性病病邪往往不是单纯地叠加，所以我们在选方组药时并非将整方全部套入重组方中，而是根据药物的辅、反、成、制之理，组成针对性较强的由少量几味药物组成的小方组[9]。本案兼夹湿热、瘀血，遂补中益气汤合天麻钩藤饮加减，将祛风平肝、清热利湿、活血通络、补脾益气之功融于一方之中。二诊症状改善，说明初诊处方思路切合病机，遂去蜈蚣，加地龙后续服。三诊时症状明显改善，实邪大去，正虚更显，故去清热祛风之品，加健脾温肾药以巩固疗效。

（二）多邪并祛，治分主次——慢性脑缺血并急性上呼吸道感染案

周某，女，27 岁，2017 年 11 月 8 日初诊。主诉：脑鸣半年，头痛 3 日。病史：半年前患者因通宵熬夜工作后出现脑鸣，休息后稍好转，未予特殊处理，此后症状逐渐缓慢加重。3 日前因受凉后出现头痛，遂自服风寒感冒冲剂、泰诺，症状未见明显好转。既往有偏头痛、痛经病史。刻诊：脑鸣，头胀痛伴灼热感，头晕，咳嗽，有痰难咳出，流黄稠涕，恶风，咽痒，口干喜饮，肢体酸重，大便干结，平素体虚易疲乏，舌红尖边点刺有齿痕，苔黄微腻，脉浮细数。诊断：慢性脑缺血，急性上呼吸道感染。治法：疏风清热止痛、宣肺止咳，健脾化湿。处方：川芎、羌活、杏仁、桔梗、白术各 10 g，蔓荆子、白芷、桑叶、白菊花各 12 g，生石膏（先煎）、芦根、蓝布正、忍冬藤、茯苓各 15 g，甘草 6 g。服用 7

剂，每日 1 剂，水煎服。2017 年 11 月 16 日二诊：头痛较前明显减轻，脑鸣稍好转，仍疲乏，无外感症状，余症改善，大便溏，舌尖红有齿痕，苔薄黄微腻，脉浮细。治法：祛风清热，健脾益气化湿。处方：前方减生石膏、杏仁、桔梗、芦根，加葛根、黄芪各 15 g。服用 15 剂，每日 1 剂，水煎服。2017 年 12 月 5 日三诊：偶感脑鸣、头痛，时间短暂，程度轻微，舌脉同前。11 月 16 日方续服 15 剂。2017 年 12 月 26 日四诊：言诸症悉除，转求治疗痛经。

按语：慢性病常因某些因素诱发加重，这种情况在临床上十分多见，所以我们既要看到慢性病，也需要把握住新病或新邪所处的地位，不能限于惯性思维中。本案患者以头痛与咳嗽等外感症状为主症，其他如咽痒、肢体酸重等次症是随着主症的产生而产生，所以我们在治疗时重点是抓主病、主症，本案外感风湿热邪既是当前的主要矛盾，对其重点用药，遂以疏风清热止痛、宣肺止咳为主要目的，稍佐健脾化湿扶正，方以芎芷石膏汤合桑菊饮加减。二诊时风热外邪已祛除大部分，减疏风清热药，增补气养血之品。三诊病去八九，守方续服以巩固疗效。四诊时言诸症悉除，转求治疗痛经，可见前诊辨证用药切合病机，故而取效。

（三）多邪并祛，治分重侧——子宫肌瘤并灼口综合征案

陈某，女，46 岁，2018 年 5 月 23 日初诊。主诉：反复舌及口腔灼痛 5 月。病史：患者 5 个月前因感冒后出现舌及口腔灼痛，呈阵发性，先后就诊于口腔科、神经内科，颅脑 MRI 未见明显异常，考虑为"灼口综合征"，予以谷维素、卡马西平、舍曲林、中药汤剂等药治疗，服药后未见明显改善，此后症状逐渐加重。既往有子宫肌瘤病史。刻诊：舌及口腔灼痛，头晕颈胀，心悸，胃脘不适，畏寒，易汗出，身重乏力，胃纳差，夜寐尚可，平素遇事易纠结，自舌及口腔灼痛以来，每逢经期小腹冷痛，时有黯黑血块，二便尚可。舌尖红，苔白腻，脉弦滑。诊断：子宫肌瘤，灼口综合征。治法：温阳健脾，理气除湿化痰。处方：竹茹、法半夏、香附、巴戟天、防风、石菖蒲各 10 g，橘红 8 g，茯苓、白术、桂枝、白芍、薏苡仁各 15 g，灯芯草 3 g，甘草 6 g。服用 7 剂，每日 1 剂，水煎服。2018 年 5 月 30 日二诊：咳嗽，咳少量白痰，大便 3 日未解，头晕颈胀好转，余症同前，舌尖红，苔白腻，脉弦滑。治法：温阳健脾，降气化痰利湿。处方：前方加桔梗、紫苏子各 10 g，木通 10 g。服用 7 剂，每日 1 剂，水煎服。2018 年 6 月 8 日三诊：舌及口腔灼痛较前稍好转，偶感头晕颈胀，胃纳转佳，无咳嗽咳痰，余症皆明显改善，二便尚可。舌尖红，苔白，脉弦滑。治法：温阳健脾除湿，理气化痰通络。处方：5 月 30 日处方减桔梗、紫苏子、薏苡仁，加地龙 15 g。服用 21 剂，每日 1 剂，水煎服。2018 年 7 月 9 日四诊：舌及口腔灼痛极少发作，时有潮热，易汗出、夜寐易醒，稍感身重乏力，胃纳可，二便尚可，6 月 17 日行经无明显不适。舌尖红，苔薄白，脉弦小滑。治法：健脾益气安神，除湿通络。处方：6 月 8 日处方去香附、桂枝、白芍、木通，加夏枯草、太子参各 10 g，黄芪 30 g，糯稻根 15 g。服用 20 剂，每日 1 剂，水煎服。

按语：多邪并存的状态，易使疾病虚实夹杂，变幻难测，以致某些慢性病形成危急重症或疑难病。内科疑难病的病机特点表现为病邪胶着、病性错杂、病位深痼、病势峻厉或淹缠[22]。临证中针对慢性病多邪并存的特征，常选用多个方子联合使用，组成一个有效的药物阵营，以增强疗效。合方之要在于辨"病-证-症"，配伍选方或为反佐或为协同，将辨病、辨证、辨症论治相结合[23]。针对灼口综合征，医家多从热论治，或虚或实，大抵以清热、泻火、滋阴等为基本治法。本案患者主证为中阳不足，痰湿内蕴证，心悸、身重乏力等为次要症状。本案病与证之间有所矛盾，参考舌脉及兼证，决定围绕主证施治，同时稍顾主病，遂初诊方选温胆汤合苓桂术甘汤和桂枝汤加减。二、三诊仍守大法，稍依据兼证加减。四诊时诉灼痛极少发作，行经未感不适，苔由白腻转为薄白，乃至痰湿得消，正虚渐显，故去香附、桂枝、白芍，加黄芪、太子参益气健脾，夏枯草清热泻火，配合法半夏可交通阴阳以安眠。

（四）主次先后，序贯祛除——带状疱疹后神经痛案

朱某，男，56 岁，2016 年 3 月 9 日就诊。主诉：左额疼痛 5 个月，加重 2 日。病史：患者 5 个月前无明显诱因出现左额疼痛，伴皮肤瘙痒，次日出现 10 余个水疱，遂就诊于皮肤科，诊断为"带状疱疹"，经治疗后水疱逐渐消退，仍感左额疼痛，服用布洛芬、卡马西平等药月余后症状好转，遂自行停

药，此后疼痛时轻时重，但可耐受。2日前患者饮酒后感左额疼痛较前明显加重，遂自服卡马西平，症状无明显改善。现感左额疼痛连及耳后，皮肤发热伴瘙痒，头晕，乏力，口苦口干，胃脘不适，纳呆，素嗜酒，舌暗红，苔黄腻，脉弦滑。诊断：带状疱疹后神经痛。治法：清肝泄热利湿，理气通络止痛。处方：龙胆、栀子、黄芩、柴胡、厚朴、法半夏、紫苏梗、茯苓、延胡索、蔓荆子、炙甘草、当归各10 g，生地黄15 g，黄连、大黄（后下）各6 g。服用7剂，每日1剂，水煎服。2016年3月18日二诊：药后痛去大半，仍胃脘不适，皮肤瘙痒，牙痛，嗳气频，余症大致同前，舌暗红，苔薄黄腻，脉弦滑。治法：清肝泄热利湿，理气通络止痛。处方：前方去延胡索、大黄、黄连，加露蜂房5 g、地龙15 g，改茯苓为15 g。服用7剂，每日1剂，水煎服。2016年3月24日三诊：前额胀痛刺痛交替，仍胃脘不适，偶皮肤瘙痒，稍感牙痛，乏力，舌暗红，苔薄黄腻，脉弦略滑。治法：清热化湿，理气祛瘀止痛。处方：3月18日方去露蜂房、生地黄，改龙胆为6 g，加白芷10 g，丹参、川芎各15 g。服用21剂，每日1剂，水煎服。2016年4月20日四诊：前额无明显疼痛，胃脘不适，头晕，口苦，乏力，便溏，舌暗红，苔薄黄腻，脉弦细。治法：健脾和胃，清热化湿解酒。处方：葛花、茯苓、白术、黄芩、陈皮、紫苏梗、法半夏、枳椇子、神曲各10 g，砂仁、升麻、厚朴、甘草各6 g，荷叶、鱼腥草各15 g。服用15剂，每日1剂，水煎服。

按语：针对慢性病的治疗，当考虑其病邪、病性、病势、病位，灵活运用药物精简，不仅要考虑所选药物的药性，还要清楚其作用部位、性质、强度、方向是否相似。如病邪位于上时，若用药过于沉重趋下，则药力难达病所，可能效果欠佳。当然，如上下同病时，应上下共治，但要细辨主次，以使用药有所依据，避免"眉毛胡子一把抓"的情况发生。大多数慢性病的复合证症状繁多，病机证素内部不平衡，内生邪气相互杂合，有主次差异[24]。患者前额疼痛，结合兼证及舌脉，可知病在肝胆、脾胃，湿、热、气滞、瘀血、酒毒之邪胶着混杂。本案初诊时湿、热、气滞为主，瘀血次之，酒毒为后，以清肝泄热利湿，理气通络止痛为大法，方选龙胆泻肝汤合泻心汤合半夏厚朴汤加减，因肝胆湿热袭扰于上，故龙胆泻肝汤去性味趋下之泽泻、木通、车前子，加蔓荆子清上焦风火并引药上行，延胡索行气止痛。二三诊随病邪祛除情况，酌情调整。四诊时已无疼痛，转清酒湿毒邪，方选葛花解醒汤半夏厚朴汤加减以解酒化浊，利湿解毒。此案多邪胶着，主次清晰，治疗上采取序贯祛除，终获显效。

（五）标本兼治，祛邪为主——腰椎病并脑动脉硬化症案

李某，女，82岁。2018年4月27日初诊：右侧肢体疼痛，腰痛，缓慢逐步加重半年，近期走路不稳，头晕，头痛，双下肢乏力，右侧为甚，纳稍欠佳。外院颅脑MRI＋MRA（2018年4月6日）：脑萎缩；脑白质脱髓鞘变；脑动脉硬化症；双侧筛窦炎。舌暗红，根苔白厚，脉沉细涩。既往有腰椎病史。诊断：腰椎病，脑动脉硬化症。治法：祛风活血通络，健脾化痰。处方：黄芪30 g，蓝布正、鹿衔草、地龙、赤芍、茯苓各15 g，当归、桃仁、熟地黄、蔓荆子、川芎、陈皮、鬼箭羽、红花、法半夏各10 g，全蝎3 g。服用7剂，每日1剂，水煎服。2018年5月4日二诊：右侧肢体、腰部疼痛稍缓解，余症大致同前，舌脉同前。治法：活血通络，祛风健脾化痰。处方：前方去全蝎，加海风藤15 g。服用7剂，每日1剂，水煎服。2018年5月10日三诊：右侧肢体、腰部疼痛缓解，纳食好转，余症大致同前，舌暗红，根苔薄黄腻，脉沉细涩。治法：活血通络，祛风健脾利湿。处方：5月4日方去海风藤、当归、熟地黄、陈皮、红花，改黄芪为30 g，加黄柏10 g，薏苡仁30 g，延胡索、山楂各15 g，甘草6 g。服用21剂，每日1剂，水煎服。2018年6月7日四诊：干咳，流清涕，疼痛明显缓解，头晕，舌暗红，苔薄白，脉沉细涩。治法：宣肺疏风健脾，活血通络。处方：蜜麻黄、杏仁、防风、桃仁、川芎、桂枝、茯苓、甘草、辛夷、片姜黄各10 g，蓝布正、鸡血藤、山药各15 g，黄芪30 g，甘草6 g。服用7剂，每日1剂，水煎服。2018年6月18日五诊：腰冷痛，右侧肢体疼痛好转，走路不稳好转，时有头晕，双下肢痉挛痛，舌暗红，苔薄白，脉沉细涩。治法：温阳健脾舒筋，活血通络。处方：桂枝、小通草、独活、羌活、川牛膝、川芎、桃仁、蔓荆子、天麻、杜仲各10 g，赤芍、鬼箭羽、木瓜、黄精、延胡索各15 g，甘草6 g。服用21剂，每日1剂，水煎服。2018年7月16日六诊：仍感走路不稳，头晕，稍觉右侧肢体、腰痛，纳寐尚可，舌暗红，苔薄白，脉沉细涩。治法：健脾补肾，活血通

络。处方：蔓荆子、海风藤、熟地黄、鬼箭羽、山楂、茯苓、赤芍各 15 g，天麻、桃仁、川芎、木瓜、桂枝、延胡索、葛根各 10 g，黄芪 30 g。服用 21 剂，每日 1 剂，水煎服。

按语：复方配伍主要是围绕主病-主证-主症展开的，因此既要组合治病主方，还要寻找治病主药，以尽量提高疗效。组方过程中常会使用药对，某些药对在复方中起着关键作用，如银翘散中金银花与连翘，桑菊饮中桑叶和菊花。在辨病论治和辨证论治相结合的基础上，并于组方中配以"药对"，常能取得良效。治血先灭风，但配伍风药不等同于解表或者祛风，此类风药特指其具有辛散、开发、走窜、宣通之性，能开通体表皮肤及体内脏腑组织的腠理玄府，明显增强活血化瘀药物的作用[12]。将蓝布正和鹿衔草作为药对，两药相伍，相须为用，共入肝经，既可引经报使，又可加强祛风定眩之力。蔓荆子配鬼箭羽，一升一降，升降相因，两药合用，共奏祛风活血之功[14]。临床选取恰当的药对，既能精简处方的药物味数，又能对主证（症）或次证（症）进行针对性治疗，从而提高临床疗效。本案初诊选补阳还五汤合桃红四物汤合二陈汤加减，加全蝎搜风通络止痛，佐以蓝布正配鹿衔草、蔓荆子配鬼箭羽两个药对来增强祛风活血定眩之效。二诊时症状好转，说明初诊思路符合病情，此后数诊皆谨守活血通络化痰利湿为主要治则，辅以补益脾肾，随证灵活加减处方，终获较满意的临床效果。

（六）标本兼治，扶正为主——原发性高血压并糖尿病周围神经病案

葛某，女，78 岁。2017 年 9 月 13 日初诊：发现糖尿病 12 年，双下肢麻木刺痛 2 年。外院诊断为："糖尿病周围神经病"。既往原发性高血压 6 年，现二甲双胍缓释片、阿卡波糖、甲钴胺、苯磺酸左旋氨氯地平（施慧达）治疗中，自诉血糖、血压控制尚可。现症：神疲乏力，口干，上腹部不适，头晕，时有心悸、盗汗，双下肢麻木刺痛，以双小腿为甚，纳差，夜寐尚可，夜尿 3～5 次，大便黏厕难冲，舌暗红边瘀点有齿痕，苔白腻，脉弱。诊断：原发性高血压，糖尿病周围神经病。治法：益气养阴，健脾补肾，化湿通络。处方：党参、山药、薏苡仁、地龙、黄芪各15 g，益智、乌药、白术、知母、丹参、醋乳香、醋没药、蔓荆子各 10 g，升麻 6 g，葛根 50 g。服用 14 剂，每日 1 剂，水煎服。2017 年 9 月 28 日二诊：纳食好转，余症大致同前。舌脉同前。治法：益气养阴，健脾补肾，化湿通络。处方：前方去益智、地龙，加桂枝、紫苏梗、法半夏各 10 g，蜈蚣 1 条。服用 21 剂，每日 1 剂，水煎服。2017 年 10 月 24 日三诊：双下肢麻木刺痛减轻，近日睡眠时多双下肢痉挛，神疲乏力好转，头晕，纳寐尚可，夜尿 2～3 次，舌暗红边瘀点有齿痕，苔薄白腻，脉细弱。治法：益气养阴，健脾补肾通络。处方：党参、茯苓、芡实、海风藤、薏苡仁、鸡血藤、山药各 15 g，威灵仙、乌药、蔓荆子、苏木、桂枝、木瓜各 10 g，葛根 50 g，黄芪 30 g。服用 21 剂，每日 1 剂，水煎服。2017 年 11 月 16 日四诊：双下肢麻木疼痛已去六七，稍感疲乏，时头晕，口干减轻，纳寐尚可，夜尿 1～2 次，舌暗红边瘀点有齿痕，苔薄白，脉细弱。治法：益气养阴，健脾补肾，祛风通络。处方：白参、茯苓、芡实、延胡索、麦冬各 15 g，葛根、黄芪各 30 g，天麻、赤芍、白芍、合欢皮、白术、蔓荆子、苏木、木瓜各 10 g。服用 30 剂，每日 1 剂，水煎服。2018 年 1 月 15 日五诊：稍感双下肢麻木疼痛，仍感疲乏，时有口干口苦，上午常头晕，胃脘闷胀，纳寐尚可，舌暗红边瘀点有齿痕，苔薄白，脉细弱。治法：益气养阴，健脾补肾，通络止痛。处方：茯苓、地龙、芡实、生地黄、延胡索各 15 g，升麻、砂仁各 6 g，葛根、黄芪各 30 g，天麻、白术、紫苏梗、蔓荆子、片姜黄、白参、伸筋草各 10 g。服用 30 剂，每日 1 剂，水煎服。

按语：药物具有多种性能，在复方组合中除运用单味药物的主要功效外，还可以通过适当配伍他药产生一些新的功效，这样既能增强疗效，也能达到药物精简的目的。随着当今学术界对中药日益深入地研究，中药药理学有了很多新的突破，这也为临床上中药的应用提供了新思路和新依据。例如，有研究表明[25]葛根素对糖尿病大鼠坐骨神经具有一定的保护作用，这就为临床治疗糖尿病周围神经病使用葛根提供了实验支撑。我们在坚持中医辨"病-证-症"论治的基础上，参考单味中药药理研究成果，在药物与中医辨证结果不相冲突的情况下，可将其用于方中，使药物尽可能精简，也更有针对性。张锡纯在《医学衷中参西录·医论》中主张"论用药以胜病为主，不拘分量之多少"，所以我们在临床用药时常不拘成见，药量大小以胜病为主。"重药重用，或重药轻用，或轻药重用，或轻药轻用，总以药病相当。"初诊选取益气聪明汤合缩泉丸合玉液汤合活络效灵丹加减，其中重用葛根 50 g，一取其生津止渴，二取

其升阳以健脾，三取其现代药理研究中有降血糖、改善糖尿病周围神经病变的功效。此后数诊在谨守益气养阴、健脾补肾、化湿通络大法的基础上，随证加减，历经5个多月，终获良效。

六、结语

做到复方的合理用药并非易事。首先是因为疾病复杂性，多种病因皆可致病，证素、病机之间还可以相关转变，疾病过程复杂。在复杂的疾病中准确找到疾病的主要矛盾，辨清阴阳表里寒热虚实，以及症状、脉象的真假，根据中医辨证论治的原则确立治法，然后根据药物的药性和药效合理地选取治病的主药，或者疗效明显的小方、固定结构等，同时在配伍的时候注重次要矛盾的治疗，主症和次症共同治疗会产生多种综合治疗方法，就会有多种药物的组合，且药物本身的种类及药味组合就纷繁复杂。针对慢性脑病多邪并存的特点，强调临证时当先辨别病邪，其次区分病邪主次，同时要厘清病邪间的因果关系；强调其配伍思路，有针对性地组合方药，常能取得较好的疗效。所以，医者需要有丰富的理论知识和临床经验，根据自己的用药习惯和药物资源状况，选择合适的用药及剂量，精简药物形成复方，用于具体病证的临床治疗之中。

参考文献

[1] 谢鸣.方剂与复方的名实辨析 [J].中国实验方剂学杂志，2015，21（22）：140-144.

[2] 王淑玲，孙云廷.中医系统论与中药复方研究 [J].时珍国医国药，2008，19（01）：212-213.

[3] 王庆国，李宇航，赵琰，等.半夏泻心汤及其拆方对正常大鼠胃肠运动功能的影响 [J].北京中医药大学学报，2001，24（06）：19-21.

[4] 胡少伟，姜艳艳，高尧春，等.四妙勇安汤中甘草苷、金丝桃苷和木犀草苷提取率的拆方分析 [J].北京中医药大学学报，2016，39（07）：590-594.

[5] 谢鸣，周然.方剂学 [M].2版.北京：人民卫生出版社，2012：21，439.

[6] 林萃才，王仙伟，李煦昀，等.周德生教授辨治焦虑症的用药规律及学术见解 [J].中医研究，2012，25（1）：53-55.

[7] 王佳君，胡华，陈莎，等.周德生教授辨治失眠症配伍用药规律 [J].中医研究，2011，24（3）：57-60.

[8] 曾荣，王燕，胡华，等.周德生教授辨治多发性硬化的学术见解及临床经验 [J].世界中医药，2014，9（1）：61-63.

[9] 蒋成婷，周德生，陈大舜，等.复方配伍与药物精简应用 [J].中医杂志，2017，58（9）：796-799.

[10] 丁瑞丛，胡华，袁雅洁，等.周德生教授治疗帕金森病开关现象的临床经验总结 [J].环球中医药，2013，6（S1）：152-153.

[11] 邓龙，周德生，廖端芳，等.姜黄及其配伍复方在脑病治疗中的应用规律 [J].湖南中医药大学学报，2017，37（7）：753-756.

[12] 胡华，刘利娟，林萃才，等.周德生教授辨治后循环短暂性脑缺血发作的学术思想和临床经验 [J].中国中医急症，2012，21（8）：1237.

[13] 刘枭，刘涛.吴鞠通配伍应用金银花、连翘的经验 [J].中医药导报，2016，22（03）：24-25.

[14] 李中，吴兵兵，周颖灿，等.周德生教授脑病专科药对举隅 [J].环球中医药，2015，8（12）：1498-1500.

[15] 张昱，陈云慧，王燕，等.布尔关联规则挖掘四君子汤类方药物配伍规律研究 [J].江苏中医药，2008，40（07）：67-68.

[16] 王一战，范吉平，徐志男，等.基于数据挖掘孟河医派治疗温病中医用药规律研究 [J].辽宁中医药大学学报，2017，19（05）：76-78.

[17] Huang X，Wang F，Chen W，et al. Dao-Tan decoction inhibits tumor necrosis factor-alpha-induced intercellular adhesion molecule-1 expression by blocking JNK and p38 signaling pathways in human umbilical vein endothelial cells [J]. Pharm Biol，2012，50（9）：1111-1117.

[18] 高家荣，徐双枝，韩燕全，等.补骨脂-肉豆蔻药对配伍前后主要成分的 UPLC-MS/MS 测定及药代动力学研究 [J].中国中药杂志，2017，42（09）：1782-1786.

［19］李晓，杨金龙，马度芳，等.桂枝汤桂芍不同比例配伍对糖尿病模型大鼠心脏自主神经病变的影响［J］.中国中西
　　　医结合杂志，2015，35（06）：741－745.

［20］陈金星，王硕仁，赵明镜，等.活血益气药不同剂量配伍对心梗后心衰大鼠心脏系数及功能的影响［J］.中国中药
　　　杂志，2003，28（05）：66－69.

［21］叶放，周学平，周仲瑛.复合病机转化论初探［J］.中医杂志，2010，51（10）：869－871.

［22］周德生.内科疑难病的中医临床思维特点与辨治方法探讨［J］.湖南中医药大学学报，2015，35（10）：6－10.

［23］唐现莉.陈大舜名老中医临证处方经验的研究［D］.湖南中医药大学，2013.

［24］周平，周德生.基于慢性病内生邪气的杂合现象探讨陈大舜教授和法论治学术思想［J］.湖南中医药大学学报，
　　　2017，37（12）：1335－1340.

［25］陈秀芳，董敏，雷康福，等.葛根素对糖尿病大鼠坐骨神经损伤的影响［J］.温州医学院学报，2010，40（5）：
　　　441－444.

第四十章　脑病处方公式与入脑药物选择

张宗祥《本草简要方·凡例》曰："处方如何，可求公式。""不明处方公式，亦难临诊。"本章试根据处方步骤，阐释随病机对病症综合处方公式，及其在脑病临证应用与入脑药物选择的规律。

一、处方步骤

中医处方反映了医者的临床思辨过程。疾病诊断、辨证、立法之后，处方是否能够达到去其偏胜、得其中和的目的，疗效才是硬道理。

探讨中医处方的思维过程，可以概括为遵循法则选方制方、采选方药单元、拣选药物合方、遴选药物定方、精选药物约方五大核心步骤。①遵循法则选方制方，可以是遵守治则、治法、治验，不排除模仿、心悟、灵感等创新思维，选用成方或者组制新方。②采选方药单元，包括单药、药群及固定结构（本草药性、去性取用、配伍七情、方药离合、特殊药性与特殊配伍），可以是单方、小方、特殊药方，某些药对及药组，或者某些成方成药作为整体配伍的方剂，或者有效组分、成分配伍、某些西药也可以作为配伍的单元。③拣选药物合方，根据君臣佐使、气味配伍、五味所入所禁、五脏苦欲补泻、气味厚薄与阴阳升降配伍理论处方，天人相应，处方符合五运六气，不失人情心理；方证相对，处方符合七方十剂，基于病机要素核定综合处方公式。④初步的药物合方一般比较驳杂，必须遴选药物定方，根据病证相对、随机应变、三因制宜、切合时用的原则，结合个人临床经验，兼顾药物炮制加工、剂量剂型、用法等，参考现代中药药理研究成果，使理论处方转化为临床个体化的处方，这些处方为临床实践使用。⑤精选药物约方，精方简药以创造高效验方，形成固定剂型的专病专方。

二、综合处方公式

目前，有多种中医处方公式。其影响较大者有三：①秦伯未[1]"（病因＋病理＋病位）＋证状"处方公式。标本兼治，本指病因、病理、病位，标指症状。处方依序针对病因、病理、病位、症状。用成方时也应根据这几方面灵活加减，以病因病位为主，照顾症状，标本结合。②周仲瑛[2]针对病机（病理因素、病位、病性）处方公式。对于病机复杂、病性多样的证候群，可通过病理因素、病位、病性等多种病机证素的组合，做出证候诊断。复合立法、重剂合方正是针对疾病的多重复杂病机，组合运用数种治法，处方药味数超过常规。有机组合，多而不杂。③李敬华[3,4]方剂树基本方处方公式。"基本方"是中医药方剂学的骨干。基本方针对疾病的基本病机，结构简明，配伍规范，疗效确切，以基干参与到复方中。一个或者几个基本方加减，可以照顾全部病机，治疗复杂疾病。

但是，临床应用发现这些处方公式都忽略了中西医并重的临床事实[5]，多种处方公式均满足不了中西医结合临床实际需要。坚持中西医并重、中西医结合的方针。疾病的确诊有：中医病名、西医病名[6,7]。证的确定包括四要素：病位、病性、病邪、病势[8]。针对中西医病证处方用药，同时，又针对证素处方用药。为此，我们推行随病机对病症综合处方公式，即：治病主药＋（病位＋病性＋病邪＋病势）。按照处方公式，药物的轻重取舍，取决于具体病情及个人经验，有极大的灵活性；最后确定的处方，必须按药性理论和组方原则进行必要的调整。

《类经·方剂君臣上下三品》曰："主病者，对证之要药也，故谓之君，君者味数少而分两重，赖之以为主也。佐君者谓之臣，味数稍多而分两稍轻，所以匡君之不迨也。应臣者谓之使，数可出入而分两更轻，所以备通行向导之使也。此则君臣佐使之义。"主药指症因药，指治疗疾病症状产生原因的药物；

辅助药指协同症因药治疗疾病所使用的药物，有协助药、制约药、引经药、调和药。关于症因药的使用，在一个疾病中，症状常常有几个，而每个症状都有它产生的原因，这些原因有些较为重要，有些显得次要，重要的宜味多量重，次要的宜味少量轻。关于辅助药的使用，对重要的症因的治疗，常用协助药，对次要的症因的治疗，可不用协助药，处方中的症因药有损伤正气时，才使用抑制药，否则不要用。处方中的症因药不能直达病所时，可用引经药，处方中的症因药有毒、或药性峻烈、或难以服用时，要使用调和药。

（一）遣药组方

综合处方公式融入了传统的药病相得、药证相对、方药相合理念，如五脏苦欲补泻用药、依药性功效用药、七情和合多元配伍，同样体现君臣佐使组方法则。①《素问·藏气法时论》曰："肝苦急，急食甘以缓之"，"心苦缓，急食酸以收之"，"脾苦湿，急食苦以燥之"，"肺苦气上逆，急食苦以泄之"，"肾苦燥，急食辛以润之"，"肝欲散，急食辛以散之，用辛补之，酸泻之"，"心欲软，急食咸以软之，用咸补之，甘泻之"，"脾欲缓，急食甘以缓之，用苦泻之，甘补之"，"肺欲收，急食酸以收之，用酸补之，辛泻之"，"肾欲坚，急食苦以坚之，用苦补之，咸泻之。"此即后世所谓"五脏苦欲补泻"理论。《医宗必读·苦欲补泻论》曰："违其性则苦，遂其性则欲。本脏所恶，即名为泻；本脏所喜，即名为补。"此乃用药第一义。②药性是古人发明的用以解释药物功效产生机制的多种工具或假说，包括四气、五味、归经、毒性等。本草学以性释效，随着对药物功效认识的扩大，故药性才会随着功效的增益而改变。《药品化义》曰：药物的体（燥、润、轻、重、滑、腻、干）、色（青、红、黄、白、黑、紫、苍）等自然属性，"乃天地产物生成之法象"，而性（寒、热、温、凉、清、浊、平）、能（升、降、浮、沉、定、走、破）等对药物性能的描述，则需要"藉医人格物推测之义理，而后区别以印生成"。根据五脏五味苦欲补泻遣药组方，不能套用阴阳五行，因此，归经比五味更加直接联系脏腑靶点。常用的药性配伍有：辛甘化阳，酸甘化阴，甘温助阳，甘寒生津，辛开苦降，酸苦涌泄。③《神农本草经》序例曰："药……有单行者，有相须者，有相使者，有相畏者，有相恶者，有相反者，有相杀者。凡此七情，合和视之。"药物与药物之间药性相得，包括一般不同时使用十八反、十九畏的药物，以及同时使用相须或相使的药物，如单用石菖蒲避秽；石菖蒲配伍郁金开窍醒神，用于痰湿闭窍；石菖蒲配伍远志安神，交通心肾用于健忘；石菖蒲配伍藿香、苍术、砂仁化湿和中，用于噤口痢；如此等等，构成多元配伍用药相得的主要内容。七情配伍重视药物间的相互作用，是药对、药组、药队、引经、固定结构、基础方、成方、合方等用药相得的理论基础。历代医家积累了丰富的临床经验，成为本草学、临床医学、医案等主要内容之一。

（二）三因制宜

用药之道，三因制宜，以胜病为主[9]。①因人：个人自身的情况最为复杂。根据患者年龄、性别、体质、生活习惯、职业、性格、精神心理、遗传因素、疾病因素不同等个体差异，用药不同。患者的既往病史和用药史、有何基础疾病、药物过敏史及现用药情况，以及肝脏疾患、肾功能损伤、心脏疾病、甲状腺疾病及胃肠道功能失常等各种疾病状态都可能对药物作用产生影响。②因时：人体生理功能和疾病发展与气候变化、环境昼夜变化有着密切的关系。五运六气用药方法，对因时用药仍然有很好的借鉴作用。③因地：不同地区的自然环境，如气候、水土以及生活习惯，对人体的生理活动和病理变化有着不同的影响，或者产生地方性疾病，所以治疗用药也有特殊性。

中医的不传之秘在于剂量。所谓"不传"，是言其传授之难点，就在于用量上。一个配方中，药物用量太小达不到治疗目的，药物用量太大也达不到治疗目的。目前，核定药物剂量均以《中华人民共和国药典》为据，但实际应用时又参合了各家经验。张锡纯曰："用药以胜病为主，不拘分量之多少。"一般提倡使用常规剂量，特别是剧毒药物更应严格掌握其用法用量；对于特殊剂量的使用，应建立在学习前人或他人用药经验的基础上，洞悉各家治则治法，根据不同的病情和机体对某些药物的耐受性、敏感性、量效关系等，适当选择用药剂量，反对一开始就使用超大剂量。

（三）调剂与服用方法

中药调剂时，汤、酒、茶、露、丸、散、膏、丹、片、锭、胶、曲、条剂、线剂等特定剂型，先煎、后下、包煎、另煎、冲服、烊化等特定煎法，餐前服、餐后服、餐间服、空腹服、睡前服、隔夜服及温服、冷服、热服、顿服、频服等特定服用法，恰当的疗程，均为保证临床用药相得的方法。《医学源流论·服药法论》曰："病之愈不愈，不但方必中病，方虽中病，而服之不得其法，则非特无功，而反有害，此不可不知也……服药之法，宜热宜温，宜凉宜冷，宜缓宜急，宜多宜少，宜早宜晚，宜饱宜饥，更有宜汤不宜散，宜散不宜丸，宜膏不宜丸。其轻重大小，上下表里，治法各有当。"

（四）功效与药力大小

综上所述，处方强调结构平衡、整体合力。处方的总功效要从量效（药物剂量与处方功效的关系）、药效（每一种处方药物发挥功效之间的相互作用方式和强度）、证效（同病异证及异病同证情况下与方剂功效之间的关系）、候效（临床症状和体征与方剂功效之间的关系）、构效（处方的配伍结构与方剂功效之间的关系）来分析判断[10]。根据处方公式处方是以本草功效为基础的，故可以参考段富津[11]复方药力判定公式：药力＝药性＋用量＋配伍＋剂型（用法）。相同功效中药有时可以替换，但细辨中药功效其实包含药力的轻重；同一种中药随剂量不同，有时"量变质变"，不单纯是药力大小的内涵。

三、治病主药

辨病论治与辨证论治彼此交融同时进行，病证结合，整合治疗。辨病论治可以是中医的疾病诊断，也可以是西医的疾病诊断。分清病情的轻重缓急，确定治疗目标。

（一）从药性角度选择应用主药

以药之偏性，调人之偏。《医学传心录·治病主药诀》曰："头疼必须用川芎。不愈各加引经药：太阳羌活少柴胡，阳明白芷还须着，太阴苍术少细辛，厥阴吴茱用无错。巅顶之痛人不同，藁本须用去川芎。肢节之疼用羌活，去风去湿亦其功。小腹痛用青皮治。心（下）痞黄连枳实从。腹痛须用白芍药，因寒加桂热黄柏。腹中窄狭苍术宜。胀膨厚朴姜制法。腹中实热何所施，大黄芒硝功有力。虚热虚汗用黄芪。肌肤浮热黄芩宜。胁下疼痛往来热，日晡潮热柴胡宜。脾胃受湿身无力，怠惰嗜卧用白术。下焦湿肿兼火邪，知母防（己）龙（胆）并酒（黄）柏。上焦湿热用黄芩。中焦湿热黄连释。渴用干葛天花粉。半夏燥脾斯时禁。嗽用五味喘阿胶。枳实黄连治宿食。胸中烦热栀子仁。水泻芍药（茯）苓白术。调气必当用木香，若然气盛又非良。补气必须用人参，肺经有热不相应。痰涎为病须半夏，热加黄芩风南星，胸中寒痰多痞塞，白术陈皮两件增。胃脘痛用草豆蔻，若然挟热（黄）芩（黄）连凑。眼痛黄连当归根。惊悸恍惚用茯神。小便黄时用黄柏，涩者泽泻加之灵。气刺痛时须枳壳。血痛当归上下分。痢疾当归白芍药。疟疾柴胡为之君。血痛桃仁与苏木。气滞青皮与枳壳。枳壳青皮若用多，反泻元气宜改作。凡用纯寒纯热药，必用甘草缓其力，寒热相杂亦用之，调和其性无攻击，惟有中满不食甘，临症还须究端的。"

（二）从疾病症状产生原因选择应用药物

对因治疗又称治本。消除原始病因与继发病因，因应病情变化。由于中西医对病因的分析不同，必须同时应用中西药物对因治疗。很多情况下的对因治疗，是创造性的综合应用中西医结合治疗方法[12]。选择特效化治疗方案一般是对因治疗的典范，是理想的治疗措施，具有较好的治疗效果。如糖尿病并发癫痫临床治疗，单用抗癫痫药效果不确切的患者，特别要加强基础疾病治疗，密切监测患者血糖、尿糖、尿酮体等，关键在于通过严格合理饮食、运动锻炼、应用降血糖药或胰岛素等有效控制患者基础血糖；联合多种药物、通督调神芒针透刺等以改善患者颅脑微循环，脑电图显著异常、癫痫发作次数及单次癫痫发作持续时间均有显著效果[13]。有些药物或措施虽非特效药物或治疗方案的优化组合，但其在治疗中对疾病有利无弊或利大于弊，对其选择也是优化的内容。如强的松在有效的抗结核治疗下预防结核性脑膜炎的蛛网膜下隙粘连等[14]。

（三）从药理角度选择应用主药

中药西用，中药西化。遵循西医药学理论体系对中药进行现代科学研究，此为近百年来对中药所进行研究的主流。常用中草药的药理实验结果为临床中西医师针对现代医学所诊疗的疾病，在单纯运用西药疗法束手无策时，转而使用中药或者是中西药合用提供了理论依据。如目前从延胡索中分离并鉴定出40多种生物碱和大量非生物碱类物质；延胡索除具有镇痛、镇静、抗血栓药理活性外，还具有抗肿瘤、抗糖尿病及糖尿病并发症、提高机体抗应激能力等活性。从延胡索到延胡索乙素就是一个中药西化的过程，若按其镇静、镇痛、催眠作用，对慢性持续性钝痛尤以内脏钝痛效佳，主要用于内钝痛、痛经、脑震荡后的头痛等，已经不考虑这些疼痛是属于中医的何种病何种证型[15]。同时随着中药药理的进一步认识，能够深化中药功效，增加新的治疗范围，发展新的有药用价值的中草药，扩大药源，老药新用，如葛根的益智、扩冠作用，用于治疗痴呆、冠心病等。重视中药毒性及不良反应的研究，这是从更高的一个层次认识和发展中药。正确认识中药毒性，更加有利于临床合理用药[16]。

四、入脑药物选择

治病用药，必须对病邪达病处，才能纠正病机祛除症状。《素问·调经论》曰"守经隧"，《医学读书记》曰"通病所"，《本草求真》曰"药引子"。①根据脑的生理病理研究，脑位于气机升降转折之处，七情易导致脑病，疏达气机药可归经入脑。脑为至清至高之体，邪气易侵犯脑，部分解毒清脑药、清化脑浊药、调理脑血药可归经入脑。脑为诸阳之会，阳虚易出现精神症状，部分通阳药可归经入脑。脑为髓汇集之处，喜盈恶亏，亏则致病，养脑补髓药可归经入脑。脑为气血精华汇集之处，脏腑气血不和是发生脑病的重要基础，调补气血药可归经入脑。脑与耳、目、口、鼻、舌、咽喉诸窍相连，清窍被蒙与脑病息息相关，醒脑开窍药可归经入脑[17-19]。②根据《素问·阴阳应象大论》，气味辛甘发散为阳，阳气走上窍以治脑病。③根据现代中药药理研究，凡能够透过血脑屏障的药物入脑。④入脑药物主要有4个特点：辛行温散、重镇潜降、芳香透窍、血肉有情。

主要入脑的药物。开窍醒脑药：麝香、冰片、樟脑、苏合香、石菖蒲。镇脑安神药：朱砂、磁石、琥珀、龙骨、牡蛎、珍珠、酸枣仁、柏子仁、远志、首乌藤、合欢皮、灵芝。麻醉止痛药：洋金花、蟾酥、川乌、雪上一枝蒿、祖师麻、羊踯躅、天仙子、曼陀罗、八角枫。平脑熄风药：羚羊角、牛黄、石决明、天麻、钩藤、刺蒺藜、鲁豆衣、代赭石、地龙、僵蚕、贝齿、玳瑁、马宝、紫石英、全蝎、蜈蚣、壁虎、罗布麻。补益脑髓者，补气药：人参、党参、太子参、黄芪、白术、五味子。补血药：熟地黄、何首乌、当归、白芍、阿胶、桑椹、龙眼。补津液药：西洋参、天冬、麦冬、石斛、玉竹、百合、女贞子、墨旱莲、葛根、天花粉、黄精。补精髓药：鹿茸、鹿角胶、紫河车、海狗肾、海马、山茱萸、山药、龟甲胶、鳖甲胶、枸杞子、锁阳、肉苁蓉。温里回阳药：附子、肉桂、干姜、吴茱萸。抗脑肿瘤药：长春花、喜树、山慈菇、斑蝥、马钱子。

次要入脑的药物。发散风寒药：麻黄、桂枝、紫苏、防风、羌活、细辛、白芷、藁本、辛夷、苍耳子、香薷、葱白。发散风热药：薄荷、桑叶、菊花、升麻、柴胡、蝉蜕、蔓荆子、木贼、淡豆豉。清热泻火药：石膏、寒水石、知母、栀子、大黄、芒硝、芦荟、淡竹叶、夏枯草、莲子心。清肝明目药：青葙子、谷精草、决明子、密蒙花。清热凉血药：生地黄、牛黄、牡丹皮、赤芍药、大青叶、玄参。清热解毒药：金银花、连翘、重楼。清热燥湿药：黄连、黄芩、龙胆、秦皮。芳香化浊药：藿香、佩兰、青蒿、苍术。利水渗湿药：茯苓、泽泻、车前子、灯心草。祛风除湿药：独活、豨莶草、臭梧桐、苍耳子、秦艽、五加皮、虎骨（狗胫骨代）、乌梢蛇、白花蛇。理气药：香附、乌药、川楝子、枳实、檀香、沉香、降香。活血化瘀药：丹参、川芎、桃仁、红花、郁金、延胡索、夏天无、三七。化痰药：半夏、天南星、白附子、皂荚、天竺黄、猴枣、礞石。

经统计，能通过血脑屏障入脑的中药有200余种，占常用中药的20%左右。从药理学分类，增加脑血流量：黄芪、丹参、三七、川芎、葛根、红花、银杏叶、潼蒺藜、防己、海风藤、毛冬青、救必应、绞股蓝、刻叶茴芹等。兴奋与抑制中枢：兴奋大脑中枢的有麻黄、桂枝、香薷、茶叶、艾叶、白芷、苍耳草、龙胆、连翘、薄荷、木防己、马钱子、香加皮、麝香、苏合香、冰片等。抑制大脑中枢的中药有天麻、全蝎、羚羊角、石决明、石菖蒲、天南星、羌活、柴胡、黄芩、水牛角、牛黄、熊胆、厚朴、党参、仙茅、当归等。既能兴奋又能抑制大脑，或先兴奋后抑制，或先抑制后兴奋等具有双相调节作用的中药有：黄连、麝香、秦艽、桂皮、刺五加、红景天、洋金花、天仙子、桑黄等。助眠：磁石、龙骨、龙齿、琥珀、朱砂、酸枣仁、远志、合欢花、郁金、党参、防风、薄荷、蝉蜕、柴胡、生地黄、败酱草、细辛、香附、丹参、半夏、百部、天麻、石菖蒲、冬虫夏草、肉豆蔻、生姜、山楂、百合、金针菜、绞股蓝等。增强记忆力：银杏叶、人参果、芹菜、石菖蒲、益智、三七、川芎、草苁蓉、吴茱萸、白芍、知母、西洋参、党参、广东金钱草、山刺莓果等。保护脑组织：人参、淫羊藿、酸枣仁、何首乌、鸦胆子等。抗惊厥：羚羊角、全蝎、蜈蚣、地龙、僵蚕、制天南星、钩藤、天麻、灵芝、蛇蜕、柴胡、白芍、牡丹皮、珍珠母、天竺黄、辛夷、菖蒲等。麻醉：洋金花、白屈菜、制乌头、细辛、九里香、两面针、茉莉花根、花椒、鸭嘴花等。镇痛：延胡索、罂粟壳、制乌药、制附子、细辛、桂枝、川芎、丹参、当归、防风、白芷、吴茱萸、徐长卿、蔓荆子、秦艽、豨莶草、甘松、乳香、王不留行、没药、香附、郁金、重楼、三七、鸡血藤、蓝布正、石楠藤、千年健等。调节体温中枢散热：柴胡、黄芩、知母、生石膏、青蒿、地骨皮、茵陈、菊花、防风、蔓荆子、银柴胡、前胡、羚羊角、水牛角、地龙、石斛、紫草、威灵仙、淡竹叶等。

五、处方公式应用举例

（一）非典型性面神经痛案

文某某，女，31岁。双侧面部疼痛34日。2013年11月1日首诊：2013年9月27日晨起时发现双侧面部、耳前后、太阳穴等处疼痛，张口稍僵硬感，开始咀嚼时似乎疼痛麻木加重，但咀嚼一阵后疼痛并未加重。自己认为空调温度低受寒引起，之后不敢再用空调，但仍然有面痛症状。既往于2013年1月16日有"右侧面神经炎"病史，使用"泼尼松片"治疗21日痊愈。患者体胖经乱，此后不接受"激素"治疗。体格检查：额纹存在，眼裂等大，鼻唇沟对称，闭嘴时无口角㖞斜，鼓腮、示齿、努嘴等亦无口角㖞斜，面部无按压痛点，面部浅感觉改变不明显。舌红苔黄腻，脉沉弱。诊断：非典型性面神经痛。治疗：维生素 B_1 片 10 mg，Tid，弥可保片 500 μg，Tid。中医辨证为风邪阻络。海风藤、钩藤各15 g，荆芥、防风、白芷、羌活、白僵蚕、白茅根、威灵仙、秦艽各10 g，全蝎、甘草各6 g。服用5剂，水煎服。嘱可以再用空调，但注意面部不要对吹冷气。2013年11月7日二诊：诉面痛症状消失，张口稍僵硬感，舌红苔薄黄腻，脉沉弱。患者因工作原因服用汤药不便，改用川芎清脑颗粒（组成：川芎、菊花、苍术、当归、细辛、防风、独活、黄芩、蔓荆子、生姜、羌活、白芷、麦冬、甘草）10 g，Tid，连用14日。2013年11月22日三诊：无面痛，张口无僵硬感，舌红苔薄黄腻，脉沉弱。嘱维生素 B_1 片、弥可保片、通心络胶囊（组成：人参、水蛭、全蝎、赤芍、蝉蜕、土鳖、蜈蚣、檀香、降香、制乳香、制没药、炒酸枣仁、冰片）维持治疗40日。

按：非典型性面神经痛是一种深在的、局限的、说不清楚疼痛具体情况的疾病。疼痛可超出面部范围，可延及耳后、头顶、枕颈，甚至肩部等。常为一侧性面部疼痛，双侧疼痛者极少数。发病病因至今不明，多因三叉神经受累所致，可能与感染、血管运动神经功能障碍及心理因素等有关系。本案患者有面神经炎病史，见于吹空调冷气之后，非典型性面神经痛可能诊断为多发性脑神经炎，或者脑神经型多发性神经根神经炎。风邪阻络，或有寒、热、湿胶混之邪。荆芥、防风、白芷、羌活、秦艽、威灵仙、海风藤等等，风药味薄气轻、药性升浮、上行外达，具有发散表邪、宣通玄府的功效，具有升、散、透、窜、通、燥、动的特性，用于治疗外邪引起的脑病。本案以风药为主药，效果显著。

（二）嗅觉丧失案

贺某，女，49岁。鼻不闻气味1年余。2013年12月10日首诊：由于2012年10月1日开始在长沙租房住，该房曾经有白种人租客住过，租住1个月后，仅仅能够闻到曾经租客的特殊体味，不能够分辨其他气味，3个月后嗅觉完全丧失。当时，外院门诊以为心理因素所致，未予处理。之后，在长沙多家医院就诊，诊断为"变应性鼻炎""神经症""嗅神经病变"等，杂乱用过西药、中成药、中药汤剂均无效。2013 年 10 月 5 日到北京某医院就诊，味觉测试：舌味觉正常。醋、酒、水三滴法嗅觉测试：双侧均不能鉴别不同气味。嗅觉事件相关电位（OERPs）检查：N1、P2 波潜伏期延长且振幅降低，结果示嗅觉完全丧失。予维生素 B_1 片、弥可保片、甲泼尼龙片等治疗 2 个月无效。刻诊：鼻不闻香臭，偶有失眠，形体偏胖，食欲较好，最近 1 年来体重增加 6 kg，经期规律，大便干但每日 1 次，舌红苔黄腻，脉细弦。诊断考虑为嗅觉丧失查因：不排除嗅球和嗅束的炎症，或者嗅神经变性病变。中医辨证：痰热内蕴。治法：清热化痰，芳香开窍。方药：生石膏（先煎）30 g，天竺黄 15 g，白附子、辛夷、薄荷、黄芩、青皮、紫苏各 10 g，皂荚、胆南星、甘草各 6 g，细辛 3 g，人工牛黄（冲服）0.2 g，人工麝香（冲服）0.1 g。服用 14 剂，水煎服。3 g 装同仁堂安宫牛黄丸（组成：牛黄、麝香、水牛角浓缩粉、黄连、黄芩、栀子、朱砂、珍珠、冰片、金箔、蜂蜜），每 7 日服用 1 丸。并嘱用辛夷、藁本各 10 g，细辛、公丁香、肉桂各 3 g，打粉，加冰片 0.5 g，装入香袋，不时鼻吸闻药。

按：嗅神经为嗅觉上皮穿过筛板到嗅球的神经纤维，嗅觉能力是鼻黏膜中嗅细胞的特性，鼻黏膜、嗅球、嗅丝或中枢神经系统连接部损伤，可能影响嗅觉。嗅觉与学习、记忆、情绪、内脏活动等密切相关。不同气味对免疫功能影响不同[20]。有人指出"嗅觉的感受物质是鼻液（非鼻涕）"，"鼻液是免疫蛋白"；气味致病，"首先破坏上呼吸道的免疫蛋白，使信号不能传给嗅觉中枢，不仅嗅觉失灵，全身免疫功能也下降，进而诱发多种疾病"；主张"以气味治气味"[21]。与传统的给药方法相比，嗅质通过嗅觉通路将特异性的神经信号传递至脑并调节脑的功能，其速度更快，作用范围更广泛。

此案不排除嗅球和嗅束的炎症，或者癔病。由于未见中医治疗本病的经验，试推论病机如下。《荀子·荣辱》曰："鼻辨芬芳腥臊。"鼻为肺窍，乃脾胃之外候，肝经上入颃颡终于畜门，肾经随督脉沿鼻梁下行至鼻尖。《难经·四十难》曰："心主嗅，故令人知香臭。"脑下通于空格，空格之下为鼻。《灵枢·口问》曰："口鼻者，气之门户也。"因此，脏腑气化有度是鼻隧通畅嗅觉正常的机制所在。嗅觉丧失病名鼻齆，又称齆鼻，《诸病源候论·鼻齆候》曰："鼻气不宣调，故不知香臭，而为齆也。"嗅觉丧失病机与肺、脾、肝、肾、心、脑均相关。本案患者正值围绝经期，在外源性不良气味刺激下，影响心理和生理变化。气化障碍，清道壅塞，神机不发，官窍失灵。嗅觉丧失以内外兼治，香药香疗。香为正味，以所喜克所恶；辛香走窜，宣可去壅。舒肝胆、沁心脾、馨肺肾，出入表里，通行经络，芳香开窍，通鼻醒神。中药香袋闻药有诱人的香气，嗅之气味醇厚、辛辣，可为药用，助宣通鼻窍。《神农本草经读·紫苏》曰："香为天地之正气，香能胜臭，即能解毒，即能胜邪也。"本案诊断存疑，但是，不影响选择以开窍药物为主药治疗。遗憾的是该患者未再来二诊，不能判断疗效如何。

（三）垂体腺瘤案

黎某某，女，39 岁。患者 2015 年 10 月 18 日，因突发头痛剧烈，于当地医院查头颅 MRI：垂体形态饱满，高度约为 1.4 cm，信号均匀。患者遂于 2016 年 3 月 6 日至我科就诊，患者诉反复头痛，痛经，经常自服"速效伤风胶囊"止痛，无明显复视及视物模糊，无恶心呕吐，纳可，便调，夜寐安，舌淡暗、苔薄白，脉细。体胖。查垂体 MRI 增强：蝶鞍扩大，腺垂体外形增大，平扫呈等信号，动态增强扫描腺垂体右侧见一较大类圆形低信号灶，界限清、较光整，范围约 13 mm×13 mm×11 mm，垂体柄受压左偏，视交叉未见明确受压，神经垂体未见异常；两侧海绵窦未见异常。意见：垂体占位，腺瘤可能性大。查 PRL＞842.0 μIU/mL（参考值：127～637 μIU/mL）。诊断：垂体腺瘤（PRL 型）。中医辨病诊断：癥积。辨证：痰浊互结，肾阳亏虚证。患者不愿意服用西药，未行手术，要求中医治疗。治以化痰开窍，活血祛瘀，补肾助阳。方药：天南星、姜半夏、石菖蒲、天竺黄、三棱、莪术、淫羊藿、川芎各 10 g，山楂、青礞石、紫石英、海藻、昆布各 15 g，乳香、没药、甘草各 6 g，服用 14 剂，每日 1 剂，每日 2 次，水煎温服。并嘱患者慎起居及畅情志。

2016 年 3 月 20 日二诊，诉月经周期正常但量较少兼有痛经，舌淡暗、苔白，脉细弦，予上方去海藻、昆布，加五灵脂 10 g，菟丝子 15 g，当归、熟地黄各 12 g 等。服用 60 剂。2016 年 5 月 19 日三诊。诉月经量可，且痛经症状已缓解，舌淡红、苔白，脉细弦，复测 PRL：726.5 μIU/mL，原方去五灵脂。服用 60 剂。2016 年 7 月 20 日四诊。复测 PRL：579.3 μIU/mL，停止服中药。改服通心络胶囊。随后半年患者诸症不明显。至 2017 年 3 月 19 日五诊，复查垂体 MRI 增强：垂体形态不规则，腺垂体体积缩小，垂体上缘凹陷，垂体柄向右侧偏移，垂体呈线样贴于鞍底，短 T1 长 T2 信号影，增强扫描病灶未见强化。余所见垂体内未见异常信号影及异常强化灶。垂体柄左偏，无偏移。视交叉显示清晰，未见受压征象。余脑实质未见异常信号影。脑室系统无扩张。脑沟，脑池无增宽。中线结构居中，无移位。查 PRL：433.5 μIU/mL。患者康复甚喜。

按：《灵枢·百病始生》曰"气上逆则六输不通，温气不行，凝血蕴里而不散，津液涩渗，著而不去，而积皆成矣"。脑为先天之本，肾为后天之本。《难经·五十五难》曰："故积者，五脏所生……积者，阴气也，其始发有常处，其痛不离其部，上下有所始终，左右有穷处。"垂体瘤导致下丘脑-垂体-卵巢轴功能失常，痰瘀互结，虚实夹杂。故针对主病、病性、病邪、病位用药，化痰开窍、活血化瘀、磨积散结，佐以温补肾阳，并开窍。

六、结语

以随病机对病症综合处方公式为基础，正确认识和把握辨病辨证论治处方用药的共性规律和个性差异，是提高中医临床疗效的可靠途径。法随证立，方从法出。方即是法，以法统方。理、法、方、药为一体的辨证论治理论，有很高的临床运用价值[22]。医者需要有丰富的理论知识和临床经验，根据自己的用药习惯和药物资源状况，选择合适的用药及剂量，灵活组方与约减形成复方，用于具体病证的临床治疗之中。积累处方经验，所谓屡用达药也。《景岳全书·新方八略引》曰："药不执方，合宜而用，此方之不必有也。方以立法，法以制宜，此方之不可无也。夫方之善者，得其宜也。得其宜者，可为法也。方之不善者，失其宜也。失其宜者，可为鉴也。"

参考文献

[1] 孙其新. 谦斋辨证处方规律——当代名医秦伯未辨证论治精华（18）[J]. 辽宁中医杂志，2004，47（02）：91-93.

[2] 周仲瑛，周学平，郭立中，等. 中医病机辨证新体系的构建及临床应用 [J]. 江苏中医药，2019，51（02）：1-4.

[3] 李敬华，尹爱宁，崔蒙，等. 中医方剂"基本方"理论及"方剂树形分析工具"的开发设计 [J]. 中国中医药信息杂志，2008，15（10）：89-91.

[4] 杨铭，田雨，陈佳蕾，等. BK 算法在中医方剂"基本方"发现中的应用 [J]. 中国中药杂志，2012，37（21）：3323-3328.

[5] 李克强：坚持中西医并重、中西医结合的方针 [J]. 中国中西医结合杂志，2012，32（08）：1013.

[6] 刘旭，杨丽娜，李明，等. 中医疾病分类体系研究的回顾与思考 [J]. 上海中医药杂志，2013，47（04）：7-11.

[7] 向著，林湘东，何军锋，等. 中西医病名对照诊断模式的思考 [J]. 北京中医药大学学报，2015，38（07）：447-449.

[8] 李宇航. 谈"证候要素"与"方剂要素"[J]. 中华中医药杂志，2009，24（2）：117-121.

[9] 陈玛娜. 三因制宜的理论研究 [D]. 山东中医药大学，2013.

[10] 任廷革，高全泉，刘晓峰，等. 中医方剂功效及适应证候信息的智能处理方法 [J]. 中南大学学报，2007，38（1）：633-637.

[11] 李冀，段凤丽，段富津. 君臣佐使之辨当责"药力"论 [J]. 中医药学报，1992，20（03）：4-6.

[12] 梁群，刘策. 中西医病因分析哲学思维与对因治疗的关系 [J]. 光明中医，2015，30（06）：1304-1305.

[13] 武孟田，李斌. 糖尿病人并发癫痫的治疗探讨 [J]. 世界最新医学信息文摘，2018，18（75）：61.

[14] 赵智林. 治疗决策中几个关系的思考与实践 [J]. 医学与哲学（B），2015，36（12）：75-78.

[15] 何晓凤，张晶，张梅. 延胡索化学成分、药理活性及毒副作用研究进展 [J]. 上海中医药杂志，2017，51（11）：97-100.

[16] 刘建辉，王涛，侯艳萍. 知药理 读经典 做临床——基于中药药理和整体辨证的治疗方案 [J]. 中国中医药现代远程教育，2017，15（08）：121-124.

[17] 项育民，张清相. 对《本草纲目》中入脑药物的探讨 [J]. 时珍国药研究，1992，3（04）：147-148.

[18] 郭春莉，付强. 从脑病的发生谈中药归经入脑 [J]. 中医文献杂志，2007，52（4）：8-10.

[19] 徐宇琨，李晖，杨林林，等. 从中药归经入脑看中医药脑病治疗研究进展 [J]. 四川中医，2014，32（08）：187-190.

[20] 李晓娟，刘思天，刘国庆. 不同气味对小鼠免疫功能的影响 [J]. 新乡医学院学报，2003，20（04）：249-251.

[21] 李德敏，韩玉芝，李晓，等. 气味致病又治病 植物依天又医天——气味学与气味医学 [J]. 科学新闻，2001，3（14）：26-40.

[22] 朱光. 理法方药一体论 [N]. 中国中医药报，2014-12-15（004）.

第四十一章　脑病专科经验方集解

一、马王堆养生枕[1,2]

【药物组成】艾叶、磁石各 5 份，佩兰、藁本、石菖蒲、白芷各 3 份，野菊花 2 份，细辛 1 份。

【加减】加冰片少许。

【用法】上述药物按比例配伍，除砂土、除尘、干燥，打粉，每份 220 g 装入绢袋，缝合封口，做成"香囊"装入枕芯用，以药枕代替日常睡枕使用。有药物过敏者慎用。定期更换药枕中的药物，以一个月更换一次为宜。每昼夜使用时间≥6 小时，一般连续使用 3～6 个月。注意枕套清洁卫生，定时清洗更换。夏日药枕入干燥处，以防潮湿及虫蛀。

【功能】醒脑安神，芳香避秽，抗菌驱虫，开窍止痛，清心除烦，风俗避秽。

【主治】①心理生理性失眠、特发性失眠、环境睡眠疾病、调节性睡眠疾病、睡眠不足综合征、安眠药依赖性睡眠紊乱、兴奋剂依赖性睡眠紊乱、乙醇依赖性睡眠紊乱、时差变化综合征、倒班睡眠紊乱、睡眠觉醒节律紊乱、中枢性睡眠呼吸暂停综合征、不宁腿综合征、夜间脚部痉挛症等各种原因所致失眠，睡眠相关性头痛，睡眠相关性癫痫发作，睡眠性哮喘，夜间心绞痛，睡眠性胃食管反流症，抑郁症，焦虑症，躁狂症，恐惧症，强迫症，慢性疲劳综合征，纤维肌痛症，睡惊症，睡语症，梦魇，睡眠瘫痪，磨牙症，夜间遗尿症，原发性打鼾，睡眠多汗症，睡眠窒息感综合征，等等。②偏头痛，紧张性头痛，慢性发作性偏侧头痛，丛集性头痛，脑神经痛，与血管疾病有关的头痛，与外伤有关的头痛，与某些物质及某些物质戒断有关的头痛，颈椎病头痛。③脑动脉硬化症及脑供血不足引起的眩晕，牙痛，原发性高血压。④蚊虫叮咬引起的皮炎，脂溢性皮炎，老年性皮肤瘙痒症，皮肤色素沉着，面部痤疮，酒渣鼻。

【释义】药枕大约起源于古人枕香草的风俗。马王堆出土有辛追绣枕文物。《诗经·唐风》就有"角枕粲兮，锦衾烂兮"的葛生诗。不觅仙方觅睡方，梦寐宜人入枕囊。无如药裹最相安，熟寝通宵即大丹。药枕于梦寐中治病，于安眠中疗疾。药枕作用缓慢持久、安全、无毒，长期枕用，可起到祛病保健、延缓衰老的作用。药枕用药花类以芳香浓郁者为佳，叶类以清绿气爽者为优，矿物类须光泽明亮，磁石应吸铁力强，大多为生理活性较强的芳香开窍、走窜透骨、生猛燥烈、气味俱厚为主的药物饮片。头为一身之主，巅顶之上惟风可到，药性大热则热气冲上，药性太寒又寒气伤脑，如本方用药即以理风平凉为主，用艾叶、佩兰、石菖蒲清淡芬芳心旷神怡，磁石通耳明目滋生清阳，又用野菊花反佐藁本、白芷、细辛辛香燥烈，趋于平和。药气烈、药效强、药力猛的治疗性药枕，不可滥用于脑的保健。本产品在博物馆学会获奖甚多，是湖湘文化特色产品的代表之一。

二、梅花鹿酒[3-5]

【药物组成】鹿茸 3 g，鹿血 10 g，鹿筋、鹿鞭各 5 g，桑椹、山药、石斛、鹿骨各 30 g，枸杞子、金樱子、黑芝麻各 25 g。

【加减】鹿肉佐餐。

【用法】浸泡 38°以上的高粱酒或玉米酒 5 kg，一般睡前服 30～50 mL，每日 1 次。未成年人、孕妇及阴虚火旺体质者不宜。

【功能】补肾壮阳，通络止痛，祛劳强身，养颜，益寿。

【主治】用于肾虚腰痛、畏寒肢冷、胃口不开，中风后遗症，风湿痹症，体虚易疲劳易感冒者。

【释义】梅花鹿浑身是宝，而鹿茸更为珍贵。根据《本草纲目·鹿》曰：鹿茸"生精补髓，养血益阳，强筋健骨，治一切虚损"；鹿筋主"劳损续绝"；鹿骨"主内虚"，"久服耐老"；鹿血"大补虚损，益精血"；鹿鞭"补中，安五脏，壮阳气"。本方集中鹿茸、鹿血、鹿筋、鹿鞭、鹿骨以补精神气血之全，配伍桑椹、山药、石斛、枸杞子、金樱子、黑芝麻以养五脏之阴，阴阳平衡，阴生阳长，滋补强身。经湖南省中医药研究院实验证明，此方有免疫调节作用，有抗疲劳、耐寒、耐缺氧作用，并有补血壮阳作用。由服用此酒者证实，包括慢性疲劳、记忆下降、中风后遗症、脑动脉硬化、椎基底动脉供血不足、短暂性脑缺血发作者在内的多种疑难杂症，有神奇效果。本产品获得 1995 年中国食品博览会金奖。

三、姜黄益智胶囊[6-9]

【药物组成】片姜黄、黄柏、石菖蒲、砂仁、生甘草，按5：2：2：1：1比例配伍。

【加减】血管性痴呆偏瘫者加鸡血藤5份、苏木2份、红花1份，失语者加王不留行、木蝴蝶、威灵仙各1份。阿尔茨海默病者，加制何首乌5份、紫河车1份、益智2份。

【用法】每一种药物先制成浸膏，干燥，粉碎成细粉，装入胶囊。规格0.35 g。每次2粒，每日3次口服，共服用6个月。

【功能】活血祛瘀，化痰通络。

【主治】痴呆痰瘀阻络证。

【释义】荣气虚滞是脑血管疾病的共同病机，因虚致实，虚实夹杂，具体表现为髓减脑消，肝郁乘脾，胃衰痰生，积于脉中，弥漫脑窍或痰瘀痹阻脑络，神机失用。《金匮翼·中风统论》曰：痴呆"或因风而动痰，或因痰而致风，或邪风多附顽痰，或痰病有如风病"。《读书随笔·承制生化论》曰："气虚不足以推血，则血必有瘀。若迁延日久，则瘀滞可循经入络。"痴呆神情呆顿迷沉，以虚为本，以气、痰、瘀、风为标。本方系医院内制剂，君药姜黄行气破瘀，通经止痛。石菖蒲、黄柏共为臣药；石菖蒲辛散温通，利气通窍，辟浊化湿，理气化痰，活血止痛；黄柏清热解毒，滋阴降火；佐药砂仁行气化湿，醒脾开胃，补肾安胎；使药生甘草调和诸药。

四、舒郁清脑颗粒[10,11]

【药物组成】蔓荆子：川芎：茯苓：羌活：鬼箭羽：柴胡：延胡索：白芍：甘松：甘草，按照3：1：1.5：1：1.5：1：1.5：1：1：0.6比例配伍。

【加减】伴失眠者加玫瑰花、茯神各1份；伴颈部僵硬者加海风藤3份、威灵仙1份；有肌肉压痛点者加乳香、没药各1份。

【用法】使用免煎颗粒配制。冲服。

【功能】疏肝理气，缓急止痛。

【主治】紧张型头痛肝郁气滞、络脉痹阻证。

【释义】头痛治肝，成法可参，潜心体认，尤当博考。《临证指南医案·头痛》曰："头为诸阳之会，与厥阴肝脉会于巅。诸阴寒邪不能上逆，惟阳气窒塞，浊邪得以上据，厥阴风火乃能逆上作痛。故头痛一症，皆由清阳不升，火风乘虚上入所致。"本方系医院内制剂，用蔓荆子为君药，功能疏散风热，清利头目；川芎为臣药，上行头目，下达血海，旁走肌肤，走而不守，为血中之气药，是治疗头痛之要药；配疏肝解郁、条达肝气之柴胡以增疏泄之功，调和气血，通利经络；白芍取其养血敛阴，柔肝缓急的功效，使肝不横逆，疏泄条达；甘草缓急止痛，补脾益气，清热解毒，调和诸药，白芍与甘草配伍应用，即为《伤寒论》中的芍药甘草汤，可酸甘化阴以滋阴，亦为缓急止痛之典范；鬼箭羽活血化瘀，通经活络；延胡索活血化瘀、行气止痛，尤以止痛之功效而著称；凡头痛多用风药者，因《医方集解·川芎茶调散》曰"以巅顶之上，唯风药可到也"，羌活解表散寒，祛风除湿，止痛，善治太阳、少阳头痛，

《汤液本草·草部》曰"太阳头痛……非此不治"，与蔓荆子、川芎同引药上行；甘松理气止痛，开郁醒脾；紧张型头痛患者多伴有焦虑、抑郁、失眠等症，故以茯苓利水渗湿、健脾和胃、宁心安神。诸药配伍，治厥阴为主，兼治少阳、太阳、阳明、太阴；调气为主，兼养血、活血、滋阴、敛阴，疏散中稍有收敛，通上窍兼守肝脾，共奏疏肝理气、缓急止痛功效。

五、安脑平冲方[12-16]

【药物组成】1号方：生龙骨、生牡蛎各30 g，牛膝、嫩钩藤（后下）各15 g，黑栀子、黄芩、青木香、泽泻各12 g，生大黄（后下）9 g，蝉蜕、嫩柴胡、甘草各6 g。2号方：生龙骨、生牡蛎各30 g，川牛膝15 g，黑栀子、牡丹皮、黄芩、嫩钩藤（后下）、白蒺藜、泽泻、白芍各12 g，生大黄（后下）9 g，甘草6 g。

【加减】阴虚阳亢证、血瘀证用原方；肢体抽搐者风胜也，加天麻15 g、僵蚕12 g；面红目赤者火胜也，加龙胆6 g、胡黄连12 g；血压偏低气虚者，加白参10 g；痰涎涌盛者，加瓜蒌15 g、尖贝母12 g；呕甚频繁者，加姜黄9 g、白术12 g、淡竹茹12 g；颅内压高或小便量少者，加车前子15 g、葶苈子15 g；舌裂唇焦者阴伤也，加生地黄15 g、白芍12 g；大便虽通，仍用大黄，以保持每日大便4次以内，若大便水泻，每日4次以上者，去大黄。

【用法】每日1剂，水煎服。1号方片剂：生牡蛎、生龙骨、牛膝、黄芩、黑栀子、钩藤、泽泻、青木香、生大黄、柴胡、蝉蜕、甘草，计量比例为10∶10∶5∶4∶4∶4∶4∶4∶3∶2∶2∶2。2号方片剂：生龙骨、生牡蛎、川牛膝、黑栀子、牡丹皮、黄芩、嫩钩藤、白蒺藜、泽泻、白芍、生大黄、甘草，计量比例为10∶10∶5∶4∶4∶4∶4∶4∶4∶4∶3∶2。丸剂、颗粒剂：参考汤剂剂量。

【功能】镇肝熄风，平冲降逆。

【主治】出血中风冲气上逆证。

【释义】出血中风病机关键在于冲气上逆，其病机特征是肝火亢旺，肺失清肃，胃气不顺降，阴虚不能维系真阳，肾失摄纳，造成脏腑气血上升太过，血随之上逆，最后气血凝滞，脉络受阻，故病机为虚实同病，标本互见，风痰瘀浊毒并存的综合性病症。冲气上逆病机以肝气上逆风火内动兼挟内生邪气为特征，以窍闭神匿、神不导气、脑髓神机受损为临床表现，直接镇冲、降冲、平冲以肝脏象之亢阳、内风、逆气为治疗目标；间接镇冲、降冲、平冲均以脏腑的内生之邪为治疗目标。安脑平冲法即直接加间接镇冲、降冲、平冲。本方系医院内制剂。1号方中牛膝、生龙骨、生牡蛎降逆安神，共为君药，生大黄通降阳明，栀子、泽泻清热利湿、通利三焦，共为臣，佐以黄芩、蝉蜕、青木香清肃太阴，钩藤、柴胡清疏厥阴，使肝气得舒，使药甘草调和诸药。2号方生龙骨、生牡蛎降逆安神，共为君药，川牛膝活血通降、宣利脉络，生大黄凉血活血、通降阳明，黑栀子、泽泻清热利湿、通利三焦，共为臣，佐以嫩钩藤、白蒺藜熄风，牡丹皮、黄芩清热，白芍养阴，使药甘草调和诸药。青木香气辛上达，苦降泄热，实乃出血中风冲气上逆良药，但为避免青木香之肾毒性，修订组方弃用之。

六、活血荣络方[17-22]

【药物组成】1号方：忍冬藤30 g，木瓜、天麻、玄参各15 g，赤芍、桃仁、石菖蒲、白芷各10 g。2号方：鸡血藤、石楠藤各25 g，生地黄、黄精、玄参各15 g，乳香、没药各5 g，川芎6 g。

【加减】滋补为主者如熟地黄、当归、白芍、黄精、沙参、枸杞子、龟甲、党参、白术、山药等；通滞为主者，选用辛夷、藁本、蔓荆子、薄荷、羌活、独活、柴胡、细辛、天麻等风药；海风藤、钩藤、络石藤、青风藤、天仙藤等藤类药物；醒神开窍如冰片、麝香、朱砂、龙骨、琥珀等；行气开郁如郁金、香附、橘核、槟榔、沉香、香橼、佛手、玫瑰花、甘松、九香虫等；豁痰开窍如法半夏、胆南星、天竺黄、姜竹茹、皂角刺、僵蚕等；活血化瘀如红花、王不留行、当归、茺蔚子、苏木、土鳖、地龙等；清热解毒如牛黄、水牛角、虎杖、连翘、白菊花、川楝子等。由于药物来源限制，推荐用人工麝香、人工牛黄；或白芷十倍代麝香，薄荷十倍代牛黄。

【用法】每日 1 剂，水煎服。1 号方片剂：忍冬藤、木瓜、天麻、玄参、赤芍、桃仁、石菖蒲、白芷，计量比例为 6∶3∶3∶3∶1∶1∶1∶1。2 号方片剂：鸡血藤、石楠藤、生地黄、黄精、玄参、乳香、没药、川芎，计量比例为 5∶5∶3∶3∶3∶1∶1∶1。丸剂、颗粒剂：参考汤剂剂量。

【功能】活血荣络或养阴活血。

【主治】缺血中风、血管性痴呆荣气虚滞证或阴虚血瘀证。

【释义】缺血中风荣气虚滞病机以肝肾阴虚、虚风内动、兼挟内生邪气为特征，以脑络阻滞、神不导气、脑髓失充、神机受损为临床表现，治以补荣气之虚、通荣气之滞方能显效。由于荣气乃是气、血、精、津、液、神、髓、膏等一切精微物质的总称，故荣气虚滞者多虚多实，因虚致实，由实转虚，相因相兼。以虚为主，虚中挟滞者当以补虚为主，而荣气虚主要包括精血、气阴、津液的亏损；以滞为主者，当以通滞为主，通气、活血、化痰、清热、解毒面面俱到。故当从病性、病位以及病邪三方面综合考虑处方施治，才能收效。本方系医院内制剂。1 号方君臣佐使不明显，忍冬藤清热解毒，通络止痛；木瓜养阴生津，舒经活络；天麻熄风止痉，祛风通络；玄参清热生津，滋阴润燥；赤芍凉血止血，活血散瘀止痛；桃仁活血祛瘀；石菖蒲开窍醒神，豁痰辟秽，宁神益智；白芷祛风止痉。诸药合用，可养阴活血、祛风化痰、化瘀活血通络。2 号方乃申报课题病证结合证型需要，由荣气虚滞证改变为阴虚血瘀证，养荣通滞法转变为养阴活血法。2 号方中鸡血藤、石楠藤为君，两者相须为用，加强活血补血、舒筋活络之功；生地黄、玄参、黄精为臣，养阴补血滋脾胃、益精补髓，可除寒热、调气机，助君药活血补血，又可补肾益脾养真阴，标本兼治；乳香、没药最善活络通经、化瘀止痛，可加强君药活血之力，并使气机畅达，为佐；川芎气颇芳烈，而味不甚厚，以气用事，升发之力殊猛，能上达头目，直透巅顶；又质不坚，多空窍，故可旁行肢节、贯通脉络、透达腠理，开泄肌肤，为血中之气药，上下内外无所不达，可引诸药直达病所，为使药。诸药合用，可养阴活血、化瘀通络，标本兼治，气血兼调。需要强调的是，风药质轻气重，具有升浮、宣散、窜行、流通、透泄、燥运、灵动等药性以治风，以祛内风药物为主，佐以少数祛外风药物，并与养血活血药物配伍；鸡血藤、石楠藤等藤类药物通经络治风疾；乳香、没药等树脂类药物行血分散凝瘀，均乃药象理论之应用，不可囿于其思维局限性。临床实践表明，1 号处方不改动药物疗效更好。中风病虚实夹杂，多虚多实，多元病机杂合，在选择药物准确的前提下复方合理用药，药力大小取决于处方用药的数量和剂量。《千金要方·论用药》曰："夫处方者，常须加意，重复用药，药乃有力。"

七、通脑复步汤[23-24]

【药物组成】黄芪、豨莶草、玄参、透骨草各 15 g，白芥子、桃仁、白芍、地龙各 12 g，䗪虫、胆南星、红花各 6 g，乌梢蛇 1 条。

【加减】肝阳上亢、风火上扰者，加天麻、钩藤各 15 g；痰热腑实者，加大黄 10 g；阴虚风动者，加生地黄、天冬各 15 g。

【用法】每日 1 剂，水煎服。

【功能】益气养阴，活血化瘀，祛风化痰。

【主治】脑梗死恢复期偏瘫者。

【释义】脑为元神之府，治瘫独责脑络。正气亏虚，痰瘀壅滞是脑梗死偏瘫的共同病机。通脑复步汤中用胆南星、白芥子祛皮里膜外之痰，桃仁、红花祛脏腑经络之瘀，配合虫类药搜剔，豨莶草利关节除痹痛，透骨草活血舒筋止痛。黄芪、白芍、玄参益气补阳，兼养阴血，杂合以治，共同达到通络宣痹的目的。诚如《增评柳选四家医案》收载的曹仁伯《评选继志堂医案·中风门》曰："现在治法，首重补阳，兼养阴血，寓之以祛寒，加之以化痰，再通其经络。而一方中之制度，自有君臣佐使焉。"针对中风病多因复合、多病位复合、多病势复合、诸邪致病、兼夹转变、同病并病的临床特征，多法并用、多元并治、复合组方、动态用药、杂合以治、异病同治，该方以风痰、瘀血为主，祛风、活血、化痰、潜阳、扶正并驾齐驱。间者并行，标本兼顾。脑复步汤中的胆南星、地龙、红花、玄参、白芍均有镇静、镇痛、降压等中枢抑制作用；桃仁能扩张脑血管、豨莶草能扩张带有神经的血管，乌梢蛇含有神经毒素，对神经组织有较强的亲合力；黄芪亦能降压，白芥子对神经麻痹有特殊作用，说明方中单味药大都能透过血脑屏障，直接作用于中枢神经组织，或周围神经组织而发挥其治疗作用。选用地龙、乌梢蛇、䗪虫三味虫类药以搜剔络脉，融合了辛温通络和辛柔润络二法以祛其积瘀。

八、板虎灭毒汤[25-27]

【药物组成】白花蛇舌草 30 g，虎杖 20 g，板蓝根、茵陈、紫草、连翘、绵马贯众各 15 g，槟榔、郁金各 10 g，露蜂房、芦荟、生甘草各 5 g。

【加减】颅内感染脑积水者，去茵陈、绵马贯众、槟郎、郁金、芦荟、生甘草，加重楼 15 g，青黛 6 g。颅内压增高甚者，加葶苈子 10 g，土茯苓 30 g。去板蓝根、茵陈、紫草、连翘、绵马贯众、槟郎、郁金、露蜂房、芦荟，加重楼 15 g，苦参、青蒿、熟大黄各 10 g，即清脑解毒汤，适用于中枢神经系统结核感染初期，抗结核治疗中的中药辅助治疗。

【用法】每日 1 剂，水煎服。

【功能】清热解毒，灭毒排毒。

【主治】化脓性或病毒性颅内感染，如脑膜炎、脑炎、脑脓肿、脊膜炎、脊髓炎、脑脊髓膜炎等。

【释义】颅内感染属于中医温病范畴。乃正气不足，感受温疫邪毒，上熏下灼，内燔外蒸，侵入营血，深入脑府。热毒内陷，耗伤精血，损伤脑髓，扰乱神明。若邪盛正虚，则热毒内陷，正气欲脱，阴阳离决，发展为危重证候。《本草求真·解毒》指出风毒、温毒、热毒、疫毒外袭，化生内毒。内毒因心火、肝火、肺火、肾火、胃火而成。火炽即毒，毒势急迫；恶毒结聚，气滞水浊血瘀，故生痌毒。故曰："毒虽见症于外，而势已传于内，则药又当从内清解，故解毒亦为治毒之方所不可缺也。"颅内感染解毒不分内外，方用白花蛇舌草、虎杖、板蓝根、茵陈、紫草、连翘、绵马贯众、露蜂房、芦荟清热解毒，化浊灭毒，以毒攻毒，泻火攻毒，利下排毒；槟榔、郁金理气降气，通利散结，杀毒消积；生甘草调和诸药解毒。需要注意的是，其一，"服至大小肠通利，则药力到。"其二，"大抵攻病用毒药，中病即当止也。"

九、棱莪消斑汤[28-29]

【药物组成】黄芪、鸡内金各 15 g，三棱、莪术、王不留行、土鳖、穿山甲各 10 g，乳香、没药、胆南星各 6 g。

【加减】穿山甲替代品为人工繁育产品"马来穿山甲"。

【用法】每日 1 剂，水煎服。

【功能】破血消癥。

【主治】短暂性脑缺血发作因颈动脉粥样硬化斑块者。

【释义】颈动脉粥样硬化斑块属于癥积，又称脉积，乃瘀血凝聚，或夹痰浊。《灵枢·百病始生》曰："凝血蕴里而不散，津液涩渗，著而不去，而积皆成也。"本方化血之力三棱优于莪术，理气之力莪术优于三棱。乳香、没药宣通脏腑流通经络。配伍鸡内金、王不留行、土鳖、胆南星、穿山甲，全方化痰瘀、开滞结、消癥积的效力更强。唯穿山甲来源于濒危物种，以人工繁育产品"马来穿山甲"替代。张锡纯认为三棱、莪术药性平和，以补药黄芪佐之，久服无弊。经过长期临床应用，笔者确信无疑。

十、柔肝宁神汤[30-31]

【药物组成】酸枣仁、龙齿各 30 g，首乌藤、合欢皮、茯苓各 15 g，郁金、白芍、牡丹皮、炒栀子、瓜蒌皮各 10 g。

【加减】口糜上火者加莲子心 3 g，淡竹叶 10 g；多梦纷扰者去茯苓，加朱茯神 10 g，珍珠母 15 g，黄连 6 g；抑郁悲戚者加柴胡、玫瑰花各 10 g。

【用法】每日 1 剂，水煎服。

【功能】养阴清热，化痰除烦，柔肝宁神。

【主治】失眠心肝阴虚、痰热内扰证。

【释义】精神情志因素变化是失眠的主要病因。情志变化，肝失疏泄，气机郁结，久郁化火，或耗伤阴血，魂不守舍而失眠；或炼液成痰，内扰心神而失眠；或灼伤真阴，心肾失交而失眠。其病机总属肝郁化火，辨证以心肝阴虚、痰热内扰者多见，临床表现除入睡困难、多梦易惊、早醒等失眠常见症状外，还有胸闷心悸、口干目涩、头晕、便结等症状，部分尚合并烦躁易怒、心情抑郁、悲伤欲哭等精神情志方面变化。方解酸枣仁、首乌藤、白芍滋养心肝以安神，龙齿重镇游魂以安神，牡丹皮、炒栀子、郁金清疏肝气以安神，茯苓、合欢皮、瓜蒌皮运脾化痰以安神，全方用药灵动平和，形神同治。

十一、鹿角巴戟煎[32]

【药物组成】巴戟天、胡芦巴、杜仲、紫石英、鹿角霜各 15 g，淫羊藿、桂枝、白芍药各 10 g，附片、五味子各 6 g。

【加减】梦魇者加琥珀末 3 g、磁石 15 g；善恐者加龙齿 15 g，另用龙眼吞服朱砂（水飞）0.1 g；脏躁者加生铁落、龟甲胶各 15 g；卑惵者加人参、紫河车各 10 g。

【用法】每日 1 剂，水煎服。

【功能】温补命门，升振魂魄，安神定志。

【主治】焦虑症阳虚不固、神不守舍证，症见惊恐不安，提心吊胆，畏寒肢冷，面色晦暗，腰膝酸软，小便清长，女性月经或多或少，男性遗精，性功能障碍，舌质淡，苔薄白，脉沉细。

【释义】魂神失养，噩梦夜惊，恐怯惶慌；魄神失养，魄无所附则脏躁，神衰失用则卑惵。方中紫石英重镇安神，附片、淫羊藿、杜仲、鹿角霜、巴戟天、胡芦巴温补肾阳，桂枝温经通阳，芍药阴中求阳，五味子收敛固涩。全方填补脏真为主，温运气化，升振魂魄。

十二、六味正肌散[33,34]

【药物组成】白参 60 g，炙麻黄、防风、白术、僵蚕各 10 g，山药 20 g。

【加减】去防风、白术、僵蚕、山药，白参、炙麻黄各 10 g，加紫石英 15 g，蜈蚣 2 条，另名为强肌汤。

【用法】上药研磨成粉末，每次 5 g，每日 2 次。

【功能】益气强力振痿。

【主治】痿病。

【释义】五体相关，体脏合一，神机气化，主司运动。《证治准绳·痿痹门》曰："由是论之，凡神机气血或劣弱，或闭塞，即脏腑经络四属，若内若外，随处而不用。"痿病多见于运动神经元病、脊髓病变、多发性硬化、吉兰-巴雷综合征、周围神经病、重症肌无力、多发性肌炎、肌营养不良、周期性麻痹、副肿瘤综合征等神经肌肉疾病。方用白参、山药、白术益气助运化，炙麻黄、防风、僵蚕辛通利玄府。疏利玄府，温阳化气，通行三焦，强力振痿。气化调神，促进脑髓神机对五脏神机及五体的调控。

十三、固脉升压汤[35-36]

【药物组成】葛根 30 g，炙麻黄、红参各 20 g，熟附子、五味子、甘草各 10 g。

【加减】或去甘草，加黄芪 30 g，鹿角霜、紫石英各 15 g。

【用法】每日 1 剂，水煎服。

【功能】补益、升提、固摄。

【主治】先天性脑脊液循环障碍、出血相关性脑脊液循环障碍、外伤性脑脊液循环障碍、退行性脑脊液循环障碍或者不明原因脑脊液循环障碍，亏损不足者。

【释义】水为至阴，阴气而生津液。气损及阳，津亏及阴，气液耗伤，阴阳俱损。脉管鼓动无力，脉道充养不足，脉形虚滞壅软，有散脱厥逆之虞。脑脊液不足则亏虚，太薄则失滋，过少则失充。方用红参、熟附子、五味子益气补阳敛阴固摄，葛根、炙麻黄升提气机宣通玄府，甘草调和。加黄芪、鹿角霜、紫石英，补益、升提、固摄之力更强。临床应用证实，该方对慢性继发性低血压、体质性低血压等，有明显升压作用。

十四、通腑决渎汤[36]

【药物组成】葶苈子、桃仁各 30 g，牵牛子、生大黄、苏木、泽泻各 10 g。

【加减】脑外伤者，加乳香、没药各 10 g；蛛网膜下腔出血者，加煅龙骨、牡蛎各 15 g，柏叶炭、血余炭各 10 g；颅内感染者，加龙胆、青黛各 10 g。

【用法】每日 1 剂，水煎服。

【功能】决渎三焦，通泻肠腑。

【主治】脑积水颅内压增高者。

【释义】脑室为腑，以通为用。脑脊液急性或者慢性的产生过多和吸收缓慢，脑脊液在脑室和蛛网膜下隙内潴留淤滞，质厚凝结，都能产生颅内压增高。必须决渎三焦，峻利膀胱之水或者通泻肠腑之实。《灵枢·营卫生会》所谓的津液"注入膀胱"、糟粕"下于大肠"。方用葶苈子、牵牛子、泽泻、桃仁、生大黄、苏木通利二便，活血行水，凉血散血，降低颅压。

十五、补脑通络清化汤[27]

【药物组成】黄芪 30 g，人参、白芷各 10 g，玄参、红景天各 15 g，炙甘草 6 g，细辛、五味子各 3 g。

【加减】配合使用南通蛇药片 4～6 片，每日 3 次。

【用法】每日 1 剂，水煎服。

【功能】补气扶正，温经通络。

【主治】适用于中枢神经系统感染控制后、多发性硬化、慢性吉兰-巴雷综合征、正常压力脑积水等，脑脊液蛋白稍增高但长期不消退者。

【释义】经脉支别为络脉孙脉，气血为组织细胞之用。膜络一体，玄府为络脉之门户。膜络气血流行，玄府开合通利，气液宣通，常生常化，则脑髓脑室精气循环代谢旺盛。方用黄芪、人参、红景天、玄参、五味子益气养阴扶元以壮正气，白芷、细辛疏通玄府神窍以助气化，南通蛇药片清热解毒排毒以峻瘀滞，寒热补泻药物并用，炙甘草调和之，虚滞复常，菀陈去除，脑脊液蛋白才能恢复正常。

十六、疏玄化气散[36]

【药物组成】三七、川芎、西洋参、白芷各 100 g，炙麻黄、全蝎各 30 g。

【加减】气虚者加人参 100 g；内热者加苦参 60 g。

【用法】共研细末，10 g/次，冲服，2 次/d。

【功能】疏玄化气。

【主治】正常压力脑积水、痴呆。

【释义】玄府郁滞，气液宣通障碍，痰、瘀、浊、毒、热等诸邪郁滞，气机升降出入失常，神机失用，则府不精神不明，慵懒贪睡，尘垢邋遢，智力低下，愚钝痴呆。方用三七、川芎、白芷、炙麻黄、全蝎开泄理气、活血通络、祛风解痉以疏通玄府，西洋参益气养阴佐之，内邪祛除则玄府气化通畅，玄府气化展布则内邪不生。气血和调，府精神明，轻劲多力，任物有智。脑脊液驳杂不纯往往与脑脊液不足或者潴留淤滞同时出现，疏玄化气治法，或结合补益、升提、固摄，或兼用疏通、利尿、泻下、解毒，包括脑脊液置换、鞘内药物注射等。

十七、顽固性头痛方

【药物组成】 钩藤、青礞石各30 g，僵蚕15 g，白芷、川芎各10 g，蜈蚣2条。

【加减】 女性患者加吴茱萸10 g，男性患者加川楝子10 g；有手术史者，加乳香、没药各10 g。

【用法】 水煎服。

【功能】 祛风豁痰，通络止痛。

【主治】 偏头痛、三叉神经痛。

【释义】 此方来源于朱曾柏教授，其著作未收入，整理以此方表达怀念之情。朱教授创立中医痰病学，临床应用广泛。1997—2001年，本人在珠海市金海岸中心医院时侍诊朱教授，每周2日，抄方四年积累诊籍若干例，体会到朱教授处方特点为药味少、剂量大、重配伍、不避用有毒药物。无论顽固性头痛病程长短、有无诱发因素、发作频繁与否、疼痛剧烈程度如何、兼夹症状多少，《中医痰病学·痰浊头痛》说过，凡有头重、头胀、年复一年不瘥者为痰[37]。从顽固性头痛方，可以窥见其治痰求本方法。本方从风、痰、浊、瘀论治，青礞石搜顽痰固窍，钩藤祛风痰相火，蜈蚣、僵蚕通络瘀挛急，白芷、川芎开脑窍浊壅，用药老道。

十八、健脑益智丸[38]

【药物组成】 干地龙、核桃仁各150 g，石菖蒲、酸枣仁各80 g，黄精、覆盆子、制何首乌、当归各70 g，菟丝子、郁金各60 g，炙龟甲、炙土鳖、五味子、枸杞子各50 g，女贞子、制附子各40 g，远志、龙眼、桃仁、黄连、生甘草各30 g，冬虫夏草、藏红花、珍珠粉、青礞石、灵磁石各20 g。

【加减】 精简药物处方，可以只取其中的干地龙、酸枣仁、当归、郁金、五味子、制何首乌、枸杞子、远志、石菖蒲、炙龟甲、桃仁、藏红花12味药物。

【用法】 蜂蜜为丸。每次3 g，每日2次，内服。

【功能】 健脑醒神，补肾益智，活血通络，豁痰开窍。

【主治】 智力发育不全、脑瘫、各种疾病引起的继发性认知障碍。

【释义】 此方系珠海市金海岸中心医院脑病专科的医院内制剂，笔者临床应用案例甚多。认知障碍与虚、痰、瘀、火等因素相关，有些单味中药具有促智作用，需要根据病机合理配伍。方中药味26种，多而不杂，以补肾、健脑、益智为主线，佐以祛痰浊、化瘀滞、散结积，扶正祛邪，复方图治，丸以缓之，以备久用。精简处方药物12种，药力不及原方，但适合汤剂使用。北京脑康生物科技有限责任公司在此方基础上制成脑力智宝胶囊，包括当归、枸杞子、炙龟甲、黄精、五味子、藏红花、远志、核桃仁、干地龙、石菖蒲、首乌藤、川芎、丹参、牛黄、麝香15味药物[39]。

十九、麻黄止遗汤

【药物组成】 炙麻黄、钩藤、桑螵蛸各10 g，益智15 g。

【加减】 脑血管病变者，加鸡血藤15 g，王不留行、红花各10 g；脑髓病变者，加紫河车、补骨脂、菟丝子各15 g；脊髓病变者，加鹿衔草15 g，苍耳子10 g，马钱子0.2 g。

【用法】 水煎服。

【功能】 兴奋中枢，固脬止遗。

【主治】 神经源性膀胱。

【释义】 足太阳膀胱经上入络脑挟脊，下入络肾属膀胱。膀胱主小便，三焦气化功能正常，津液乃能变化小便，自控排出。脑与肾膀胱气化失司，神经源性膀胱小便不能自控，必须兴奋中枢，恢复气化，固脬止遗。本方用麻黄通窍为君，兴奋中枢[40]；益智固脬止小便利，桑螵蛸安神止小便利，佐助麻黄；钩藤抑制中枢[41]，反佐麻黄。膀胱壁内牵张感受器受到刺激冲动，经过脊髓通路，排尿反射初级中枢在骶髓，排尿反射高级中枢在大脑皮质。特别是麻黄配伍钩藤调节神经中枢，乃基于中药药理研究成果的现代中医配伍用药方法[42]。

参考文献

[1] 湖南省博物馆文化产品研发中心."马王堆养生"系列产品配方设计 [R]，2010.

[2] 周德生，周鸿图，胡华，等．马王堆医书养生思想实用性之探讨 [J]．湖南省博物馆馆刊，2012，(4)：24-28.

[3] 周德生．脑卒中良方 [M]．太原：山西科学技术出版社，2003：164.

[4] 张家铭．新宁县旅游商品开发设计思考 [J]．现代商贸工业，2013，25 (05)：52-54.

[5] 新宁县黄金牧场梅花鹿酒厂．风神殿牌梅花鹿酒 [P]．湘卫食准字 (1995) 第 112001 号．湘卫食健字 (1999) 第 0445 号.

[6] 邓龙．姜黄在脑病临床中的应用规律及姜黄益智胶囊治疗血管性痴呆痰瘀互结证的疗效观察 [D]．湖南中医药大学，2017.

[7] 吴兵兵．姜黄益智胶囊治疗血管性痴呆痰瘀阻络证疗效及 MRI-ASL 灌注成像研究 [D]．湖南中医药大学，2017.

[8] 吴兵兵，周德生，廖端芳，等．姜黄益智胶囊治疗血管性痴呆临床研究 [J]．河北中医，2016，38 (10)：1479-1483.

[9] 邓龙，周晶晶，周德生，等．姜黄益智胶囊对血管性痴呆痰瘀阻络证患者脑动脉狭窄及认知功能的干预作用 [J]．河北中医，2017，39 (04)：511-515，520.

[10] 袁英媚．舒郁清脑颗粒治疗紧张型头痛肝郁气滞证的临床疗效观察 [D]．湖南中医药大学，2016.

[11] 袁英媚，周德生．舒郁清脑颗粒治疗紧张型头痛 (肝郁气滞证) 临床研究 [J]．国医论坛，2016，31 (02)：23-25.

[12] 周德生，刘庆林，戴飞跃，等．安脑平冲汤联合西药治疗丘脑出血急性期临床疗效观察 [J]．中西医结合心脑血管病杂志，2003，1 (07)：406-407.

[13] 周德生，胡华，谭光波，等．安脑平冲汤联合泮托拉唑治疗脑出血急性期昏迷患者应激性溃疡的临床观察 [J]．中西医结合心脑血管病杂志，2008，6 (10)：1156-1157.

[14] 周德生，钟捷，高晓峰，等．安脑平冲汤治疗蛛网膜下腔出血临床研究 [J]．新中医，2010，42 (05)：11-13.

[15] 陶文强，周德生，胡华，等．安脑平冲片治疗脑出血伴顽固性呃逆临床观察 [J]．新中医，2012，44 (03)：11-13.

[16] 龙运军，吴兵兵，周德生，等．安脑平冲片治疗基底核区脑出血 36 例临床疗效观察 [J]．中西医结合心脑血管病杂志，2018，16 (06)：798-800.

[17] 丁瑞丛．活血荣络片治疗缺血性中风瘀血阻络证临床疗效观察 [D]．湖南中医药大学，2014.

[18] 黄循夫，万兴富．活血荣络汤治疗缺血性中风阴虚血瘀证的临床观察 [J]．中医药导报，2017，23 (22)：91-93.

[19] 李中，周德生，江元璋，等．活血荣络颗粒联合针刺八脉交会穴治疗脑梗死痉挛性瘫痪临床研究 [J]．中国中医药信息杂志，2017，24 (05)：22-26.

[20] 陈瑶，周德生，黎秋凤．活血荣络片对脑梗死阴虚血瘀证二级预防的临床观察 [J]．湖南中医杂志，2016，32 (05)：1-4.

[21] 彭勃，周德生，高晓峰，等．活血荣络片治疗血管性痴呆 36 例 [J]．光明中医，2012，27 (11)：2194-2196.

[22] 陈瑶，周德生，刘利娟，等．活血荣络片治疗阴虚血瘀型阿尔兹海默病的临床观察 [J]．中医药导报，2015，21 (20)：36-37，43.

[23] 周德生，肖志杰，吴艳玲，等．化痰活血通络法治疗脑梗死偏瘫及其对血液流变学的影响 [J]．中医药学刊，2002 (05)：691-692，694.

[24] 吴艳玲，周德生．类风湿关节炎并脑梗死 1 例 [J]．安徽中医临床杂志，2002，14 (05)：405.

[25] 张俊庭．中国中医特治新法大全 [M]．北京：中国中医药出版社，1996：81.

[26] 周德生．辨证治疗脑脊液循环障碍 [J]．实用中医内科杂志，2013，27 (10)：42-45.

[27] 邓红霞，周德生．中枢神经系统结核感染的中医辨治思路 [J]．中国当代医药，2015，22 (36)：90-92，99.

[28] 胡华，刘利娟，林萃才，等．周德生教授辨治后循环短暂性脑缺血发作的学术思想和临床经验 [J]．中国中医急症，2012，21 (08)：1237，1253.

［29］吴芝园，巢建国，刘逊. 四种穿山甲属动物的生药学研究［J］. 现代中药研究与实践，2015，29（02）：25-28.

［30］聂志红. 柔肝宁神汤治疗心肝阴虚兼痰热内扰型失眠的临床研究［D］. 湖南中医药大学，2009.

［31］聂志红，周德生，张依蕾. 养阴清热化痰法治疗青中年失眠的临床研究［J］. 现代中西医结合杂志，2009，18（30）：3723-3724.

［32］林萃才，王仙伟，周德生，等. 辨治焦虑症的用药规律及学术见解［J］. 中医研究，2012，25（01）：53-55.

［33］王仙伟，周德生，李煦昀. 线粒体脑肌病治验一则［J］. 浙江中医杂志，2012，47（09）：676-677.

［34］周德生，谭惠中. 基于五体理论辨治痿病——中医脑病理论与临床实证研究（一）［J］. 湖南中医药大学学报，2019，39（01）：6-10.

［35］寇志刚，李媚，刘丽娟，等. 持续植物状态下低血压1例［J］. 光明中医，2013，28（05）：1017-1018.

［36］周德生. 辨证治疗脑脊液循环障碍［J］. 实用中医内科杂志，2013，27（10）：42-45.

［37］朱曾柏. 中医痰病学［M］. 第4版. 武汉：湖北科学技术出版社，1995：119-120.

［38］陈荣荣，周德生. 中药治疗小儿智力低下的研究进展与研究思路［A］. 中国中西医结合学会神经科专业委员会. 第三届全国中西医结合神经系统疾病学术会议论文集［C］. 中国中西医结合学会神经科专业委员会：中国中西医结合学会，2000：1.

［39］卫生部法监司关于脑力智宝胶囊转让有关问题的复函［J］. 中国食品卫生杂志，2003，14（03）：274.

［40］余建强，宋菊梅，王丽韫，等. 伪麻黄碱对神经中枢作用的研究［J］. 宁夏医学杂志，2001，40（11）：659-660.

［41］Hsieh C L，Chen M F，Li T C，et al. Anticonvulsant effect of Uncariarhynchophylla（Miq）Jack. in rats with kainic acid-induced epileptic seizure［J］. Am J Chin Med，1999，27（2）：257.

［42］任钧国，刘建勋. 中药功效评价研究的思路与方法［J］. 中药药理与临床，2012，28（05）：237-240.

第四十二章　脑病专科药组配伍临床应用

　　中药配伍药组在专科专病中的应用，能够得到最优化的治疗方案。这种固定配伍结构大多来源于经典成方，也有升华于经验心得，必须考究本草药性、性用去取、配伍七情、方药离合、特殊药性与特殊配伍，疗效才是硬道理。本章将脑病专科药组配伍临床应用经验总结如下，以供同道临床用药之借鉴。

一、脑病专科药组简介

　　方剂是中医临床用药的重要形式，其最小元素为单味中药，其次为药对，再而为药组，药组是指多于二味药物的，三药（三味药组）及三药以上（四味药组、五味药组）的药物组合[1]。《道德经》曰"道生一，一生二，二生三，三生万物"。阴阳二气参合而形成"三"，众多的"三"而形成万物，药组始于"三"，变化万千。其规矩法度严谨，有的已经成为小方，大多作为一个整体的固定配伍结构，不可拆分，联合应用到具体的复方中，气味和合，相须相使，多维关联，协同增效，以解决疾病的主要临床症状、体征或理化检查结果。药组是历代医家用药经验的科学提炼和智慧结晶，是遵循中医基本理论法则组方的最基本、最简单、最明确的一种形式[2]。在临床实践中，采用辨病论治和辨证论治相结合，药性理论与中药药理相结合的诊疗模式，配以脑病专科药组处方进行治疗，取得了非常满意的临床疗效。

二、脑病专科常用药组举隅

（一）首乌藤、刺五加、灵芝——助睡眠

　　首乌藤，又称夜交藤，性味甘、平；归心、肝经；具有养血安神、祛风通络的功效；主治失眠多梦，血虚身痛，风湿痹痛，皮肤瘙痒。药理研究显示有镇静催眠作用，能促进免疫功能[3]。刺五加，性味甘、微苦、温；归脾、肺、心、肾四经；具有益气健脾、补肾安神的功效；一般用于肺脾气虚、体虚乏力，还可以治疗心脾不足、失眠多梦的病症。药理作用认为它能调节中枢神经系统兴奋和抑制过程，改善睡眠[4]。灵芝，性味甘、平；归心、肺、肝、肾经；具有补气安神、止咳平喘的功效；用于心神不宁，失眠心悸，肺虚咳喘；药理作用具有镇静、镇痛作用，延长睡眠时间，改善睡眠质量[5]。

　　不寐病病机总属阳盛阴衰，阴阳失交。一为阴虚不能纳阳，一为阳盛不得入阴，病位主要在心，与肝、脾、肾密切相关。首乌藤养血安神，刺五加、灵芝补气安神，三药合用为助眠药组，使补气养血，调整阴阳之功药效倍增，临床上治疗心脾两虚、心肾不交、心胆气虚等虚证不寐病尤为适用。

（二）玫瑰花、合欢花、雪莲花——解抑郁

　　玫瑰花，性甘，微苦，温；归肝、脾经；具有行气解郁，和血止痛的功效；用于肝胃气痛，食少呕恶，月经不调，经前乳房胀痛，药理研究表明玫瑰花对情绪紧张、压抑等引起的胃痛有明显的改善作用[6]。合欢花，性味甘、平；归心、肝经；功能解郁安神；适用于心神不宁，忧郁失眠等症。合欢花水煎剂有镇静催眠作用，合欢花提取物有抗抑郁、抑菌、清除自由基等作用[7]。雪莲花，性味甘、微苦、温；归肝、肾经；具有散寒除湿、通经活血、补肾阳等功效；适用于风湿痹证，月经不调，肾虚阳痿等病。现代药理研究发现其具有镇静、解痉、镇痛、使心率减慢、清除氧自由基及抗疲劳等作用[8]。

　　笔者基于《素问·六元正纪大论》"五气之郁"立论，认为"木郁达之"为治疗郁证之本，故治法上重在疏理肝气，调畅气机[9]，周教授喜用花类药治疗该病，认为花类药物具有气味芳香，可以刺激人的感官，调节人的情绪[10]。玫瑰花、合欢花、雪莲花，三花合用，药性平和，理气而不伤阴，无论郁

证新久，均可适用。

（三）山楂、三棱、莪术——消斑块

山楂，性酸、甘，微温；归脾、胃、肝经；有消食健胃、行气散瘀、化浊降脂之效；适用于肉食积滞，胃脘胀满，泻痢腹痛血瘀经闭，高脂血症。山楂所含脂肪酸能促进脂肪消化与分解，其提取物能扩张冠状动脉，增加冠脉血流量，并可强心、降血压及抗心律失常，又能降血脂、抗动脉粥样硬化、抗血小板聚集[11]。三棱，性辛、苦、平；归肝、脾经；有破血行气、消积止痛的功效；常用于癥瘕痞块，瘀血经闭，胸痹心痛，食积气滞，脘腹胀痛等症。现代药理提示三棱总黄酮具有较强的抗血小板聚集、抗血栓及镇痛作用，三棱水煎剂能降低血液黏度[12]。莪术，性辛、苦、温；归肝、脾经；莪术的功效及所主治的病证与三棱相同，两者常相须为用。莪术水提液可抑制血小板聚集，促进微动脉血流恢复，促进局部微循环恢复；莪术水提醇沉液对体内血栓形成有抑制作用。此外，莪术油有抗炎、抗胃溃疡、保肝和抗癌等作用[13]。

此药组三味中药皆入肝、脾经，三棱偏于破血，莪术偏于破气，药性相对峻猛，走而不守，配合渐消缓散的山楂，可消除斑块，增加冠脉血流量，适用于现代多发的动脉粥样硬化斑块、大血管病、多发性腔隙性脑梗死、小血管病、认知障碍、痴呆等病。

（四）白蒺藜、钩藤、蝉蜕——熄风止痉

白蒺藜，性苦、辛、微温；归肝经；有平肝解郁，活血祛风，明目止痒之效；用于肝阳上亢，头痛眩晕，肝郁气滞，胸胁胀痛，风热上攻，风疹瘙痒，白癜风等症。本品水浸液及乙醇浸出液对麻醉动物有降压、利尿作用[14]。钩藤，性味甘、凉；归肝、心包经；具有熄风定惊，清热平肝的功效；常用于肝风内动，惊痫抽搐，高热惊厥，头痛眩晕等症。现代药理作用显示本品有降血压、镇静、制止癫痫发作、抗惊厥、抗精神依赖性、抗脑缺血、扩张血管、抑制血小板聚集、抗血栓、降血脂等作用[15]。蝉蜕，性甘、寒；归肺、肝经；有疏散风热、利咽开音、透疹、明目退翳、解痉之效；适用于风热感冒，温病初起，麻疹不透，风疹瘙痒，惊风抽搐，破伤风。药理作用显示蝉蜕具有抗惊厥作用，能对抗士的宁、可卡因等中枢兴奋药引起的小鼠惊厥死亡，蝉蜕身较头足抗惊厥作用强。本品还具有镇静作用，延长戊巴比妥钠的睡眠时间，对抗咖啡因的兴奋作用[16]。

头为"诸阳之会"、"清阳之府"，又为髓海之所在，居于人体最高位，头痛、偏头痛、癫痫、帕金森病等多由六淫之邪上犯清窍，阻遏清阳；或肝阴不足，肝阳偏亢，上扰清窍而发病。本组药组由轻清疏散的白蒺藜、钩藤，配合甘寒清热、质轻上浮的虫类药蝉蜕，三者皆入肝经，药性可达头目，熄风止痉，疗上病，甚合之。

（五）白芷、石菖蒲、皂角刺——开脑窍

白芷，性辛、温；归肺、胃、大肠经；具有解表散寒，祛风止痛，宣通鼻窍，燥湿止带，消肿排脓的功效；用于风寒感冒，头痛，牙痛，风湿痹症，鼻衄，鼻渊，带下，疮疡肿痛。药理作用显示小量白芷毒素有兴奋中枢神经、升高血压作用，并能引起流涎呕吐；还有解热、抗炎、镇痛、解痉、抗癌作用[17]。石菖蒲，性味辛、苦、温；归心、胃经；具有开窍豁痰，醒神益智，化湿开胃的功效；用于痰蒙清窍，神昏癫痫，健忘失眠，噤口下痢等症。现代药理显示石菖蒲水提液、挥发油、细辛醚均有镇静、抗惊厥、抗抑郁、改善学习记忆和抗脑损伤作用；石菖蒲总挥发油对豚鼠气管平滑肌具有解痉作用，还有改善血液流变学、抗血栓、抗心肌缺血损伤等作用[18]。皂角刺，性味辛、温；归肝、胃经；功能消肿托毒，排脓，杀虫；适用于痈疽初起或脓成不溃。现代医学研究发现其有抑菌、抗病毒、抗凝血、抗氧化、抗癌等作用[19]。

《素问·厥论》曰："寒厥之为寒，必从五指而上于膝。"《伤寒论·辨厥阴病脉证并治》曰："凡厥者，阴阳气不相顺接，便为厥。厥者，手足逆冷是也。"白芷、皂角刺辛散温通，搭配芳香走窜的石菖蒲，入心经，开脑窍，对治疗昏迷、认知障碍、痴呆、球麻痹的患者尤为适用。

（六）土茯苓、大青叶、白花蛇舌草——拮抗激素副作用

土茯苓，性味甘、淡、平；归肝、胃经；功效解毒，除湿，通利关节；用于梅毒及汞中毒所致的肢

体拘挛、胫骨疼痛；湿热淋浊，湿疹瘙痒，痈肿瘰疬。土茯苓可通过影响 T 淋巴细胞释放淋巴因子的炎症过程而选择性地抑制细胞免疫反应，还有镇痛、抗菌等作用[20]。大青叶，性苦、寒；归心、胃经；具有清热解毒，凉血消斑的功效；常用于温病高热神昏，发斑发疹，痄腮，喉痹，丹毒等症。大青叶煎剂有广谱抑菌作用，还有抗内毒素、免疫增强、解热、抗炎、抗肿瘤等作用[21]。白花蛇舌草，性微苦、甘，寒；入胃、大肠、小肠经；功能清热解毒，利湿通淋；用于痈肿疮毒，咽喉肿痛，热淋涩痛等症。白花蛇舌草在体内能增强白细胞的吞噬能力，具有抗炎、抗肿瘤、保肝利胆等作用[22]。

本组药组三味中药皆属清热解毒药，配合为化毒汤，现代药理作用证明其皆能抗炎、抑制细胞免疫反应，从而拮抗激素类药物的副作用。

（七）制马钱子、制乳香、制没药——止痛、促进神经再生

马钱子，性苦寒，有大毒；归肝、脾经；具有通络止痛，散结消肿之功；用于风湿顽痹，拘挛疼痛，麻木瘫痪等症。张锡纯谓其"开通经络，透达关节之力，远胜于他药。"马钱子含多种生物碱，主要为番木鳖碱即士的宁[23]。士的宁首先兴奋脊髓的反射功能，其次兴奋延髓的呼吸中枢及血管运动中枢，并能提高大脑皮质的感觉中枢机能；士的宁对神经细胞生长的刺激作用和保护作用也很显著[24]。乳香，性辛、苦、温；归心、肝、脾经；功能活血定痛，消肿生肌；用于气滞血瘀，胸痹心痛，胃脘疼痛，风湿痹痛，筋脉拘挛等症。《珍珠囊》谓其能"定诸经之痛"。没药，性辛、苦、平；归心、肝、脾经；功效主治与乳香相似。药理研究表明乳香挥发油及醇提取物有明显镇痛作用，还有抗炎消肿、抗氧化、抗菌等作用[25]。没药提取物也有明显的镇痛作用，挥发油能抑制子宫平滑肌收缩[26]。

乳香、没药相须为用，既入血分，又入气分，能行血中气滞，散血化瘀，马钱子炮制后减毒，配合醋炙乳香、没药，组成神效散，对神经痛、偏瘫、麻木、感觉障碍等症，能起到很好的止痛、促进神经再生作用。

（八）片姜黄、王不留行、白芥子、桂枝——通经络，达四末

片姜黄，性味辛，苦，温；归肝、脾经；有破血行气，通络止痛的功效；常用于气滞血瘀、胸胁刺痛，胸痹心痛，风湿肩臂疼痛。姜黄素能抑制血小板聚集，降低血浆黏度和全血黏度[27]，能抗炎、抗氧化、降血脂、降压，并有神经保护作用[28]。王不留行，性苦，平；归肝、胃经；有活血通经，下乳消肿，利尿通淋之效；适用于血瘀经闭，痛经、难产，乳痈肿痛，淋证涩痛等症。药理研究显示王不留行水煎剂能收缩血管平滑肌，还有抗凝血、抗肿瘤作用[29]。白芥子，性味辛，温；归肺经；有温肺豁痰利气，散结通络止痛之效；用于寒痰咳嗽，悬饮胸胁胀痛，痰滞经络，关节麻木疼痛，痰湿流注，阴疽肿毒。白芥子醇提取物具有抗炎镇痛作用，白芥子挥发油可刺激皮肤，提高表皮温度，另外，还有镇咳祛痰、抑制前列腺增生作用[30]。桂枝，性味辛、甘，温；归心、肺，膀胱经；有发汗解肌，温通经脉，助阳化气，平冲降逆之效；用于风寒感冒，血寒经闭，关节痹痛，痰饮，水肿，心悸，奔豚等。药理研究表明桂枝所含桂皮油能扩张血管，改善血液循环，促使血液流向体表，此外，桂枝有神经保护、解热镇痛、抗炎抗菌、增加冠状动脉血流量、镇静、抗惊厥、抗肿瘤等作用[31]。

由片姜黄、王不留行、白芥子、桂枝组成逐末饮经验方，能通经络，达四末，临床多用于颈椎病、脊髓病、周围神经病等病。末指四肢、小血管、末梢神经等。姜黄药用根茎，辛温行散，既入气分，又入血分，祛瘀力强，长于行肢臂而除痹痛。王不留行苦泄宣通，走而不守，善于通利血脉。白芥子，温通经络，善散"皮里膜外之痰"，又能消肿散结止痛。桂枝辛散温通，可用治寒凝血滞诸痛证。

（九）鸡血藤、石楠藤、忍冬藤、络石藤、海风藤——通经脉

鸡血藤，药性苦、甘，温；归肝、肾经；有活血补血，调经止痛，舒筋活络之效；用于月经不调，风湿痹痛，肢体麻木，血虚萎黄等症。药理研究显示鸡血藤水提醇沉液能增加实验动物股动脉血流量，改善血液循环系统，还有促进造血，保护心脑血管系统，抗炎，抗病毒，镇静催眠等作用[32]。石楠藤，其味辛，性温；归肝、脾、小肠三经，具有祛风通经和强腰止痛的功能，用于治疗风寒湿痹和筋骨腰膝

疼痛等。石楠藤提取物具有镇痛和镇静、扩张冠状动脉和抗心律失常、护肝、抗炎、抗氧化作用[33]。忍冬藤，性味苦，微寒；归肺、胃经；有清热疏风，通络止痛的功效；临床多用于温病发热，风湿热痹等症。《本草纲目》中说忍冬藤能治"一切风湿气及诸肿毒、疥癣、杨梅、诸恶疮，散热解毒"，称其既是"治风除胀解痢逐尸"之良药，又为"消肿散毒、治疮之良剂"。现代药理认为忍冬藤含有木犀草素，其具有抑制血小板聚集，增加血流量的作用，此外还有抗病毒、抗炎、抗肿瘤、增强免疫等作用[34]。络石藤，性味苦，微寒；归心、肝、肾经；有祛风通络，凉血消肿之效；用于风湿热痹，筋脉拘挛，腰膝酸痛，喉痹，痈肿，跌扑损伤。药理显示络石藤有抗炎镇痛、抗疲劳、镇静催眠、抗氧化及降血脂、抗肿瘤等作用[35]。海风藤，性味辛、苦，微温，归肝经；有祛风湿，通经络，止痹痛的功效；用于风寒湿痹，肢节疼痛，筋脉拘挛，屈伸不利，跌打损伤等。海风藤能对抗内毒素性休克、局部缺血组织保护作用，抗炎镇痛、抗氧化作用[36]。

《本草汇言》曰："凡藤蔓之属，藤枝攀绕，性能多变，皆可通经入络。"《本经逢原》曰："凡藤蔓之类，皆属于经。"《本草纲目》曰："藤类药物以其轻灵，易通利关节而达四肢。"叶天士常言"久病入络"，藤类中药多可入络。本组药组由五味藤类中药组成为五藤汤，其药性温和，药理作用显示可改善血液循环，抗炎镇痛，临床对偏瘫，瘫痪，肌张力障碍的患者有很好的疗效，有通经脉的作用。

（十）生大黄、西洋参、生甘草——降颅内压

生大黄，性味苦、寒；归脾、胃、大肠、肝、心包经；具有泻下攻积，清热泻火，凉血解毒，逐瘀通经，利湿退黄的功效；用于热秘，血热吐衄，淋证、水肿等症。《药品化义》曰："大黄气味重浊，直降下行，走而不守，有斩关夺门之力，故号将军。"[37]西洋参，性甘、微苦，凉；归心、肺、肾经；有补气养阴，清热生津之效；用于气阴两脱证，气虚阴亏，内热消渴等。西洋参偏于苦寒，兼能补阴，具有补气养阴而不助热的特点。生甘草，性味甘、平；归心、肺、脾、胃经；有补脾益气、清热解毒、祛痰止咳，缓急止痛，调和诸药之功；用于脾胃虚弱，心气不足，痈肿疮毒，咳嗽痰多等症。

由生大黄、西洋参、生甘草各 3 g 组成三生饮，开水冲泡，临床常用于脑积水、神经性呕吐。脑积水被中医视做出血中风的主要变证之一。"离经之血为瘀"，血瘀水停，水饮淤积，进而蒙蔽清窍，导致脑积水。由此看来，只有化瘀逐水，才可以使水饮得泄。热者需清之，实者需泄之，通腑泄热，才能确保六腑通顺[38]。有将军之力的生大黄清热、逐瘀、利湿，国老甘草缓其峻下之势，使泻不伤正，再配合西洋参补气养阴，可降低颅压，减少脑脊液的分泌。

（十一）炙麻黄、蜈蚣、紫石英、白参——强肌力、起痿废

炙麻黄，性味辛，微苦，温；归肺，膀胱经；有发汗解表，宣肺平喘，利水消肿之效；用于风寒感冒，胸闷喘咳，风水浮肿。药理作用显示麻黄的多种成分均有抗炎、镇咳作用，麻黄碱有兴奋中枢神经系统、强心、升高血压、抑制胃肠平滑肌等作用[39]。蜈蚣，性辛，温，有毒；归肝经；具有熄风镇痉，通络止痛，攻毒散结功效；主治肝风内动，痉挛抽搐，中风口㖞，半身不遂，风湿顽痹等。蜈蚣水提取液有中枢抑制、抗惊厥和镇痛作用，能改善小鼠的微循环，降低血黏度，并有抗炎、组织胺样作用[40]。紫石英，性味甘，温；归肾、心、肺经；有温肾暖宫，镇心安神，温肺平喘之效；应用于肾阳亏虚，惊悸不安，失眠多梦，虚寒咳喘等症。药理作用显示紫石英有兴奋中枢神经，促进卵巢分泌的作用[41]。白参，性味甘，微苦，微温；归肺，脾经；有大补元气，补脾益肺，生津止渴，安神益智之效；用于产后暴脱，久虚不复，早泄滑精，阴虚盗汗，劳伤虚损等。药理显示白参能有效地增强动物主要内脏组织血流量，可调节中枢神经兴奋与抑制过程的平衡，还有抗心肌缺血、抗脑缺血、增强免疫等作用[42]。

由炙麻黄、蜈蚣、紫石英、白参组成的药组为强肌汤，善治肌无力、肌萎缩、持续低血压等症，相当于中医之痿证。《诸病源候论·风身体手足不随候》认为痿证是"由体虚，腠理开，风气伤于脾胃之经络"所致。《本草蒙荃》记载白参："通畅血脉，滋补元阳"，用以治麻木、阴冷以及血液循环不良症状，蜈蚣性善走窜，通达内外，配合有兴奋中枢神经作用的炙麻黄、紫石英，攻补兼施，从而起到强肌力、起痿废之效。

（十二）诸虫类药物——抗肿瘤、抗癫痫、镇痛、通络

一般而言，二虫指僵蚕、全蝎；或者全蝎、地龙。三虫即僵蚕、全蝎、地龙，加上蜈蚣为四虫。五虫有 3 种说法，蜈蚣、全蝎、地龙、水蛭、白花蛇；或者蜈蚣、全蝎、地龙、土鳖、白花蛇；或者蜈蚣、全蝎、地龙、僵蚕、蝉蜕。根据处方需要，选择诸虫配方。面神经麻痹可选择僵蚕、蝉蜕。中风偏瘫、癫痫、颅内肿瘤可选择蜈蚣 2 条，土鳖、露蜂房各 10 g，斑蝥 0.05 g，蟾酥 0.03 g（1 日用量），组成诸虫荟方，做成丸、散、胶囊服用，汤剂一般不用斑蝥、蟾酥。或者选择蜈蚣、土鳖、露蜂房、全蝎、壁虎配方。临床常用的虫类药有：土鳖，性咸、寒，有小毒；归肝经；有破血逐瘀，续筋接骨之效；用于跌打损伤，血瘀经闭，产后瘀阻腹痛等症。药理学研究表明土鳖的纤溶活性蛋白具有体外抑制肿瘤细胞的作用，能明显抑制多种肿瘤细胞的生长，此外，还有调节脂质代谢，抗凝、溶栓等作用[43]。全蝎，性辛、平、有毒；归肝经；有熄风镇痉，通络止痛，攻毒散结之效；用于肝风内动，痉挛抽搐，中风口㖞，半身不遂，风湿顽痹等。药理作用显示全蝎水、醇提取物对癌细胞有抑制作用，全蝎还有抗惊厥、抗癫痫、镇痛、抗凝、抑菌等作用[44]。蜈蚣和全蝎功效及主治相似，但蜈蚣性善走窜，通达内外，有比全蝎更强的熄风止痉及搜风通络作用，二者常相须为用。僵蚕，性味咸、辛、平，归肝、肺、胃经；有熄风止痉，祛风止痛，化痰散结之效；用于肝风夹惊，惊痫抽搐，中风口眼㖞斜，瘰疬痰核等症。地龙，性味咸、寒，归肝、脾、膀胱经；有清热定惊，通络，平冲，利尿功效；用于高热神昏，惊痫抽搐，癫狂，关节痹痛，半身不遂等症。药理研究显示地龙有解热镇静、抗惊厥、抗血栓、降血压、抗炎镇痛、抗肿瘤、抗菌等作用[45]。

虫类药物为血肉之品，有情之物，性喜攻逐走窜，可通经达络，宣痹止痛、消肿散结，搜剔疏利，无处不至；《临证指南医案·痹》曰"风湿客于经络，且数十年之久，岂区区汤散可效"，治则"须以搜剔动药"，可见虫类药多用于风湿痹痛症；更提出"宿邪宜缓攻"，用虫类药治疗应"欲其缓化，则用丸药，取丸以缓之之意"，故肿瘤患者正气亏虚，邪气较盛，使用虫类药制成丸、胶囊剂，更能缓和虫类药的毒性，不至于太过伤正[46]。目前认为，虫类药具有抗肿瘤、抗癫痫、通络、免疫调节、镇静镇痛、抗炎、抗风湿、抗过敏等作用，应用范围广泛，主要作用于心血管、神经、血液、生殖等系统[47]。

三、结语

各种药物配伍组合，产生强大的综合功效。《医学源流论·用药如用兵论》曰："方之既成，能使药各全其性，亦能使药各失其性。操纵之法，有大权焉。"药组基于中药的四气五味、升降浮沉、归经引经理论而形成，并为历代众多医家所推崇，广泛应用于现代临床各科，不仅丰富了中药配伍理论的内容，而且提高了治病的有效性和临床医生的诊疗水平。临证时注重辨病论治与辨证论治相结合，药性理论与中药药理相结合，同时以西医病名为纲、中医辨证为目，将疾病的"证"与"病"完美地结合起来，以建立脑病专科行之有效的方药诊疗体系。真正意义的药组，经得起反复的临床验证。本章所总结的 12 个药组配伍是我们长期临床实践中的经验总结，可以作为一种组方模式在脑病专科推广应用。

参考文献

[1] 国家药典委员会. 中华人民共和国药典 [S]. 北京：化学工业出版社，2005：249.

[2] 姜静娴. 谈中医组方配伍的三个关系 [J]. 山东中医学院学报，1984，8（04）：8-11.

[3] 陶丽宇，高月求，韦靖，等. 首乌藤相关药理作用及临床运用的研究进展 [J]. 时珍国医国药，2018，29（10）：2486-2488.

[4] 高彦宇，李文慧，寇楠，等. 刺五加化学成分和药理作用研究进展 [J]. 中医药信息，2019，36（02）：113-116.

[5] 张瑞婷，周涛，宋潇潇，等. 灵芝活性成分及其药理作用的研究进展 [J]. 安徽农业科学，2018，46（03）：18-

19，22.

[6] 贾佼佼，苗明三. 玫瑰花的化学、药理及应用分析 [J]. 中医学报，2014，29 (09)：1337 - 1338，1350.

[7] 田硕，苗明三. 合欢花现代研究分析 [J]. 中医学报，2014，29 (06)：859 - 861.

[8] 林秀云，华碧春，黄秋云. 雪莲花药理研究进展 [J]. 福建中医学院学报，2005，50 (S1)：53 - 55.

[9] 林萃才，王仙伟，周德生，等. 辨治焦虑症的用药规律及学术见解 [J]. 中医研究，2012，25 (01)：53 - 55.

[10] 李中，吴兵兵，周德生，等. 脑病专科药对举隅 [J]. 环球中医药，2015，8 (12)：1498 - 1501.

[11] 于蓓蓓，闫雪生，孙丹丹. 山楂药理作用及其机制研究进展 [J]. 中南药学，2015，13 (07)：745 - 748.

[12] 谭静，林红强，王亚茹，等. 三棱的化学成分、药理作用及临床应用研究进展 [J]. 特产研究，2018，40 (04)：109 - 113.

[13] 陈晓军，韦洁，苏华，等. 莪术药理作用的研究新进展 [J]. 药学研究，2018，37 (11)：664 - 668，682.

[14] 王倩，刘子豪. 白蒺藜的临床应用研究进展 [J]. 中西医结合心脑血管病杂志，2016，14 (16)：1877 - 1879.

[15] 高晓宇，丁茹，王道平，等. 钩藤化学成分及药理作用研究进展 [J]. 天津医科大学学报，2017，23 (04)：380 - 382.

[16] 赵子佳，周桂荣，王玉，等. 蝉蜕的化学成分及药理作用研究 [J]. 吉林中医药，2017，37 (05)：491 - 493.

[17] 朱艺欣，李宝莉，马宏胜，等. 白芷的有效成分提取、药理作用及临床应用研究进展 [J]. 中国医药导报，2014，11 (31)：159 - 162，166.

[18] 邵福平，田蕾，田妹，等. 中药石菖蒲的研究进展 [J]. 中医药导报，2018，24 (22)：65 - 69.

[19] 邢峰丽，封若雨，孙芳，等. 皂角刺的药理作用研究进展 [J]. 环球中医药，2017，10 (10)：1267 - 1270.

[20] 王建平，张海燕，傅旭春. 土茯苓的化学成分和药理作用研究进展 [J]. 海峡药学，2013，25 (01)：42 - 44.

[21] 赵晓娟，李琳，刘雄，等. 大青叶的本草学研究、化学成分及药理作用研究概况 [J]. 甘肃中医学院学报，2011，28 (05)：61 - 64.

[22] 侯山岭. 中药白花蛇舌草化学成分及药理活性研究进展 [J]. 中医临床研究，2018，10 (06)：140 - 141.

[23] 解宝仙，唐文照，王晓静. 马钱子的化学成分和药理作用研究进展 [J]. 药学研究，2014，33 (10)：603 - 606.

[24] 杨洋，周德生，Wolf-Dieter RAUSCH，等. 士的宁对多巴胺能神经元的保护作用 [J]. 中国实验方剂学杂志，2012，18 (24)：223 - 227.

[25] 常允平，韩英梅，张俊艳. 乳香的化学成分和药理活性研究进展 [J]. 现代药物与临床，2012，27 (01)：52 - 59.

[26] 朱小芳，管咏梅，刘莉，等. 乳香、没药药对的研究进展 [J]. 江西中医药，2016，47 (12)：72 - 75.

[27] 雍旭红，陈芊，王强，等. 姜黄素抑制帕金森病介导的神经元损伤的药理作用研究 [J]. 华中科技大学学报 (医学版)，2018，47 (03)：372 - 374.

[28] 孙林林，乔利，田振华，等. 姜黄化学成分及药理作用进展 [J]. 山东中医药大学学报，2019，43 (02)：207 - 212.

[29] 田怡，辛丹，高达. 中药王不留行的研究进展 [J]. 中国继续医学教育，2015，7 (25)：201 - 202.

[30] 孙银芳. 中药白芥子最新研究进展 [J]. 新中医，2015，47 (10)：209 - 211.

[31] 朱华，秦丽，杜沛霖，等. 桂枝药理活性及其临床应用研究进展 [J]. 中国民族民间医药，2017，26 (22)：61 - 65.

[32] 谭静，林红强，王涵，等. 鸡血藤的药理作用及临床应用研究进展 [J]. 中药与临床，2018，9 (05)：61 - 65.

[33] 冀治鑫，赵兵，李文婧，等. 石楠藤的化学成分、药理及临床应用研究 [J]. 安徽农业科学，2012，40 (18)：9663 - 9665.

[34] 鲁思爱. 忍冬藤的化学成分及其药理应用研究进展 [J]. 临沂大学学报，2012，34 (03)：132 - 134.

[35] 李梦. 络石藤药理作用的研究进展 [J]. 科技经济导刊，2017，27 (25)：152 - 153.

[36] 宋敬丽，袁林，刘艳菊，等. 海风藤化学成分和药理作用的研究进展 [J]. 湖北中医学院学报，2007，8 (03)：70 - 72.

[37] 万晓青. 生大黄单方急症的临床应用及其作用机制 [J]. 中草药，2005，36 (01)：155 - 156.

[38] 钟波，刘艳红. 中医通腑泄热法预防出血后脑积水的疗效分析 [J]. 光明中医，2014，29 (02)：292 - 293.

[39] 陈晓城. 麻黄的药理作用研究进展 [J]. 实用中医药杂志，2005，21 (01)：58 - 59.

[40] 张乔，刘东，赵子佳，等. 蜈蚣有效成分提取分离及药理作用研究 [J]. 吉林中医药，2017，37 (03)：263 - 265.

[41] 朱传静，常琳，康琛，等. 紫石英研究概况 [J]. 中国实验方剂学杂志，2011，17 (14)：306 - 311.

［42］杨世海，尹春梅，于德平. 红参与白参炮制前后的化学变化及药理作用比较［J］. 人参研究，1994，6（02）：24 - 27.

［43］吴福林，周柏松，董庆海，等. 土鳖的药理、药化及其临床的研究进展［J］. 特产研究，2018，40（03）：67 - 74.

［44］黄娟，张庆莲，皮凤娟，等. 全蝎药理作用研究进展［J］. 医学信息，2018，31（18）：19 - 21.

［45］黄敬文，高宏伟，段剑飞. 地龙的化学成分和药理作用研究进展［J］. 中医药导报，2018，24（12）：104 - 107.

［46］王文娇，曹欣跃，方文岩，等. 基于“久病入络”理论谈虫类药在肿瘤中的应用［J］. 长春中医药大学学报，2017，33（06）：917 - 919.

［47］江云东，林勇，邓显之. 虫类药物在临床中的应用［J］. 华西医学，2014，29（02）：391 - 395.

第四十三章 "用药相得"临证心法解析

　　用药相得是古代中医对于合理用药的理论探索和临床实践的经验积累。用药相得包括药物本身、药物与药物之间、药物与疾病之间、药物与社会经济之间等合宜应用。合理用药是一个永恒的临床课题，本章试探讨中医对于合理用药的认识。

一、用药相得概说

　　相得，即相配、相称；彼此投合，相互促成。用药相得（《伤寒全生集·用药寒温相得》《小青囊·用药寒温相得旧论》《医学要览·用药相得》），又称诸药相济（《一见能医·诸药相济治病法》）、相配合宜（《冯氏锦囊秘录·伤寒用药相配合宜论》），等等。

　　（一）思想渊源

　　《易·系辞上》曰：天人相应，"天数五，地数五，五位相得，而各有合。"《礼记·王制》曰：地人相应，有"地邑民居，必参相得也"。《春秋繁露·官制象天》曰："以此见天之数，人之形，官之制，相参相得也。"可见，相得是自然、社会、人体等最合理的共同存在形式，也是每一种物质最稳定的独立存在形式。相得，包涵了传统文化的合一、中和、消长、平衡、互藏、数、度等基本观念。用药相得与观天、勘地、相人、算命、合婚、卜筮、交易等一样，均具有着悠久的历史渊源和深厚的文化内涵。用药如用兵，这种策略原则称之为"用众"（《司马法·用众》）。可贵的是，用药相得基于临床实践，扬弃了迷信的因素，发展了科学的精神。

　　（二）多目标优化

　　1.药物本身因素与关联因素　用药相得表述了一种临床思维方法，即是实现处方最优化的分析、综合、比较、抽象、概括判断和推理的逻辑过程，又是达到处方最优化的药物种类、剂量、用法、疗效、经济和安全的目标状态。可见，用药相得是社会学、疾病学、药物学、方剂学、治疗学等，在临床思维中的综合应用。用药相得即选择行之有效的经验方法，同时优化多个目标（两个及两个以上）。包括：①药物性能、归经、气味、毒性、炮制、剂量等，药物本身因素相得。②药对、药队、引经、固定结构、方剂、合方等，药物与药物之间相得。③时药、地药、人药、病药等，药物与疾病之间关系相得。④政治、社会、经济、文化、心理等，药物与社会学之间关系相得。

　　由于用药相得是多目标优化问题，为了使各个子目标尽可能地达到最优化，对每一个子目标进行协调时，难免有所侧重偏颇。因此，相得的具体用药方法是原则性和灵活性的统一，灵活是在合理用药原则所允许的范围内的灵活，在临床处方中才能得心应手。

　　2.相辅相成和相反相成　用药相得，互相配合，相资为用，包括相辅相成和相反相成两种形式，达到多能互补，集成优化，以适应错综复杂临床实际情况。从处方用药适宜性分析，药物与药物之间相得有多种关系。

　　相辅相成：①相类相从。物类相类，物类相感。如《小儿药证直诀》治疗疮疹内陷神志昏迷，取新杀猪心一个，取心中血以入心，加冰片开窍。②取长补短。互相配合，相得益彰。如《医学衷中参西录》经验，白芍药利小便，阿胶滑大便，大剂白芍药与阿胶治阴虚水肿，二便闭塞。③相生相成。互相转化，互相促进。如单味麻黄发汗力弱，配以桂枝发汗力强。《本草正义·麻黄》曰："且仲景麻黄汤之专主太阳病寒伤营者，以麻黄与桂枝并行，乃为散寒之用，若不与桂枝同行，即不专主散寒发汗矣。"

　　相反相成：①相克相济。互相制约，互相促进。如《素问病机气宜保命集》苍术石膏汤（组成：苍术、石膏、知母、甘草），苍术配石膏，一寒一温，刚柔相济，治湿温病湿邪化热，太阳阳明两经同治。②相反并用。折冲中和，多维并进。如《金匮要略》薯蓣丸用药21味，人参、白术、茯苓、干姜、大枣、甘草益气调中，当归、川芎、芍药、地黄、麦冬、阿胶养血滋阴，桂枝、防风、柴胡外祛三阳经之邪，茯苓、豆黄卷、神曲除内湿食积之邪，柴胡、桔梗、杏仁、白蔹升降气机，治疗虚劳气血俱虚，阴阳失调，外兼风邪者，适合长期服用。行王道也。③相激相荡。相反相冲，急剧威猛。《金匮要略》附子粳米汤（组成：炮附子、半夏、甘草、大枣、粳米）治疗腹寒雷鸣切痛，《外台秘要》蜀椒汤（蜀椒、炮附子、粳米、干姜、半夏、大枣、炙甘草）治疗心痛如刺、腹痛欲死。均用附子与半夏相反配伍，行霸道也。

二、药物本身因素相得

药物本身因素相得包括正品无假劣、道地药材、适时采收、去除混杂、去除非药用部位、无残留有害物质、规范炮制、安全储运、养护保质、有效期等，是保证药物质量和预期效用的基础。药物本身因素相得，综合起来成为药性。中医对于药性的认识，取类比象，层叠累积，独具特色。如橘皮、麻黄、荆芥、大黄、木贼、芫花、半夏、吴茱萸、枳壳等越陈越好。甘草忌心黑，鹿茸畏铜铁，鳖甲去旁裙，蛇蝎去头足等，选择药材或炮制加工要遵守各种注意事项。酒制升提于上；姜制发散于外；盐制，引药入肾而软坚；醋制，引药入肝而止痛；童便制，除去劣性而降下；米泔水制，除去燥性而和平；乳制润养；蜜制甘缓；土制补中焦；麦麸皮制抑酷性；去瓤者不至于腹胀，抽心者不至于烦闷等，炮制以后药物更容易取其气味归经、去除毒性、增加效用。

本草药物入药部位、采摘季节、性状、颜色、质地、归经、四气、五味、毒性、炮制、剂量、用法、功效、慎用、禁忌，乃至所生之地、所成之时等，均为药物本身因素相得的某一个方面特性。从不同方面理解药性，从不同方面归类药物，是用药相得的思维基础。通过药物自身的观察来分析药物的作用原理，并通过试用治病来认识药物的临床特性，这种本草特性称为药象[1]。《汤液本草·药类法象》曰："温凉寒热，四气是也……辛甘淡酸苦咸，五味是也……味之薄者，为阴中之阳，味薄则通，酸苦咸平是也；味之厚者，为阴中之阴，味厚则泄，酸苦咸寒是也。气之厚者，为阳中之阳，气厚则发热，辛甘温热是也；气之薄者，为阳中之阴，气薄则发泄，辛甘淡平凉寒是也……气味辛甘发散为阳，酸甘涌泄为阴。"将药物依四时五运之气分为五类：味之薄者，阴中之阳，归入"风生升"类，凡升麻、柴胡、羌活、防风升散通气之品皆属此类；气之厚者，阳中之阳，归入"热浮长"类，凡干姜、附子、肉桂、丁香助阳发热之品皆属此类；"湿化成"类，内应脾胃，因胃为水谷之海，五味并蓄，故其气兼温凉寒热，味有辛甘咸苦，凡黄芪、人参、党参、甘草皆属此类；气之薄者，阳中之阴，归入"燥降收"类，凡茯苓、泽泻、滑石、车前草降泄渗下之品皆属此类；味之厚者，阴中之阴，归入"寒沉藏"类，凡黄芩、黄连、黄柏、龙胆清泄之品皆属此类。

《医学启源·用药备旨》药性根梢法："凡根之在上者，中半已上，气脉上行，以生苗者为根。中半已下，气脉下行，入土者为梢。当知病在中焦用身，上焦用根，下焦用梢。经曰：根生梢降。"药性生熟用法："咽之下，脐之上者，须酒洗之；在下者，生用。凡熟升生降也。"张志聪《侣山堂类辩·药性形名论》有"因名而取实，因象以用形"说，归纳历代医家推演法象形类，如以脏补脏，以血导血，以枝达肢，以藤蔓通筋脉，以络通络，以根治本，以梗理气，以花解郁，以皮治皮，以心治心，以节治骨，以核治丸，以子明目，以子生子，以蒂安胎等；或者"色赤者走血，色白者走气；赤圆者象心，白瓣者象肺，紫尺者益脾，香圆者入胃，径直青赤者走肝，双仁圆小者补肾"。《生草药性备要》从草药形态推断药性，认为药草之茎成四棱形而叶对生者其性多温，茎梗圆者其性多寒等。根据法象理论归纳的用药方法和规律指导临证用药，综合药性，形色相类，物从其类，同形相趋，同气相求，仍然具有一定的实用性。但是，由于这种取象思维难免导致一些牵强附会的联系，加上药物的多种功效难分主次，药象分类又有明显的局限性。

《本草备要·药性总义》曰："药之为用，或地道不真，则美恶迥别；或市肆饰伪，则气味全乖；或收采非时，则良楛异质；或头尾误用，则呼应不灵；或制治不精，则功力大减。"药物本身因素相得，供货真实、药材质量、炮制规范、储运保质等，是保证临床疗效的基础。因此，临床应用时千万不可忽视药物本身因素的相得，对于知医不知药的临床医师尤为重要。

三、药物关联因素相得

临床用药相得不可分割影响药物疗效的关联因素，包括药物的配伍、剂量、剂型、用法，以及三因制宜、用药禁忌、社会学、经济学等。

（一）用药相得与调剂的关系

用药相得，有药有方。用药不相得，有药无方，有方无法。药物无序堆积，配伍颠倒，药力不保；牵制冲逆，乃至相反。《景岳全书·新方八略引》曰："药不执方，合宜而用，此方之不必有也。方以立法，法以制宜，此方之不可无也。夫方之善者，得其宜也。得其宜者，可为法也。方之不善者，失其宜也。失其宜者，可为鉴也。"

一药多能，一药多用，通过用药相得的配伍，如七情配伍、君臣佐使配伍、气味配伍、五脏苦欲补泻、标本配伍、去性取用配伍、有效组分或有效成分配伍等，调剂相得效专力宏，主要发挥某一种功能，或者增效、减毒、扩大功效，从而拓宽该药的临床应用。《神农本草经》曰："药……有单行者，有相须者，有相使者，有相畏者，有相恶者，有相反者，有相杀者。凡此七情，合和视之。"药物与药物之间药性相得，包括一般不同时使用十八反、十九畏的药物，以及同时使用相须或相使的药物，如麻黄得桂枝则能发汗，紫苏叶得葱白、豆豉亦能发汗；芍药得桂枝则能止汗，黄芪得白术则能止虚汗，如此等等，构成用药相得的主要内容。七情配伍重视药物间的相互作用，是药对、药组、药队、引经、固定结构、成方、合方等用药相得的理论基础。历代医家积累量丰富的临床经验，成为本草学、临床医学、医案等主要内容之一。现代随着对发病机制及中药药理研究的深入，为了达到多种药物在体内所起的联合效应最优化即用药相得，有学者特别重视单味药标准组分配伍、不同药物的有效组分配伍、针对病理环节的组分配伍、对病方与对证方的配伍等，有效组分或有效成分配伍是实现中医对病治疗，提高临床疗效的新途径[2]。

中医不传之秘在于量，同一药物的剂量不同，作用有可能不同，甚至作用相反。在相同的药物配伍关系中，同一药物在方剂中处于不同的主辅地位，药效属性有可能发生变化。某些毒性中药，其治疗量与中毒量非常接近，用量不足则疗效不显，用量过大则极易中毒。因此，合适的剂量范围或者准确的规范剂量，以及方剂中配伍药物的相对剂量关系，是临床用药相得的重要内涵。《神农本草经集注·序录》曰："分剂秤两，轻重多少，皆须甄别。若用得其宜，与病相会，入口必愈，身安寿延。若冷热乖衷，真假非类，分两违舛，汤丸失度，当瘥反剧，以至殆命。"

中药调剂时，汤、酒、茶、露、丸、散、膏、丹、片、锭、胶、曲、条剂、线剂等特定剂型，先煎、后下、包煎、另煎、冲服、烊化等特定煎法，饭前服、饭后服、餐间服、空腹服、睡前服、隔夜服及温服、冷服、热服、顿服、频服等特定服用法，恰当的疗程，均为保证临床用药相得的方法。《医学源流论·服药法论》曰："病之愈不愈，不但方必中病，方虽中病，而服之不得其法，则非特无功，而反有害，此不可不知也……服药之法，宜热宜温，宜凉宜冷，宜缓宜急，宜多宜少，宜早宜晚，宜饱宜饥，更有宜汤不宜散，宜散不宜丸，宜膏不宜丸。其轻重大小，上下表里，治法各有当。"

（二）用药相得与疾病的关系

1. 药证相宜　合理用药要遵循能不用就不用，能少用就不多用。用药相得，有是证用是药，包括辨病用药、三因制宜、用药忌口。严格遵守医嘱，注意不良反应。中药不良反应与药性偏性、配伍不当、用量不当、炮制不当、煎煮不当、用药途径不当、用药时间不当等相关。遵守用药医嘱，合理用药，才能防范中药不良反应。《医学要览·用药相得》曰："热药冷服，寒药热服者，寒因热用，热因寒用之法也。"

辨病用药按照中医的疾病名称、病机特点、舌脉症状选用相应的方药，或者按照西医的疾病名称、发病机制、病理状态或理化检查结果选用相应的方药。辨病用药与辨证用药综合起来分析，专病专方专药与辨症用药、辨证用药、辨病用药相结合，才能提高临床疗效。西医无病可辨或诊断不明，而中医可根据其临床特点用病名概括，可以有效进行辨证论治。某些患者的证的表现不明显，辨证困难，应重视辨病用药，或者辨症用药，注意病忌。

药物与疾病之间相得，包括：①用药寒温相得。包括正治法、反治法，《伤寒全生集·用药寒温相得》曰："夫发表之药用温，攻里之药用寒，温里之药用热者，各有所宜也……其于热药寒服，寒药热服，中和之剂温而服之。此则寒因热用，热因寒用，不寒不热，温而用之之义也。"《医学要览·用药相得》曰："表寒里热之症，用药温热凉寒之适宜，热是治病，动无遏举必矣。然又有寒用寒药，热用热药者，反治之法也。"②治病主药。主药即君药，处方中针对主要病因或主要病机及其主要证候，发挥主要治疗作用的药物。如《一见能医·用药须知》曰："头痛必须用川芎，不愈各加引经药。太阳羌活少柴胡，阳明白芷还须着；太阴苍术少细辛，厥阴吴萸用无错。"③五脏补泻药。五脏各有其性，遂其性则欲，违其性则苦，本脏所苦为泻，本脏所欲为补。《素问·藏气法时论》曰："肝欲散，急食辛以散之，用辛补之，酸泻之。""肝苦急，急食甘以缓之。"《一见能医·用药须知》曰："肝虚者，陈皮、生姜之类补之。虚则补其母，肾者，肝之母也，以熟地黄、黄柏补之。如无他症，钱氏地黄丸主之。实则白芍药泻之，如无他症，钱氏泻青丸主之。实则泻其子，以甘草泻心；心者，肝之子也。"余脏类此。④引经药报使。引经是归经与配伍的结合，通过引经可改变其他药物的作用方向或部位，或使其作用侧重或集中于特定的方向和部位。如阳明胃大肠经，葛根、石膏、白芷、升麻；太阴脾肺经，升麻、白芍、白芷、桔梗等。

2. 三因制宜　因人、因时、因地等三因制宜，强调药物与疾病之间的关系相得。在共性治疗原则的规律下，实施个体化治疗方案[3]。

（1）因人制宜：个人自身的情况最为复杂。根据患者年龄、性别、体质、生活习惯、职业、性格、精神心理、遗传因素、疾病因素不同等个体差异，用药不同。患者的既往病史和用药史、有何基础疾病、药物过敏史及现用药情况，以及肝脏疾患、肾功能损伤、心脏疾病、甲状腺疾病及胃肠道功能失常等各种疾病状态都可能对药物作用产生影响。《医学源流论·病同人异论》曰："夫七情六淫之感不殊，而受感之人各殊。或气体有强弱，质性有阴阳，生长有南北，性情有刚柔，筋骨有坚脆，肢体有劳逸，年力有老少，奉养有膏粱藜藿之殊，心境有忧劳和乐之别。更加天时有寒暖之不同，受病有深浅之各异。"

（2）因时制宜：人体生理功能和疾病发展与气候变化、环境昼夜变化有着密切的关系。《素问·六元正纪大论》曰："用寒远寒，用凉远凉，用温远温，用热远热。"

（3）因地制宜：不同地区的自然环境，如气候、水土以及生活习惯，对人体的生理活动和病理变化有着不同的影响，或者产生地方性疾病，所以治疗用药也有特殊性。《千金要方·治病略例》曰："凡用药皆随土地所宜，江南岭表，其地暑湿，其人肌肤薄脆，腠理开疏，用药轻省。关中河北，土地刚燥，其人皮肤坚硬，腠理闭塞，用药重复。"

3. 用药禁忌　避免用药禁忌，才能用药相得。用药禁忌包括时禁、经禁、病禁、药禁，妊娠药禁、产后药禁，病症食忌、服药食忌。①杂病四禁：非其时不用其药，非其经不用其药，非其病不用其药，非其药不入其方。《脾胃论·用药宜禁论》曰："凡治病服药，必知时禁、经禁、病禁、药禁。……察其时，辨其经，审其病，而后用药，四者不失其宜，则善矣。"冬不用白虎，夏不用青龙，春夏不服桂枝，秋冬不服麻黄，不失气宜，称为时禁。风寒在太阳禁早下，阳明燥火禁发汗、禁利小便，邪在少阳禁汗、禁下，称为经禁。"病禁者，如阳气不足，阴气有余之病，则凡饮食及药，忌助阴泻阳。诸淡食及淡味之药，泻升发以助收敛也；诸苦药皆沉，泻阳气之散浮；诸姜、附、官桂辛热之药，及湿面、酒、大料物之类，助火而泻元气；生冷、硬物损阳气，皆所当禁也。"《一见能医·用药须知》臌胀药禁："白术、黄芪、白茯苓、蜂蜜、大枣及黄精，二麦、二门并五味，误服痰涎必上升。"②妊娠药禁：凡峻下、滑利、行血、破血、耗气、散气及一切有毒之品均应禁用。如附子、巴豆、芒硝、牛膝、薏苡仁、蜈蚣、三棱、桃仁、赭石、芫花、麝香等等。或有导致动胎、滑胎、畸胎、死胎之顾虑。③产后药禁：产后气血骤伤，百脉空虚，故其治总以温补为先。如生梨、栀子、黄芩、黄连等寒凉药物均不宜用。

另外，服中药时的饮食禁忌包括病症食忌和服药食忌。病症食忌是根据疾病性质来讲究忌口，像湿热证应忌食辛辣、油腻、煎炸食品，如结肠炎属湿热证，应选择清淡易消化的食物。而寒凉证就应忌食生冷、寒凉的东西，如感冒属风寒证，应选择温热、辛辣的食物。中医上服药食忌讲究更多，大多是因为药性相反、药效相克、影响吸收代谢等。如服人参时忌萝卜，服鳖甲忌苋菜。服中药时不要喝浓茶，应以喝白开水为主。服中药时不能吃辣椒，特别是热证，服清热凉血或滋阴降火药时更不宜吃辣椒，否则会使治疗无效或疗效减弱。服中药煎剂及丸药时，忌生、冷、油腻食物等。

（三）用药相得与社会学的关系

合理用药可以促进社会良性运动，把患者当作"社会人"和"复杂人"来诊治，才能"药到病除"[4]。患者对疾病的认知水平、体力活动、饮食、睡眠状况、心理需求，乃至风俗文化、社会经济等背景，药物与社会学之间关系的相得，即控制各种因素对药物效应的影响，最大限度地减少用药风险，获取最佳治疗效果的过程。安全、有效、经济地使用药物，优先使用价廉易得的基本药物，是医德的基本要求。

药物与社会经济之间相得的具体情况，包括中医学全面理解的社会环境，用药相得崇尚治未病，强调不药而愈，根据天人相应用药，身心同治，用药有时代性，用药不违背社会规范，提倡药物易得使用简便，注重防治不合理用药产生的药邪。《医门法律·先哲格言》引《初学记》曰："夫医者非仁爱之士不可托也。非聪明达理，不可任也，非廉洁淳良，不可信也。是以古之用医，必选明良，其德能仁恕博爱，其智能宣畅曲解，能知天地神祇之次，能明性命吉凶之数，处虚实之分，定顺逆之节，原疾病之轻重，而量药剂之多少，贯微洞幽，不失细少，如此乃谓良医。岂区区俗学能之哉？"

四、结语

博涉知病，屡用达药。《医学要览·用药相得》曰："用药之际，祸福所关，是实践功夫，非可假借也。"用药相得必须建立在辨病辨证、通晓药性、学术传承、实践经验的基础上，同时受到自然资源、国家政策、医疗现状、患者依从性等限制。用药相得既是实现处方最优化的一种临床思维方法，又是处方合理性安全性的一种综合评判标准。合理用药是一项系统工程。惟德繁物，辅生驭福。临床上，用药相得即精准医疗合理用药，但是相得的具体用药方法并不是唯一的，不同的用药方法就是个人医德、学识水平和临床经验的体现。

参考文献

[1] 梁永林，赵鲲鹏，刘稼，等.中药药象探究 [J].中医药学报，2008，36（05）：78-79.
[2] 王阶，郭丽丽，杨戈，等.方剂配伍理论研究方法及研究前景 [J].世界科学技术，2006，8（01）：1-5.
[3] 曾繁典.个体化药物治疗与合理用药 [A].中国药理学会.2011年全国医药学术论文交流会暨临床药学与药学服务研究进展培训班资料汇编 [C].中国药理学会，2011：5.
[4] 张常明.对"不合理用药"的社会学思考 [J].中国药房，1991，2（04）：38.

附录 脑科相关研究文献索引

一、科研项目

[1] 安脑平冲汤对大鼠高血压脑出血后脑水肿的影响及其机理研究。湖南省自然科学基金（10JJ6050）。

[2] 从 Ca^{2+}/AQP-4 探讨安脑平冲汤抗脑出血后脑水肿的分子机理研究。湖南省科技厅（2011SK3100）。

[3] 从 MAPK/MMP-9 信号通路探讨活血荣络法对脑梗死的保护机理。湖南省中医药科研计划（2011036）。

[4] 复方丹参片对阿尔茨海默病的临床和实验研究（参与）。"重大新药创制"国家科技重大专项（2011ZX09201-201-01）。

[5] 活血荣络片对大鼠脑缺血再灌注后细胞内质网应激 PERK 信号通路的影响研究。长沙市科技计划项目（K1308023-31）。

[6] 从 PERK 通路探讨脑缺血再灌注内质网应激机制及活血荣络法干预研究。湖南省教育厅科学研究重点项目（14A111）。

[7] 滋阴活血法干预 AD 星形胶质细胞模型神经触突毒性的分子机制研究。湖南省科技厅课题（2014SK3037）。

[8] 全国名老中医药专家陈大舜传承工作室建设项目。国家中医药管理局［国中医药人教发（2014）20号］。

[9] 从 PAR-1/AQP-4 探讨平冲降逆法对脑出血脑水肿的作用机理。湖南省部共建中医内科学实验室开放基金项目（ZYNK201505）。

[10] 姜黄益智片治疗血管性痴呆痰瘀阻络证的临床研究。湖南中医药大学干细胞中药调控与应用实验室开放基金资助项目（2015GXB01）。

[11] 三甲复脉汤治疗帕金森病作用机制探讨。湖南中医药大学校级科研基金（ZYYDX201730）。

[12] 湖南省科技厅科技创新平台与人才计划项目——中医脑病临床研究中心。湖南省科技厅（2017SK4005）。

[13] 基于安脑平冲方干预 Fe 损伤星形胶质细胞模型 AQP-4 表达探讨其对脑出血脑水肿的作用机理。湖南省中医药科研计划（201824）。

[14] 从星形胶质细胞足突离子网络调控机制探讨安脑平冲方对脑出血脑水肿的作用机理。国家自然科学基金（81874463）。

二、图书著作

[1] 周德生，何清湖. 马王堆医方释义［M］. 北京：人民军医出版社，2014.

[2] 周德生，刘利娟. 中医四大经典与临床：黄帝内经临证精华［M］. 太原：山西科学技术出版社，2018.

[3] 陈大舜，周德生. 最好的中医名著公开课：名师解读历代名医临床必读医论［M］. 长沙：湖南科学技术出版社，2014.

[4] 周德生. 整合论治——陈大舜临床经验传承集［M］. 长沙：湖南科学技术出版社，2020.

[5] 周德生，严浩成，李国菁，黄仁忠. 王行宽杂病治肝经验集［M］. 北京：中医古籍出版社，2005.

[6] 周德生. 脑科揆度奇恒录［M］. 天津：天津科学技术出版社，2016.

[7] 周德生，旷惠桃. 中医内科查房手册［M］. 太原：山西科学技术出版社，2004.

[8] 周德生，肖志杰. 中西医结合临床释疑丛书：内科释疑［M］. 长沙：湖南科学技术出版社，2008.

[9] 谭元生，周德生. 新编中医手册［M］. 长沙：湖南科学技术出版社，2017.

[10] 周德生，胡华. 中西医诊疗套餐系列：神经科中西医诊疗套餐［M］. 北京：人民军医出版社，2013.

[11] 周德生，姚欣艳，肖志杰，等. 吃治百病系列丛书：百病药食忌口［M］. 太原：山西科学技术出版社，2002.

[12] 周德生. 袖珍方药速查丛书：袖珍中医名方临床应用速查手册［M］. 长沙：湖南科学技术出版社，2012.

[13] 周德生，胡华. 袖珍方药速查丛书：袖珍中医临床专科必备方剂速查手册［M］. 长沙：湖南科学技术出版社，

2017.

[14] 周德生. 脑卒中良方 [M]. 太原：山西科学技术出版社，2004.

[15] 周德生，姚欣艳. 中风病良方大全 [M]. 太原：山西科学技术出版社，2016.

[16] 吴泽君，周德生. 湖南药物志（第5卷）[M]. 长沙：湖南科学技术出版社，2004.

[17] 周德生，巢建国. 实用中草药彩色图鉴大全集：全草类中草药彩色图鉴 [M] /皮茎木叶花树脂及菌藻类中草药彩色图鉴 [M] /根和根茎类中草药彩色图鉴 [M] /果实和种子类中草药彩色图鉴 [M]. 长沙：湖南科学技术出版社，2015.

[18] 周德生，谭元生. 简明中药手册 [M]. 太原：山西科学技术出版社，2014.

[19] 周德生，黄仁忠. 常用中药特殊配伍精要 [M]. 太原：山西科学技术出版社，2007.

[20] 周德生. 袖珍方药速查丛书：袖珍中药配伍与常用药对速查手册 [M]. 长沙：湖南科学技术出版社，2012.

[21] 周德生. 袖珍方药速查丛书：袖珍中药药理与临床应用速查手册 [M]. 长沙：湖南科学技术出版社，1999.

[22] 周德生，李中. 中西药合用解读 [M]. 太原：山西科学技术出版社，2016.

[23] 周德生. 常用中药不良反应与防范 [M]. 太原：山西科学技术出版社，2008.

三、学位论文

[1] 张雪花. 大黄䗪虫丸治疗缺血性中风疗效观察及其对性激素、血脂水平的影响 [D]. 湖南中医药大学，2006.

[2] 胡华. 复方丹参片治疗瘀阻脑络型血管性痴呆的临床研究 [D]. 湖南中医药大学，2007.

[3] 谭静. 通窍止痛散治疗偏头痛瘀血型的临床研究 [D]. 湖南中医药大学，2007.

[4] 张希. 镇肝熄风汤对急性脑出血阴虚风动证的影响 [D]. 湖南中医药大学，2008.

[5] 王小锋. 舒络粉针治疗脑血栓形成血瘀络热型的临床研究 [D]. 湖南中医药大学，2008.

[6] 龙斯玥. 聪尔健颗粒治疗髓海空虚气虚血瘀型阿尔茨海默病的临床研究 [D]. 湖南中医药大学，2008.

[7] 陈莎. 失眠的辨证用药规律研究 [D]. 湖南中医药大学，2008.

[8] 张依蕾. 天龙复步汤治疗动脉粥样硬化性脑血栓形成恢复期的临床研究 [D]. 湖南中医药大学，2009.

[9] 聂志红. 柔肝宁神汤治疗心肝阴虚兼痰热内扰型失眠的临床研究 [D]. 湖南中医药大学，2009.

[10] 陶文强. 解语汤治疗假性球麻痹风痰瘀阻型的临床观察 [D]. 湖南中医药大学，2009.

[11] 甘沫英. 鹿衔通督汤治疗颈性眩晕肾精不足筋脉瘀滞兼风阳上扰证的临床研究 [D]. 湖南中医药大学，2009.

[12] 陈学裕. 八虎搽剂离子导入治疗急性面神经麻痹的临床疗效观察 [D]. 湖南中医药大学，2009.

[13] 黄雄. 首乌秦艽汤治疗脑出血恢复期阴血亏虚兼风痰瘀阻型的临床研究. [D]. 湖南中医药大学，2009.

[14] 马成瑞. 多发性硬化的中医辨证分型研究 [D]. 湖南中医药大学，2009.

[15] 王胜弘. 养荣通络汤治疗气阴两虚兼风热瘀络型糖尿病周围神经病的临床研究 [D]. 湖南中医药大学，2009.

[16] 曾繁勇. 滋肾通络颗粒治疗脑血栓形成恢复期肝肾阴虚兼风痰瘀阻型的临床研究. [D]. 湖南中医药大学，2009.

[17] 朱婷. 安脑平冲剂对脑出血大鼠GAS、SS表达的影响 [D]. 湖南中医药大学，2010.

[18] 陈艳. 安脑平冲剂对大鼠脑出血后脑水肿及AQP-4、MMP-2/9蛋白表达影响的研究 [D]. 湖南中医药大学，2010.

[19] 纪传荣. 银杏内酯B注射液治疗动脉粥样硬化性血栓性脑梗死——瘀血阻络证的临床研究 [D]. 湖南中医药大学，2010.

[20] 杨洋. 马钱子提取物士的宁对体外损伤后多巴胺神经元保护作用的研究 [D]. 湖南中医药大学，2010.

[21] 周俊. 葛酮通络胶囊治疗脑梗死恢复期瘀血阻络证IV期临床疗效观察 [D]. 湖南中医药大学，2010.

[22] 胡常玲. 南五味子软胶囊治疗失眠症气阴两虚证临床疗效观察 [D]. 湖南中医药大学，2011.

[23] 孙文艳. 银络胶囊治疗脑血栓形成恢复期瘀血阻络证的临床疗效观察 [D]. 湖南中医药大学，2011.

[24] 王佳君. 复方丹参片对AD转基因细胞模型APPmRNA表达的影响 [D]. 湖南中医药大学，2011.

[25] 孙晓鹏. 复方丹参片对AD转基因细胞模型Aβ、AChE、Tau蛋白水平的影响 [D]. 湖南中医药大学，2012.

[26] 陈瑶. 安脑平冲片对大鼠脑出血后血肿周围组织水通道蛋白9及血脑屏障的影响 [D]. 湖南中医药大学，2012.

[27] 钟捷. 鹿衔菖芎汤治疗椎——基底动脉供血不足眩晕痰浊中阻、瘀血阻窍证的临床疗效观察 [D]. 湖南中医药大学，2012.

[28] 李煦昀. 安脑平冲片联合甘露醇注射液对大鼠脑出血后血肿周围基质金属蛋白酶9及其组织抑制因子1表达的影响 [D]. 湖南中医药大学，2012.

[29] 王仙伟. 天龙通络胶囊治疗脑梗死恢复期风痰瘀阻证临床疗效观察 [D]. 湖南中医药大学，2012.

［30］林萃才. 龙齿雪莲汤治疗气阴两虚燥热扰神证焦虑症的临床疗效观察［D］. 湖南中医药大学，2012.

［31］刘利娟. 安脑平冲片对大鼠脑出血模型 NSE、S100b、BDNF 的影响［D］. 湖南中医药大学，2013.

［32］李媚. 活血荣络片对大鼠急性脑梗死 MMP-9 蛋白表达影响的研究［D］. 湖南中医药大学，2013.

［33］张超群. 复方丹参片对实验性急性脑缺血大鼠血管新生相关因子影响的研究［D］. 湖南中医药大学，2013.

［34］寇志刚. 从 caveolin-1 表达探讨活血荣络片促大鼠脑缺血后血管新生的机理［D］. 湖南中医药大学，2013.

［35］曾荣. 银丹心脑通软胶囊治疗脑梗死恢复期瘀血阻络证的临床研究［D］. 湖南中医药大学，2013.

［36］王燕. 资脾清痰颗粒治疗失眠症气阴两虚痰热内扰证患者的临床疗效［D］. 湖南中医药大学，2013.

［37］袁雅洁. 血管性认知功能障碍患者中医证型规律研究［D］. 湖南中医药大学，2014.

［38］程丽娜. 塞络通胶囊治疗血管性痴呆气虚血瘀证的临床疗效观察［D］. 湖南中医药大学，2014.

［39］李中. 多发性硬化患者特殊治疗后中医证候变化的横断面调查研究［D］. 湖南中医药大学，2014.

［40］肖科金. 交泰颗粒治疗阴虚火旺心肾不交证失眠症临床疗效研究［D］. 湖南中医药大学，2014.

［41］丁瑞丛. 活血荣络片治疗缺血性中风瘀血阻络证临床疗效观察［D］. 湖南中医药大学，2014.

［42］欧宇芳. 百灵安神片治疗肝肾阴虚证失眠症的临床研究［D］. 湖南中医药大学，2015.

［43］秦甜. 针刺治疗脑出血急性期患者临床疗效及安全性的系统评价［D］. 湖南中医药大学，2015.

［44］向艳南. 脑出血急性期中医证素辨证规律研究［D］. 湖南中医药大学，2015.

［45］陈湘鹏. 活血荣络片对脑梗死急性期阴虚血瘀证患者线粒体功能影响的研究［D］. 湖南中医药大学，2015.

［46］李彩云. 从 Aβ 转运清除探讨活血荣络片治疗阿尔茨海默病的机理［D］. 湖南中医药大学，2015.

［47］李珊. 活血荣络片对 AD 模型小鼠 AchE 和 ChAT 表达的影响［D］. 湖南中医药大学，2016.

［48］刘利娟. 活血荣络方治疗急性期脑梗死临床疗效观察及对 PERK 通路相关自噬调控实验研究［D］. 湖南中医药大学，2016.

［49］王洪海. 活血荣络方对大鼠脑缺血再灌注损伤 JAK2/STAT3 信号通路的调控机制研究［D］. 湖南中医药大学，2016.

［50］陈娉婷. 丹龙醒脑方对脑缺血再灌注损伤大鼠海马区神经干细胞增殖及 Notch1、Notch2、Hes1 蛋白表达的影响［D］. 湖南中医药大学，2016.

［51］周颖璨. 活血荣络方对大鼠脑缺血再灌注损伤模型 JAK2/STAT3、IL-1β、TNF-α 表达的干预作用［D］. 湖南中医药大学，2016.

［52］袁英媚. 舒郁清脑颗粒治疗紧张型头痛肝郁气滞证的临床疗效观察［D］. 湖南中医药大学，2016.

［53］吴兵兵. 姜黄益智胶囊治疗血管性痴呆痰瘀阻络证疗效及 MRI-ASL 灌注成像研究［D］. 湖南中医药大学，2017.

［54］邓龙. 姜黄在脑病临床中的应用规律及姜黄益智胶囊治疗血管性痴呆痰瘀互结证的疗效观察［D］. 湖南中医药大学，2017.

［55］李中. 安脑平冲片治疗脑出血肝阳暴亢、风火上扰证临床疗效评价及作用机制研究［D］. 湖南中医药大学，2017.

［56］江元璋. 活血荣络颗粒联合针刺八脉交会穴治疗脑梗死恢复期的临床研究［D］. 湖南中医药大学，2017.

［57］高玉萍. 陈大舜教授治疗失眠的学术思想研究［D］. 湖南中医药大学，2018.

［58］蒋成婷. 基于数据挖掘技术探讨陈大舜教授治疗原发性头痛学术思想［D］. 湖南中医药大学，2018.

［59］徐洋. 基于数据挖掘技术的陈大舜教授治疗眩晕病的学术思想和经验总结［D］. 湖南中医药大学，2018.

［60］周平. 陈大舜教授"和法论治"学术思想传承与临床经验总结［D］. 湖南中医药大学，2018.

［61］郭雅玲. 陈大舜教授治疗内科杂病辨证规律研究［D］. 湖南中医药大学，2018.

［62］郭彪. 陈大舜教授内科杂病处方用药规律研究［D］. 湖南中医药大学，2018.

［63］张秀萍. 中医脑病科基本术语英译研究［D］. 湖南中医药大学，2018.

［64］谢凯萍. 基于某中医医院脑梗死急性期辨证用药规律挖掘分析［D］. 湖南中医药大学，2018.

［65］苏爱莲. 基于中医传承辅助系统研究脑出血急性期用药规律［D］. 湖南中医药大学，2018.

［66］朱哲民. 台北和长沙地区急性缺血中风患者中医证候与体质类型的对比研究［D］. 湖南中医药大学，2018.

［67］雷伊琳. 安脑平冲方对脑出血大鼠模型脑组织中转铁蛋白及其受体的影响［D］. 湖南中医药大学，2019.

［68］冯君健. 安脑平冲汤对大鼠脑出血后神经保护机制研究［D］. 湖南中医药大学，2019.

［69］程慧娟. 中药针剂联合不同中医特色疗法治疗急性期脑梗死瘀血阻络证的回顾性研究［D］. 湖南中医药大学，2019.

［70］黄雷. 中医外治法联合中西医治疗急性期缺血性卒中瘀血阻络证的临床疗效观察［D］. 湖南中医药大学，2019.

［71］李娟．急性脑梗死中西医结合治疗方案的卫生经济学评价［D］．湖南中医药大学，2019．

四、研究论文

［1］周德生．现代中医学的两个基本特征［J］．医学与哲学，1996（09）：502．

［2］周德生．试论历代名医创立新说的思维规律［J］．湖南中医学院学报，1996（02）：5-8．

［3］周德生，陈大舜．试论津液循环与津液代谢［J］．辽宁中医杂志，1997（04）：13-14．

［4］陈荣荣．中药治疗小儿智力低下的研究进展与研究思路［A］．中国中西医结合学会神经科专业委员会．第三届全国中西医结合神经系统疾病学术会议论文集［C］．中国中西医结合学会神经科专业委员会：中国中西医结合学会，2000：1．

［5］周德生，胡国恒，刘建和．从肾论治小儿智力低下研究考略［J］．中医药学刊，2002（03）：380-381．

［6］肖志杰，周德生．巨细胞颞动脉炎误诊1例报道［J］．脑与神经疾病杂志，2002（02）：117．

［7］周德生，肖志杰，吴艳玲，等．化痰活血通络法治疗脑梗死偏瘫及其对血液流变学的影响［J］．中医药学刊，2002（05）：691-694．

［8］吴艳玲，周德生．类风湿关节炎并脑梗死1例［J］．安徽中医临床杂志，2002（05）：405．

［9］周德生，隆献．从阴阳升降探讨脑卒中的证治规律［J］．中医药通报，2003（01）：10-12．

［10］周德生，刘庆林，戴飞跃，等．安脑平冲汤联合西药治疗丘脑出血急性期临床疗效观察［J］．中西医结合心脑血管病杂志，2003（07）：406-407．

［11］袁梦石，周德生，欧少福，等．大黄治疗脑室出血临床观察［J］．中国中医急症，2003（04）：307-386．

［12］周德生，刘庆林，王秋萍，等．中西医结合治疗丘脑出血急性期的临床观察［J］．湖南中医学院学报，2003（04）：41-43．

［13］周鸿图，蒋本尤，吴雪梅，等．辨证分型治疗中风后遗症129例分析［J］．中医药学刊，2004（02）：326-327．

［14］黄仁忠．探讨中医心理卫生保健预防精神障碍的原则与方法［A］．中国康复医学会脑血管病专业委员会．中国康复医学会脑血管病专业委员会第八次全国学术研讨会论文集［C］．中国康复医学会脑血管病专业委员会：中国康复医学会，2004：3．

［15］周德生．黄保民教授养阴活血法治疗脑血管病经验总结［J］．中医药通报，2004（05）：28-30．

［16］周德生．黄保民治疗脑血管病经验初步总结［J］．中国中医药信息杂志，2005（01）：80-81．

［17］周德生．黄保民教授治疗脑血管病验方集锦［J］．中医药通报，2006（01）：24-28．

［18］周德生，张雪花，谭静．荣气虚滞论［J］．中医药通报，2005（02）：22-25．

［19］张雪花，周德生．性激素与脑梗死相关性研究进展［J］．中医药导报，2006（03）：72-73，77．

［20］胡华，周德生．中医药治疗颅内肿瘤的研究思路［J］．中西医结合心脑血管病杂志，2006（06）：521-524．

［21］谭静，周德生．中医药防治偏头痛研究概况［J］．中医药信息，2007（01）：8-11．

［22］高晓峰，高云峰，周德生．中西医结合治疗POEMS综合征1例报道［J］．中国中医药信息杂志，2007（01）：82，86．

［23］谭静，周德生．新型隐球菌脑膜炎误诊1例［J］．疑难病杂志，2007（01）：51．

［24］周德生．九宫八风理论对中风病的临床启示［J］．中医文献杂志，2007（01）：33-35．

［25］胡华，周德生，苏丽清．活血化瘀法治疗血管性痴呆的研究进展［J］．中医药学报，2007（03）：39-43．

［26］黄小锋，周德生．活血化瘀法治疗脑出血急性期研究进展［J］．中国中医急症，2007（10）：1250-1252．

［27］黄小锋，周德生．中西医结合治疗脊肌萎缩症呼吸困难1例［J］．疑难病杂志，2007（10）：627-628．

［28］张雪花，周德生．大黄䗪虫丸临床应用进展［J］．河南中医，2007（11）：87-88．

［29］龙斯玥，周德生．补肾活血法治疗老年性痴呆研究进展［J］．中国中医药信息杂志，2008（S1）：91-92．

［30］龙斯玥，周德生．中医对智能的认识［J］．中华中医药学刊，2008（07）：1546-1548．

［31］龙斯玥，周德生．补肾活血法治疗老年性痴呆的研究进展［J］．世界中医药，2008（05）：319-320．

［32］周德生，胡华，谭光波，等．安脑平冲汤联合泮托拉唑治疗脑出血急性期昏迷患者应激性溃疡的临床观察［J］．中西医结合心脑血管病杂志，2008（10）：1156-1157．

［33］聂志红，周德生，姚欣艳．艾滋病并发皮肤隐球菌病及隐球菌性脑炎一例误诊分析［J］．临床误诊误治，2009，22（01）：62-63．

［34］黄雄，周德生．出血性中风恢复期及后遗症中医药治疗的研究进展［J］．中西医结合心脑血管病杂志，2009，7

（03）：339-341.

[35] 陶文强，周德生. 赵学敏及其著作串拾 [J]. 中国民族民间医药，2009，18（05）：50-51.

[36] 聂志红，周德生，姚欣艳. 艾滋病并发隐球菌病1例 [J]. 中医药临床杂志，2009，21（03）：246-247.

[37] 周俊，周德生，姚欣艳. 隐球菌性脑膜炎1例报道 [J]. 中国当代医药，2009，16（11）：158-159.

[38] 张依蕾，周德生. 缺血性中风的中医药研究进展 [J]. 广西中医学院学报，2009，12（02）：75-77.

[39] 高晓峰，邹怡，周德生，等. 加减通窍活血汤治疗急性脑梗死60例临床观察 [J]. 实用中西医结合临床，2009，9（04）：13-15.

[40] 周俊，周德生. 现代输液与六经辨证 [J]. 甘肃中医，2009，22（08）：3-4.

[41] 杨洋，周德生. 中药及其提取物对神经生长和再生研究进展 [J]. 中国中医药信息杂志，2009，16（10）：99-101.

[42] 聂志红，周德生，张依蕾. 养阴清热化痰法治疗青中年失眠的临床研究 [J]. 现代中西医结合杂志，2009，18（30）：3723-3724.

[43] 纪传荣，周德生. 带状疱疹神经节神经病致双侧瞳孔散大1例 [J]. 现代中西医结合杂志，2009，18（33）：4136-4137.

[44] 周德生，马成瑞. 223例多发性硬化患者中医辨证分型研究 [J]. 中国中医药信息杂志，2009，16（12）：21-23.

[45] 朱婷，周德生. 脊髓型多发性硬化1例 [J]. 疑难病杂志，2009，8（12）：761-762.

[46] 陈艳，胡华，周德生. 椎基底动脉系统畸形致青年人脑梗死2次1例 [J]. 疑难病杂志，2010，9（04）：309-310.

[47] 周德生，钟捷，高晓峰，等. 安脑平冲汤治疗蛛网膜下腔出血临床研究 [J]. 新中医，2010，42（05）：11-13.

[48] 周德生，朱婷，胡华，等. 生长抑素、胃泌素与应激性溃疡的中医药干预研究进展 [J]. 中西医结合心脑血管病杂志，2010，8（05）：597-600.

[49] 曾伟，周德生. 依达拉奉注射液治疗进展性脑梗死的临床观察 [J]. 中国当代医药，2010，17（15）：48-49.

[50] 周俊，周德生. 天然黄酮类化合物对心脑血管的药理研究进展 [J]. 中西医结合心脑血管病杂志，2010，8（06）：725-727.

[51] 周德生，陈艳，钟捷，等. 水通道蛋白4与脑出血后脑水肿 [J]. 医学综述，2010，16（12）：1767-1769.

[52] 张超群，马锋，周德生，等. 僵人综合征1例 [J]. 疑难病杂志，2010，9（07）：553-554.

[53] 马锋，喻斌，张超群，等. 小儿对冲性额挫裂伤1例 [J]. 中医药临床杂志，2010，22（08）：711-713.

[54] 钟捷，陈艳，周德生. 仙茅等中药致药物中毒性周围神经病1例 [J]. 现代中西医结合杂志，2010，19（24）：3107-3108.

[55] 张超群，周德生，高晓峰，等. T_{12} 爆裂骨折并交感神经链综合征1例诊治报告 [J]. 中医药临床杂志，2010，22（12）：1064-1065.

[56] 周德生，陈艳，胡华，等. 安脑平冲汤对大鼠脑出血后脑水肿及水通道蛋白表达的影响 [J]. 中国中医药信息杂志，2011，18（01）：49-50.

[57] 孙文艳，周德生. 痉挛性斜颈1例 [J]. 疑难病杂志，2011，10（01）：66.

[58] 张超群，周德生. 丹参治疗心脑血管疾病机制的研究进展述略 [J]. 实用中医内科杂志，2011，25（01）：16-19.

[59] 王佳君，周德生. 单味中药促智作用机制的研究进展 [J]. 中华中医药学刊，2011，29（02）：391-394.

[60] 周德生，陈艳，胡华，等. 安脑平冲汤对大鼠脑出血后脑水肿及 MMP-2/9 蛋白表达的影响 [J]. 疑难病杂志，2011，10（02）：129-131.

[61] 周德生. 试论情志病的特点 [J]. 河南中医，2011，31（03）：214-217.

[62] 王佳君，周德生. 胡代槐教授辨治周围神经疼痛经验 [J]. 中国中医急症，2011，20（03）：402，404.

[63] 周德生，朱婷，张熙，等. 安脑平冲汤对脑出血大鼠胃泌素、生长抑素表达的影响 [J]. 中华中医药学刊，2011，29（04）：795-798.

[64] 余小平，张超群，覃仁安，等. 复方丹参片对急性脑缺血大鼠血管新生因子影响的研究 [J]. 中华中医药学刊，2011，29（05）：1145-1148.

[65] 周德生. 脑主神机论 [J]. 中国中医药现代远程教育，2011，9（11）：2-4.

[66] 周德生，黄政德，谢雪娇，等. 探讨郭振球教授对脑卒中辨病论治和辨证论治相结合的临床思维规律 [J]. 甘肃中医，2011，24（06）：14-16.

[67] 周德生. "脑为奇恒之府"理论的临床应用 [J]. 中国中医药现代远程教育，2011，9（15）：8-9.

[68] 覃仁安，张超群，余小平，等. 复方丹参片对急性脑缺血大鼠药理作用的探讨 [J]. 中西医结合心脑血管病杂志，

2011, 9 (09): 1092 - 1094.

[69] 陈瑶, 周德生. 参麦饮与生脉饮之异同探讨 [J]. 光明中医, 2011, 26 (12): 2563 - 2564.

[70] 陶文强, 周德生, 胡华, 等. 安脑平冲片治疗脑出血伴顽固性呃逆临床观察 [J]. 新中医, 2012, 44 (03): 11 - 13.

[71] 孙晓鹏, 周德生. 多灶性运动神经病 1 例 [J]. 中国现代药物应用, 2012, 6 (06): 87.

[72] 周德生, 周鸿图, 胡华, 等. 马王堆医书养生思想实用性之探讨 [J]. 湖南省博物馆馆刊, 2012 (4): 24 - 28.

[73] 周德生, 王仙伟. 风药在脑血管病中作用机制的研究进展 [J]. 辽宁中医杂志, 2012, 39 (05): 951 - 953.

[74] 周德生, 李煦昀, 王仙伟, 等. 基质金属蛋白酶与高血压脑出血后脑水肿相关性的研究进展 [J]. 医学综述, 2012, 18 (16): 2545 - 2547.

[75] 王仙伟, 周德生, 李煦昀. 线粒体脑肌病治验一则 [J]. 浙江中医杂志, 2012, 47 (09): 676 - 677.

[76] 杨洋, 周德生, Wolf-Dieter RAUSCH, 等. 士的宁对多巴胺能神经元的保护作用 [J]. 中国实验方剂学杂志, 2012, 18 (24): 223 - 227.

[77] 彭勃, 周德生, 高晓峰, 等. 活血荣络片治疗血管性痴呆 36 例 [J]. 光明中医, 2012, 27 (11): 2194 - 2196.

[78] 刘君, 王净净, 钟金桥, 等. 构建风眩中医临床疗效评价体系的思路与方法 [J]. 中华中医药杂志, 2012, 27 (12): 3162 - 3164.

[79] 周德生, 李媚, 胡华, 等. MMP-9 的表达与脑梗死后脑水肿 [J]. 中华中医药学刊, 2012, 30 (12): 2676 - 2678.

[80] 胡华, 周德生, 喻嵘, 等. 复方丹参片对阿尔茨海默病转基因细胞模型 Aβ 表达的影响 [J]. 中国中西医结合杂志, 2012, 32 (12): 1663 - 1666.

[81] 周德生, 孙晓鹏. 活血化瘀法对老年性痴呆的研究进展 [J]. 中医药学报, 2012, 40 (06): 136 - 138.

[82] 周德生, 曾荣, 胡华, 等. 冰片透过血脑屏障之述评 [J]. 中国中医急症, 2013, 22 (01): 67 - 70.

[83] 李媚, 周德生, 刘丽娟, 等. 退行性脑脊液循环障碍 1 例报告 [J]. 中医药临床杂志, 2013, 25 (01): 61 - 62.

[84] 刘利娟, 周德生. 蜈蚣复方致周围神经损害 1 例 [J]. 中医药导报, 2013, 19 (01): 115 - 116.

[85] 周德生, 刘利娟, 陈瑶, 等. AQP-4 和 Ca²⁺ 对脑出血后脑水肿作用的研究进展 [J]. 中国临床新医学, 2013, 6 (01): 75 - 78.

[86] 周德生, 李煦昀, 林萃才, 等. 冲脉理论在出血性中风治疗中的运用 [J]. 中华中医药学刊, 2013, 31 (03): 521 - 522.

[87] 周德生, 寇志刚, 陈瑶, 等. Caveolin-1 与血管新生相关性的研究进展 [J]. 中国临床新医学, 2013, 6 (03): 270 - 272.

[88] 周德生. 辨证治疗脑脊液循环障碍 [J]. 实用中医内科杂志, 2013, 27 (10): 42 - 45.

[89] 寇志刚, 李媚, 刘丽娟, 等. 持续植物状态下低血压 1 例 [J]. 光明中医, 2013, 28 (05): 1017 - 1018.

[90] 周德生, 陈瑶, 李煦昀, 等. 安脑平冲片对大鼠脑出血后血肿周围组织 AQP - 9 表达的影响 [J]. 湖南中医药大学学报, 2013, 33 (05): 30 - 33, 55.

[91] 杨洋, 周德生. 闭塞性动脉硬化致雷诺现象 1 例 [J]. 河南中医, 2013, 33 (07): 1163 - 1164.

[92] 周德生, 刘利娟, 胡华, 等. 安脑平冲片对大鼠脑出血模型血清中 NSE、S100b 的影响 [J]. 中医药临床杂志, 2013, 25 (07): 565 - 568.

[93] 周德生, 李煦昀, 陈瑶, 等. 安脑平冲片联合甘露醇注射液对大鼠脑出血后血肿周围 MMP-9 及 TIMP-1 表达的影响 [J]. 中国中医急症, 2013, 22 (07): 1113 - 1116.

[94] 肖科金, 周德生, 徐琛. 脑内脱髓鞘假瘤 1 例 [J]. 疑难病杂志, 2013, 12 (09): 731 - 732.

[95] 杨文豪, 周德生, 高晓峰, 等. 眩晕病 (椎基底动脉供血不足) 中医临床路径实施效果分析 [J]. 光明中医, 2013, 28 (09): 1827 - 1828.

[96] 高晓峰, 周德生, 彭勃. 脑出血急性期中医临床路径实施效果分析 [J]. 实用中西医结合临床, 2013, 13 (06): 22 - 24.

[97] 彭勃, 周德生. 急性脑梗死的中医临床路径应用评价 [J]. 中国中医药现代远程教育, 2013, 11 (21): 20 - 21.

[98] 周德生, 胡华, 杨洋, 等. 冲脉理论与脑出血冲气上逆病机特征之探讨 [J]. 辽宁中医杂志, 2013, 40 (11): 2184 - 2186.

[99] 肖科金, 周德生. 中药提取物促进睡眠作用研究进展 [J]. 中国中医药信息杂志, 2013, 20 (12): 103 - 105.

[100] 刘利娟, 周德生, 肖志杰, 等. 复方丹参片对阿尔茨海默病转基因细胞模型 Tau 蛋白表达的影响 [J]. 湖南中医

药大学学报，2014，34（05）：14-17.

[101] 周德生，刘利娟，陈瑶，等. 安脑平冲片对大鼠脑出血模型 BDNF 表达的影响 [J]. 河南中医，2014，34（08）：1479-1481.

[102] 秦甜，刘建新，周小青，等. 从血虚证探讨证的认识论特征 [J]. 环球中医药，2014，7（08）：612-614.

[103] 李彩云，周德生. 弥漫性大 B 细胞淋巴瘤术后肋间神经痛治疗体会 [J]. 实用中医药杂志，2014，30（08）：771.

[104] 刘利娟，周德生. 脑出血中医药临床研究的困境与对策 [J]. 医学与哲学（B），2014，35（09）：84-86.

[105] 周德生，刘利娟，胡华，等. 复方丹参片对阿尔茨海默病转基因细胞模型 AChE 表达的影响 [J]. 新中医，2014，46（11）：199-202.

[106] 李彩云，胡华，周德生，等. 中药及其有效成分抑制 β 淀粉样蛋白沉积及毒性研究进展 [J]. 中国中医药信息杂志，2014，21（11）：130-133.

[107] 向艳南，黄碧群，周德生. 脑出血的中医分期辨证论治现状与思考 [J]. 光明中医，2014，29（11）：2476-2478.

[108] 周德生，陈湘鹏，胡华，等. 脑梗死荣气虚滞病机特征之探讨 [J]. 中西医结合心脑血管病杂志，2014，12（12）：1560-1561，1576.

[109] 王洪海，胡华，周德生，等. 偏瘫性偏头痛 1 例 [J]. 中医药临床杂志，2014，26（12）：1349-1350.

[110] 周颖璨，周德生，王洪海. 右侧隐窝炎菌血症继发坐骨神经痛 1 例 [J]. 中医药临床杂志，2015，27（04）：553-554.

[111] 李中，周德生，周颖璨，等. 多发性硬化患者特殊治疗后中医证候学变化的横断面调查研究 [J]. 湖南中医药大学学报，2015，35（04）：44-47.

[112] 欧宇芳，周德生，胡华. 浅谈中医五神之"肝藏魂"理论与不寐的相关性 [J]. 湖南中医杂志，2015，31（04）：14-17.

[113] 刘芳，贺海霞，周德生. 生脉注射液联合血塞通注射液治疗急性脑梗死的有效性及安全性分析 [J]. 中医药导报，2015，21（08）：60-62.

[114] 周德生，刘利娟，寇志刚，等. 活血荣络片对大鼠 MCAO 模型脑组织 MVD 表达的影响 [J]. 河南中医，2015，35（05）：956-959.

[115] 周颖璨，王洪海，周德生. 亚急性横贯性脊髓炎验案 1 则 [J]. 江苏中医药，2015，47（07）：55-56.

[116] 王洪海，周德生，周颖璨. 从跷脉论治脑病探讨 [J]. 江苏中医药，2015，47（08）：4-6.

[117] 周德生. 探讨《五十二病方》的慢性病防治思想 [J]. 湖南中医药大学学报，2015，35（08）：1-4.

[118] 李中，周德生，吴兵兵，等. 脑梗死中医药临床研究的优势与发展 [J]. 中国中医急症，2015，24（09）：1591-1594.

[119] 李彩云，胡华，周德生，等. 探讨痴呆的荣气虚滞病机特点 [J]. 辽宁中医杂志，2015，42（09）：1663-1665.

[120] 陈娉婷. 中药对神经干细胞增殖分化相关信号通路调控的研究进展 [A]. 中华医学会（Chinese Medical Association）、中华医学会神经病学分会（Chinese Society of Neurology）、中华医学会第十八次全国神经病学学术会议论文汇编（下）[C]. 2015：1.

[121] 李珊，周德生. 中医药治疗痴呆的研究进展 [J]. 湖南中医杂志，2015，31（10）：163-165.

[122] 冯坚，张英，周德生，等. 地西泮片联合羚羊角颗粒治疗小儿肺炎惊厥的疗效观察 [J]. 药学与临床研究，2015，23（04）：391-393.

[123] 陈瑶，周德生，刘利娟，等. 活血荣络片治疗阴虚血瘀型阿尔兹海默病的临床观察 [J]. 中医药导报，2015，21（20）：36-37，43.

[124] 周德生. 内科疑难病的中医临床思维特点与辨治方法探讨 [J]. 湖南中医药大学学报，2015，35（10）：6-10.

[125] 谢志胜，周德生，胡华，等. 脑髓为脏之理论探讨 [J]. 光明中医，2015，30（11）：2308-2311.

[126] 陈娉婷，周小青，周德生，等. 中药对神经干细胞增殖分化相关信号通路调控的研究进展 [J]. 中药新药与临床药理，2015，26（06）：859-863.

[127] 周德生，吴兵兵，胡华，等. 脑窍理论及其临床应用 [J]. 中国中医药信息杂志，2015，22（12）：96-98.

[128] 邓红霞，周德生. 中枢神经系统结核感染的中医辨治思路 [J]. 中国当代医药，2015，22（36）：90-99.

[129] 王洪海，周颖璨，周德生，等. 复方丹参片治疗血管性认知障碍 64 例临床观察 [J]. 中医药导报，2016，22（02）：55-57，66.

[130] 高晓峰，张婷，彭勃，等. 黄连温胆汤加减治疗慢性酒精中毒性脑病的临床研究 [J]. 实用中西医结合临床，

2016，16（02）：20 - 21，34.

[131] 王洪海，周颖璨，周德生，等. 川芎清脑颗粒治疗偏头痛 40 例疗效观察 [J]. 湖南中医杂志，2016，32（02）：48 - 49.

[132] 周德生，刘利娟，寇志刚，等. 活血荣络片对大脑中动脉缺血模型大鼠脑组织微囊蛋白-1 表达的影响 [J]. 河北中医，2016，38（01）：80 - 84，163.

[133] 李珊，胡华，周德生. 活血荣络片对 AD 模型小鼠 AchE 和 ChAT 表达的影响 [J]. 中国中医急症，2016，25（03）：393 - 396.

[134] 袁英媚，周德生. 舒郁清脑颗粒治疗紧张型头痛（肝郁气滞证）临床研究 [J]. 国医论坛，2016，31（02）：23 - 25.

[135] 胡华，李彩云，苏丽清，等. 活血荣络片对 APP/PS1 双转基因小鼠认知能力及 Aβ 沉积的影响 [J]. 中华中医药学刊，2016，34（04）：879 - 881.

[136] 王洪海，吴兵兵，周德生，等. 中医药治疗缺血性脑血管病研究的误区与出路 [J]. 世界中医药，2016，11（04）：570 - 574.

[137] 吴兵兵，周德生，李中，等. 癌性脑膜炎 1 例 [J]. 光明中医，2016，31（07）：1008 - 1010.

[137] 刘利娟，童东昌，周德生. 清末民初医家"三张"治疗脑出血学术思想探析及其影响 [J]. 中国中医急症，2016，25（04）：616 - 618，660.

[139] 周德生. 关于神经再生的中医认识 [J]. 贵阳中医学院学报，2016，38（03）：1 - 5.

[140] 陈瑶，周德生，黎秋凤. 活血荣络片对脑梗死阴虚血瘀证二级预防的临床观察 [J]. 湖南中医杂志，2016，32（05）：1 - 4.

[141] 陈湘鹏，周德生，胡华，等. 活血荣络片对急性脑梗死患者血浆 CF6 及线粒体游离 Ca^{2+} 浓度水平的影响 [J]. 河南中医，2016，36（06）：1006 - 1008.

[142] 龙运军，邓龙，郭纯，等. 姜黄益智方联合多奈哌齐治疗血管性痴呆 32 例观察 [J]. 实用中医药杂志，2016，32（07）：678 - 680.

[143] 季梦漂. 基于现代医案的脑梗死中医证素规律研究 [A]. 中国中西医结合学会诊断专业委员会. 中国中西医结合学会诊断专业委员会第十次全国学术会议论文集 [C]. 中国中西医结合学会诊断专业委员会：中国中西医结合学会，2016：5.

[144] 季梦漂，周德生，李鑫，等. 以精神及锥体外系症状首发肝豆状核变性 1 例 [J]. 中医药临床杂志，2016，28（07）：1019 - 1021.

[145] 吴兵兵，周德生，胡华，等. 祛痰活血法治疗血管性痴呆临床疗效的 Meta 分析 [J]. 中西医结合心脑血管病杂志，2016，14（15）：1716 - 1721.

[146] 邓龙，周德生. 复杂性中枢神经系统结核性感染 1 例 [J]. 中西医结合心脑血管病杂志，2016，14（16）：1949 - 1950.

[147] 刘利娟，周德生，童东昌，等. 脑梗死缺血再灌注损伤机制与内质网应激 [J]. 中华中医药学刊，2016，34（09）：2217 - 2221.

[148] 李中，周德生，江元璋，等. 针药结合治疗缺血性脑血管病临床研究述评 [J]. 世界中医药，2016，11（09）：1922 - 1928.

[149] 陈瑶，周德生，胡华. 活血荣络方对 Aβ$_{25-35}$ 损伤神经胶质细胞 Wnt5α、Fz5、CaMKⅡ 表达的影响 [J]. 中华中医药学刊，2016，34（10）：2438 - 2441.

[150] 季梦漂，李鑫，周德生，等. 中药复方防治脑梗死机制研究进展 [J]. 湖南中医药大学学报，2016，36（10）：96 - 99.

[151] 周德生. 脑的内景与神经功能解剖的相关性 [J]. 湖南中医药大学学报，2016，36（10）：1 - 4.

[152] 周德生，刘利娟. 论"脑为至阴"[J]. 环球中医药，2016，9（11）：1389 - 1391.

[153] 胡华，李彩云，周德生，等. 复方丹参片对阿尔茨海默病模型小鼠 LRP - 1/RAGE 表达的影响 [J]. 中国中医药科技，2016，23（06）：662 - 665.

[154] 周俊，周德生. 移植不同剂量脐带间充质干细胞提高老年痴呆大鼠学习记忆能力的比较 [J]. 中国组织工程研究，2016，20（50）：7524 - 7529.

[155] 徐洋，高玉萍，蒋成婷，等. 数据挖掘技术在国家级名老中医学术经验继承中的应用 [J]. 成都中医药大学学报，2016，39（04）：115 - 118，130.

[156] 李中，周德生，江元璋，等. 针刺八脉交会穴联合活血荣络颗粒对脑梗死痉挛性瘫痪患者 GABA、Gly 水平的干预研究 [J]. 上海针灸杂志，2016，35（12）：1405－1409.

[157] 周俊，占达飞，欧小凡，等. 氯氮平片联合多巴丝肼片治疗帕金森病伴发精神障碍的临床研究 [J]. 中国临床药理学杂志，2016，32（24）：2257－2260.

[158] 吴兵兵，周德生，廖端芳，等. 姜黄益智胶囊治疗血管性痴呆临床研究 [J]. 河北中医，2016，38（10）：1479－1483.

[159] 季梦漂，周德生，李中，等. 脑梗死中医证素分布与组合规律研究 [J]. 辽宁中医杂志，2017，44（01）：9－11.

[160] 王洪海，周颖璨，周德生，等. JAK2/STAT3 通路在脑缺血再灌注损伤炎性反应中的作用 [J]. 西部医学，2017，29（02）：172－178.

[161] 周德生. 从膜络一体观探讨重症肌无力的病机特点 [A]. 中华中医药学会. 第十三届国际络病学大会论文集 [C]. 中华中医药学会：中华中医药学会络病分会，2017：2.

[162] 周俊，占达飞，欧小凡，等. 血管性抑郁患者同型半胱氨酸含量与汉密尔顿抑郁量表因子分的相关性 [J]. 中医药导报，2017，23（04）：108－109.

[163] 刘利娟，陈瑶，周德生，等. Salubrinal 对大鼠脑缺血再灌注模型 LC3-Ⅱ mRNA 及 LC3-Ⅱ/LC3-Ⅰ mRNA 的影响 [J]. 广东医学，2017，38（04）：509－513.

[164] 黎明全，艾春玲，张杰文，等. 川芎清脑颗粒治疗偏头痛（风湿蒙蔽，瘀血阻滞证）的临床观察 [J]. 世界中医药，2017，12（01）：71－75.

[165] 蒋成婷，周德生，陈大舜，等. 复方配伍与药物精简应用 [J]. 中医杂志，2017，58（09）：796－799.

[166] 刘芳，周德生，贺海霞. 缺血性脑卒中患者复发与其中医体质的相关性研究 [J]. 世界中医药，2017，12（05）：1014－1017.

[167] 李中，周德生，江元璋，等. 活血荣络颗粒联合针刺八脉交会穴治疗脑梗死痉挛性瘫痪临床研究 [J]. 中国中医药信息杂志，2017，24（05）：22－26.

[168] 邓龙，周晶晶，周德生，等. 姜黄益智胶囊对血管性痴呆痰瘀阻络证患者脑动脉狭窄及认知功能的干预作用 [J]. 河北中医，2017，39（04）：511－515，520.

[169] 赵性泉，王新高，周德生，等. 银丹心脑通软胶囊治疗脑梗死恢复期的疗效观察和评价 [J]. 中华中医药学刊，2017，35（06）：1351－1354.

[170] 邓龙，周德生，廖端芳，等. 姜黄及其配伍复方在脑病治疗中的应用规律 [J]. 湖南中医药大学学报，2017，37（07）：753－756.

[171] 郭彪，周德生. 从经筋理论探讨痉病的临床特点 [J]. 河南中医，2017，37（09）：1583－1585.

[172] 周颖璨，王洪海，周德生，等. 活血荣络方对大鼠脑缺血再灌注损伤 JAK2、STAT3 表达的影响 [J]. 时珍国医国药，2017，28（09）：2111－2114.

[173] 周德生. 抖腿和肾虚有关吗？[J]. 中医健康养生，2017（10）：50.

[174] 周平，周德生. 基于慢性病内生邪气的杂合现象探讨陈大舜教授和法论治学术思想 [J]. 湖南中医药大学学报，2017，37（12）：1335－1340.

[175] 黄碧群，向艳南，周德生，等. 143 例脑出血恢复期中医证素分布特征的临床研究 [J]. 中华中医药杂志，2018，33（04）：1547－1550.

[176] 龙运军，吴兵兵，周德生，等. 安脑平冲片治疗基底核区脑出血 36 例临床疗效观察 [J]. 中西医结合心脑血管病杂志，2018，16（06）：798－800.

[177] 周德生，刘利娟. 论志心神机轴的双向调控作用 [J]. 湖南中医药大学学报，2018，38（05）：520－523.

[178] 周德生，孟凡文，邓龙，等. 复方地龙片治疗脑梗死恢复期瘀血阻络证 45 例临床研究 [J]. 中国药业，2018，27（14）：19－22.

[179] 郭雅玲，周德生. 论"脑室为腑" [J]. 环球中医药，2018，11（08）：1219－1222.

[180] 周韩，周德生，邓奕辉，等. 脑卒中风险评估模型的研究进展 [J]. 心脑血管病防治，2018，18（04）：310－316.

[181] 周德生. 血栓性脑梗死内治方怎么选 [N]. 健康报，2018－08－29（005）.

[182] 周德生，刘利娟. 脑藏象理论解析及分形构建探讨 [J]. 湖南中医药大学学报，2018，38（10）：1099－1103.

[183] 郭雅玲，周德生. 基于"杂合以治"理论探讨陈大舜和法论治经验 [J]. 湖南中医杂志，2018，34（10）：16－19.

[184] 周德生，谭惠中. 基于五体理论辨治痿病——中医脑病理论与临床实证研究（一）[J]. 湖南中医药大学学报，

2019，39（01）：6-10.

[185] 李娟，周德生.复方简药的临床应用经验［J］.中国医药导报，2019，16（04）：132-136.

[186] 周德生，谭惠中.基于络脉理论辨治脑小血管病——中医脑病理论与临床实证研究（二）［J］.湖南中医药大学学报，2019，39（02）：153-158.

[187] 颜思阳，陈瑶，周德生，等.线粒体自噬在脑缺血再灌注损伤中的研究进展［J］.医学综述，2019，25（04）：659-664，670.

[188] 周德生，谭惠中.基于魂魄理论辨治神经系统心身疾病——中医脑病理论与临床实证研究（三）［J］.湖南中医药大学学报，2019，39（03）：289-294.

[189] 马钟丹妮，周德生，邓奕辉.周德生教授从营卫失和论治失眠的临床经验［J］.湖南中医药大学学报，2019，39（03）：337-340.

[190] 黄雷，葛金文，周德生.周德生教授运用经验方治疗痫症验案［J］.中国中医药现代远程教育，2019，17（06）：28-30.

[191] 雷伊琳，郭纯，周德生.肾病综合征并脑血栓形成1例报告［J］.湖南中医杂志，2019，35（04）：105-106.

[192] 周韩，邓奕辉，马钟丹妮，等.马培之辨治痿证的学术思想及临床经验［J］.中医药学报，2019，47（01）：113-116.

[193] 周德生，蔡昱哲.基于脑心与胆相通理论辨治癫痫病——中医脑病理论与临床实证研究（四）［J］.湖南中医药大学学报，2019，39（04）：429-433.

[194] 杨元元，苏丽清，刘晶，等.针药结合治疗急性缺血性脑卒中的疗效与安全性的系统评价［J］.中国中医急症，2019，28（05）：789-796.

[195] 谭惠中，周德生.脊髓亚急性联合变性的中医辨治体会［J］.亚太传统医药，2019，15（05）：102-105.

[196] 周德生，蔡昱哲.基于经筋理论辨治运动障碍疾病——中医脑病理论与临床实证研究（五）［J］.湖南中医药大学学报，2019，39（05）：561-567.

[197] 蔡昱哲，全咏华，周德生.国医大师对脑出血学术思想的新发展［J］.中医药学报，2019，47（03）：1-5.

[198] 杨元元，苏丽清，刘晶，等.针药结合治疗急性缺血性脑卒中的疗效与安全性的系统评价［J］.中国中医急症，2019，28（05）：789-796.

[199] 李喜情，胡华，周德生，等.从"肝"论治梅尼埃病［J］.中医药临床杂志，2019（07）：1273-1276.

[200] 周德生，蔡昱哲.基于卫气理论辨治周围神经病——中医脑病理论与临床实证研究（六）［J］.湖南中医药大学学报，2019，39（06）：677-683.

[201] 周德生，谭惠中.基于毒邪理论辨治神经感染性疾病及代谢性脑病——中医脑病理论与临床实证研究（七）［J］.湖南中医药大学学报，2019，39（07）：815-821.

[202] 冯君健，周德生.依达拉奉联合中成药制剂治疗急性脑梗死大鼠的疗效和安全性评价［J］.湖南中医杂志，2019，35（07）：142-144.

[203] 谢清，周德生.周德生教授应用鸡血藤治疗缺血中风的临床经验［J］.中医临床研究，2019，11（17）：60-62.

[204] 周德生，谢清.基于督脉理论辨治脊髓疾病——中医脑病理论与临床实证研究（八）［J］.湖南中医药大学学报，2019，39（08）：929-936.

[205] 李中，丁瑞丛，周德生，等.基于《血证论》气血水火理论探讨出血性中风的证治规律［J］.环球中医药，2019，（10）：1574-1576.

[206] 周德生，谭惠中.基于开阖枢理论辨治自主神经疾病——中医脑病理论与临床实证研究（九）［J］.湖南中医药大学学报，2019，39（09）：1053-1060.

[207] 程慧娟，周德生.周德生治疗运动神经元病验案1则［J］.湖南中医杂志，2019，（09）：92-93.

[208] 周韩，周德生，刘利娟，等.缺血中风荣气虚滞病机源流［J］.中医学报，2019，（09）：1844-1849.

[209] 朱新华，刘周婷，周德生.丁苯酞注射液与依达拉奉联合治疗对急性脑梗死患者血清Hcy、UA及神经功能的影响［J］.解放军预防医学杂志，2019，（08）：140-144.

[210] 彭岚玉，颜思阳，谭惠中，等.周德生教授应用脑病专科药组配伍临床经验总结［J］.亚太传统医药，2019，（10）：204-208.

[211] 周德生，唐一华.基于精气胎传理论辨治遗传性神经肌肉病——中医脑病理论与临床实证研究（十）［J］.湖南中医药大学学报，2019，39（10）：1173-1178.

[212] 刘峻呈，苏丽清，胡华，等. 周德生从调补脏腑、开通玄府辨治糖尿病周围神经病变 [J]. 中医学报，2019，34 (11)：2366-2370.

[213] 宋洋，陈瑶，周德生. 20 位国医大师治疗缺血性脑卒中用药规律分析 [J]. 中国中医急症，2019，28 (11)：1908-1910.

[214] 周德生，张雪花. 基于伏痰理论辨治精神疾病——中医脑病理论与临床实证研究（十一）[J]. 湖南中医药大学学报，2019，39 (11)：1293-1298.

[215] 张梦雪，全咏华，周德生. 中医关于脑出血后脑水肿的新认识和新发展 [J]. 中医药学报，2019，47 (06)：5-9.

[216] 朱新华，刘周婷，周德生. 美金刚联合小剂量奥氮平治疗阿尔兹海默病伴有行为和精神症状患者的疗效分析 [J]. 国际感染病学（电子版），2019，8 (04)：117-119.

[217] 张梦雪，周德生. 周德生教授辨治面神经炎的临床经验 [J]. 亚太传统医药，2019，15 (12)：101-104.

[218] 周德生，高晓峰，陈瑶，等. 基于真头痛理论辨治神经重症——中医脑病理论与临床实证研究（十二）[J]. 湖南中医药大学学报，2019，39 (12)：1425-1430.

[219] 唐一华，李亮，周德生. 头痛脉诊探析 [J]. 中医学报，2020 (01)：46-49.

[220] 全咏华，蔡昱哲，周德生，等. 痴呆荣气虚滞病机源流探讨 [J]. 中医学报，2020 (01)：5-10.

[221] 郭纯，雷伊琳，周德生，等. 安脑平冲方对脑出血大鼠脑血肿周围组织 Tf 及 TfR 的影响 [J]. 中国中医急症，2020，29 (01)：9-13.

图书在版编目（CIP）数据

脑科理论实证录 / 周德生著. -- 长沙 ： 湖南科学技术出版社，2020.6
ISBN 978-7-5710-0352-4

Ⅰ．①脑… Ⅱ．①周… Ⅲ．①脑病－中医临床 Ⅳ.①R277.72

中国版本图书馆 CIP 数据核字(2019)第 230883 号

NAOKE LILUN SHIZHENGLU

脑科理论实证录

著　　者：周德生

责任编辑：李　忠

文字编辑：杨　颖

出版发行：湖南科学技术出版社

社　　址：长沙市湘雅路 276 号

　　　　　http://www.hnstp.com

湖南科学技术出版社天猫旗舰店网址：

　　　　　http://hnkjcbs.tmall.com

邮购联系：本社直销科 0731-84375808

印　　刷：湖南凌宇纸品有限公司

　　　　（印装质量问题请直接与本厂联系）

厂　　址：长沙市长沙县黄花镇黄花工业园

邮　　编：410137

版　　次：2020 年 6 月第 1 版

印　　次：2020 年 6 月第 1 次印刷

开　　本：889mm×1194mm　1/16

印　　张：21

插　　页：2

字　　数：630000

书　　号：ISBN 978-7-5710-0352-4

定　　价：98.00 元